新体系看護学全書

疾病の成り立ちと回復の促進⓬ 疾病と治療9

腎・泌尿器／女性生殖器

メヂカルフレンド社

まえがき

『疾病と治療』の目的

　教科書シリーズ「新体系看護学全書」の中の一角を占めることになった『疾病と治療』全10巻は，看護に必要な疾病と治療についての最新の知識を系統臓器別にまとめて，看護学生用の教材としたものである．看護基礎教育の位置づけで言えば，専門基礎分野の一つ「疾病の成り立ちと回復の促進」に含まれる．

なぜ疾病と治療を学ぶのか？

　医療者が相手にするのは，心をもち社会活動を行う多面的で複雑で興味尽きない「人間」であるが，人が医療の対象になるのは，主として身体に健康問題を生じたときである．

　人間の活動は，精神活動も社会活動もすべて身体を基礎としており，解剖生理学で学ぶ様々な身体の機能がなければ，いかなる活動も成り立たない．それだけに，疾病により身体の機能に異常が生じることは人間の生活に深刻な影響を及ぼす．そのような状態の人々が患者と呼ばれ，医療の対象となる．

　医療チームのメンバーは，医師，看護師，理学療法士など職種によって患者を見る角度は異なるが，共通して目指すのは，患者の希望に沿って，病気を治し，社会復帰を支援することである．

　疾病の治療という共通の目的のために最も重要なものが，「人体の構造と機能」についての理解と，その異常の理解，さらにその異常を克服して生命を維持し，生活を続けることを可能にするために，科学と試行錯誤によって人類が積み上げてきた，そして今も日進月歩で進歩している治療方法についての知識である．

　看護師は患者を「全人的にみる」職種であり，疾病と治療だけに目を向けるものではないが，疾病と治療についての知識は必須である．看護師が行う患者の療養上の世話，回復過程や異常の有無の観察，機能低下の予防，急変時の対応など多くの場面で，どのような行為，どのような見方が正しいのかを考える際に，人体，疾病，治療についての医学的知識こそが，確実な根拠を与え，看護師を助けるのである．

　このように人体，疾病，治療についての知識は，医療チームが共通の目的を果たすために共有していなければならない知識，いわば共通言語であるとともに，看護師が独自の業務を行っていくうえでも必要な知識なのである．

編集方針

　『疾病と治療』全10巻の編集において私たちが最も重要だと考えたのは，レベル感をどこに置くかであった．看護師に疾病と治療についての知識が必要な理由は述べたとおりであるが，ではどのレベルの医学的知識が看護師に求められるのか．

それは医療現場の変化とともに変化してきている。

　近年，看護師の活躍の場は多様化し，その役割は顕著に拡大し，これに伴い求められる知識・技能も高度専門的なものになってきた。特定行為研修が制度化されたこともその一環であり，この傾向はさらに強まっていくものと予想される。このような時代の看護基礎教育の教材に必要なことは，卒業後もさらにその上に積み上げていけるだけの，しっかりした基礎を据えることだけでなく，記述内容も臨床での傾向に合わせレベルアップすることである。そのため，卒業後のレファレンスとしての使用にもある程度耐えるレベル感を目指すこととした。

　なお，学生の一つの指針となるよう，また教育にあたる医師講師の便宜ともなるよう，各章末に当該章で学んだ事項がどのように看護師国家試験に出題されているかの実例を示すこととした。これは看護師として備えるべき最低限のレベルを示すものであり，その意味で参照されたい。

『疾病と治療』の構成
　『疾病と治療』各巻（各診療科）の基本的な構成は下記のとおりとした。また，診療科によっては，その特性に合わせて理解しやすい構成とした。
　第1章＝当該系統臓器の構造と機能のおさらいである。もちろんただのおさらいでなく，スムーズに以下の章の学習ができるよう，また以下の章の学習から戻って参照できるよう，根拠とつながりを意識してまとめた。
　第2章＝その症状が起こるメカニズムに焦点を当て当該疾患群の症状をまとめた。メカニズムを理解することは，看護を考えるうえでも大切である。
　第3章＝当該疾患群に関する今日の診断と治療についての共通事項をまとめた。
　第4章＝主な疾患の病態・診断・治療などについてまとめた。看護師国家試験出題基準で特に名指しされている疾患については，その疾患の記述箇所の冒頭で「疾患Digest」と称する要点まとめを掲載したので，お役立ていただきたい。

＊＊＊

　看護師として学ぶべきことは多い。求められる事項を求められるレベルで身につけることは，相応に困難を伴うであろう。しかし，困難の大きい学びは見返りも大きい。学んだ知識は必ずや，医療チームの一員としての活動の基礎として生き続けるはずである。本書『疾病と治療』が，そのための学習の一助になれば幸いである。

2018年11月
編者ら

執筆者一覧

腎・泌尿器

編集

奴田原　紀久雄	杏林大学名誉教授
要　　伸也	杏林大学第一内科（腎臓・リウマチ膠原病内科）教授

執筆（執筆順）

要　　伸也	杏林大学第一内科（腎臓・リウマチ膠原病内科）教授
山口　　剛	杏林大学泌尿器科学内講師
福岡　利仁	杏林大学第一内科（腎臓・リウマチ膠原病内科）学内講師
金城　真実	杏林大学泌尿器科学内講師
池谷　紀子	杏林大学第一内科（腎臓・リウマチ膠原病内科）助教
舛田　一樹	杏林大学泌尿器科
中村　　雄	杏林大学泌尿器科助教
野田　治久	東京西徳洲会病院泌尿器科部長
北村　盾二	JCHO 東京山手メディカルセンター泌尿器科医員
軽部　美穂	杏林大学第一内科（腎臓・リウマチ膠原病内科）学内講師
村田　明弘	河北総合病院泌尿器科部長
三浦　一郎	湘南鎌倉総合病院泌尿器科部長
多武保　光宏	杏林大学泌尿器科講師
原　　秀彦	東京西徳洲会病院泌尿器科副部長
加藤　司顯	JCHO 東京山手メディカルセンター泌尿器科部長
桶川　隆嗣	杏林大学泌尿器科教授
駒形　嘉紀	杏林大学第一内科（腎臓・リウマチ膠原病内科）臨床教授
奴田原　紀久雄	杏林大学泌尿器科名誉教授
宍戸　俊英	東京医科大学八王子医療センター泌尿器科長
林　建二郎	東京医科大学八王子医療センター泌尿器科

女性生殖器

編集・執筆

恩田　貴志	北里大学医学部婦人科主任教授

目次

腎・泌尿器

第1章 腎・泌尿器の構造と機能　003

I 腎臓の構造と機能　要伸也　004
- A 腎臓の構造　004
  1. 腎臓の位置と解剖　004
  2. 腎臓の血管系と腎循環　004
  3. 腎臓の微細構造　007
- B 腎臓の機能　010
  1. 体液の恒常性の維持　010
  2. 尿の生成と排泄　010
  3. 内分泌機能　013

II 尿管の構造と機能　山口剛　016
- A 尿管の構造　016
- B 尿管の機能　016

III 膀胱の構造と機能　017
- A 膀胱の構造　017
- B 膀胱の機能　018
  1. 蓄尿　018
  2. 排尿　018

IV 尿道の構造と機能　019
- A 尿道の構造　019
- B 尿道の機能　019

V 男性生殖器の構造と機能　020
- A 精巣（睾丸）の構造と機能　020
- B 精巣上体（副睾丸）の構造と機能　020
- C 精管の構造と機能　021
- D 前立腺の構造と機能　021
- E 陰茎の構造と機能　021
- F 陰嚢の構造と機能　022

第2章 腎・泌尿器の症状と病態生理　025

I 腎疾患による症状　026
- A 浮腫　福岡利仁　026
  1. 腎不全性浮腫　027
  2. ネフローゼ性浮腫　027
- B 脱水　028
  1. 高張性脱水　028
  2. 低張性脱水　028
  3. 等張性脱水　029
- C 発熱　029
- D 循環器系の異常　030
  1. 高血圧　030
  2. うっ血性心不全　031
  3. 心不全　032
  4. 尿毒症肺　032
  5. 尿毒症性心外膜炎　032
  6. 不整脈　033
- E 水・電解質の異常　要伸也　033
  1. ナトリウム代謝異常　033
  2. カリウム代謝異常　035
  3. カルシウム・リン代謝異常　038
  4. マグネシウム代謝異常　039
- F 酸-塩基平衡の障害　040
  1. 酸-塩基異常の基本　040
  2. 診断と治療　041
- G 血液の異常　福岡利仁　041
  1. 貧血　041
  2. 低アルブミン血症　042
  3. 高窒素血症　042
  4. 高クレアチニン血症　042

II 排尿の異常　金城真実　043
- A 蓄尿症状　043
  1. 頻尿　044
  2. 夜間頻尿　044
  3. 希尿　044
  4. 尿意切迫感　044
  5. 尿失禁　045
  6. 膀胱知覚　047
- B 排尿症状　047
- C 排尿後症状　048

- **D 無尿・尿閉** ... 048
  - 1 無尿 ... 048
  - 2 尿閉 ... 049

III 尿の異常 ... 049

- **A 尿量の異常** 池谷紀子 ... 050
  - 1 乏尿 ... 050
  - 2 多尿 ... 050
  - 3 夜間多尿 ... 051
- **B 尿性状の異常** ... 051
  - 1 たんぱく尿 ... 051
  - 2 血尿 舛田一樹 ... 053
  - 3 膿尿 ... 054
  - 4 乳び尿 ... 054
  - 5 そのほかの尿性状の異常 池谷紀子 ... 055

IV 疼痛 舛田一樹 ... 055

- **A 腎および尿管痛** ... 055
  - 1 背部・側腹部痛 ... 055
  - 2 疝痛 ... 056
  - 3 下腹部痛 ... 056
- **B 膀胱痛** ... 056
- **C 尿道痛, 陰茎痛** ... 056
- **D 前立腺由来の痛み** ... 056
- **E 精巣痛, 精巣上体由来の痛み** ... 057
- **F 射精（時）痛** ... 057
- **G 排尿時痛** ... 057

V 尿毒症 福岡利仁 ... 057

VI 腫瘤 中村雄 ... 059

VII そのほかの症状 ... 060
- 1 視力の異常 池谷紀子 ... 060
- 2 性機能の異常 中村雄 ... 060
- 3 精液の異常 ... 061

第3章 腎・泌尿器疾患にかかわる診察・検査・治療 ... 063

I 診察 野田治久 ... 064

- **A 問診** ... 064
  - 1 主訴 ... 064
  - 2 現病歴 ... 064
  - 3 既往歴 ... 064
  - 4 家族歴 ... 064
  - 5 社会歴, 生活像 ... 064
- **B 身体所見** ... 065
  - 1 視診 ... 065
  - 2 触診 ... 065
  - 3 打診 ... 068
  - 4 聴診 ... 068
  - 5 血圧測定 ... 069
  - 6 神経学的診察 ... 069

II 検査 ... 069

- **A 尿検査** 池谷紀子 ... 069
  - 1 採尿法 ... 069
  - 2 尿の異常 ... 071
  - 3 そのほかの検査 ... 071
- **B 分泌物検査** 北村盾二 ... 073
  - 1 尿道分泌物検査 ... 073
  - 2 前立腺分泌物検査 ... 074
- **C 腎機能検査** 軽部美穂 ... 074
  - 1 イヌリンクリアランス試験 ... 075
  - 2 クレアチニンクリアランス試験 ... 075
  - 3 血清クレアチニン濃度 ... 075
  - 4 血清尿素窒素濃度 ... 076
  - 5 推算糸球体濾過量 ... 076
  - 6 腎血漿流量測定, 腎血流量 ... 077
  - 7 フィッシュバーグ濃縮試験, 希釈試験 ... 077
  - 8 近位尿細管機能試験 ... 077
  - 9 酸負荷試験（塩化アンモニウム負荷試験）... 078
  - 10 レノグラム, 腎シンチグラフィー ... 078
- **D 画像検査** 村田明弘 ... 079
  - 1 X線撮影 ... 079
  - 2 コンピュータ断層撮影 ... 082
  - 3 磁気共鳴画像法 ... 082
  - 4 超音波検査 ... 083
  - 5 核医学検査 ... 084

- E 内視鏡検査　　三浦一郎　085
  1. 検査前・検査後処置　085
  2. 検査に用いる器具　086
  3. 内視鏡検査　089
- F 尿流動態検査　090
- G 生検　093
  1. 腎組織検査　軽部美穂　093
  2. 膀胱組織検査　三浦一郎　094
  3. 精巣組織検査　095
  4. 前立腺組織検査　095
- H 性・生殖機能検査　多武保光宏　095
  1. 男性生殖機能検査　095
  2. 男性性機能検査　096

III 治療　097
- A 薬物療法　097
  1. 副腎皮質ステロイド薬　軽部美穂　097
  2. ステロイドパルス療法　097
  3. 免疫抑制剤　097
  4. 抗がん剤　原秀彦　098
  5. 抗菌薬　101
  6. 排尿改善薬　101
  7. 選択的バソプレシン受容体阻害薬　101
- B 透析療法　福岡利仁　101
  1. 血液透析　102
  2. 腹膜透析　106
  3. 持続的血液透析濾過法　109
- C 手術療法　加藤司顕　109
  1. 尿路結石の手術療法　109
  2. 腎・泌尿器系のがんの手術療法　110
- D 腎移植　114
  1. 生体腎移植と献腎移植　114
  2. 組織適合　115
  3. 生体腎移植でのドナーからの腎摘出手術　115
  4. 腎移植手術　115
  5. 腎移植後合併症　116
- E 放射線療法　桶川隆嗣　116
- F そのほかの治療法　加藤司顕　118
  1. 導尿法　118
  2. 尿道拡張法　118
  3. 膀胱穿刺　118
  4. 膀胱洗浄　119

第4章 腎・泌尿器の疾患と診療　121

I 1次性糸球体疾患　軽部美穂　122
- A 急性腎炎症候群 Digest　122
- B 急速進行性糸球体腎炎 Digest　123
- C 慢性腎炎症候群 Digest　125
  1. IgA腎症　125
  2. 膜性腎症（膜性糸球体腎炎）　126
  3. 膜性増殖性糸球体腎炎　128

II ネフローゼ症候群　129
  1. 微小変化型ネフローゼ症候群　130
  2. 巣状分節性糸球体硬化症　131

III 全身性疾患による腎障害　132
- A 糖尿病性腎症　福岡利仁　132
- B 膠原病による腎障害　駒形嘉紀　133
  1. 全身性エリテマトーデスによる腎障害（ループス腎炎）　133
  2. 全身性強皮症（全身性硬化症）　134
  3. 関節リウマチ　135
  4. シェーグレン症候群　135
  5. クリオグロブリン血症　135
  6. ANCA関連血管炎　136
  7. ヘノッホ−シェーンライン紫斑病性腎症　136
  8. IgG4関連腎臓病　137
  9. 抗GBM病　137
- C アミロイド腎症（腎アミロイドーシス）　軽部美穂　137
- D 多発性骨髄腫　138
- E 感染症による腎障害　139
  1. B型肝炎ウイルス，C型肝炎ウイルス関連腎症　139
  2. ヒト免疫不全ウイルス関連腎症　140
- F 高尿酸血症による腎障害　福岡利仁　141
  1. 尿酸塩性腎症（痛風腎）　142
  2. 閉塞性腎症　142
  3. 急性尿酸性腎症　142

IV 腎血管疾患　143
- A 高血圧に伴う腎障害　池谷紀子　143
  1. 腎硬化症　143

2 加速型-悪性高血圧による腎障害　143
3 動脈硬化性腎動脈狭窄症　144
B 腎血管性高血圧症　144
C そのほかの腎血管性疾患　福岡利仁　145
1 腎梗塞　145
2 腎静脈血栓症　145
3 溶血性尿毒症症候群　146

V 尿細管機能の異常　要伸也　146
1 腎性尿崩症　146
2 バーター症候群, ギッテルマン症候群　147
3 腎性糖尿　148
4 家族性低リン血症性くる病・骨軟化症, 腫瘍性骨軟化症　148
5 尿細管性アシドーシス　148
6 ファンコニ症候群　149

VI 妊娠高血圧症候群　軽部美穂　150
1 妊娠高血圧症候群の分類　150
2 妊娠高血圧症候群　151

VII 尿細管間質疾患　153
1 急性尿細管間質性腎炎　153
2 慢性尿細管間質性腎炎　155

VIII 急性腎障害　池谷紀子　155
1 概念・定義　155
2 原因　156
3 症状　157
4 診断（検査）　158
5 治療　159

IX 慢性腎臓病　福岡利仁　162
1 概念・定義　162
2 原因　163
3 病態生理　163
4 分類　164
5 症状　164
6 検査　165
7 治療　165

X 遺伝性腎疾患　軽部美穂　167
1 ファブリー病　167

2 アルポート症候群　167
3 菲薄糸球体基底膜病　168

XI 腎・泌尿器の感染症　野田治久　168
A 腎・尿路感染症　168
1 膀胱炎 Digest　170
2 腎盂腎炎 Digest　171
3 腎膿瘍, 腎周囲炎, 腎周囲膿瘍　173
4 膿腎症　173
5 尿道炎　174
B 男性性器感染症　174
1 前立腺炎 Digest　174
2 精巣上体炎　176
3 精巣炎　177
C 性感染症　177
1 淋菌性尿道炎　177
2 非淋菌性尿道炎　178
D 尿路性器結核　178
1 尿路結核（腎・膀胱結核）　178
2 性器結核　179

XII 腎・尿路結石症 Digest　奴田原紀久雄　180
A 尿路結石症概論　180
1 尿路結石症の疫学　180
2 結石の原因　181
B 上部尿路結石（腎結石症, 尿管結石症）　183
C 下部尿路結石　187
1 膀胱結石症　187
2 尿道結石症　187

XIII 尿路閉塞, 排尿機能の障害　188
A 水腎症　原秀彦　188
B 膀胱尿管逆流症　190
C 神経因性膀胱　192
1 膀胱の活動　192
2 神経因性膀胱の診察　193
3 治療　193
D 前立腺肥大症　宍戸俊英　194
E そのほかの尿路閉塞, 排尿機能の障害　多武保光宏　200
1 過活動膀胱 Digest　200

2 低活動膀胱	201
3 尿失禁 Digest	202

XIV 腎・尿路・男性生殖器の腫瘍　204

A 腎実質腫瘍　三浦一郎　204
1 腎細胞がん（腎がん）Digest　205
2 ウィルムス腫瘍　207
3 腎血管筋脂肪腫　207

B 腎盂腫瘍・尿管腫瘍　多武保光宏　208

C 膀胱腫瘍 Digest　209

D 尿道腫瘍　213
1 尿道カルンクル　213
2 尿道がん Digest　213

E 陰茎腫瘍　214
1 尖圭コンジローマ　214
2 陰茎がん　214

F 前立腺がん Digest　桶川隆嗣　214

G 精巣腫瘍　中村雄　219

XV 嚢胞性腎疾患　山口剛　220
1 遺伝性嚢胞性腎疾患　220
2 多発奇形に伴う腎嚢胞　221
3 非遺伝性嚢胞性腎疾患　222

XVI 腎・尿路の損傷・異物　林建二郎　222
1 腎損傷　222
2 尿管損傷　224
3 膀胱損傷　224
4 尿道損傷　225
5 膀胱異物・尿道異物　225
6 陰茎損傷・陰嚢損傷　226
7 精巣損傷・精巣上体損傷　226
8 遊走腎　226

XVII 腎・泌尿器の形態異常・先天異常　原秀彦　227

A 腎・尿路の形態異常　227
1 腎臓の先天異常　227
2 腎盂・尿管の先天異常　228
3 膀胱の先天異常　229

B 男性生殖器の形態異常　230

1 尿道の先天異常　230
2 陰茎および陰嚢の先天異常　230
3 精巣の異常，位置の異常　231

C 性分化疾患　231
1 性染色体異常に伴う性分化異常症　232
2 46, XY性分化異常症　232
3 46, XX性分化異常症　232

XVIII 男性の性・生殖器に関する疾患　232
1 男性不妊症　多武保光宏　232
2 男性性機能障害　233
3 加齢男性性腺機能低下症　235
4 精巣水瘤（陰嚢水腫）　三浦一郎　236
5 精索静脈瘤　236
6 精巣捻転症（精索捻転症）　237
7 血精液症　237

女性生殖器

第1章 女性生殖器の構造と機能　243

I 女性生殖器の構造　244

A 外性器の構造　244
1 恥丘　244
2 大陰唇　245
3 小陰唇　245
4 腟前庭　245
5 外尿道口　245
6 バルトリン腺　245
7 陰核　245
8 処女膜　246
9 会陰　246

B 内性器の構造　246
1 腟　246
2 子宮　248
3 卵管　250
4 卵巣　251

C 骨盤底の構造　253

D 乳房（乳腺）の構造　254
1 乳房　254
2 副乳　255

II 女性生殖器の機能　256

A 女性ホルモンと機能　256
1. 末梢内分泌腺の種類とそのホルモンの生理作用　256
2. 卵巣ホルモン　256
3. 末梢内分泌腺の調節機序　258
4. 下垂体ホルモンの種類とその生理作用　258
5. 下垂体機能の調節機序　258
6. ホルモン分泌の自動制御　261

B 月経の生理と機能　262
1. 排卵ならびに月経発来の機序　262
2. 月経周期自動性の機序　263
3. 排卵と月経の関係（オギノ説）　264
4. 基礎体温とホルモン　264
5. 月経の生理　264

III 性の分化・発育　267
1. ヒトの染色体構成　267
2. 性の決定　267
3. 性分化の過程　268
4. 性腺の分化　268
5. 性管の分化　269
6. 外性器の分化　271
7. 視床下部の機能的性分化　271
8. 思春期前後における性の発育　272

第2章 女性生殖器疾患の症状と病態生理　275

I 性徴の異常　276

A 性分化の異常による性機能異常症　276
1. 性腺形成の障害による性発育異常症（性腺形成異常症）　276
2. 性管分化の障害による性発育異常症　276
3. 性管発育の障害による性発育異常症　279

B 性発育（第2次性徴）の異常による性機能異常症　279
1. 性早熟（早発思春期）　279
2. 性遅熟（遅発思春期）　280

II 月経の異常　280

A 初経発来年齢の異常　281
1. 早発月経　281
2. 晩発月経　281

B 月経周期の異常　282
1. 原発無月経　282
2. 続発無月経　284

C 月経持続日数の異常　287
1. 過短月経　287
2. 過長月経　288

D 月経血量の異常　288
1. 過少月経　288
2. 過多月経　288

E 無排卵性月経　288

F 月経随伴症状　288
1. 月経前症候群（月経前緊張症）　289
2. 月経困難症　290

III 帯下　291

IV 性器出血　292

V 疼痛　294

VI 排尿障害　296

VII 下腹部膨隆　297

VIII 外陰部瘙痒感　297

IX 自律神経症状　298

X 発熱　299

第3章 女性生殖器疾患にかかわる診察・検査・治療　301

I 診察　302

A 問診　302

B 婦人科診察　304
1. 外診（視診・触診）　304

- 2 腟鏡診 ... 304
- 3 内診（双合診） ... 306
- 4 直腸診 ... 308

II 検査 ... 308

A 子宮消息子検診 ... 308
B 診査穿刺法（ダグラス窩穿刺） ... 309
C 細胞診（スメア） ... 310
- 1 子宮頸がんに対する細胞診 ... 310
- 2 子宮体がんに対する細胞診 ... 310
- 3 細胞診のクラス分類 ... 311

D 組織学的検査（組織診） ... 313
- 1 子宮頸部，腟部の生検（子宮頸部，腟部組織診） ... 313
- 2 内膜搔爬術（子宮内膜組織診） ... 313

E 分泌物の細菌学的検査 ... 314
- 1 一般細菌検査 ... 314
- 2 トリコモナス検出法 ... 314
- 3 カンジダ検出法 ... 314
- 4 クラミジア検出法 ... 315
- 5 淋菌検出法 ... 315

F HPV検査 ... 315
G 内視鏡検査 ... 315
- 1 腟拡大鏡検査（コルポスコピー） ... 316
- 2 子宮鏡検査（ヒステロスコピー） ... 317
- 3 腹腔鏡検査（ラパロスコピー） ... 317

H 卵管疎通性検査 ... 318
- 1 卵管通気法（ルビンテスト） ... 318
- 2 卵管通水法および卵管通色素法 ... 318
- 3 子宮卵管造影法 ... 318

I 腫瘍マーカー ... 319
J 画像検査 ... 319
- 1 超音波断層検査 ... 319
- 2 CT検査 ... 322
- 3 MRI検査 ... 322
- 4 PET検査 ... 323
- 5 骨盤内血管造影検査 ... 324

K 内分泌検査 ... 324
- 1 基礎体温測定 ... 324
- 2 子宮頸管粘液検査 ... 326
- 3 各ホルモン測定法 ... 327
- 4 間脳・下垂体・卵巣系機能検査 ... 329

III 治療 ... 333

A 婦人科的一般治療 ... 333
- 1 腟洗浄法 ... 333
- 2 腟錠 ... 333
- 3 腟タンポン ... 334

B ホルモン療法 ... 334
- 1 排卵誘発法 ... 334
- 2 黄体機能不全に対する療法 ... 337
- 3 ホルモン補充療法 ... 338
- 4 月経移動 ... 338
- 5 子宮内膜症に対するホルモン療法（偽閉経療法） ... 339
- 6 子宮筋腫に対するホルモン療法 ... 340
- 7 経口避妊薬（低用量ピル） ... 341
- 8 緊急避妊薬（アフターピル） ... 343

C 化学療法 ... 343
- 1 婦人科感染症に対する化学療法 ... 343
- 2 婦人科悪性腫瘍に対する化学療法（抗腫瘍療法） ... 346

D 放射線療法および同時併用化学放射線療法 ... 349
E 手術療法 ... 350
- 1 手術の種類 ... 350
- 2 手術時の麻酔 ... 352

第4章 女性生殖器の疾患と診療 ... 355

I 感染症 ... 356

A 性感染症 ... 356
- 1 淋病（淋菌感染症） ... 356
- 2 梅毒 ... 357
- 3 軟性下疳 ... 358
- 4 クラミジア感染症 ... 358
- 5 尖圭コンジローマ ... 359
- 6 性器ヘルペス ... 359
- 7 後天性免疫不全症候群（AIDS） ... 360
- 8 外陰・腟カンジダ症 ... 360
- 9 トリコモナス腟炎（腟トリコモナス症） ... 361

B 性器結核 ... 362

II 外陰の疾患 ... 362
- 1 外陰炎 ... 362
- 2 外陰・腟カンジダ症 ... 362

- 3 ベーチェット病（粘膜皮膚眼症候群） 363
- 4 外陰白斑症，外陰萎縮症 363
- 5 バルトリン腺囊胞 363
- 6 バルトリン腺炎 363
- 7 尖圭コンジローマ 364
- 8 外陰がん 364
- 9 発育・発達の異常 364

III 腟の疾患 365

A 腟炎 366
- 1 トリコモナス腟炎（腟トリコモナス症） 366
- 2 カンジダ腟炎（腟カンジダ症） 366
- 3 非特異性腟炎 366
- 4 老人性腟炎 366

B 腟損傷 366
- 1 分娩時の腟損傷 366
- 2 性交による腟損傷 367

C 腟瘻 367

D 腟の腫瘍 367
- 1 良性腫瘍 367
- 2 悪性腫瘍 367

E 腟の発生・発育の異常 368

IV 子宮の疾患 368

A 子宮の位置，形態の異常 368
- 1 子宮後転症（子宮後傾後屈） 368
- 2 子宮下垂および子宮脱 369
- 3 子宮内反症 370

B 子宮の炎症 371
- 1 子宮頸部の炎症 371
- 2 子宮体部の炎症 371

C 子宮腟部びらん 371
- 1 真性びらん 371
- 2 仮性（偽性）びらん 372

D 機能性子宮出血 373

E 子宮内膜症 Digest 374

F 子宮の良性腫瘍 377
- 1 頸管ポリープ 377
- 2 子宮筋腫 Digest 377
- 3 子宮腺筋症 381

G 子宮の悪性腫瘍 383
- 1 子宮頸がん Digest 385
- 2 子宮体がん（子宮内膜がん） Digest 394
- 3 子宮肉腫 398
- 4 絨毛がん 399

H 絨毛性疾患 399
- 1 胞状奇胎 400
- 2 侵入胞状奇胎 401
- 3 絨毛がん 402
- 4 胎盤部トロホブラスト腫瘍 403
- 5 類上皮性トロホブラスト腫瘍 403
- 6 存続絨毛症 403

I 子宮の発育・発達の異常 403
- 1 子宮の奇形 403

V 卵巣の疾患 405

A 非新生物性卵巣腫瘤（貯留囊胞） 405

B 卵巣腫瘍（新生物） Digest 405
- 1 分類 406
- 2 悪性度 406
- 3 症状 407
- 4 診断・検査 408
- 5 治療方針 409
- 6 卵巣腫瘍の種類と特徴 411

VI 卵管，骨盤腹膜および骨盤結合織の疾患 416

A 子宮付属器炎 416
- 1 卵管炎 417
- 2 卵管囊胞腫 417

B 骨盤腹膜炎 418

C 骨盤結合織炎 418

D 卵管の悪性腫瘍（卵管がん） 419

VII 不妊症 419

A 原因 420
- 1 女性側の不妊の原因 420
- 2 男性側の不妊の原因 421
- 3 男女両性の不妊の原因 421
- 4 機能性不妊 421

B 検査 422
- 1 女性側の検査 422

		2 男性側の検査	422
		3 総合的検査	423
	C	不妊原因に対する治療	423
		1 女性側の不妊原因に対する治療	423
		2 男性側の不妊原因に対する治療	424
	D	人工授精	424
		1 配偶者間人工授精 (AIH) の適応	424
		2 非配偶者間人工授精 (AID) の適応	424
		3 人工授精の実施法	424
		4 人工授精の問題点	425
	E	生殖補助医療 (ART)	425
		1 生殖補助医療の種類	426
		2 生殖補助医療の手技 (IVF-ET)	426
		3 生殖補助医療の臨床成績	428
		4 生殖補助医療の問題点	428

VIII 不育症　429

IX 更年期障害 Digest　430

X 骨粗鬆症　433

XI 性分化の異常　435

A	半陰陽	435
	1 真性半陰陽	435
	2 仮性半陰陽	435

国家試験問題　解答・解説	438
略語一覧	441
索引	445

本書では，看護師国家試験出題基準に掲載されている疾患について，当該疾患の要点をまとめた Digest を掲載しました。予習時や試験前の復習などで要点を確認する際にご活用ください。

腎・泌尿器

腎・泌尿器

第1章
腎・泌尿器の構造と機能

この章では

- 腎・泌尿器の役割について理解する。
- 腎・泌尿器の構造について理解する。
- 腎・泌尿器の機能を理解する。
- 男性生殖器の構造と機能を理解する。

I 腎臓の構造と機能

A 腎臓の構造

1. 腎臓の位置と解剖

1 腎臓の位置

　腎臓（kidney）は，脊柱の両側に左右に1つずつあり，後腹膜によってその前面を覆われている。その高さは第11～12胸椎から第3腰椎ぐらいまでであり，右腎は肝臓によって上方から圧迫されるために，左腎より半椎体分ぐらい下方にある。

2 腎臓の解剖

　腎臓の形はソラマメ状で，長径約10～11 cm，横径5cm，厚さ4cm，重量130gほどの実質臓器である。内側のソラマメのくぼみに相当する部分を**腎門**といい，前から後ろの順に**腎静脈**，**腎動脈**，**尿管**と並び，ほかに神経，リンパ管などが出入りしている（図1-1）。
　腎臓は，腎門で血管が固定されているのみで，移動しやすく，特に右腎は腹部の外から触知しやすい。腎臓は周りを脂肪組織に覆われており，その外側はゲロタ（Gerota）筋膜とよばれる線維性組織に取り囲まれている。このように，腎臓は脂肪組織と線維性筋膜によって守られている。
　腎臓の割面をみると，腎実質は外層の皮質と，内層の髄質に分かれている。髄質部は数個以上の放射状に広がった腎錐体からなっており，その錐体の先端部（腎乳頭）は腎盂に入り，数個以上の腎杯を形成している（図1-2）。

2. 腎臓の血管系と腎循環

　腎臓は血液から尿を生成するために，心臓から拍出される血液量（毎分約5L）の約20%に相当する毎分1Lの血液が，腎動脈をとおって注がれている。毎分1Lの血液の血漿成分（600mL/分）のうち，約20%にあたる毎分約120mLが糸球体で濾過されている。
　腎臓の血管系を図1-3に示す。腎動脈は，下大動脈よりほぼ垂直に出て，腎門から腎内へ注ぐ。腎臓に入る手前で前方に4本，後方に1本の通常5本に分岐し，腎臓の各区域に入る。区域はさらに葉に分かれ，その葉と葉の間を葉間動脈として上行し，髄質を皮質に向かって走り，さらに弓状動脈となって皮質と髄質の間を走行する。そこから皮質表層に向かって多数の小葉間動脈が分岐し，これはさらに細動脈に分岐し，輸入細動脈となって糸球体に入り，毛細血管係蹄を形成している。

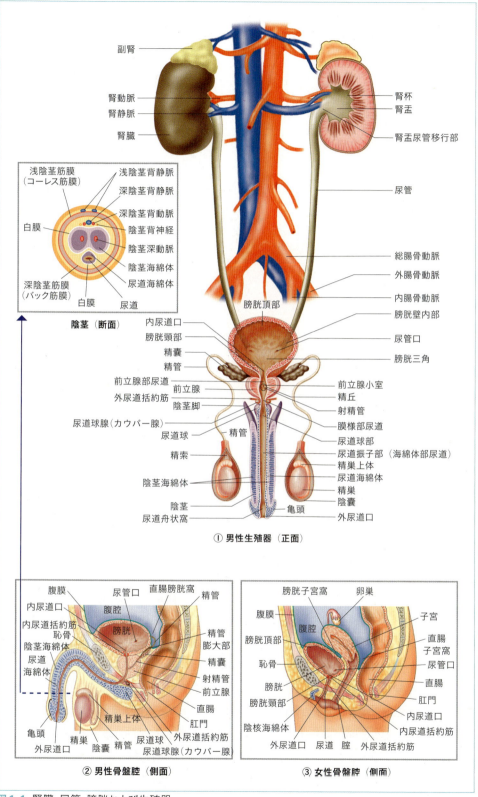

図1-1 腎臓,尿管,膀胱および生殖器

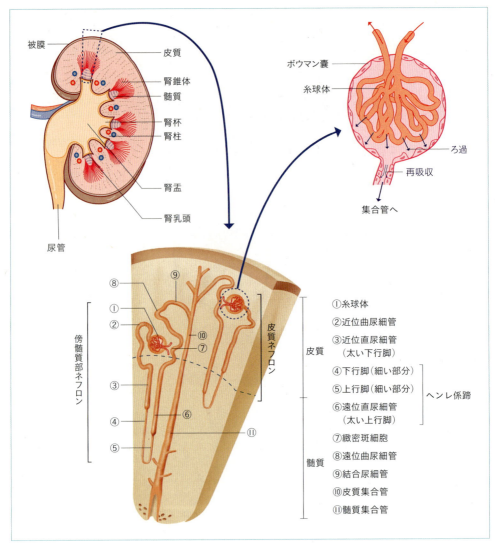

図 1-2　腎臓の割面と糸球体の構造

　糸球体から出た血管は輸出細動脈となり，その後，皮質表層のものは尿細管の周囲で再び毛細血管網を構成し，尿細管を囲むように走行する。髄質に近い皮質深部の輸出細動脈は分岐しないで髄質を直線状に下降し，直血管を形成し，ヘンレ係蹄（ヘンレループ）近傍を下降し，再度上昇する。皮質や髄質に広く分布しているこの毛細血管網が，分泌や再吸収に重要な役割を果たしている。そして，この毛細血管網は，小葉間静脈となって弓状静脈から葉間静脈へと戻り，1本の腎静脈を形成して下大静脈に流入する（図1-3）。

　腎動脈圧が一定の範囲にあれば，腎血流量，糸球体濾過量（GFR）は一定に保たれる（正常のGFR：100〜120mL/分）。つまり，腎臓には自己調節能があり，血圧が80〜180mmHgでは，腎血流量や糸球体濾過量はほとんど変化しないが，60mmHg以下になると腎機能が低下して，乏尿あるいは無尿となる。

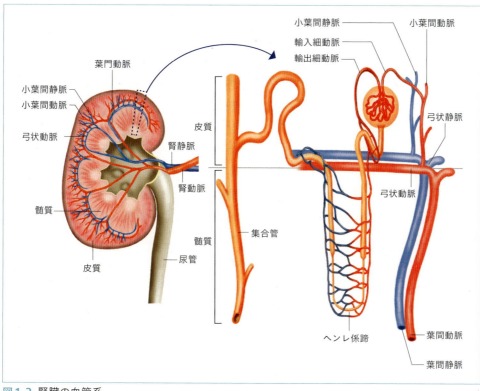

図1-3 腎臓の血管系

3. 腎臓の微細構造

1 ネフロン（腎の機能単位）

❶ネフロンの構成

　ネフロンは，腎臓を構成する最小の機能単位である。一側の腎臓におよそ100万個のネフロン（両方合わせて200万個）が存在する（図1-2）。1つのネフロンは，**糸球体**と**ボウマン**（Bouman）**囊**からなる腎小体と，そこから集合管に至る**尿細管**の，大きな2つの単位で構成されている。糸球体は，毛細血管が集まった糸くずのようなかたまりの名称で，この糸球体を包むようにしてボウマン嚢があり，尿細管につながっている。

❷尿の生成に関与する器官

　尿の生成は，糸球体濾過から始まる。糸球体で濾過されてできた原尿は尿細管へと流れ，各尿細管分節における再吸収と分泌によって尿量，尿電解質が調節される。尿細管は，糸球体のボウマン嚢からつながって，**近位尿細管**，**ヘンレ**（Henle）**係蹄**，**遠位尿細管**，**集合管**の大きく4つの部分で構成されている。その長さは4〜7cmで，直径は20〜50μmである（図1-2）。

　近位尿細管はボウマン嚢底部から始まる。水や物質の再吸収に適した刷子縁が存在する

曲部や，髄質に向かう直部に移行し，続いてヘンレ係蹄に移行する。ヘンレ係蹄は近位尿細管よりやや細く，ある程度の高さまで下行すると途中でヘアピンのように折り返し，上行する。下行する部分を下行脚，上行する部分を上行脚とよぶ。上行脚の後半（髄質の浅い部分）は太くなっており，ヘンレ上行脚太い部とよばれ，塩化ナトリウム（NaCl）の吸収が盛んである。この下行脚と上行脚との間には対向流交換系という，尿濃縮や希釈を行う巧妙なしくみが備わっている。

ヘンレ係蹄上行脚は，元の糸球体の高さまで達すると輸入細動脈と輸出細動脈の間の血管極に接する。この部分の尿細管上皮細胞は背丈が高く密集しているので緻密斑とよばれる。一方，接している輸入細動脈には細胞内顆粒を有する傍糸球体細胞があり，レニンを分泌している。この緻密斑と傍糸球体細胞をまとめて傍糸球体装置とよぶ（図1-4）。

緻密斑に達したヘンレ係蹄は，遠位尿細管に移行する。遠位尿細管は近位尿細管と異なり刷子縁はなく，直部から始まって曲部となり，最後は集合管との間を結ぶ結合尿細管を経て集合管に移行し，乳頭部に向かって髄質を下降し，乳頭部で腎杯に開いている。集合管は皮質集合管と髄質集合管に分けられる（図1-2）。

2 糸球体

❶ 糸球体の毛細血管係蹄

糸球体に入る血管を**輸入細動脈**といい，出る血管を**輸出細動脈**という。いずれも血管壁には平滑筋細胞があり，収縮することによって血行動態の調節に関与する。血管が糸球体に入ると多数の毛細血管に枝分かれして，それぞれループ状に回った後，再び1本に集まり，輸出細動脈に集まって糸球体から出ていく（図1-4）。一つ一つのループを毛細血管係蹄とよぶ。このように毛細血管網をつくることによって，血漿濾過面積が大きくなる。成

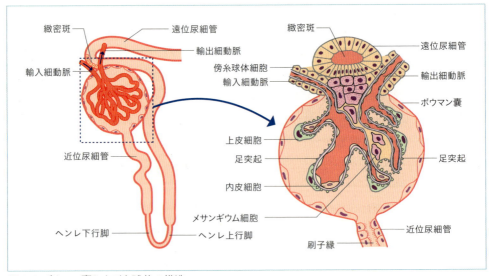

図1-4 ボウマン嚢および糸球体の構造

人での毛細血管係蹄の表面積は両腎で約 1.5m^2 で，人体の表面積とほぼ同じであり，この広い面積から多量の血漿成分が濾過されている。

❷糸球体の構造

毛細血管係蹄によってつくられた直径約 200μm の球状の糸球体は，糸球体基底膜をはさんで外側に上皮細胞，内側に内皮細胞の 3 層からなる糸球体毛細血管壁と，毛細血管を結合している**メサンギウム**からなっている（図 1-5）。

上皮細胞は，基底膜を外側から覆っている細胞で，タコの足のような足突起を伸ばしているため，足細胞またはタコ足細胞ともよばれる。

内皮細胞は，直径 50 〜 100nm の無数の小孔があり，この小孔を細胞以外の血漿成分が通過する。

中央にある基底膜は厚さ約 300nm の膜で，緻密な 3 層構造をしているため，水は通過できるが細胞や大きな分子は通過できず，一種のバリアの役割を果たしている。また，強い負の電荷を帯びている。負の電荷をもった粒子（血漿中のたんぱく質など）と電気的に反発し合うことで，負に荷電したアルブミンなどは通過できないしくみになっている。（図 1-5）。

基底膜の内側には，内皮細胞のほかに，糸球体の毛細血管を支持するメサンギウムが位置している。メサンギウムは，メサンギウム細胞とその細胞間を埋めるメサンギウム基質から構成される。毛細血管を支持するほかに，貪食作用，種々の物質の産生・分泌，免疫応答における抗原提示細胞としての役割や，メサンギウム細胞を収縮して毛細血管血流量や糸球体濾過量を調節する働きをしている。メサンギウム基質は，コラーゲンやフィブロ

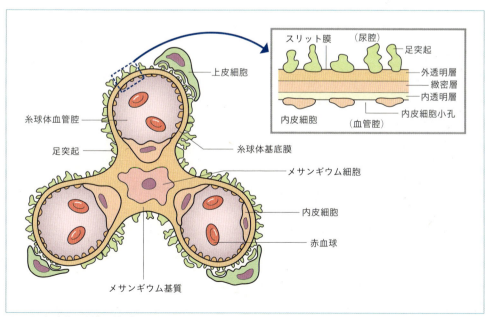

図 1-5 糸球体，毛細血管系蹄の縦断面

ネクチンなどの糖たんぱくとプロテオグリカンによって構成されており，メサンギウム細胞の形や分化，増殖などの機能も調節する働きをもっている（図1-5）。メサンギウムは毛細血管と連続しているため，糸球体は腎炎などの各種疾患で炎症の場となりやすい。

B 腎臓の機能

腎臓の主な働きは，体液の恒常性維持，尿生成と尿素を主としたたんぱく代謝による老廃物の体外への排泄，内分泌代謝調節の3つである。すなわち腎臓は，体内の細胞外液の量，電解質濃度，浸透圧，pH（水素イオン濃度）を一定に維持して，たんぱく代謝による老廃物を排泄して体液の恒常性を維持するとともに，一方でレニンの分泌，エリスロポエチンの産生，ビタミンDの活性化（1α水酸化ビタミンD_3），プロスタグランジン，ブラジキニン，エンドセリンなどの産生・分泌という働きをもっている。

1. 体液の恒常性の維持

毎日の水分摂取量，電解質摂取量が変動するのに対し，体液量，浸透圧，電解質組成は常に一定に保たれ，恒常性が維持されている。このようなしくみが成り立つには，腎臓に十分な余力が備わっていなければならない。すなわち，健常人が水や食事を自由に摂ることができるのは，腎臓が大きな許容力をもちつつ，バランスを維持するために厳密な調節を行っているためといえる。腎臓はこれを，大量の血液濾過とその後の尿細管における精密な再吸収・分泌により行っている。最終的に尿になるのは糸球体濾過量（GFR）のわずか約1～2％であり，腎臓は，この作業を多くのエネルギーを消費して行っている。

2. 尿の生成と排泄

1 尿の生成過程

❶ネフロンの種類

ネフロンには2種類あり，1つは腎臓の表層近くに存在する**皮質ネフロン**（cortical nephron），もう1つは，髄質との境界近くに存在し，尿細管も髄質近くまで入り込んでいる**傍髄質部ネフロン**（juxtamedullary nephron）である（図1-2）。両者の働きは異なっており，皮質ネフロンは水やナトリウム（Na）を排泄するように働き，逆に傍髄質部ネフロンは，水やNaをより多く再吸収することにより貯留するように働く。

したがって，心不全や肝硬変などのように循環血液量が減少する状態では，皮質ネフロンへの血流が減り，傍髄質部ネフロンへは血流が増加するので，尿量および尿中Na濃度は減少する。

❷糸球体の機能

輸入細動脈の糸球体への入り口近くには傍糸球体細胞があり，腎血流・血圧，および緻

密斑へのクロール（塩素，Cl）到達量などの変化に応じて，レニンの分泌が増減する。たとえば，腎血流量や血圧が低下するとレニンの分泌が刺激され，アンギオテンシンを介して血圧を上昇させるとともに，アルドステロンを介して体液を保持する働きをしている。

血液はこの輸入細動脈から糸球体に入り，血液中の細胞成分，および血漿中のたんぱく質を除いた水と低分子の溶質が，糸球体毛細血管壁の内皮細胞小孔，基底膜，足突起のスリット膜をとおり，限外濾過（第3章-Ⅲ-B-1-2「血液透析の実際」）されてボウマン嚢から漏出する（図1-5）。これが原尿である。健康な成人では，約50mmHgの濾過圧で，1分間に100〜120mLが濾過されて，糸球体濾過液がつくられる。これは24時間で約150〜180L/日となるが，1日尿量は1〜2Lであるから，この99％が尿細管で再吸収されることとなる。糸球体濾過量は後述する尿細管・糸球体フィードバック機構で調節される。

❸尿細管の機能

糸球体で血液から濾過された糸球体濾過液が，尿細管の管腔内を流れている間に，生体に必要な水や電解質，アミノ酸，糖などの物質は再吸収されて血液中に戻される。クレアチニンは血漿中に含まれる物質で，糸球体で濾過されて，尿細管では再吸収も分泌もされないで排泄される。一方，血液中からの不必要な代謝産物や化合物，および過剰の電解質は，尿細管細胞から選択的に分泌される。逆に水・電解質が不足している場合は，尿細管での再吸収が多くなる。このようにして生成された管腔液は，集合管を出て腎杯に入り，最終的に尿となって排泄される（図1-2）。

このように，尿細管の機能は水や電解質の輸送であり，それは腎臓自体により調節され，また，種々のホルモンや神経などの生体情報伝達系によっても調節されている。

2　各器官の役割

❶近位尿細管

糸球体で濾過された水，Na，Clの約70％，およびカリウム（K），ブドウ糖，アミノ酸，リン（P），マグネシウム（Mg），重炭酸イオン（HCO_3^-）の大部分が再吸収される。これは，この分節における水とイオンの透過性が高いためであるが，再吸収の主な駆動力となるのは，尿細管の外側（血管側）の細胞膜にあるNaポンプである（Na-Kポンプ）。このため，細胞内のNaが能動的に（濃度差に逆らって）血管に向かって汲み出され，逆側の尿細管の管腔からは受動的にNaが細胞内に流入する。この管腔側の受動的再吸収には，ブドウ糖やアミノ酸の輸送が共同している。またこのほかに，Naと交換に水素イオン（H^+）が分泌され（Na^+-H^+交換輸送体），その結果としてHCO_3^-の再吸収が生じる。

❷ヘンレ係蹄

腎臓は皮質から髄質の深層に向かって浸透圧が高くなっており，この中をヘンレ係蹄と集合管が隣り合って走行している。ヘンレ係蹄には**下行脚**と**上行脚**があり，下行脚では浸透圧差によって水が吸収されるが，上行脚は水を透過せず，NaとClが共輸送によって再吸収される（Na-K-2Cl共輸送体）。したがって，この部分で尿が希釈されることになり，

上行脚の太い部分は尿希釈部ともよばれる。ここでは糸球体で濾過されたNaClの約25％，水の15％が再吸収される。再吸収されたNaClは髄質の浸透圧を高め，ヘンレ係蹄における対向流交換系とともに，尿の濃縮にも深く関与している。

❸傍糸球体装置

輸入細動脈壁には傍糸球体細胞（図1-4）があり，これらの細胞が一体となって傍糸球体装置をつくっている。

この傍糸球体細胞質内にはレニン分泌顆粒が含まれ，腎血流量（輸入細動脈圧）と，緻密斑近傍を流れるクロールイオン（Cl^-）濃度の変化によって**レニン**が分泌される。

❹遠位尿細管

この分節では，アルドステロンの存在下に，Naの再吸収と交換にカリウムイオン（K^+）やH^+が分泌される。NaとKの交換は主細胞が，H^+の分泌は間在細胞が担っている。Naの欠乏によって循環血流量が減少すると，副腎皮質からアルドステロンの分泌が増加し，遠位尿細管でのNa再吸収を亢進させるため，循環血流量は回復する。

❺集合管

集合管の水の透過性は抗利尿ホルモン（ADH）によって調節されている。ADHは，脱水によって体液の浸透圧が上昇したり，循環血液量が減少したりすると，下垂体後葉から分泌され，主として腎臓の集合管に働き，水の再吸収を促進させる。ADHは集合管細胞の血液側にある細胞膜の受容体に結合し，最終的に尿細管側の細胞膜に水チャンネルを組み込むことによって，水の透過性を高めている。逆に水分過剰のときは抗利尿ホルモンの分泌は止まり，集合管での再吸収が抑制される。

3 恒常性維持のしくみ

❶尿濃縮能

腎臓は，血漿の浸透圧を一定に維持するために，尿を濃縮または希釈して水分の排泄量を調節している。

（1）尿の濃縮

尿の濃縮は，尿の浸透圧が血漿浸透圧より高い場合に行われる。腎髄質による高浸透圧の形成と集合尿細管への抗利尿ホルモンの作用により，再吸収が促進される。

腎髄質の浸透圧が高くなるのは，ヘンレ係蹄および髄質直血管の管腔液と血液の流れが対向流交換系を形成するためである。体内水分が減少して，血漿浸透圧が上昇するときに尿は濃縮され，水分排泄量を少なくして体内に保持しようとする。したがって，尿濃縮能障害の成因は，抗利尿ホルモン分泌の減少，集合管の抗利尿ホルモン反応性の低下，腎髄質の高浸透圧形成障害などである。

（2）尿の希釈

一方，尿の希釈は，水の相対的な過剰により血漿浸透圧が低くなった場合に行われる。これは，ヘンレ上行脚におけるNa再吸収と，集合管での水透過性の抑制（水再吸収の低下）

による。たとえば，飲水によって血漿浸透圧が下がれば希釈尿がつくられ，余分な水分が排泄されることがあげられる。

❷尿細管・糸球体フィードバック機構

腎臓では，循環血液量の減少に応じて，Na の貯留，循環血液量の増大という自動制御機構，すなわち尿細管糸球体フィードバック（tubulo-glomerular feedback：TGF）機構を備えている。この機構の中心は，傍糸球体装置であり，遠位尿細管の一部を構成している。傍糸球体細胞とともに傍糸球体装置を構成する緻密斑（図1-4）には，遠位尿細管に到達したNaCl（特にCl$^-$）濃度を感知するセンサーの役割がある。Cl$^-$濃度低下を感知すると，TGF系では輸入細動脈を拡張させ，糸球体濾過量（GFR）が増加してCl$^-$濃度を一定に保とうとする。一方，その情報（Cl$^-$濃度低下）は緻密斑から隣接する傍糸球体細胞に伝えられ，レニン分泌が起こる。その結果，レニン分泌を介してアンギオテンシンⅡが産生される。

アンギオテンシンⅡは，輸入細動脈より輸出細動脈をより強く収縮させるので，糸球体内圧が上昇し，GFR が一定に保たれることになる。すなわち，遠位尿細管に到達する管腔液量が多い（Cl$^-$濃度上昇）と GFR が減少し，少ない（Cl$^-$濃度低下）と GFR が増加するように調節するのが，このフィードバック機構の役割である。

❸尿酸性化能

血液の pH は 7.40±0.05 に維持され，血漿の H$^+$ 濃度は一定に保たれている。これは主として血液中の緩衝系と肺と腎臓の働きによるものであり，腎臓では H$^+$ の分泌・排泄とHCO$_3^-$の再吸収・生成により，血漿の H$^+$ 濃度，すなわち pH を一定に維持している。H$^+$ の分泌は集合管間在細胞が担う。分泌された H$^+$ の半分は滴定酸*として，半分はアンモニウムイオンとして尿中に排泄される。つまり，腎臓は体内で産生された余分な H$^+$ を尿中に排泄することにより，体液の酸塩基平衡を維持する。酸が負荷されたときはアンモニウムイオンの産生を増やして余分な酸を排泄する。一方，尿細管におけるこれらの調節機構が障害されると，尿細管性アシドーシス（renal tubular acidosis：RTA）となる。

3. 内分泌機能

腎臓は，昇圧物質であるレニン，降圧物質であるカリクレインやプロスタグランジンを産生する器官でもある。様々な腎疾患時には高血圧が発症しやすくなり，また高血圧そのものが腎臓の循環動態に悪影響を及ぼし，さらに高血圧を助長させる。

1 レニン-アンギオテンシン（R-A）系

レニン-アンギオテンシン（R-A）系は，全身血圧から分子レベルの調節までの多岐にわたり，多様な作用をもつ生体内の重要なシステムである。R-A系と腎血行動態は，腎動脈から小葉間動脈レベルまでの，比較的太い血管を中心にしたものと，輸入・輸出細動

---

* 滴定酸：尿をpH7.4になるまで滴定（定量分析の一方法）したときに消費される規定アルカリ液（0.1N 水酸化ナトリウム溶液）から求める。弱酸（総酸排泄量＝滴定酸＋アンモニア結合酸）の量。

脈におけるものとの2つに大別できる。前者は高血圧や動脈硬化といった全身に起こる疾患との関連が強く，後者は腎血流量，糸球体濾過量（GFR）に関与する。

❶レニン，アンギオテンシンⅠ

レニンは，傍糸球体装置の緻密斑（図1-4）から放出され，アンギオテンシノーゲンをアンギオテンシンⅠに変換するたんぱく質で，Na貯留や体液量増加，血圧上昇に働く。レニンの分泌が増えると，アンギオテンシンⅠへの変換も増加する（図1-6）。このアンギオテンシンⅠは，さらにアンギオテンシン変換酵素（angiotensin converting enzyme：ACE）とよばれる酵素によって，アンギオテンシンⅡに変換される。

レニン分泌は，輸入細動脈圧の低下（多くは循環血液量の低下）のほか，アンギオテンシンⅡ減少，交感神経刺激（交感神経β1作用）によって促される。そのほか，緻密斑細胞を流れるCl量の減少，プロスタグランジン，キニンなどのホルモンによっても刺激される。

❷アンギオテンシンⅡ

強力な血管収縮物質であるアンギオテンシンⅡは，全身の血管のみならず，腎臓においても活発に産生される。アンギオテンシンⅡは，輸出細動脈やメサンギウム細胞を収縮させることで糸球体内圧を上昇させ，メサンギウムを増殖させ，腎血流を減少させる。さらに，副腎皮質でのアルドステロン分泌も増加させ，尿細管に作用してNa貯留を促進する。

一方で，アンギオテンシンⅡは，腎臓のレニン分泌細胞（傍糸球体細胞）に作用してレニン分泌を抑制する働きもある（負のフィードバック）。また，アンギオテンシンⅡは近位尿細

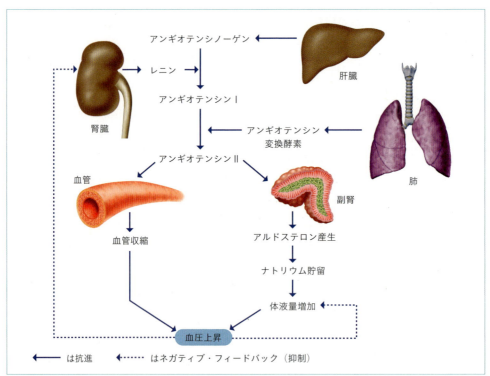

図1-6 レニン-アンギオテンシン系

管に働いて，再吸収量を増加させる。このように，このレニン-アンギオテンシン-アルドステロン（R-A-A）系は，体内の昇圧因子として重要な働きを担っている。

❸ 腎疾患による高血圧

腎疾患による高血圧は，レニン-アンギオテンシン系の活性亢進，NaClの排泄障害，降圧物質の減少で生じる。腎臓はNaClの排泄調節器官であり，この排泄機構に異常が起こると細胞外液量が増加し，さらに血管平滑筋のNa含有量が増加することにより，末梢血管抵抗が亢進し，高血圧が発症する。このようなNaCl排泄障害は，慢性腎不全にみられる高血圧の主要な原因である。また腎臓では，プロスタグランジンやカリクレインなどの降圧物質が産生されている。腎実質性の障害が進行した慢性腎不全では，この降圧系の作用も障害されて，血圧上昇に関与すると考えられている。

2 プロスタグランジン

プロスタグランジンは全身臓器に存在するが，腎臓では，糸球体や尿細管髄質の間質細胞，集合管で産生される。腎臓での作用は，血管を拡張させて血圧を低下させることや，Na排泄を増加させることである。プロスタグランジンの産生量は，アンギオテンシン，ブラジキニンなどにより増加する。

3 カリクレイン-キニン系

遠位尿細管で産生されたカリクレインは，キニノーゲンに作用して，血管拡張作用のあるブラジキニンを産生し，その結果として腎血流量を増加させる。また，Na再吸収抑制作用や利尿作用もある。このため，R-A系が昇圧因子であるのに対して，このカリクレイン-キニン系は，プロスタグランジンとともに降圧因子とされている。

4 活性型ビタミンD_3（1α水酸化ビタミンD_3）

腎臓ではビタミンDの1α位の水酸化が行われる。皮膚に存在するビタミンD_3前駆体は，紫外線の働きによってビタミンD_3となる。これは腸管で吸収されたビタミンDとともに肝臓で25（OH）D_3となって腎臓に運ばれ，近位尿細管細胞で1α位の水酸化を受けると，活性型の1α,25水酸化ビタミンD_3となり，ビタミンD作用を発揮する。活性化を促進する主要な因子は，副甲状腺（上皮小体）から分泌される副甲状腺ホルモン（parathyroid hormone：PTH）である。

5 エリスロポエチン

エリスロポエチンは，分子量3万9000の糖たんぱくであり，近位尿細管周囲の間質細胞から産生すると考えられている。骨髄の前赤芽球や赤芽球へ作用し，赤血球の分化を促進する作用（造血作用）がある。貧血や腎虚血では産生が増加し，腎不全では低下して腎性貧血が表れる。

II 尿管の構造と機能

A 尿管の構造

尿管（ureter）は腎臓（腎盂）と膀胱をつなぐ全長約22〜30cm，口径約5mmの管状の器官であり，腹膜外（後腹膜腔）に位置する。尿管は管の内側から粘膜，平滑筋層，線維性の外膜に区別され，粘膜は**移行上皮**からなる。腎盂尿管移行部（図1-7の①），総腸骨動静脈との交叉部（図1-7の②），尿管膀胱移行部（図1-7の③）は内腔が狭くなっており，これを**生理的狭窄部位**という。これらの狭窄部位では尿管結石が嵌頓しやすい。

B 尿管の機能

腎臓で生成された尿は腎盂に集まり，平滑筋の自律的な**蠕動運動**により腎盂から尿管（**上部尿路**）から膀胱（**下部尿路**）へと輸送される。輸送速度は2〜3cm/秒，頻度は3〜4回/分である。尿管は膀胱壁内を斜めに貫通しており，膀胱への開口部を尿管口とよぶ。排尿時は尿管口が閉鎖され，膀胱から尿管への**逆流防止機能**を有する。

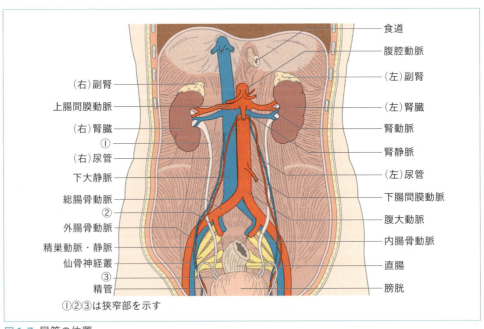

図1-7 尿管の位置

III 膀胱の構造と機能

A 膀胱の構造

膀胱（bladder）は骨盤内の前方，恥骨の裏にあり，尿を一時的にためるための伸縮性のある袋状の臓器である（図1-8）。成人では，300〜500mLの尿をためることができる。上部は頂部とよばれ，腹膜で覆われる。後方には男性では直腸，女性では子宮が位置する。膀胱は腎盂，尿管と同様に粘膜，筋層（平滑筋），外膜の層構造をもつ。粘膜は移行上皮（尿路上皮）であり，蓄尿や排尿の際に上皮層の厚さが変化する。筋層は3層（内縦走筋，中輪走筋，外縦走筋）で構成され，全体として排尿筋の役割を果たす。膀胱の背側やや下方には左右の尿管口が開口する。膀胱の最下端は**膀胱頸部**となり，これに尿道が連続する。左右の尿管口と内尿道口を結ぶ領域を**三角部**（膀胱三角）とよぶ。膀胱の出口（内尿道口）は括約筋機能があり，**内尿道括約筋**（平滑筋）とよばれる。膜様部尿道の**外尿道括約筋**は横紋筋（随意筋）で構成される。

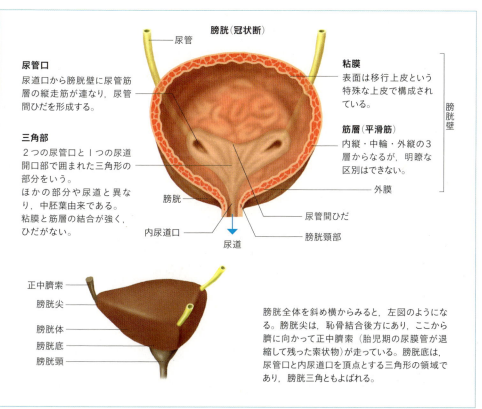

図1-8 膀胱の構造と働き

B 膀胱の機能

膀胱は，排尿の意志がないときは，交感神経の働きにより，排尿筋が弛緩すると同時に括約筋が収縮し，蓄尿する。尿意を感じ，大脳から排尿の意志が発動されると，副交感神経の働きにより排尿筋が収縮し，括約筋が弛緩して尿を排泄する。これらの働きを調節するのは，下腹神経（交感神経），骨盤内臓神経（副交感神経），陰部神経（体性運動神経）である（図 1-9）。

1. 蓄尿

尿管から尿が膀胱に排出され，膀胱が拡張して尿をためることを蓄尿という。膀胱内に尿がたまり膀胱内圧が上昇すると，刺激が骨盤内臓神経（求心路）をとおして脳幹の排尿中枢に到達し，ヒトは尿意を感じる。すると反射性に下腹神経を刺激して膀胱括約筋を弛緩させ，同時に内尿道口（内尿道括約筋）を収縮させる。また陰部神経も反射的に興奮して外尿道括約筋を収縮させる。その結果，膀胱は尿をためることができ，尿の漏出はない。

2. 排尿

膀胱内の尿量が増加すると膀胱壁が伸展し，その刺激が大脳に伝達され，ヒトは尿意を感じる。同時に脳幹の排尿中枢にも刺激が伝わり，骨盤内臓神経（遠心路）が刺激される結果，膀胱平滑筋は収縮し，内尿道口（内尿道括約筋）は弛緩する。また，陰部神経は外尿道括約筋を弛緩させる。その結果，排尿が起こる。

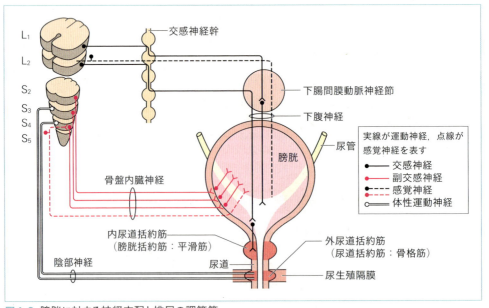

図 1-9 膀胱に対する神経支配と排尿の調節筋

IV 尿道の構造と機能

A 尿道の構造

　尿道（urethra）は膀胱頸部につながる**内尿道口**に始まり，外尿道口に終わる。男性では約20 cmと長く，女性では約4 cmと短い。男性の尿道は，膀胱側から**後部**（近位）**尿道**と**前部**（遠位）**尿道**に区別され，前者は内尿道口，**前立腺部尿道**，**膜様部**（隔膜部）**尿道**（前立腺または海綿体に包まれていない部分）からなり，後者は**海綿体部尿道**（さらに尿道球部，尿道振子部に分けられる），**外尿道口**からなる（図1-10）。前立腺部尿道は内腔の**精丘**に射精管が開口する。膜様部尿道は骨盤底をなす尿生殖隔膜を貫く部分で，横紋筋の**外尿道括約筋**がある。またこの部分に尿道球腺（**カウパー腺**）があり，海綿体部尿道に開口する。なお男性の尿道においての**狭窄部位**は**内尿道口部**，**外尿道括約筋部**，**外尿道口部**の3つである。

B 尿道の機能

　男性の尿道は尿を膀胱から外に送る通路であるとともに，前立腺部尿道の射精管開口部から出た精子を運ぶ通路を兼ねている。尿道は括約筋により閉鎖される。内尿道口から外尿道括約筋までを機能的尿道とよび，男女とも約3 cmである。通常は排尿時に膀胱が収縮すると同時に内外尿道括約筋が弛緩する。
　女性の尿道は，尿生殖膜を貫通して小陰唇の間にある腟前庭に外尿道口として開口する。尿道下端部の両側に尿道傍腺（スキーン腺）があり，外尿道口の外側に開口する。

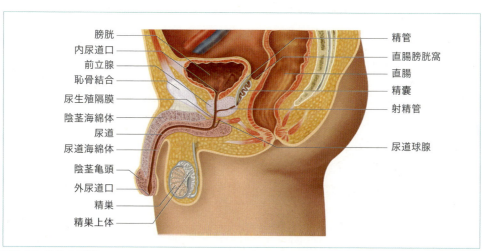

図1-10 男性の尿道

V 男性生殖器の構造と機能

A 精巣（睾丸）の構造と機能

精巣（testis）は発生初期には腹腔内にあるが，しだいに下降し，鼠径管を貫いて陰嚢内に至る。精巣の表面は，**白膜**という線維性のしっかりした膜に覆われている。白膜は精巣内で精巣中隔となって200〜300の**精巣小葉**をつくり，その内部の**曲精細管**で精子を形成する。曲精細管は吻合して**直精細管**となり，**精巣網**を形成する（図1-11）。

精巣の機能は**精子**の形成と**男性ホルモン**（テストステロン）の分泌である。精巣内の精細管でセルトリ（Sertoli）細胞の補助により精子が形成され，ライディッヒ（Leydig）細胞によってテストステロンが生成・分泌される。テストステロンの生成・分泌は，下垂体前葉から分泌される黄体形成ホルモン（luteinzing hormone；LH）により促進される。

B 精巣上体（副睾丸）の構造と機能

精巣上体（epididymis）は白膜で覆われ，頭部，体部，尾部の3部に区別される。精巣から出た12〜20本の**精巣輸出管**は精巣上体頭部に入り，体部で1本の精巣上体管となり精管に連続する（図1-11）。精巣上体の機能は精子の貯蔵と成熟化である。精巣内で形成された精子は精巣上体に集まり，そこで成熟したのち，精管をとおって射精される。射精されなかった精子は，**精巣上体や精管で吸収**される。

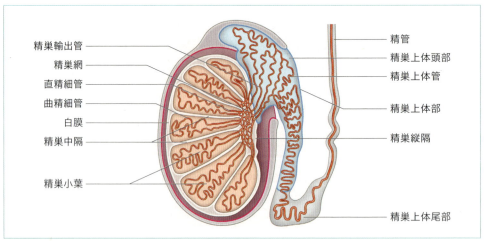

図1-11 精巣および精路

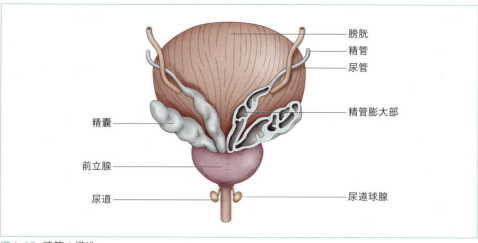

図 1-12 精管の構造

C 精管の構造と機能

精管 (vas deferens) は長さ約 40cm の管で，精巣上体部・中部・前立腺部に区別され，遠位で**精管膨大部**となる。精管は主に平滑筋からなる 3 層構造をしており，血管や筋膜などとともに，**精索**という構造物を形成し鼠径管をとおる。その後，精管は前立腺内に進入する（図 1-12）。**精嚢**は細長い袋状の器官で，貯留されている分泌液は精液の大部分（約 90％）を占め，精子のエネルギーとなる果糖を多く含む。精子の精管内への移送や精管膨大部と精嚢が合流してできる**射精管**からの精嚢貯留液の後部尿道への**分泌**は，精管・精嚢・前立腺の律動的収縮により起こる。精管の収縮は交感神経の作用である。

D 前立腺の構造と機能

前立腺 (prostate) は膀胱頸部の下に位置し，後部尿道を包むクリの実大の，膜構造をもった器官である。前立腺組織は，内腺とよばれる膀胱側の**中心領域**，尿道周囲を取り巻く**移行領域**と，外腺とよばれる**辺縁領域**に区分される（図 1-13）。前立腺組織は小腺様に分かれ，前立腺液を分泌し，前立腺液は精液の約 10％を占める。射精の際は，前立腺部尿道に開口する約 20 本の導管から前立腺液を排出する。前立腺液は，精嚢分泌液，尿道球腺分泌液とともに精子と混合して精液となる。

E 陰茎の構造と機能

陰茎 (penis) は尿路であると同時に性器でもある。会陰部の正中腹側から尿道球が起こり，**尿道海綿体**となって尿道を包み，遠位側で**亀頭**となる。会陰部の左右背側から陰茎脚

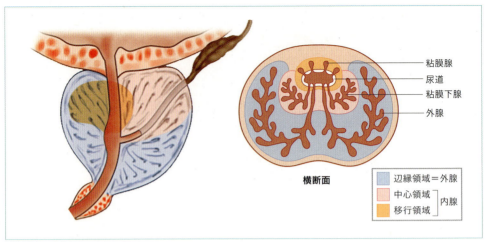

図 1-13 前立腺の構造

が起こり，**陰茎海綿体**となる。それぞれの海綿体を**白膜**が覆い，全体をバック筋膜（深陰茎筋膜）が取り囲んでいる（図1-14）。すなわち海綿体には2つの陰茎海綿体と1つの尿道海綿体があり，尿道海綿体は尿道を取り囲んでいる。性的興奮が起こると，陰茎海綿体の中の静脈に血液が充満し，**勃起現象**が起こる。これは骨盤内臓神経（副交感神経）の作用である。

F 陰嚢の構造と機能

陰嚢（scrotum）は皮膚および皮下組織からなる2対の器官であり，精巣，精巣上体，精索を内包している。また隔壁を有し，精巣の左右への移動を防止している。陰嚢の皮膚には皮脂腺と汗腺があり，皮下組織では3層の筋膜が精巣を包んでおり，このうち**挙睾筋**（精巣挙筋）は精巣を上に吊り上げる。陰嚢は精巣を腹腔内の温度より低い温度に保つ役割があり，造精機能の保持に役立っている。

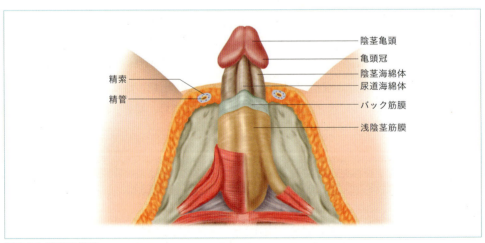

図 1-14 陰茎の構造

国家試験問題

1 腎臓について正しいのはどれか。 （105回 PM29）

1. 腹腔内にある。
2. 左右の腎臓は同じ高さにある。
3. 腎静脈は下大静脈に合流する。
4. 腎動脈は腹腔動脈から分かれる。

2 膀胱について正しいのはどれか。 （104回 PM28）

1. 漿膜で覆われている。
2. 直腸の後方に存在する。
3. 粘膜は移行上皮である。
4. 筋層は2層構造である。

▶答えは巻末

腎・泌尿器

第2章
腎・泌尿器の症状と病態生理

この章では

- 腎疾患で生じる浮腫・脱水・発熱の症状について理解する。
- 腎疾患で生じる循環器系の症状について理解する。
- 腎疾患で生じる水・電解質異常と酸-塩基平衡の障害の症状について理解する。
- 腎疾患で生じる血液の異常について理解する。
- 腎疾患で生じる血液系の症状について理解する。
- 尿の異常について理解する。
- 排尿の異常の分類，原因について理解する。
- 血尿の起こる原因について理解する。
- 疼痛の起こる部位，種類，原因について理解する。

I 腎疾患による症状

A 浮腫

　図 2-1 にヒトの体液組成を示す。成人では、体重の約 60% が水分で、このうち 40% は細胞内にあり（細胞内液）、残りの 20% が細胞外にある（細胞外液）。細胞外液のなかで体内を循環している血漿は約 5% であり、血球成分と合わせた血液は全体重のおよそ 1/13 である。残りの 15% の細胞外液（血液以外）は間質液（組織間液）とよばれる。体外から負荷される水分（食事、飲水、点滴などによる）はいずれも、最初に血液に入り、排泄される場合にも、この血液をとおして行われている（図 2-1）。

　浮腫とは皮下結合組織に存在する間質液が異常に増加した状態である。胸腔や腹腔などの空間に貯留した水分と異なり、一般には穿刺や吸引によって取り除くことはできない。

　血管内と間質の水の移動は、図 2-2 に示すように、主に水分を血管の外に出す力（毛細

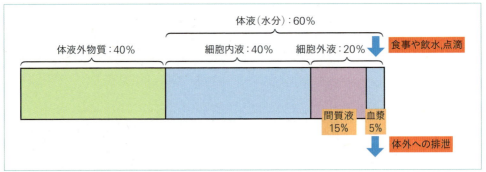

図 2-1 ヒトの体液組成

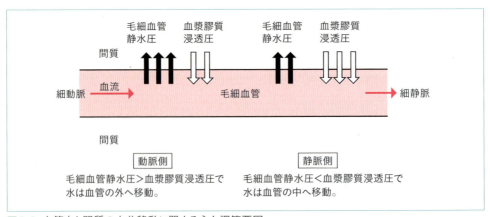

図 2-2 血管内と間質の水分移動に関する主な調節要因

表2-1 浮腫の分類

	浮腫	主な疾患	主な成因
全身性浮腫	心臓性浮腫	心不全	毛細血管静水圧上昇
	肝性浮腫	肝硬変	門脈圧上昇, Na貯留, 血漿膠質浸透圧低下
	腎性浮腫	ネフローゼ症候群	
		腎炎・腎不全	水・Naの貯留, 毛細血管静水圧上昇
	内分泌性浮腫	甲状腺機能低下症	ムチン（ムコ多糖）の真皮への沈着
	栄養障害性浮腫	栄養失調性水腫	血漿膠質浸透圧低下
	医原性浮腫	薬物性腎障害	水・Naの貯留
	特発性浮腫	特発性浮腫	水・Naの貯留
局所性浮腫	静脈性浮腫	静脈瘤, 静脈血栓症	毛細血管静水圧上昇
	リンパ性浮腫	リンパ管炎, 象皮病	リンパ管閉塞
	血管神経性浮腫	クインケ浮腫	血管透過性亢進

血管静水圧）と，水分を血管内に引き込む力（血漿膠質浸透圧）の差で決まる．浮腫ではこのバランスが崩れ，正常時に比べて毛細血管静水圧が上昇し，水分を血管外へ出す力が相対的に強くなるか，または，血漿膠質浸透圧が低下して水分を血管内へ引き込む力が弱い場合に生じる．これらのほかにも著しいアレルギーなどの際に，毛細血管の血管内皮細胞間隙が拡大することによって，血漿中の水分が漏出し，浮腫を生じることがある．

浮腫の分類については，表2-1に示す．腎臓に関連した浮腫は，病態によって，腎炎や慢性腎不全にみられる浮腫とネフローゼ症候群による浮腫の2つに分類される．

1. 腎不全性浮腫

腎炎や慢性腎不全による浮腫は，糸球体濾過量の低下によって体液中の水やナトリウム（Na）が貯留することで生じる．

水やNaが増加すると，循環血液量が増加し，毛細血管静水圧が上昇するため，水分が血管外に移動して浮腫が生じる．このような腎不全性浮腫は一般に高血圧を伴うことが多く，水分の貯留が高度になると，うっ血性心不全を生じるほか，胸水や腹水を伴うこともある（オーバーフロー・メカニズム）．浮腫として認められる間質液は真水（自由水）ではなく，生理的濃度の食塩を含む（生理食塩水）ため，腎性浮腫ではNaの制限が有効である．

2. ネフローゼ性浮腫

ネフローゼ症候群は，高度のたんぱく尿（特にアルブミン尿）により，血液中のアルブミン値が低下することが要因となっている．ネフローゼによる浮腫は急激に出現し，腎不全性浮腫よりも高度であることが多い．短期間（数週から数ヵ月）の間に10kgを超える体重増加を認めることもある．浮腫は下肢にとどまらず，上肢や陰嚢・陰唇の腫脹を認めることもある．

アルブミンには，血漿膠質浸透圧を保持し，水分を血管内へ引き込む力がある．したがって，アルブミン値の低下によって血漿膠質浸透圧が低下し，血管内に水分を引き込めなく

なり，間質に水分が貯留して浮腫が生じる（アンダーフィル・メカニズム）。
　一方で，間質や水分の移動は循環血液量の減少を招き，レニン-アンジオテンシン-アルドステロン系や抗利尿ホルモンの分泌を亢進させる。これらのホルモンは，腎臓での水やNaの再吸収を促進させる。その結果，体内にさらに水が貯留して，浮腫が増悪するという悪循環を招く。

B 脱水

　脱水とは，体液量が失われた状態で，正常な体液量やその組成に異常をきたした状態である。図2-1に示すように，成人は体重の約60％が水分で構成され，その水分は細胞内液と細胞外液に分類される。脱水は様々な原因によって，この体液が失われ，その程度に応じて口渇や立ちくらみなどの軽い症状から，痙攣や意識障害，多臓器不全などの生命を脅かす重大な症状を呈する場合がある。
　脱水は，主に水分のみが失われる高張性脱水（水分欠乏型）と，Naを主体とする電解質が失われる低張性脱水（Na欠乏型），これらの組成が正常なままの等張性脱水の3種類に分類される。高Na血症をきたしていれば高張性脱水，低Na血症を呈していれば低張性脱水，Na値が正常ならば等張性脱水とすることもできる。

1. 高張性脱水

　高張性脱水は，炎天下のマラソンや熱中症，水分の摂取不足（不感蒸泄による喪失）などにより，水分が減少した際にみられる。細胞外液のNa濃度が上昇することで，浸透圧の勾配によって細胞内液が細胞外液側へ移動するため，細胞内液が不足している状態である。
　高張性脱水の初期症状として，患者は口渇感を感じ，尿量は減少を認める。症状が進行すると，発熱や意識障害を生じる。
　治療のためには5％のブドウ糖液などの低張液を用いるのが原則だが，低血圧を合併している場合には生理食塩水などで循環動態をまず安定させる。

2. 低張性脱水

　低張性脱水は，下痢や嘔吐，利尿薬の投与，熱傷や創部からの滲出液の排出などで生じる。腸閉塞などは一見，体内からの水分喪失が認められないため，一見して脱水の診断がつかないこともある。しかし，消化管の内腔は体外であり，大量の腸液の貯留を生じた腸閉塞は低張性脱水の原因となる。
　低張性脱水は細胞外液の喪失を主とする脱水であり，口渇感は軽度であるが，循環系の異常をきたし，特に低血圧を生じる。皮膚は血液循環が悪くなるため蒼白となり，温度も低くなる。初期症状は，口渇を訴えることは少なく，立ちくらみ（起立性低血圧）低血圧や頻脈，頭痛を認める。症状が進行すると傾眠や意識障害をきたすが，一般に患者は口渇を

訴えないため，理学的に脱水と診断することが難しい場合も少なくない。
　治療にあたっては，細胞外液，特に循環血漿量が減少しているため，生理食塩水やリンゲル液などの等張液の補充を原則とする。

3. 等張性脱水

　等張性脱水は，出血や熱傷，低張性脱水による意識障害のため水分摂取ができなくなった状態や，水分とNaが同時に失われた場合などにみられる。このため，混合型脱水ともよばれる。この際には，循環動態の改善が優先となるため，低血圧に対して等張液での治療を開始するのが原則である。

C 発熱

　発熱を主訴とする腎疾患の多くは感染症である。一般に，膀胱や尿道などの管腔臓器の感染症では発熱は軽微であることが多く，腎臓や前立腺など実質臓器の感染症では，高熱を伴うことが多い。
　急性の腎盂腎炎は尿路の逆行性の感染によって惹起される。前立腺肥大症や神経因性膀胱，尿路の悪性腫瘍などの残尿をきたす基礎疾患，尿道カテーテルの留置などの異物が存在する場合，糖尿病やステロイドの投与などの易感染性状態などが存在する場合，複雑性腎盂腎炎に分類される。これらの基礎疾患がある場合や高熱を認めた場合には，急性腎盂腎炎を疑う。一方，こうした基礎疾患を有さずに発症するものを急性単純性腎盂腎炎とよび，性的活動期の女性に好発し，原因菌は大腸菌が7割を占める。症状としては，悪寒戦慄を伴った発熱（高熱），全身倦怠感などのほか，感染側の肋骨脊柱角（costovertebral angle：CVA）の叩打痛を認める。悪心・嘔吐などの消化器症状を認めることもある。
　男性では，急性前立腺炎により高熱をきたすことがある。通常40歳以降の男性に発生することが多く，高熱のときに会陰部，下腹部痛を伴う。細菌が尿路から逆行性に侵入し，射精管から前立腺へ感染が生じると発症する。また，急性精巣上体炎が高熱の原因となることもある。急性精巣上体炎では，発熱に加え精巣の疼痛と腫脹を訴えることが特徴である。腎臓・尿路系の感染症（発熱）の治療は迅速に，抗菌薬の投与と補液が行われるが，尿の培養検査を行い，菌種や感受性が明らかになったら，それに合った抗菌薬に変更する。発熱に伴って脱水が生じることがあり，非ステロイド性解熱鎮痛薬を用いると，急性腎不全が生じることがあるので注意する。
　中心静脈カテーテル挿入中の患者では，高熱の原因として，カテーテル熱を考慮する必要がある。カテーテル感染は，通常経皮的に静脈内に菌が入ることによって生じる菌血症に起因する。カテーテル感染では，抜去によって，菌が付着したカテーテルは除かれるが，菌血症を起こしているため，その後も抗菌薬投与の続行が必要である。

I　腎疾患による症状

D 循環器系の異常

腎臓は体液やNaを主体とした過剰な塩類の排泄を行っている。腎臓の障害によっては，これらが貯留するため高血圧を呈しやすい。また，慢性腎臓病（chronic kidney disease；CKD）をもっていることは，喫煙や糖尿病，高コレステロール血症と同様，心血管系の合併症の独立した危険因子である。すなわちCKDの患者は，健常人に比べて，男女とも心血管病変の発生が約3倍多い。

1. 高血圧

高血圧とは，収縮期血圧と拡張期血圧の値の一方または両方が，140/90mmHg以上になる状態のことをいう。

特に腎疾患に関連した高血圧では，原因としてはNaの排泄が関係する。経口摂取されたNaのほとんどは消化管から吸収され，便中へほとんど排泄されない。体液からのNaの排泄はほとんどが腎臓から行われるため，腎機能が低下するにつれて水とNaの排泄が低下し，循環血液量が増加して高血圧がみられる。

血圧の定義は，日本高血圧学会より2014（平成26）年にガイドラインが示されている。成人における血圧値の分類を図2-3に示す。

2018（平成30）年に発表された，「エビデンスに基づくCKD診療ガイドライン2018」で，CKD患者への降圧療法の新たな基準が制定された。糖尿病の場合，血圧の値は130/80mmHg未満が目標となる。糖尿病ではないCKDの場合，尿たんぱくが検出され

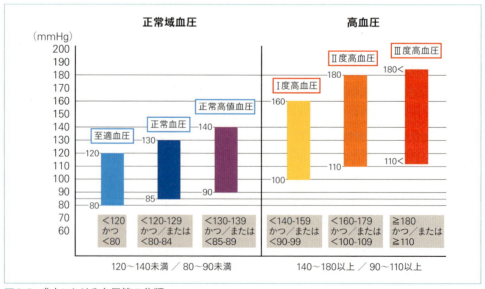

図2-3 成人における血圧値の分類

れば130/80 mmHg未満が目標となり，尿たんぱくが検出されなければ140/90mmHg未満が目標となる。

次に高血圧の主な種類について述べる。

▶ **本態性高血圧**　本態性高血圧とは，原因の特定できない高血圧のことをいう。多くは中年以降にみられるが，腎疾患患者においては若年でも高血圧を合併している症例が多く，逆に高血圧が持続していると腎疾患を合併することが知られている。日本人では加齢に伴って本態性高血圧の患者が増加するが，糸球体濾過量（GFR，第3章-Ⅱ-C「腎機能検査」参照）の低下に関連することも報告されている。

▶ **2次性高血圧**　2次性高血圧とは，何らかの原因によって生じた高血圧の総称である。腎疾患が多いが，そのほか，甲状腺機能亢進症などの内分泌疾患や，褐色細胞腫などの腫瘍などによって生じることが多い。

▶ **腎性高血圧**　腎性高血圧（腎実質性高血圧）とは，腎炎や腎硬化症，糖尿病性腎症などの様々な腎臓病により，推算糸球体濾過量（第3章-Ⅱ-C「腎機能検査」参照）が病的に一定以上低下した際に，水分や電解質の濾過効率が低下し，体液貯留によって高血圧を発症するものである。

▶ **悪性高血圧**　まれに著しい高血圧を示し，眼底や腎機能の急症な悪化を認めることがある。これらの症状では血圧は，収縮期180mmHg以上，拡張期120mmHg以上となる。これらは悪性高血圧と定義され，急激な腎機能の悪化から，放置すると透析療法を余儀なくされることもあるため，緊急での降圧治療の適応となる。

▶ **腎血管性高血圧**　腎血管性高血圧は，腎実質への血流障害により，GFRを保つために，患側の腎臓の傍糸球体装置からレニン分泌が促され，レニン-アンギオテンシン-アルドステロン系（renin-angiotensin-aldosteron system：RAS）が異常に活性化することによって生じる。原因の70%は動脈硬化性であるとされ，20%は血管の線維筋性異形成である。診断のためには，血管造影が必要であるが，MRIやレノグラム（腎動態シンチグラフィー）による分腎機能検査なども患側腎を判定するために有用である。

2. うっ血性心不全

腎疾患におけるうっ血性心不全（肺うっ血）は，腎炎や腎不全が高度となり，水分や塩類の排泄が十分でないとされている。循環血液量が増加し，心室の容積（拡張末期容積）や心室内圧が上昇すると，1回の収縮で拍出される血液量（1回心拍出量）は増加する。この拡張末期の容積（圧）のことを前負荷とよび，この性質をフランク-スターリングの法則とよぶ。したがって，体液貯留が増加すると心拍出量も増加し，これを代償する。しかし，前負荷が一定レベルを超えると，むしろ1回の拍出量は減少する。体液の増加例では，この前負荷増加によって，代償のできない心不全状態となる。

うっ血性心不全は，もともと心機能に異常がある場合には，腎機能の悪化による体液貯留が高度でなくても発症することがある。したがって，心疾患の精査も必要である。

うっ血性心不全では，全身性浮腫や高血圧を伴うことが多い。自覚症状は，軽度では労作時の呼吸困難であるが，高度になると臥位では呼吸が苦しくなり，起座呼吸となる。座位では，頸静脈の怒張を認める。検査所見では，肝臓のうっ血による肝機能障害やレントゲン上の心拡大を認める。腎疾患では，循環血漿量の増大に加え，高血圧や尿毒症物質による心筋障害，電解質異常，貧血なども，心不全の発現や増悪に関与している。

3. 心不全

心不全には慢性心不全と急性心不全があるが，慢性的に心不全を呈している場合の多くは，何らかの心疾患を合併していることが多い。

4. 尿毒症肺

末期腎不全においては，過剰な体液によって生じたうっ血性心不全と，体液中に増加した尿毒素による血管透過性の亢進によって肺水腫をきたし，著しい呼吸困難を呈することがある。これを**尿毒症肺**という。胸部のレントゲンでは，肺門の中心影が拡大されることにより，縦隔を中心にチョウが羽を広げたようにみられる所見（バタフライシャドウ）や，著しい心拡大，両肺野の透過性低下が特徴的であり，ほかに胸水貯留などを認める（図2-4）。

尿毒症肺を認めた際には，酸素投与や利尿薬などの集中管理を要し，一過性でも，血液透析による治療が必要となる。

5. 尿毒症性心外膜炎

末期腎不全では，心臓を覆う被膜（心外膜）に炎症が生じ，その内部（心嚢）に液体が貯留する。生理的に，心嚢内部には少量の心嚢液が存在するが，尿毒症性心膜炎は，この心嚢液が異常に増加した状態である。尿毒症性心膜炎では貯留した心嚢液は血性であることが多く，糖尿病性腎症などの症例にしばしばみられる。原因として，何らかの尿毒症物質

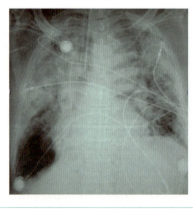

両側の上肺野を中心に浸潤影を認めており，心陰影の拡大を伴っている。この患者は，低酸素血症のために人工呼吸器が装着されており，中央の気管支に見える白線は気管内に挿管されたチューブのものである。また，胸部にモニターが装着されている。

図2-4 尿毒症肺

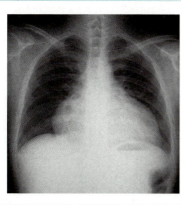
心陰影が氷嚢型に拡大し，心嚢液の貯留が示唆される。

図 2-5　尿毒症性心膜炎を示す胸部X線写真

が関与することが示唆されている。

　患者は，胸痛や呼吸困難を訴え，時に発熱を伴う。聴診では心膜摩擦音を聴取し，頸静脈の怒張を認める。健常者では脈拍は深吸気によって弱くなり，呼気時に強く触れるが，心嚢液の貯留が顕著になるとこの差が強調され，よりはっきりわかるようになる（奇脈）。心臓の拡張が障害されると脈圧は狭くなり，高度になると心臓の拡張障害のため，心拍出量が低下し，血圧低下を認めることもある（心タンポナーデ）。

　胸部レントゲン写真では，氷嚢型あるいは水瓶型の心陰影拡大を認め，超音波検査では心嚢液の貯留を確認できる（図 2-5）。

6. 不整脈

　腎機能障害の患者では，しばしば種々の不整脈を認める。最も注意すべきものは高カリウム（K）血症に伴う房室ブロックと心室細動である。Kは尿から排泄されるが，腎機能が低下した患者では尿中排泄は低下しており，排泄量を上回るKを摂取すると，高K血症を呈する。K値の変動によって指先や口唇のしびれや悪心，嘔吐，全身のだるさ，徐脈，頻脈，意識障害など，種々の症状を呈する。

E　水・電解質の異常

1. ナトリウム代謝異常

1　高ナトリウム血症

　高Na血症は，一般にNa濃度145mEq/L以上をいい，必ず高浸透圧血症となる。口渇感により飲水すればNa濃度は低下するため，発症頻度は比較的少ない。症状は，脳神経細胞の虚脱による中枢神経症状である。高度になると（170mEq/L以上），昏睡や呼吸抑制

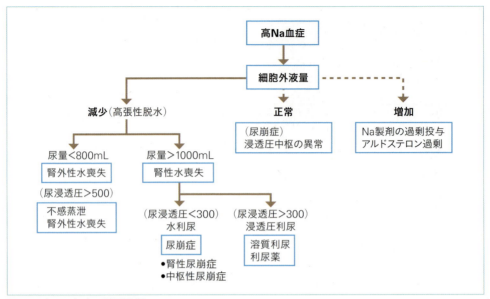

図 2-6 高 Na 血症の鑑別診断

が生じることもある。

体液量と尿量より原因疾患を鑑別する（図 2-6）。臨床的に問題となる高 Na 血症は，医原性を除けばほとんどが高張性脱水である。脱水（飲水の低下）と抗利尿ホルモンの分泌低下により生じる。まず，腎外性水喪失と腎性水喪失（多尿）を区別する。多尿があれば，尿浸透圧や電解質などから水利尿と浸透圧利尿の原因を探る。

治療には低張液または，生理食塩液の点滴を行う。

2 低ナトリウム血症

低 Na 血症は最も多い電解質異常の一つで，一般に Na 濃度 135mEq/L 未満をいう。低 Na 血症は，偽性低 Na 血症と高血糖を除き，低浸透圧血症を伴う。症状は，脳神経症状（食欲不振，悪心，見当識障害，腱反射低下，意識障害，痙攣）が中心で，神経細胞の浮腫に起因する。これらの症状は，転倒のリスクにもなる。また，短期間に進行した低 Na 血症ほど，症状が強い。

偽性低 Na 血症は著明な高中性脂肪血症や高たんぱく血症でみられるが，血漿浸透圧は正常であるため，症状は出ない。高血糖では，高浸透圧血症のため細胞内の水が細胞外へ移動し，血清 Na 濃度が低下する。血漿浸透圧低下を伴う真の低 Na 血症では，相対的な水過剰があり，ほとんどは尿の希釈力障害を背景に，許容範囲を超えた飲水をすることによって生じる。不適切 ADH 分泌症候群（SIADH）*や低張性の脱水などが多い。原因と鑑

---

* **不適切 ADH 分泌症候群（SIADH）**：抗利尿ホルモン（antidiuretic hormone；ADH）が，血漿浸透圧にかかわらず過剰に分泌される状態である。悪性腫瘍（特に肺小細胞がん）や脳出血などの頭蓋内病変，肺炎などの胸腔内病変，ある種の薬剤で生じる。

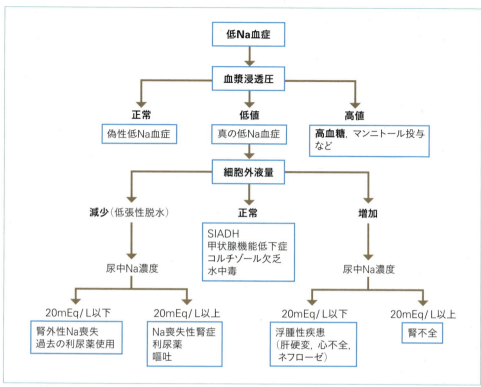

図2-7 低Na血症の鑑別診断

別診断を次に示す（図2-7）。

　治療の際は，原疾患の治療や水制限，補液を行う。中枢神経症状がみられる高度の低Na血症は，早急な治療を要し，高張食塩水（3％）投与を行う。ただし，補正が急すぎると不可逆性の中枢性橋髄融解症*が生じることがあるため，Na濃度の補正は，1日6～8mEq/L以内となるようにする。

　また，同時に原疾患の治療を行う。ADH分泌の抑制ではデメクロサイクリンが，悪性腫瘍ではV_2受容体拮抗薬が用いられることがある。

2. カリウム代謝異常

1 低カリウム血症

　低K血症とは，一般に血清K濃度が3.5mEq/L未満をいう。低K血症の影響は，主に心臓や神経・筋肉に現れる。すなわち，血清K濃度が3.0mEq/L以下になると，まず筋力低下やテタニー，多飲・多尿がみられ，さらに高度になると呼吸筋や四肢麻痺，横紋筋融解，イレウスが現れる。心電図変化は，T波の平低化，ST低下，U波出現，QT延長の

＊**中枢性橋髄融解症**：両側の橋底部に生じる脱髄性疾患のことである。症状は錯乱や意識混濁，人格荒廃，四肢麻痺などで，致死例もある。橋以外にも起こり得ることから，最近では，中枢性脱髄性症候群ともいう。

I　腎疾患による症状

ほか，心房性・心室性期外収縮，房室ブロックなどである．多尿は，低K血症による尿濃縮力障害が原因である．低K血症では，ジギタリス中毒や肝性昏睡になりやすいので，注意が必要である．

原因と鑑別診断については，まず，細胞内へのKシフトを生じさせるアルカローシスや，インスリンの使用，周期性四肢麻痺などを除外する．全身のK欠乏がある場合は，その原因が腎外性か，腎性かを区別する．腎外性の多くの場合は，摂取量不足が一部の原因となっている．Kの尿中喪失による腎性の場合は，ミネラルコルチコイド過剰状態やバーター（Bartter）症候群ないしその類縁疾患，利尿薬の使用，1型尿細管性アシドーシスなどが考えられる（図2-8）．

高度の低K血症による不整脈や筋麻痺などがみられる場合は，K製剤を点滴に混ぜてゆっくり投与する．急速静注は禁忌である．緊急性がなければ，K製剤の経口投与を行う．代謝性アルカローシスを伴う場合は，塩化K製剤が効果的で，代謝性アシドーシスを伴う場合は，クエン酸カリウムかアスパラギン酸Kが効果的である．

低マグネシウム（Mg）血症を伴う低K血症では，K補給のみでは改善しないことも多く，Mg製剤を併用するか，KとMg両者を保持するスピロノラクトンを用いる．

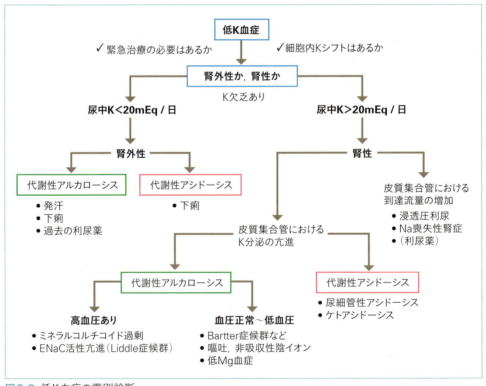

図2-8 低K血症の鑑別診断

2 高カリウム血症

高K血症とは，一般に血清K濃度が5.0mEq/L以上をいう。問題になるのは，不整脈と神経・筋症状である。高K血症の心電図変化は，T波の増高（テント状T波）やPR間隔延長（房室ブロック）などがあり，血清K濃度が7mEq/Lを超えると，QRS間隔の拡大からサインカーブ，さらには心室細動，心停止に至る。そのほか，神経・筋症状として，手先のしびれや筋力低下などがみられることがある。

原因と鑑別診断については，まず，偽性高K血症と細胞外Kシフトを除外する。偽性高K血症とは，実際のK濃度は正常にもかかわらず，採血データで高値を示す状態をいう。血小板増多と白血球増多，採血後の溶血などが原因となる。この場合は，ヘパリン採血（血漿）によって正常になることで診断できる。細胞外Kシフトは，代謝性アシドーシスや高浸透圧血症，ある種の薬剤投与で生じる。

これらが除外されれば，腎外性または腎性のK過剰の原因を鑑別する。最も多い原因は，腎不全である。慢性腎臓病（CKD）のステージが進むほど頻度が増加するが，摂取過剰やK上昇をきたす薬剤が加わって顕在化することが多い。慢性の高K血症の多くは腎性であり，腎不全がなければ広義の遠位尿細管性アシドーシス（4型RTA）の鑑別となる（図2-9）。

治療の際は，次のように行う。

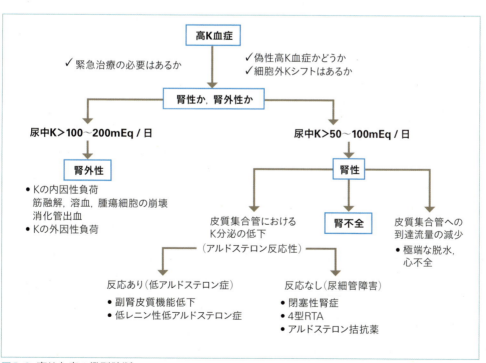

図2-9 高K血症の鑑別診断

I 腎疾患による症状

▶ **緊急治療** 高度の高K血症で，期外収縮の多発や，心電図でQRS幅増大を認めるときは，心室細動・心停止の危険があり，原因にかかわらず緊急治療の対象になる。

▶ **慢性期の治療** 軽度から中等度の持続する高K血症に対しては，食事中のK制限を行いつつ，必要に応じて陽イオン交換樹脂を投与する。ミネラルコルチコイド（フロリネフ®）が用いられることもある。

3. カルシウム・リン代謝異常

1 カルシウム代謝異常

細胞外のカルシウム（Ca）濃度は，狭い範囲に厳密に維持されている。調節を受けているのは，血清中のイオン化Ca（Ca^{2+}）である。細胞外液中のCa^{2+}濃度は，主に2種類のCa調節ホルモン，すなわち**副甲状腺ホルモン**（parathyroid hormone；**PTH**，上皮小体ともいう）と1,25（OH）$_2$ビタミンD（活性型ビタミンD）で調節されている。血清Ca濃度の正常値は，8.5～10.0mg/dLであり，通常10.0mg/dL以上を高Ca血症といい，8.5mg/dL未満を低Ca血症という。

低Ca血症は，ビタミンD欠乏またはPTHの作用不足で生じるほか，Caが急激に骨などの組織に移動・沈着することによっても生じる。症状としては，抑うつや食欲不振・悪心，テタニー・痙攣，しびれ，意識障害，心電図変化（QT延長）などがあり，トルソー

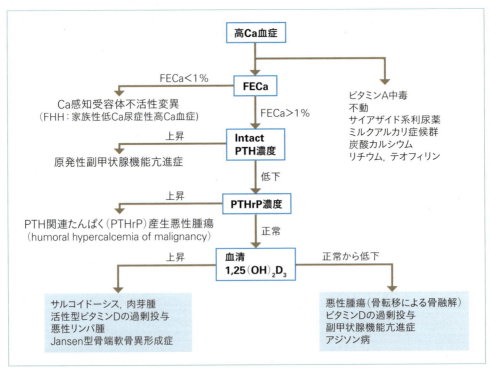

図2-10 高Ca血症の鑑別診断（FECa：尿Ca排泄分画）

（trousseau）徴候やクボステック（chvostek）徴候を確認することが診断に有用である。前者は，上腕にマンシェットを巻き，収縮期血圧以上で3分以上保持したときにみられる手の痙縮を観察する。後者は，耳の前方の位置で顔面神経を叩打したときに認める顔面筋の引きつれを観察する。

　低Ca血症は，頻度としては腎不全によるものが多い。ビタミンDの活性化障害が原因である。

　高Ca血症の鑑別診断を図2-10に示す。ビタミンD過剰や，副甲状腺機能亢進症，PTH関連たんぱくの過剰分泌（悪性腫瘍に随伴）などが原因となる。高Ca血症では，多尿や口渇，脱水，急性腎障害などの症状がみられ，高度になると意識障害がみられる。

　治療では，生理食塩水の補液や利尿薬の投与を行い，高度の場合は，ビスホスホネート製剤を用いる。低Ca血症では，Ca製剤の点滴や経口投与，または活性型ビタミンDの投与などを行う。

2　リン代謝異常

　リン（P）は体内に約600g存在する。体内のPの約85％は，ハイドロキシアパタイトとして骨に沈着している。また，骨以外のPの大部分は，全身の細胞内に存在して，ATPや核酸，リン脂質，酵素の構成成分として，細胞機能の発現に必須の働きをしている。Pの血中濃度は，3.5〜5.0mg/dLに維持されている。

　Pの血中濃度の主な調節因子は，PTHと線維芽細胞増殖因子（fibroblast growth factor 23；FGF-23）であり，いずれもPの尿中排泄を促進する。このほか，活性型ビタミンDがPの腸管吸収を促し，インスリンがPの細胞内移行を刺激する。高P血症の原因は，腎不全が最も多く，ほかに副甲状腺機能低下症，ビタミンD過剰症などがある。

　近年，高P血症が血管石灰化や動脈硬化を介して生命予後に悪影響を及ぼすことが明らかになった。治療は，基礎疾患の治療のほかP摂取制限，P吸着薬が使用される。

　一方，低P血症は，ビタミンD欠乏，摂取不足，下痢，副甲状腺機能亢進症，FGF-23過剰症（腫瘍からの分泌）など様々な原因により生じる。低P血症の補正には，P製剤の経口または静脈内投与を行う。

4. マグネシウム代謝異常

　血中Mg濃度は，正常値で1.8〜2.4mg/dL（1.5〜2.0mEq/L）に維持されている。Mgの調節ホルモンはいまだ明らかになっておらず，調節機構も不明な点が多い。

　高Mg血症の症状は，悪心・嘔吐などの消化器症状や神経・筋・心症状（腱反射の消失や，筋力低下），低血圧などである。多くは，腎不全患者に，何らかの下剤などに含まれるMgの服用が加わって生じる。一方，低Mg血症の症状には，テタニーや筋力低下，QT延長・ST低下などがある。低Mg血症の原因は多様であるが，アルコール多飲や利尿薬の長期服用などで多くみられる。

F 酸-塩基平衡の障害

1. 酸-塩基異常の基本

血中のpHは，7.4前後（弱アルカリ性）に厳密に調節されている。pHは，血中の重炭酸濃度（HCO_3^-濃度）と炭酸ガス分圧（P_{CO_2}）によって規定されているため，HCO_3^-濃度またはP_{CO_2}の異常により，酸-塩基異常が生じることになる。

pH＜7.35の場合を**酸血症**（アシデミア），pH＞7.45の場合を**アルカリ血症**（アルカレミア）とよぶ。一方，アシドーシスやアルカローシスは，それぞれ酸血症やアルカリ血症をきたす病態をさす。一方，アシドーシスやアルカローシスの一次的原因が，HCO_3^-濃度の変化による場合を代謝性の酸-塩基異常，P_{CO_2}の変化による場合を呼吸性の酸-塩基異常とよぶ。

代謝性あるいは呼吸性酸-塩基異常が生じた場合は，pHの変化を最小限にとどめるため，それぞれ呼吸性（換気の変化）あるいは代謝性（腎臓からの排泄）の変化が生じる。このような二次的反応を代償性変化とよぶ。呼吸性の代償性変化は，pHまたはCO_2濃度の変化を呼吸中枢が感知し，換気を促進または抑制することによる。

アニオンギャップ（anion gap；AG）は，血液中の陽イオンと陰イオンの総量の差で，次の式で概算することができる（図2-11）。AG上昇は有機酸の蓄積を意味し，必ず代謝性アシドーシスがある。

$$AG = [Na^+] - [Cl^-] - [HCO_3^-]$$ （正常値：12mEq/L ±2）

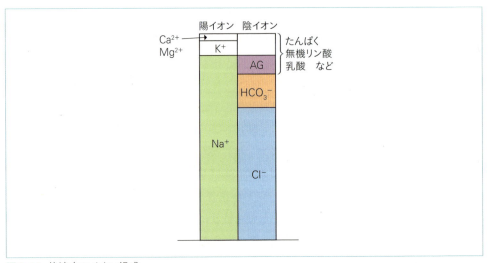

図2-11 体液中のイオン組成

2. 診断と治療

1 代謝性アシドーシス

　代謝性アシドーシスは，アニオンギャップ正常型と上昇型に分けられる。生体は比較的酸血症に耐えられるが，pH7.0〜7.1以下になると生命の危険があるため，早急に対処する必要がある。アニオンギャップ正常型代謝性アシドーシスは，尿細管性アシドーシスや低アルドステロン症，抗アルドステロン薬，下痢（塩基の喪失）などで生じる。治療として，重曹のほか，クエン酸塩（クエン酸ナトリウムやクエン酸カリウム）が投与される。アニオンギャップ上昇型では，何らかの有機酸が蓄積しており，ケトアシドーシスや乳酸アシドーシス，尿毒症，ある種の薬剤，飢餓などが原因となる。
　アニオンギャップ上昇型では原疾患の治療が第一である。

2 代謝性アルカローシス

　代謝性アルカローシスが持続するときにはアルカリの負荷，酸喪失に加えて，アルカローシスを維持する因子（脱水や低K血症，アルドステロン過剰など）が同時に働いている。アルカローシスの原因には，腎臓からの酸喪失と腎臓以外（主に消化管）からの酸喪失の2つがある。前者は，アルドステロン過剰や利尿薬，バーター（Bartter）症候群などによって生じ，後者は，嘔吐などによって生じる。

G 血液の異常

　腎機能障害における血液の異常では，貧血や低アルブミン血症，高窒素血症，高クレアチニン血症などを認める。

1. 貧血

　腎臓では，血液の濾過を行う以外に，赤芽球の産生を促す**エリスロポエチン**というホルモンの産生を行っている。エリスロポエチンは，骨髄中の前赤芽球に作用し，赤芽球の成熟を促す。この結果，赤血球は一定数を保つことができるが，腎不全においては，腎機能の低下に応じて，エリスロポエチンの産生量が低下するため，赤血球が減少し，貧血を生じる。これが腎性貧血である。
　腎性貧血は鉄欠乏性貧血と異なり，平均赤血球容積などの赤血球サイズを表す恒数の縮小はなく，赤血球サイズは正常である。また，鉄などの補給では改善されない。
　そのほか，腎臓病の患者では，腎性貧血のほか，食事の摂取制限に伴う鉄欠乏性貧血の合併や赤血球寿命の短縮による貧血などもみられる。

2. 低アルブミン血症

　低アルブミン血症を代表とする低たんぱく血症は，腎疾患に伴ってしばしば認められる。ネフローゼ症候群では，尿中に大量のアルブミンが排泄され，血中のアルブミン量が少なくなり，血漿膠質浸透圧が低下するため，全身性浮腫，胸水・腹水を生じる。

　腎疾患では，ネフローゼ症候群のような大量たんぱく尿以外の原因でも，低アルブミン血症をきたすことがある。尿毒症による食事摂取の不良や，食事制限のため，低カロリー摂取が持続すると，血中のアルブミン量は少なくなる。

3. 高窒素血症

　高窒素血症とは，尿素窒素（UN）などの物質の血中濃度が高まった状態である。尿素は水溶性であり，腎臓から尿中に排泄される。腎機能が低下すると，血中の尿素窒素は上昇するため，腎機能の評価に用いられる。また，尿素窒素は，体内でたんぱく質の分解が亢進すると，増加することがあるため，過剰なたんぱくの摂取や消化管出血（出血が消化管から吸収される）があった場合にも，血中の濃度は上昇する。

　そのほか，脱水などがあると，糸球体で濾過された原尿の尿細管中での再吸収が亢進するため，同時に尿素窒素も吸収され，血中濃度が上昇する。

　尿素窒素は同時に測定されたクレアチニン（Cr）との比で評価され，血中の尿素窒素と血清クレアチニンの比は，正常では10〜20：1程度である。このため，尿素窒素はたんに腎機能を評価するのみならず，腎機能障害患者のたんぱく制限が良好に行われているかどうかを評価する指標や，消化管出血を疑う所見，脱水の有無の診断にも用いられる。

4. 高クレアチニン血症

　腎機能障害では，腎臓の糸球体濾過量（GFR）の低下度合いに応じて，血清クレアチニンが上昇する。血中のクレアチニンは，糸球体からすべて濾過されるので，糸球体の機能（糸球体濾過率）が低下すると，血中クレアチニン濃度が上昇する。

　血清クレアチニン濃度の正常値は，測定法によって異なるが，男性ではおよそ1.0〜1.2mg/dL以下，女性では0.89〜1.0mg/dL以下である。

　血清中のクレアチニンは，筋肉中に含まれるクレアチニンのおよそ2％が血中に放出されたものである。短期間で筋肉量が大きく変動することはないため，血中には常に同じ程度のクレアチニンが筋肉から供給されている。さらに，血中のクレアチニンはほとんどが糸球体で濾過され，再吸収を受けない。すなわち，GFRを推測するのに適している。そこで，1日分の尿を蓄尿し，その中のクレアチニンと採血の結果からGFRの近似値を求めたのが，クレアチニンクリアランスである（第3章-Ⅱ-C-2「クレアチニンクリアランス試験」参照）。腎機能障害の度合いは，血清クレアチニン濃度の数値をもって評価する。初期の腎障害ではほとんど，あるいはわずかにしか血中クレアチニンは上昇しないが，進行する

と，急激に上昇がみられるようになる．腎機能が低下すると増加する．血清クレアチニン濃度は保存期*のCKDでは3〜6mg/dL程度の値をとり，8.0mg/dL以上では一般に透析が必要とされている．

II 排尿の異常

膀胱や尿道などからなる下部尿路の機能は，腎臓で生産された尿をいったん膀胱にため（蓄尿：膀胱括約筋が弛緩し，尿道括約筋が収縮する），ある程度たまったら体外にスムーズに排出（排尿：膀胱括約筋が収縮し，尿道括約筋が弛緩する）することである．このような下部尿路機能が障害されると蓄尿・排尿が円滑に行われなくなり（蓄尿機能障害，排尿機能障害），様々な症状が出現する．これらの排尿に関する症状を総称して**下部尿路症状**（lower urinary tract symptoms：LUTS）とよび，**蓄尿症状**（storage symptoms），**排尿症状**（voiding symptoms），**排尿後症状**（post micturition symptoms）に大別される（表2-2）．

A 蓄尿症状

蓄尿症状とは，蓄尿期にみられる症状である．病態の把握には，排尿記録や排尿日誌が

表2-2 下部尿路症状

症状	詳細
蓄尿症状	● （昼間）頻尿 ● 夜間頻尿 ● 希尿 ● 尿意切迫感 ● 尿失禁　　● 腹圧性尿失禁 　　　　　　● 切迫性尿失禁 　　　　　　● 混合性尿失禁 　　　　　　● 夜間遺尿症（夜尿症） 　　　　　　● 持続性尿失禁 　　　　　　● そのほかのタイプの尿失禁 ● 膀胱知覚（正常，亢進，低下，欠如，非特異的）
排尿症状	● 尿勢低下 ● 尿線分割，尿線散乱 ● 尿線途絶 ● 排尿遅延 ● 腹圧排尿 ● 終末滴下
排尿後症状	● 残尿感 ● 排尿後尿滴下

* **保存期**：腎機能障害があっても透析が必要なほどではない腎不全の患者のことを，保存期腎不全患者という．

有用となる。

1. 頻尿

　頻尿（increased daytime frequency, pollakisuria）は，排尿回数が多すぎるという訴えであり，厳密な回数の規定はない。一般的には**日中 8 回以上**とすることが多い。

　病態としては，尿量の増加と膀胱容量の低下，膀胱頸部の刺激がある。尿量が異常に多い場合は多尿（polyuria）といい，成人では 1 日の尿量が 40mL/kg を超えるものと定義される。下部尿路疾患以外の多飲や，内科的疾患が原因となることが多い。

　健常成人のおおよその膀胱容量は 200 ～ 500mL 程度だが，頻尿になる。膀胱容量の低下には，次の病態の存在が影響する。
　①大きな膀胱結石や膀胱腫瘍，萎縮膀胱などにより，器質的に膀胱容量が減少する。
　②下部尿路閉塞疾患などにより，多量の残尿が存在する。
　③急性膀胱炎などの下部尿路の炎症による刺激性の亢進がある。
　④過活動膀胱に代表される排尿筋過活動（膀胱括約筋が不随意に収縮する状態）がある。
　⑤精神的緊張によって昼間，覚醒時のみ頻尿になる神経性頻尿などで，機能的に膀胱容量が低下する。

2. 夜間頻尿

　夜間頻尿（nocturia）は，夜間，排尿のために 1 回以上起床しなければならないという訴えである。1 回以上と規定しているが，50 歳以上では夜間排尿が 1 回あることはまれではないため，臨床的には 2 回以上を夜間頻尿としていることが多い。

　病態としては，頻尿と同じく，夜間尿量の増加と膀胱容量の減少があり，特に昼間の頻尿はないが夜間頻尿のみ訴える場合は，高血圧，心疾患，睡眠時無呼吸症候群などによる夜間多尿（nocturnal polyuria）との鑑別が重要となる。夜間多尿は夜間の尿量の割合が若年者では 20％以上，65 歳以上の高齢者では 33％以上であるものと定義される。

3. 希尿

　排尿回数が 1 日に 1 ～ 2 回と極端に減少した状態を**希尿**（oligakisuria）という。

　病態としては，尿量減少，膀胱知覚の低下などである。多くは若い女性の習慣性希尿だが，先天性巨大膀胱，巨大膀胱憩室，低活動膀胱などの疾患によるものもあり，これらの場合は大量の残尿がみられるため，注意が必要である。

4. 尿意切迫感

　尿意切迫感（urgency）は，急に起こる，抑えられないような強い尿意で，我慢することが困難な状態である。不随意（本人の意思と関係なく）に膀胱の排尿筋収縮が生じているためと考えられる。

尿意切迫感を必須症状とし，通常，頻尿，夜間頻尿を伴う症状症候群を**過活動膀胱**（overactive bladder；**OAB**）といい，**切迫性尿失禁**を伴うもの（OABwet）と伴わないもの（OABdry）がある。

5. 尿失禁

尿失禁（urinary incontinence）は，不随意に尿が漏れるという症状である（図2-12）。尿漏れは汗や腟分泌物との鑑別が必要な場合もある。

❶ 腹圧性尿失禁

腹圧性尿失禁（stress urinary incontinence）は，労作時または運動時，くしゃみや咳などで腹圧がかかったとき，膀胱内圧が尿道閉鎖圧を上回り，不随意に尿が漏れる状態である。

原因は，骨盤底筋群の脆弱化と尿道括約筋機能の低下であるため，加齢・出産の影響を受けて圧倒的に中高年の女性に多い。男性の場合は前立腺手術後でみられることがある。

❷ 切迫性尿失禁

切迫性尿失禁（urge urinary incontinence）は，尿意切迫感と同時または直後に，不随意に尿が漏れる状態である。

原因は排尿筋過活動による。過活動膀胱，急性膀胱炎，脳血管障害などの神経因性膀胱（第4章-XIII-C「神経因性膀胱」参照），前立腺肥大症に代表される下部尿路閉塞でもみられる。

❸ 混合性尿失禁

混合性尿失禁（mixed urinary incontinence）は，腹圧性尿失禁と切迫性尿失禁が共に認められる状態である。

Column　尿量と飲水量の関係

頻尿にはあらゆる原因が考えられ，そのうち日常臨床で遭遇する機会の多い**多尿**に関して少し踏み込んで解説する。多尿にも要因はいくつかあるが，近年，熱中症予防のために飲水を敢行する風習が強い。脱水が脱水症や脳梗塞，尿路感染症，便秘のリスクを上昇させるのは事実である。しかし，過剰な飲水によって，尿量が増え（多尿），頻尿になり尿失禁の機会も増加する。さらに，残念ながら過剰な飲水により脳梗塞を予防する科学的根拠はなく，頻回の排尿行動のため転倒や骨折のリスクが上昇し，心不全や水中毒を誘発する可能性もある。つまり，**適切な**尿量を維持することが重要である。国際禁制学会（ICS）では，40mL/kg/日以上を多尿[1]とし，これは体重70kgの人の場合は2.8Lに相当する。尿量は環境要因（気温，湿度など）や個体因子（活動量，体質など）により変動する不感蒸泄の影響を大きく受けるため，適切な飲水量を厳密に規定することは困難であり，多尿となる60～70％程度の尿量を維持することが適当と考えられる。

1) 本間之夫，他：下部尿路機能に関する用語基準，日本排尿機能学会雑誌，14：278-289，2003.

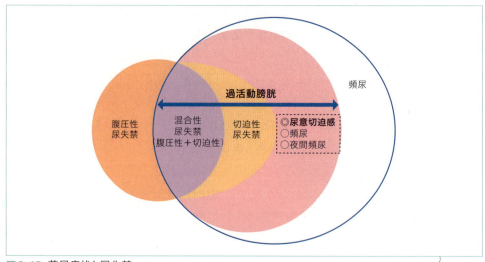

図2-12 蓄尿症状と尿失禁

❹夜間遺尿症（夜尿症）

遺尿（enuresis）は不随意に尿が出ることを意味するが，睡眠中の尿失禁を意味するときは夜間遺尿とし，通常は夜尿症（いわゆるおねしょ）のことを示す。**夜尿症**（nocturnal enuresis）は5歳くらいまでは生理的なものであり，トイレットトレーニングの習得とともに消失する。その後も認める場合は，排尿反射の抑制機能の未発達と考えられているが，環境因子，精神的因子，睡眠因子も影響する場合がある。昼間にも認める場合は，神経因性膀胱や尿管異所開口なども考慮しなければならない。

❺持続性尿失禁

持続性尿失禁（真性尿失禁，true incontinence）とは，持続的に尿が漏れるという愁訴である。尿道括約筋の障害が原因であり，先天的な欠損（膀胱外反症や尿管異所開口）や，手術時，分娩時の損傷などでみられる。

❻反射性尿失禁

反射性尿失禁（reflex incontinence）とは，尿意がないのに意思とは関係なく尿が漏れてしまう状態である。脳幹（橋）と下位の排尿反射の間が障害された反射性神経因性膀胱でみられる。

❼溢流性（奇異性）尿失禁

溢流性（奇異性）尿失禁（overflow incontinence）とは，低活動膀胱や下部尿路閉塞による尿排出障害のため膀胱内に多量の**残尿***があり，さらに尿がたまったり，腹圧がかかったりすることにより膀胱内圧が尿道内圧を超えるため，尿があふれ出る状態である。尿排出障害が原因であるが，蓄尿症状を呈しているため注意が必要である。

---

* **残尿**：排尿直後に膀胱内に残る尿のこと。50mL以下は正常である。超音波検査で容易に測定可能である。

❽ 機能性尿失禁

機能性尿失禁（functional incontinence）とは，排尿機能は正常にもかかわらず，身体機能の低下（歩行困難や麻痺など）や認知機能の低下のため，尿失禁を生じる場合をいう。

❾ 尿道外尿失禁

尿道外尿失禁（extra-urethral incontinence）とは，尿道以外の経路からの尿漏れである。女児の尿管異所開口，手術操作や放射線治療によって生じた後天的な尿路と腟の交通（膀胱腟瘻，尿管腟瘻，尿道腟瘻）が原因となる。

6. 膀胱知覚

膀胱知覚（bladder sensation）については，病歴聴取により次の5つに分類される。

- ▶ **正常** 蓄尿とともに膀胱充満感がわかり，それがしだいに増して強い尿意（urge）に至るのを感じる状態である。
- ▶ **亢進** 蓄尿早期から持続的に尿意を感じる状態である。炎症や腫瘍・結石などの刺激によるもの，過活動膀胱に代表される排尿筋過活動に伴うもの，間質性膀胱炎などがある。
- ▶ **低下** 膀胱充満感はわかるが，明らかな尿意を感じない状態である。
- ▶ **欠如** 膀胱充満感や尿意がない状態である。
- ▶ **非特異的** 膀胱充満を腹部膨満感，自律神経症状，痙性反応として感じる。脊髄損傷や脊髄の先天異常などの神経疾患で多くみられる。

B 排尿症状

排尿症状とは，排尿時にみられる症状である。基本的には，下部尿路閉塞や低活動膀胱（膀胱排尿筋の収縮力の低下）が原因となる。

1 尿勢低下

尿勢低下（slow stream）とは，尿の勢いが弱いという症状であり，通常は以前の状態あるいは他人との比較による。

2 尿線分割，尿線散乱

尿線分割，尿線散乱（splitting or spraying）とは，排尿の際，尿線が1本にならず，分裂して出る状態で，外尿道口の奇形，尿道結石・腫瘍，尿道狭窄，尿道炎などでみられる。

3 尿線途絶

尿線途絶（intermittent stream, intermittency）とは，尿線が排尿中に1回以上途切れる状態で，結石や凝血塊または腫瘍が膀胱頸部や尿道にはまり込んだ場合などで生じ，疼痛を伴うこともある。

4 | 排尿遅延

排尿開始が困難で，排尿準備ができてから排尿開始までに時間がかかることを，**排尿遅延**（hesitancy）という。

5 | 腹圧排尿

排尿の開始，尿線の維持または改善のために腹圧をかけることを要する状態を，**腹圧排尿**（straining）という。

6 | 終末滴下

排尿の終了が延長し，尿が滴下する程度まで尿流が低下することを**終末滴下**（terminal dribbling）という。

C 排尿後症状

排尿後症状とは，排尿直後にみられる症状である。

1 | 残尿感

残尿感（feeling of incomplete emptying）とは，排尿後もまだ尿が膀胱に残っているように感じる状態である。膀胱炎・尿道炎などの炎症による刺激症状でも起こる。

2 | 排尿後尿滴下

排尿後尿滴下（post micturition dribbling）は，排尿直後に，尿道に残った尿が不随意に出てくる状態である。

D 無尿・尿閉

無尿と尿閉は，尿が排出されないという病態は同様であるが，原因がまったく異なるため鑑別が重要である。下腹部の超音波検査や**導尿**により，容易に鑑別できる。

1. 無尿

無尿（anuria）は，尿の生成低下，または生成された尿が膀胱に達しないために，膀胱内の尿量が減少した状態である。1日の尿量が400mL以下の状態を乏尿，100mL以下の状態を無尿といい，腎前性や腎性，腎後性に分類される。なお，無尿は慢性疾患に伴ってみられることもあるが，次に示す腎前性や腎後性無尿は一般的に急性発症であるため，急性腎不全に伴う無尿に関して記述する。

▶ **腎前性**（急性腎不全）　ショックや出血，心疾患，脱水などにより**腎臓への血液供給が減少**するため，尿生成が障害される病態である。

▶ **腎性**（急性腎不全）　大部分は毒物・薬物などによる急性尿細管壊死によって起こる。腎臓の虚血によって起こるものもあり，腎前性と病態が重なる。**腎臓そのものの障害**（虚血または腎毒性物質）により尿生成が障害される病態である。

▶ **腎後性**（急性腎不全）　腎臓で尿は生成されても，結石や腫瘍，狭窄などの**上部尿路**（腎盂から尿管）**の閉塞性通過障害**のため，尿量が減少する病態である。単腎のみでも腎機能を保持できるため，腎後性腎不全になる病態は両側性が一般的である。しかし，一方の腎臓の機能がない場合（先天的な欠損や萎縮腎など），残存する対側の腎臓に上部尿路閉塞が生じると，片側性であっても腎後性腎不全となる。

2. 尿閉

尿閉（urinary retention）は，膀胱内に尿が貯留しているが，排尿できない状態をいう。原因は膀胱以降の下部尿路に器質的・機能的閉塞が生じた状態による。器質的なものとしては前立腺肥大やがん，尿道狭窄，尿道結石などがある。機能的なものとしては神経因性膀胱があげられる。尿閉は，排尿がまったく不可能な完全尿閉と少量の尿を排出できるが大部分が残尿として膀胱内に存在する不完全尿閉に分けられる。また，症状出現の緩急により，突然発症する急性尿閉と，長い経過で除々に残尿量が増加する慢性尿閉がある。

❶ 急性尿閉

急性尿閉は完全尿閉の形をとるものが多い。強い尿意と恥骨上部の疼痛，冷汗，頻脈などの全身症状を伴う場合も多く，強い苦痛を訴える。前立腺肥大症の経過中に，飲酒（前立腺の浮腫と排尿筋の収縮力低下をきたす）や，抗コリン作用（排尿筋の収縮力低下をきたす）のある薬剤（感冒薬など）を服用した際にみられることが多い。そのほかには，高度の血尿による膀胱内凝血塊形成，尿道断裂，脊髄損傷などにもみられる。

❷ 慢性尿閉

慢性尿閉では，苦痛は少ないが，尿意は低下か消失しており，多量の残尿が少しずつ漏れ出る現象が生じたり（溢流性尿失禁），両側水腎症をきたしたりしている場合もあるため，注意を要する。両側水腎症の場合には，腎不全を伴うこともある（両側上部尿路閉塞と同じことが起こっている）。

III 尿の異常

尿量は，水分の摂取量や発汗などにより変化するが，健康人では 1000～1500mL/日（約 1mL/kg/時）程度である。

血液中の水分は，まず糸球体で濾過されて原尿となり，次に尿細管で原尿の約 99% が

再吸収されて血液に戻り，残りの約1％が尿として排泄される。腎臓は，原尿が尿細管を通過する過程でNa^+と水を再吸収することにより尿を濃縮し，体液量を調節している。水分摂取不足や下痢などにより体液量が減った場合には，腎臓では尿を濃縮して体内の水分量を確保しながら，尿量を最小限にするように働いている。

尿量の異常

1. 乏尿

1日の尿量が約 **400mL 以下**の状態を**乏尿**といい，1日の尿量が **100mL 以下**の状態を**無尿**という。

体内で生産された代謝による老廃物を尿中に排泄するためには，少なくとも，1日に 400〜500mL の尿量が必要とされる。乏尿や無尿は，腎臓そのものの機能が低下して尿を濾過できない場合や，脱水や心臓のポンプ機能の低下などにより腎臓に入ってくる血液量が減少した場合，両側の尿路や尿道の閉塞が起こった場合にみられる。

2. 多尿

1日の尿量が **40mL/kg 以上**の状態を**多尿**という。

多尿をきたすメカニズムは水利尿と浸透圧利尿に分けられる。尿中に水が多く排泄される状態を水利尿といい，尿比重が 1.005 以下，または尿浸透圧が 300mOsm/kgH_2O 未満と低くなる。水利尿に関連するホルモンの一つに**抗利尿ホルモン**（antidiuretic hormone：**ADH**）がある。ADH は，バソプレシンともよばれ，尿量を少なくするように働くホルモンであり，視床下部でつくられて下垂体後葉に貯蔵され，血液中に放出される。放出された ADH は腎臓の集合管にある受容体（バソプレシン 2 型受容体）に作用して尿の再吸収を促し，尿量を調節している。水分を必要以上に摂取すると ADH が低下して尿量は増加して，逆に脱水などで体液量が少ないときには ADH が増加して尿量は減少する。ADH の作用不足により，非常に薄い尿が過度につくられて，多飲多尿をきたす状態を**尿崩症**という。ADH の分泌低下による尿崩症を中枢性尿崩症といい，腎臓での反応性低下による尿崩症を腎性尿崩症という。水利尿による多尿は，尿崩症やバソプレシン V2 受容体拮抗薬（トルバプタン）の投与，心因性多尿症などでみられる。

浸透圧利尿は，原尿に含まれる溶質が多いために尿細管内の浸透圧が上昇し，これを等張に保つために尿細管での Na^+ と水の再吸収が減少した結果，尿量が増加する状態である。尿比重は 1.025 以上または尿浸透圧が 300mOsm/kgH_2O 以上と高くなる。浸透圧利尿は，糖尿病（高血糖）や浸透圧利尿剤の投与（マンニトールや血管造影剤），急性腎不全回復期，尿細管の Na 吸収障害（腎不全やループ利尿薬の投与，間質性腎炎）などでみられる。

3. 夜間多尿

　夜間の尿量が多い状態を**夜間多尿**という。通常，夜間は尿を濃縮することにより排尿回数が減るが，尿の濃縮機能が低下すると夜間の尿量が増えて排尿回数が増える。夜間多尿では，夜間の尿量が1日総尿量の1/3以上になる。一方で1回の排尿量は150〜200mL以上あり，正常である。高齢者では夜間多尿は30〜50％に認められる。

　夜間多尿の原因としては，慢性腎臓病による尿濃縮能低下や高血圧，心不全，塩分摂取過剰，睡眠時無呼吸症候群，就寝前の水分摂取過剰，加齢に伴う抗利尿ホルモン分泌低下，糖尿病などがある。

B 尿性状の異常

1. たんぱく尿

　150mg/日以上の尿たんぱくが検出される状態を，**たんぱく尿**という。正常でも100〜150mg/日以下のたんぱくが尿中に排泄されており，排出されるたんぱくの種類は様々であるが，約半分がアルブミンやIgGなどの血清たんぱくで，残りの約半分はヘンレの上行脚で分泌される糖たんぱく（タム-ホースフォール［Tamm-Horsfall］たんぱく）である。尿たんぱくは24時間蓄尿で測定する必要がある。しかし，24時間蓄尿を毎回外来患者で正確に行うには手間がかかる。1日の尿たんぱく量は，随時尿の尿たんぱく/尿クレアチニン比（mg/gCr）を求めることにより推定することが可能であり，これを尿たんぱくのクレアチニン補正という。

1 生理的たんぱく尿

　尿たんぱくは健常者でも認めることがあり，これを**生理的たんぱく尿**という。生理的たんぱく尿には，激しい運動や発熱時に一過性にみられる機能性たんぱく尿や，特定の体位で出現する体位性たんぱく尿がある。体位性たんぱく尿には，遊走腎などに伴い立位でのみ出現する起立性たんぱく尿や，前彎位をとった場合に出現する前彎性たんぱく尿がある。この，発熱時にみられる一過性の生理的たんぱく尿を熱性たんぱく尿という。起立性たんぱく尿は，早朝起床時尿の尿たんぱく陰性かつ随時尿の尿たんぱく陽性を確認することで鑑別される。

2 病的たんぱく尿

　病的たんぱく尿は，尿中へのたんぱくの出現機序により，腎前性や腎性，腎後性に分けられる。

❶ 腎前性たんぱく尿

尿が糸球体で濾過される際に、糸球体基底膜は低分子のたんぱくを通過させる。低分子のたんぱくは一定量までは尿細管で再吸収されるが、血液中に病的な低分子たんぱくが大量に出現した場合には、尿細管で再吸収しきれずに尿中に検出される（オーバーフロー型たんぱく尿）。これが**腎前性たんぱく尿**である。代表的なものには多発性骨髄腫でみられる**ベンス・ジョーンズたんぱく**（Bence-Jones protein；BJP）がある。

❷ 腎性たんぱく尿

腎性たんぱく尿は、腎実質の糸球体や尿細管の障害により認められるものである。

糸球体病変を有する腎疾患では、糸球体基底膜の機能が障害されることにより、たんぱく透過性が亢進して、通常は濾過されない高分子のたんぱくが尿中に排出される場合がある。これを糸球体性たんぱく尿という。糸球体性たんぱく尿ではその原因疾患によっては多量の尿たんぱくをみる場合があり、1日3.5g以上の尿たんぱくと、たんぱくの尿流出による低アルブミン血症を認める場合を、ネフローゼ症候群という。アルブミン主体のたんぱく尿は糸球体病変を示唆する。

尿細管障害により流出する尿たんぱくを**尿細管性たんぱく尿**という。β_2ミクログロブリン（β_2-MG）などは正常糸球体から漏出し、通常は近位尿細管で再吸収されるが、尿細管障害により再吸収能が低下した場合は尿中に出現する。N-アセチル-β-D-グルコサミニダーゼ（N-acetyl-β-D-glucosaminidase；NAG）は尿細管細胞の細胞質に存在するが、尿

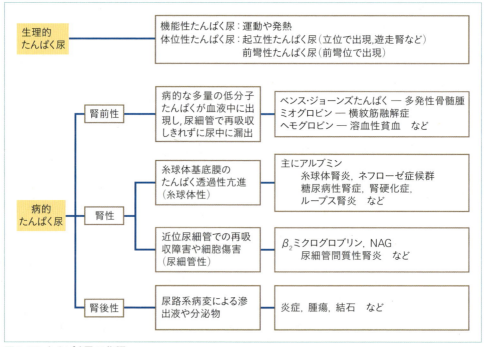

図2-13 たんぱく尿の分類

細管細胞が障害されることにより尿中に排出される。これら尿細管性たんぱく尿の存在は，尿細管間質性腎炎などの尿細管病変を示唆する。

❸ 腎後性たんぱく尿

腎後性たんぱく尿は，炎症や腫瘍，結石などによる尿路からの滲出液や分泌物に起因するたんぱく尿であるが，たんぱく尿のうち，量的にはわずかである（図 2-13）。

2. 血尿

血尿の定義は，尿中に赤血球（RBC）が混入した状態で，尿中の赤血球数が20個/μL以上，尿沈渣検査で5個/HPF（顕微鏡で400倍強拡大）以上とされる。

血尿については，顕微鏡的か肉眼的か，症候性か無症候性か，糸球体性か非糸球体性かによって疾患の鑑別を行っていく。血尿をきたす疾患は多種あり，それぞれの疾患の特徴を個別に理解することで鑑別する。この項目では血尿をきたす代表的な疾患を表 2-3 に提示する。

問診では血尿以外の症状の有無を聞くことが重要である。症候性の肉眼的血尿がみられる例として，細菌性膀胱炎は排尿時痛を伴うことが多い。尿管結石は背部側腹部痛を伴うことが多い。

また，血尿の種類として，糸球体性か非糸球体性かどうかも鑑別の助けになる。尿検査で変形赤血球やたんぱく尿を認める場合は，糸球体性血尿である可能性が高い。臨床所見で，高血圧や浮腫，たんぱく尿などがみられている場合も糸球体性を疑う。ただし，形態的に糸球体性血尿が疑われる場合でも，尿路系疾患が存在する場合もあるので，注意が必要である。

血尿の鑑別疾患として見落としてはならないのが，悪性腫瘍の存在である。非糸球体性の無症候性肉眼的血尿がみられたときは，悪性腫瘍のスクリーニングを必ず行う。特に，

表2-3 血尿をきたす代表的な疾患

分類	疾患名
糸球体疾患	糸球体腎炎，IgA 腎症，Alport 症候群，菲薄基底膜病（thin basement membrane 病）
間質性腎炎	薬物過敏症など
血液凝固異常	凝固線溶異常（DIC，血友病），抗凝固療法
尿路感染症	腎盂腎炎，膀胱炎，前立腺炎，尿道炎，尿路結核
尿路結石症	腎結石，尿管結石，膀胱結石
尿路性器腫瘍	腎細胞癌，腎盂腫瘍，尿管腫瘍，膀胱腫瘍，前立腺癌
尿路外傷	腎外傷，膀胱外傷
腎血管性病変	腎動静脈血栓，腎梗塞，腎動静脈瘻，腎動脈瘤，ナットクラッカー現象
憩室症	腎杯憩室，膀胱憩室
その他	壊死性血管炎，紫斑病，多発性囊胞腎，海綿腎，腎乳頭壊死，前立腺肥大症，放射線性膀胱炎，間質性膀胱炎

出典／日本腎臓学会編：血尿診断ガイドライン，2006，p.17.

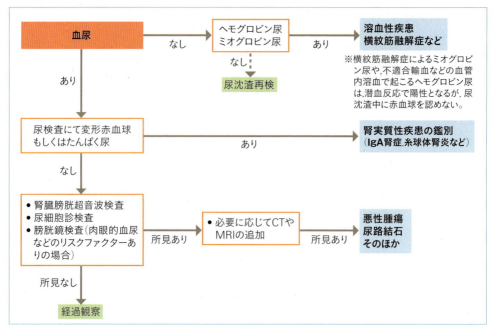

図 2-14 顕微鏡的血尿の疾患鑑別

リスクファクター（40歳以上の男性，喫煙歴，化学薬品曝露など）を認める場合は，顕微鏡的血尿であっても尿路上皮がんを念頭におき，尿細胞診や膀胱鏡検査，CT検査などを施行する。顕微鏡的血尿の疾患鑑別のための検査フローチャートを図 2-14 に示す。

3. 膿尿

膿尿は，尿沈渣検査で白血球（WBC）≧ 5 個 /HPF，あるいは非遠心尿の計算盤で白血球 10 個 /μL 以上を，有意と定義する。膿尿は，通常は膀胱炎をはじめとする尿路感染症で認められ，同時に細菌尿を認めることが多く，原因菌は大腸菌を主とする直腸の常在菌（グラム陰性桿菌）である。

しかし，膿尿があるにもかかわらず，尿培養で原因菌がない場合を無菌性膿尿とよび，結核菌などの特殊な菌による感染を考える必要がある。

4. 乳び尿

乳び尿は，乳びリンパ液が腸管の毛細リンパ管から胸管とのリンパ系交通のなかで，何らかの原因によりリンパ管内圧が上昇して瘻孔をきたし，腎盂腎杯系へ流入することで生じるとされる。リンパ管内圧上昇をきたす主な原因は寄生虫感染であり，そのほか，悪性腫瘍，外傷，多胎妊娠などがある。乳び尿は白色混濁尿であり，しばしば排尿時違和感や痛みを伴う。

5. そのほかの尿性状の異常

▶ **尿糖**　糖は糸球体で自由に濾過され，そのほとんどは近位尿細管で再吸収される。糖尿病などで血糖値が上昇し，糸球体から濾過された糖が尿細管から再吸収される極量を超えると，尿中に糖が出現する。これを尿糖という。血糖値180mg/dL程度を超えると尿糖が出現する。

　血糖値に異常がなく，腎尿細管の糖再吸収障害によって起こる尿糖を腎性尿糖という。腎性尿糖は，先天性にはファンコニ（Fanconi）症候群やウィルソン（Wilson）病，ガラクトース血症などでみられ，後天性には慢性カドミウム中毒などの尿細管間質障害でみられる。

▶ **尿比重・尿浸透圧**　尿比重および尿浸透圧は，ともに尿中に排泄されている溶質の量を反映しており，腎臓における尿の濃縮の指標となる。腎臓では，糸球体で濾過された原尿が尿細管を通過する過程でNa^+と水を再吸収することにより尿を濃縮し，体液量を調節している。これにより，血清浸透圧は275～290mOsm/kg H_2Oでほぼ一定に保たれる。健常人の場合の尿浸透圧は300～800mOsm/kg H_2Oとされている。尿比重は通常1.010～1.025の範囲にあり，1.030以上を高比重尿，1.010未満を低比重尿とよんでいる。

　腎機能低下が進行すると，腎は尿を濃縮することも希釈することもできなくなり，尿比重は1.010あたりに固定する。これを等張尿といい，尿浸透圧では約300mOsm/kg H_2Oに相当する。

▶ **pH**　尿のpHは5.0～6.5が正常である。血液のpHを弱アルカリ性（pH7.35～7.45）に保つために，腎臓は絶えず酸を排泄している。そのため，尿は酸性になっている。

IV 疼痛

A 腎および尿管痛

1. 背部・側腹部痛

　結石や凝血塊などで尿管が閉塞し，腎盂内圧が上昇して腎実質に圧が加わることで，背部や側腹部に疝痛を生じる。さらに，腎結石や腎盂腎炎，上部尿管結石に由来するものは，尿管の走行に沿って放散痛を生じる。腎結石や腎盂腎炎では，診察の所見として肋骨脊柱角（，第12肋骨と脊骨のつくる三角部）の叩打痛が特徴である。また，慢性の水腎症や炎症による浮腫，腫瘍による圧迫などでは，背部に鈍痛を生じることがある。

2. 疝痛

疝痛とは差し込むような痛みと表現される。腎・泌尿器科領域においては，尿管結石や凝血塊が原因となり，急に尿管が閉塞され，強い痛みが周期的間欠的に起こる。腎盂内圧の上昇による腎被膜緊張の痛みと，尿管平滑筋の攣縮による痛みである。また，痛みは尿管の走行に沿って，背部，側腹部，前下腹部の片側に起こる。

3. 下腹部痛

下腹部痛の原因は様々である。泌尿器科疾患においては，尿閉や膀胱炎，膀胱がん，膀胱結石，前立腺炎，精巣捻転などで下腹部痛が生じる。尿管結石でも尿管性の疼痛が下腹部に放散することで下腹部痛を生じる。下部尿管結石に由来するものは，鼠径部や陰嚢部に放散し，頻尿，尿意切迫感，残尿感などの膀胱刺激症状を伴うことがある。

B 膀胱痛

膀胱痛の原因で最も多いのが膀胱炎である。膀胱炎では排尿時痛や尿道口痛が随伴症状として起こることが多い。また，尿閉時には膀胱壁が過度に伸展され，恥骨上部に腹部膨満感とともに痛みを生じる。そのほか，膀胱に尿がたまって拡張すると疼痛があるが，排尿で改善する場合は間質性膀胱炎が疑われる。

C 尿道痛，陰茎痛

外尿道口より細菌などが侵入して炎症を起こしたり，尿道粘膜が傷ついたりすることで，尿道痛を生じる。尿道の長さは平均で，男性が16〜20cm，女性が3〜4cmと，女性のほうが短いため，女性は尿道口から侵入する細菌に感染しやすく膀胱炎にかかりやすい。

陰茎の痛みとして，亀頭や包皮が赤く腫れる亀頭包皮炎や，水泡ができて激しい疼痛を伴う，性感染症の一つである性器ヘルペスなどがある。

D 前立腺由来の痛み

前立腺に炎症を起こすと多くは膀胱頸部にも波及し，尿道に違和感が生じる。細菌性前立腺炎では，高熱，全身倦怠感，頻尿，排尿時痛に加え，検査で膿尿や炎症マーカーの上昇を認め，PSA（前立腺特異抗原）が異常高値を示すことが多く，急性の経過をたどる。非細菌性前立腺炎では，疼痛は**鈍痛**として自覚されることが多く，原因不明の慢性の経過をたどり，会陰部や下腹部の違和感，排尿障害などを認める。前立腺がんでは通常，前立腺の痛みはない。

E 精巣痛，精巣上体由来の痛み

精巣や精巣上体由来の痛みの原因として，精巣捻転や精巣垂・精巣上体垂捻転，精巣炎，精巣上体炎などがある。これらは急性陰嚢症とよばれ，急速に発症し，局所に激痛を伴う。精巣上体炎は尿道や前立腺の細菌感染が精管をとおり精巣上体に及んで発症し，精巣の脇に接する精巣上体が硬く腫れ，激痛を伴う。そのほか，外傷や精索静脈瘤なども陰嚢の痛みを自覚する。精索静脈瘤は，持続する鈍痛がみられ，不妊の原因の一つになる。

F 射精（時）痛

射精の痛みは，尿道，会陰部，膀胱部，下腹部など広範囲にわたり，射精の一連の過程で痛みを生じるとされる。尿道や前立腺部の炎症が原因となることが多いが，明らかな原因を認めないことも多い。若い男性においては，複数回の自慰行為による，平滑筋の過度の伸展による射精痛も起こる。

G 排尿時痛

排尿時痛の多くが尿路病原性細菌の感染によるもので，膀胱炎や尿道炎などで認める。発熱や倦怠感などを伴う場合は，腎盂腎炎や前立腺炎を併発している可能性がある。

排尿中のどのタイミングで痛いかは，排尿時痛の鑑別の参考になる。排尿初期の痛みの原因は，尿道炎や性感染症などが多く，排尿終末期の痛みの原因は，尿路結石や膀胱炎が多い。排尿中に持続する痛みの場合は，尿道狭窄を起こしている可能性がある。

V 尿毒症

腎機能障害が増悪した際に，蓄積した窒素化合物などの物質によって体内に様々な異常をきたす。本来尿中に排泄され，体内に有害な症状をもたらす物質のことを総称して「尿毒症性毒素」とよび，この作用によって現れる様々な症状を尿毒症という。腎機能が悪化するにつれて尿毒症の症状は激しくなり，多岐にわたる（表2-4）。しかし，腎機能障害の初期からこれらの症状が現れるわけではなく，初期には無症状であることがほとんどである（図2-15）。

一般にeGFRが30〜60mL/分/1.73m²になったあたりから，症状が出現する。初期には不眠や夜間尿などの軽微なものが多く，中等症となると皮膚のかゆみや食欲不振などがみられるようになる。末期腎不全に至ると，アンモニアのような口臭を示し，悪心・嘔吐，

表 2-4 尿毒症の症状

皮膚・粘膜症状	色素沈着，紫斑，瘙痒感，脱毛，尿素結晶析出（uremic frost）
中枢神経症状	意識障害，睡眠障害，眠気，痙攣，記銘力低下，いらいら感，精神症状
末梢神経障害	脱力感，知覚障害，レストレスレッグ症候群（不随意運動）
呼吸器症状	呼吸困難，尿毒症性肺炎
循環器症状	心不全，心肥大，高血圧，浮腫，心外膜炎，不整脈，動脈硬化
消化器症状	悪心，嘔吐，食欲不振，口臭，下痢，味覚障害，吃逆，膵炎，胃腸炎，出血
骨・関節症状	骨・関節痛，異所性石灰化，腎性骨異栄養症
眼症状	尿毒症性網膜症，結膜炎，角膜石灰沈着，網膜剥離，糖尿病性網膜症
血液・凝固異常	貧血，出血傾向，溶血，血小板量的・質的異常
内分泌・代謝障害	二次性副甲状腺機能亢進症，無月経，性機能低下，耐糖能低下，高尿酸血症
免疫異常	易感染性
電解質異常	高P血症，高Ca血症，低Ca血症，低Na血症
酸・塩基平衡異常	代謝性アシドーシス

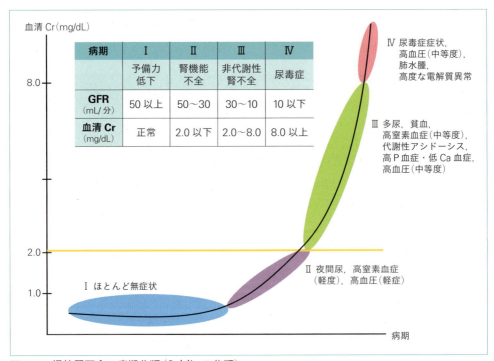

図 2-15 慢性腎不全の病期分類（Seldin の分類）

痙攣，ミオクローヌスなどの不随意運動，意識障害などを呈する。末期腎不全では体液貯留による心不全症状や尿毒症肺も合併してくることが多いため，呼吸困難や起座呼吸を呈する。尿毒症が高度な場合には，透析や腎移植などの腎代替療法によって治療する必要がある。

VI 腫瘤

1 腹部の腫脹・腫瘤

　側腹部の腫脹・腫瘤は主に，腎臓や副腎，後腹膜腫瘍などに由来し，左右季肋部または側腹部に触知することがある。ただし，通常は肋骨弓に覆われ，副腎および腎臓上部の腫瘤を触知することは困難であり，自覚症状として現れにくい。主な原因疾患として，**水腎症**，**腎嚢胞**，**腎細胞がん**，腎腫瘍などがある。腫脹や腫瘤が両側性の場合は，小児では両側水腎症，成人では嚢胞腎が多い。片側性の場合は，水腎症やウィルムス腫瘍を含む腎腫瘍，腎嚢胞，遊走腎が想起される。いずれの場合も腹腔臓器由来の腫瘤との鑑別を要する。また，下腹部正中には膀胱が位置し，**尿閉**状態などで尿が貯留し緊満した際に，下腹部膨隆を認め，非可動性球状腫瘤として触知する。尿閉では，通常尿意切迫感や溢流性尿失禁などの自覚症状を伴うが，慢性尿閉の場合は無症状であることも多い。このほかの実質性の腫脹や腫瘤として主なものには，凝血塊による膀胱タンポナーデや進行性膀胱がん，膀胱後腔腫瘍，尿膜管腫瘍・嚢腫，停留精巣に発生した巨大精巣腫瘍などがある。

2 陰嚢部の腫瘤

　陰嚢部の腫瘤は，主に有痛性のものと無痛性のものに分かれ，いずれの場合も，腫大している部位により精巣腫瘤であるか精巣上体腫瘤であるかを同定することが重要である。有痛性では**急性精巣上体炎**，**精索捻転症**，ムンプス精巣炎があり，急性発症のものが多い。無痛性では**陰嚢水腫**（瘤），精液瘤，精索水瘤，**精巣腫瘍**，精索静脈瘤（時に有痛性），結核性精巣上体炎などがあり，鼠径ヘルニアとの鑑別を要する。

3 前立腺の腫瘤

　前立腺は恥骨の背側，直腸の前面に位置しており，患者を仰臥位で膝を抱えた姿勢にさせ経直腸的に示指を挿入する，直腸診によって触知が可能である。正常の場合，大きさは3cm×3cmのクルミ大で，中央溝を触知し，弾性硬を呈し，圧痛を認めない。**前立腺肥大症**では腫大した前立腺を触知するが，表面平滑，弾性硬で，圧痛はない。**前立腺がん**では，正常から腫大した前立腺を触知し，表面不整，石様硬または部分的な硬結を触れる場合がある。このほか，圧痛を認める場合は前立腺炎が疑われる。いずれの疾患においても，前立腺特異抗原（PSA）の上昇を認めるため，直腸診による鑑別は重要である。

VII そのほかの症状

1. 視力の異常

　腎疾患では，尿毒症や，糖尿病・高血圧症などの基礎疾患に合併する種々の眼病変に伴い，視力の異常がみられることがある。医療機関の受診歴のない糖尿病や高血圧症などの患者では，長期にわたり全身的な自覚症状に乏しい場合があり，視力の異常が腎疾患の診断のきっかけになることもある。

1 視力障害

　腎疾患でみられる視力障害の原因には，尿毒症による尿毒症性網膜症や，糖尿病による糖尿病性網膜症，高血圧による高血圧性網膜症，緑内障，白内障などがある。特に糖尿病性腎症では，糖尿病性網膜症が先行していることが多い。

2 眼底の変化

　尿毒症性網膜症の眼底所見では，表在性網膜出血や軟性白斑，網膜血管の狭小化などの高血圧性変化に加えて，網膜のびまん性浮腫や視神経乳頭浮腫，黄斑部の星芒状白斑などがみられる。糖尿病性腎症では，糖尿病性網膜症による眼底初見として網膜の出血や硬性白斑，浮腫，網膜の梗塞巣（軟性白斑）などがみられ，さらに進行したものでは網膜血管新生や硝子体出血，網膜剥離などがみられる。

2. 性機能の異常

1 精巣機能障害

　精巣の機能は，ライディッヒ細胞でのテストステロン分泌作用と精細管での精子形成作用の2つがある。テストステロンは下垂体前葉の性腺刺激ホルモン分泌とともに二次性徴の発現に関与し，精子形成を促す。不妊症とは，妊娠を望む健康な男女が，避妊をせずに通常の性交を継続的に行っているにもかかわらず，1年以内に妊娠に至らない状態をいい，約10%の夫婦にみられる。造精機能障害は，**男性不妊症**の原因の約70%を占め，このほかの原因として精路通過障害や**勃起障害**（erectile dysfunction：**ED**）などがある。

2 性機能障害

　性的刺激は，大脳中枢あるいは陰部神経から脊髄への反射弓を介して伝達され，主に陰茎海綿体洞内の血流量を増大させる。これにより，勃起を得る。性行為は，性欲，勃起，性交，射精，オルガズムという一連の過程からなり，このうちの一つを欠くか不十分なも

のを**男性性機能障害**とよぶ。その一つである勃起障害は，性交時に有効な勃起が得られないため満足な性交が行えない状態と定義される。原因は，機能性，器質性とそれらの混合性の3つの疾患に大別される。機能性疾患は主に心理的ストレスや精神疾患によるもので，器質性疾患は循環器系，神経系，陰茎そのものの解剖学的異常，あるいは糖尿病や内分泌機能の異常によって生じる。このほか，手術などによる医原性あるいは薬剤性などがある。

3. 精液の異常

精液は約20％が前立腺液で，80％は精囊からの分泌液で構成され，白色から黄色を呈する。主な精液の外観の異常としては，血精液症がある。精液中に血液が混入することで，暗褐色から灰黄色，時には鮮紅色を呈することもある。血精液症は，主に炎症や腫瘍，結石などによって生じるが，原因不明のものも多い。また，不妊症の精査目的に精液検査を行うことで，精液量や精子濃度，運動率および形態の異常などが把握できる。

国家試験問題

1 代謝性アルカローシスになるのはどれか。 （96回 PM25）

1. 嘔吐
2. 下痢
3. 腎不全
4. 飢餓

2 乏尿はどれか。 （101回 PM12）

1. 1日の尿量が少ない。
2. 尿意が乏しい。
3. 排尿痛がない。
4. 尿比重が低い。

▶答えは巻末

腎・泌尿器

第3章

腎・泌尿器疾患にかかわる診察・検査・治療

この章では
- 腎・泌尿器疾患の診断方法について理解する。
- 腎・泌尿器疾患の検査の種類や目的,方法について理解する。
- 腎・泌尿器科領域の診断の流れを理解する。
- 腎・泌尿器疾患の各種の保存療法と手術療法の特徴を理解する。

I 診察

A 問診

1. 主訴

　主訴とは患者が診療に訪れる際のきっかけとなる主とした訴えである．自覚症状があることもあれば，本人の自覚がなくとも他者から指摘された他覚症状であることもある．また，健康診断や人間ドックで尿潜血陽性や尿たんぱく陽性，腎機能障害など，検査結果に異常を指摘され，精査目的に来院することも多い．いずれにおいても主訴として簡潔に記載する．

2. 現病歴

　主訴となる症状や状況に関して，5W1H（いつ when，どこで where，誰が who，何を what，なぜ why，どのくらい how）を意識しつつ話を聞くことが大切である．急性発症なのか慢性的に推移しているのか，どのような症状があるのか，症状の程度の強弱など，詳細な病歴聴取は患者の病態を探るうえで極めて重要である．

3. 既往歴

　過去の病気の罹患歴や受診時点で加療中・経過観察中の疾病の有無も重要な情報である．高血圧症や糖尿病，膠原病，尿路結石症，悪性腫瘍などは，腎・泌尿器科の異常を呈する病態と密接なかかわりを有することがあり，これらの既往については確認しておく．また，服用中の薬やサプリメント，外傷の有無，女性であれば妊娠・出産歴についても聴取する．

4. 家族歴

　腎・泌尿器科疾患には，多発性囊胞腎や結節性硬化症，アルポート（Alport）症候群，フォン・ヒッペル－リンドウ（Von Hippel-Lindau）病などの遺伝性疾患や結核や，尿路結石など食生活や生活環境と関連が指摘される疾患もあり，家族の疾病歴についても聴取する．

5. 社会歴，生活像

　職歴や生活環境，喫煙やアルコール摂取などの嗜好の有無，サプリメント服用歴，妊娠，出産，性交歴の聴取も重要である．
　近年では高齢の患者も多いため，いわゆる日常生活動作（activity of daily living；ADL）や，介護の状況についても聴取する．

B 身体所見

1. 視診

　視診では頭部から四肢末梢まで広く観察する。頭部では顔貌や眼瞼の浮腫，眼瞼結膜，眼球結膜，口唇の色調などを観察する。腎機能障害患者では全身性に浮腫を生じることがあり，頭部のほか手指や手背，下肢など，四肢末梢を含めて浮腫の分布を確認する。
　腹部視診では，仰臥位をとり，腹部の膨隆の有無や対称性，手術瘢痕，皮膚線条，静脈の怒張，体毛の状態などを観察する。
　外陰部視診では，陰毛や外性器の発育状態，形態を観察する。陰茎では包皮の状態や外尿道口の位置，陰嚢との位置関係，腫瘤や潰瘍形成，発赤，浮腫の有無などを観察する。

2. 触診

　腹部の触診は，仰臥位で両膝を軽く曲げて立てさせ，腹壁を弛緩させた状態で行う。まず，手掌を軽く腹壁に当て，緩やかに圧迫する。これにより，圧痛や大きな腫瘤，筋性防御の有無などを調べる。浮腫がみられる場合，指で数秒間強く押した後に圧痕が残る圧痕性浮腫（pitting edema）を確認する。圧痕性浮腫は間質への水分貯留が原因で，ネフローゼ症候群や心不全などでみられる。踝や脛骨前面でわかりやすい。

1 腎臓

　腎臓の触診では，大きさや表面の性状，硬さ，圧痛の有無，呼吸性移動の状態を観察する。通常，正常な状態では腎臓の触知は困難であるが，小児ややせた女性などでは右腎を触知できることがある。
　代表的な触診法としてGuyon法がある（図3-1）。片手を肋骨脊柱角（costovertebral angle；CVA）に当てて持ち上げるようにし，もう一方の手を同側の肋骨弓下の腹壁に置いて，ゆっくりと深呼吸させながら，両手で腹部をはさむように触診する方法である。深吸気時に下降した腎下極（最も足側）を触知し，呼気時に肋骨弓下に消失する，腎臓の呼吸性移動を感じることができる。背部に当てた手で腎臓を押し上げると，腹壁上の手に浮球が当たるような感覚（腎浮球感）を触知できることがある。
　腎腫瘍や水腎症，腎嚢胞などでは腎臓が腫大し触知されやすくなる。水腎症や腎嚢胞では弾力のある腫瘤として触知され，炎症や急激な尿路の閉塞では，圧痛や**叩打痛**を認めることがある。また，腎細胞がんでは硬い腫瘤として触知され，可動性の消失や表面の凹凸不整を認めることがある。
　解剖学的に尿管は腹壁からは触知し得ないが，尿管の炎症や結石が存在すると，尿管の走行に一致した抵抗や圧痛を触知できることがある。

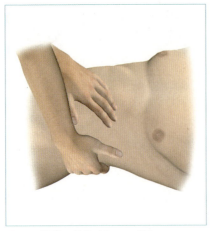
図3-1 腎臓の触診（Guyon法）

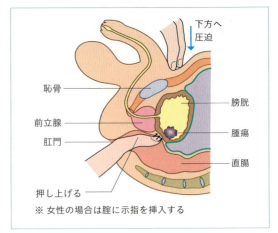
図3-2 双手診

2 膀胱

　正常では恥骨により膀胱は触知できない。著明な尿貯留があると触診可能となり，下腹部の球状の腫瘤として触知する。尿閉をきたしている場合には圧痛を認める。膀胱炎など炎症の波及があると，不快感や疼痛，尿意を訴える。

　膀胱腫瘍がある場合には双手診を行い，腫瘍の大きさや性状，可動性の有無などを触診する。双手診は通常，砕石位（仰臥位で膝を屈曲し，抱え込むような体位）で行い，恥骨上の左手指と，男性では直腸，女性では腟に挿入した右手示指を用いて触診する（図3-2）。

3 鼠径部

　陰茎や外陰のがんや感染症では鼠径部のリンパ節が腫脹し，触診可能となることがある。腫脹したリンパ節の大きさや個数，圧痛の有無などを観察する。性行為感染症の梅毒では，亀頭や冠状溝，腟前庭や小陰唇に初期硬結*と潰瘍を形成したのち，無痛性横痃とよばれる鼠径リンパ節の腫脹を認める。鼠径ヘルニアでは，軟らかな腫瘤として触知することがあり，返納可能な場合は触診で消失し，立位や腹圧をかけることで膨隆してくる。停留精巣では陰囊内から，外鼠径輪や鼠径管にかけて注意深く触診し，精巣の発見に努める。

4 陰茎

　陰茎の大きさや，屈曲や硬結の有無，皮疹や潰瘍の有無，包皮や亀頭の状態，外尿道口の位置や分泌物の有無を診察する。包茎の場合は，包皮を翻転させて亀頭部を観察する。陰茎がんや尖圭コンジローマは，冠状溝や包皮内板に好発する腫瘍としてみられる。ペイロニー（Peyronie）病は勃起時の陰茎の屈曲や疼痛をきたす病態で，陰茎の硬結を触知する。

＊硬結：通常は弾力がある前立腺が，「しこり」のように硬くなっている状態のことをいう。

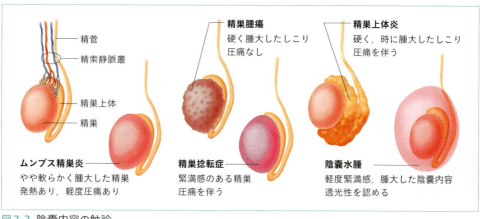

図3-3 陰嚢内容の触診

5 陰嚢

　陰嚢の触診では，陰嚢皮膚の発赤，腫脹，浮腫の有無を確認する．陰嚢内には精巣や精巣上体，精管，精索静脈叢があり，これらは，陰嚢皮膚とは癒着しておらず，可動性を有しており，それぞれが触知可能である．下半身の浮腫が著明な場合，陰嚢皮膚から包皮にも浮腫が及んでおり，陰嚢皮膚は厚く浮腫状を呈するが，精巣などは腫大しておらず鑑別できる．精巣では，大きさや硬さ，形，硬結の有無，疼痛，圧痛の有無を調べる．精巣上体では，頭部や体部，尾部に分け，硬結や癒着，圧痛を調べる．精索の触診では，内部の腫瘤や精索静脈の状態を調べる．精索水瘤や精液瘤は，弾性のある腫瘤や硬結様に触知される．精索静脈瘤は，立位での触診や腹圧をかけての触診が有用なことがある．陰嚢内容の腫大を認めた場合には，発症の経過（急性に発症したか，緩徐に発症したか），硬さや弾力性，疼痛・圧痛の有無，透光性などにより診断を進める．精巣腫瘍や精巣上体炎，陰嚢水腫，ムンプス精巣炎，精巣捻転症では，特徴のある所見を呈することが多いため，診断しやすい（図3-3）．

6 前立腺，精嚢腺

　前立腺や精嚢腺は直腸診による触診を行う（図3-4）．通常，砕石位をとり診察する．潤滑剤を用い，示指ないし中指を肛門より挿入すると，前立腺の後面を触知する．正常前立腺はクルミ大，表面は平滑で凹凸や硬結は触れず，中心溝を触知する．弾性硬で圧痛はない．前立腺がんでは石様硬で不整な表面や硬結を触知する．表3-1に各種前立腺疾患の直腸診所見を提示する．通常，精嚢腺は触知しないことがほとんどである．

7 女性外陰部と腟

　内診台での台上診を行う．大陰唇や小陰唇，腟前庭，陰核，外尿道口を診察する．骨盤性器脱（膀胱瘤や子宮脱，直腸瘤）の有無を確認する．腹圧をかけることにより顕在化するこ

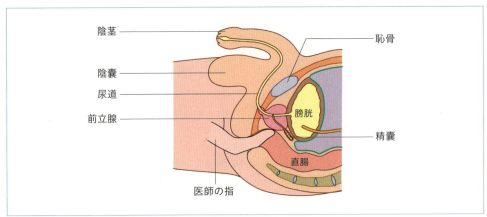

図 3-4 前立腺の触診（直腸診）

表 3-1 直腸診による前立腺疾患の所見

	正常	前立腺肥大症	前立腺がん	前立腺炎
大きさ	クルミ大	腫大	クルミ大〜腫大	クルミ大
左右差	なし	時にあり	時にあり	なし
中心溝	触知	消失	時に消失	時に消失
表面	整	整	不整	整または不整
硬さ	弾性硬	弾性硬	石様硬	弾性軟〜石様硬
硬結	なし	なし	あり	時にあり
圧痛	なし	なし	なし	あり

ともある。腟の内診で腟前壁の腫瘤を触知した場合は，尿道腫瘍や傍尿道嚢腫など，尿道周囲の病変や膀胱瘤を疑う。

3. 打診

　打診音や打診時の痛み（叩打痛）により，腹部臓器の腫瘤や炎症，実質臓器の腫大を調べる。腹部膨隆所見がみられる場合，腸閉塞などのイレウスでは，鼓腸を呈し，打診では鼓音となる。腹水が貯留している際には波動を触知する。腎部の叩打診では，腎盂腎炎や尿路結石，腎出血，腎梗塞などを疑う。背部の CVA に手掌を置き，反対側の手の尺側面で優しく叩いて診断する（図 3-5）。

4. 聴診

　聴診器を用い，腸管の蠕動音や腹部動脈の血管雑音を聴取する。動脈に狭窄や拡張があると，血液の乱流や渦流を生じ雑音が生じる。腎動脈狭窄による血管雑音では，腎血管性高血圧や腎動脈瘤や腎動静脈瘻が疑われる。

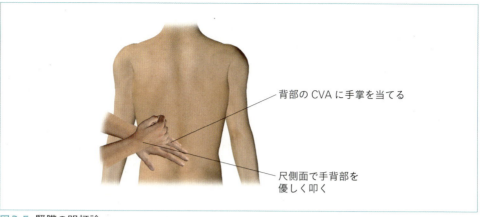

図3-5 腎臓の叩打診

5. 血圧測定

腎疾患では高血圧を伴うことも多く，血圧測定は必須である。日本高血圧学会による高血圧治療ガイドライン（2014年版）による高血圧の指標を示す（第2章-Ⅰ-D-1「高血圧」参照）。

6. 神経学的診察

尿毒症に伴う末梢神経障害では，下肢から始まる知覚異常がみられることがある。神経因性膀胱の診察では，挙睾筋反射や球海綿体反射が用いられる。原則として核上性（中枢性）の障害では反射は亢進し，核下性（末梢性）の障害では消失する。

- ▶ **挙睾筋反射**　上部大腿内側を擦ると，同側の精巣が挙上する反射。
- ▶ **球海綿体反射**　肛門に指を挿入した状態で，亀頭や陰核を刺激すると，外肛門括約筋に収縮がみられる反射。器質的ないし機能的勃起不全の診断にも有用である。

Ⅱ 検査

A 尿検査

1. 採尿法

検査の目的により採尿の方法は異なる（表3-2, 3）。

通常の外来診療，健康診断などの一般的な尿検査には，原則として中間尿を採取する。中間尿とは，1回の排尿のなかで最初と最後の尿を捨てて，中間の尿だけを採取したもので，外尿道や腟由来の成分および外尿道口周辺の雑菌の混入を防ぐために用いられる。

表3-2 採尿時間による尿の種類

種類		特徴
随時尿	任意の時間に採取した尿。	新鮮な尿を検査することができる。運動などによる影響を受けることがある。
早朝尿	就寝前に排尿し，翌朝起床してすぐに採取した尿。	濃縮され理想的な検体。体位や運動の影響を除外できる。
蓄尿	24時間の全量を採取した尿。	昼夜や食事の影響を受ける成分の尿中排出量を正確に測定するために用いられる。

表3-3 採尿方法による尿の種類

種類				特徴
自然尿	全部尿（全尿）		全量採取した尿。	排泄されたすべての尿を使用する。蓄尿法で用いる。
	部分尿	中間尿	排尿途中に採取した尿。最初と最後の尿を捨てる。	外尿道や腟由来の成分の混入を防ぐために行う。尿検査では最も一般的に用いる。
		初尿	最初に放尿された尿。	尿道炎の検査などに用いる。
	分杯尿		目的に応じて分割採取した尿。	血尿や膿尿の場合に原因の鑑別のために用いる（トンプソン法）。
そのほか	カテーテル尿，膀胱穿刺尿，回腸導管などの尿流変更術後尿 など			自然排尿による尿の採取が困難な場合に用いる。

　外来診療などでは，新鮮な尿を検査できることなどから，来院時の随時尿を採取する。一方で早朝尿は，安静時の濃縮された尿なので，飲水などで希釈され薄くなったたんぱく尿を見逃すこともなく，体位や運動の影響を除外できることから，たんぱく尿や血尿などの尿異常のスクリーニングには有用である。食事などの影響により尿中排泄量が日内変動する尿たんぱくやナトリウム（Na），インスリン分泌量などの正確な1日排泄量を把握したい場合や，腎機能を反映するクレアチニンクリアランス（C_{cr}）を測定する場合などでは**蓄尿検査**を行う。蓄尿検査は排泄されるすべての尿を採取して検査する必要があり，全部尿を用いる。肉眼的血尿や混濁尿の場合，排尿の前半と後半の2杯に分けて採尿する（2杯分尿法，**トンプソン法**）ことで，原因となる病変部位を推定することができる。前半のみで肉眼的血尿や混濁尿がみられたならば前部尿道，後半のみならば後部尿道から膀胱，両方に混濁があれば腎臓までの上部尿道の病変が疑われる。

　自然排尿による採尿が困難である場合などでは，尿道カテーテルを挿入して採取する。採尿時には採取した尿の種類および採尿方法を明記する。

　注意点として，採尿時には外尿道口を清拭することが望ましい。女性では，月経中およびその直後には月経血が混入するため，必ず確認する必要がある。また，運動後には血尿やたんぱく尿を認めることがあるため，採尿前は激しい運動を避ける必要がある。

　尿検体は採尿時間を記載して提出し，速やかに検査する。特に尿沈渣を行うときは採尿後4時間以内に行う。尿試験紙検査で時間を要する場合は，検体は冷暗所に保存する。長時間放置すると細菌が増殖したり，尿中の成分が変性したりする可能性がある。

2. 尿の異常

1 色調

　健康腎の尿の色調は淡黄色である。この色調は尿に含まれるウロクロームという色素によるものである。健康腎ではウロクロームの1日排泄量はほぼ一定であるため，尿量が増加すると尿の色調は水様透明となり，尿量が減少すると黄褐色に変化する。慢性腎不全の末期にはウロクロームの尿への排泄量が減少するため，尿量が減少していても尿の色調は黄褐色へと変化せず，水様透明〜淡黄色である。尿中に排泄される物質の種類により，血尿もしくはヘモグロビン尿やミオグロビン尿では赤色，ビリルビン尿では茶褐色，アルカプトン尿症では黒色，ビタミン B_2 服用では黄色蛍光など，色調が変化する場合がある。

2 混濁度

　混濁のない尿が正常であり，「清」と記載する。赤血球による赤色混濁は肉眼的血尿となる。白血球による混濁は膿尿といい，普通，感染症に罹患していることを意味する。尿にリンパ液が混入すると牛乳状に混濁する。これを乳び尿といい，フィラリア症や外傷，後腹膜腫瘍などでみられる。乳び尿の場合に，尿検体にエタノールを加えると白濁が緩和する（**ウルツマン法**）ことは鑑別に有用である。結晶の析出が多いときにも混濁がみられる。

3. そのほかの検査

1 尿定性試験

　尿定性試験は，**試験紙法**による検査である。カップに採取した尿に試験紙を浸し（図3-6），直ちに引き上げる。決められた判定時間で試験紙の呈色度を色調表と比較し，判定

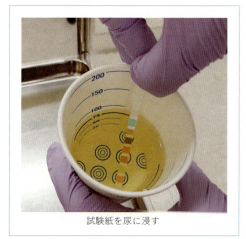

試験紙を尿に浸す

図3-6 試験紙法

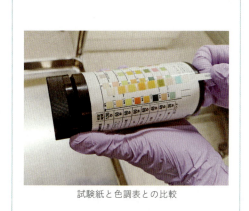

試験紙と色調表との比較

図3-7 色調表

する（図 3-7）。尿定性試験では，尿潜血反応や尿たんぱく，尿糖，ケトン体，ビリルビン，ウロビリノーゲン，尿 pH，比重，白血球，亜硝酸塩などをみることができる。半定量検査であり，スクリーニングとして用いられる。

2 尿沈渣

尿沈渣は尿中の有形成分のことである。尿検体をスピッツに 10mL まで入れ，遠心力（RCF）500G で 5 分間遠心する。上澄みの液体を捨てて，沈渣 $200\mu L$ 中 $15\mu L$ を検鏡する。全視野は 100 倍（/WF），強拡大は 400 倍（/HPF）の視野で観察し，尿中の細胞や円柱，析出物などの有形成分をみる。

血球類の観察により，顕微鏡的血尿や膿尿を診断する。尿沈渣で赤血球が 5 個以上みられるものを顕微鏡的血尿，白血球が多数みられるものを膿尿という。

沈渣で観察される円柱形を有する有機成分を円柱という。円柱は尿細管腔を鋳型にして形成される。尿細管から分泌されるタム－ホースフォール（Tamm-Horsfall）たんぱくは，アルブミンの存在下で沈殿しやすい性質があり，これが固まってできたものを硝子円柱という。硝子円柱を構成する基質成分に各種細胞が封入されたり，これに変性が起こったりすると成分円柱となる。尿沈渣での成分円柱の存在は，糸球体腎炎などの腎実質由来の疾患を示唆する。成分円柱には，上皮円柱，顆粒円柱（図 3-8），赤血球円柱，白血球円柱，ろう様円柱，脂肪円柱などがある。尿沈渣では尿路感染症における細菌やトリコモナス原虫，シュウ酸カルシウム結晶（図 3-9），尿酸結晶，リン酸塩，シュウ酸塩などの結晶や塩類などもみることがある。

3 尿細菌学的検査

尿路感染の起因菌には常在菌も多く，尿培養で検出される尿中菌数が感染の有無を判定する指標となる。尿培養には外尿道口周囲を清潔にして採取した中間尿検体を用いる。高齢女性など清潔尿の採取が困難である場合や，性器出血または帯下がみられる女性では，

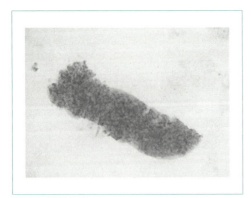

図 3-8 顆粒円柱

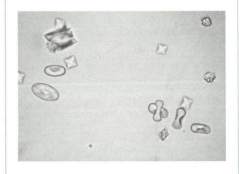

図 3-9 シュウ酸カルシウム結晶

カテーテル採取による検体が望ましい。尿培養で原因菌が検出された場合には薬剤感受性試験で抗菌薬の感受性を確認する。一般細菌培養で陰性の無菌性膿尿は，結核，淋菌，クラミジア，ヘルペス感染，間質性腎炎などでみられる。腎泌尿器生殖器系の結核が疑われる場合には，結核菌などの抗酸菌を染色できる**チール・ネルゼン**（Ziehl Neelsen）**染色**を行う。

4 尿細胞診

　尿中に脱落してきた細胞の病理形態学的検査である。尿細胞診は尿路上皮がんを効率よく検出できる検査法である。基本的にはスクリーニング検査として用いるが，診断や再発の有無の確認，治療効果判定などにも用いられる。細胞異型の程度は通常，**パパニコロウ**（papanicolau）**分類**で，次の5段階に分類される。

　クラス1：異型または異型細胞を認めない。
　クラス2：異型または異型細胞を認めるが，悪性の疑いはない。
　クラス3：悪性の疑いのある異型細胞を認めるが，悪性とは言い切れない。
　クラス4：悪性細胞と判断できるが，比較的悪性の特徴に乏しく，かつ少数である。
　クラス5：明らかな悪性細胞を多数認める。

5 尿生化学検査

　尿中に含まれるたんぱく，糖，Na，カリウム（K），塩素（Cl），カルシウム（Ca），リン（P），尿素窒素（UN），クレアチニン（Cr），N-アセチル-β-D-グルコサミニダーゼ（NAG），β_2ミクログロブリン（β_2-MG）などの物質の濃度を測定する。これらの物質の濃度を測定することにより，さらに尿たんぱく，Na摂取量，尿Na排泄分画（FENa，第4章-Ⅷ-4-2「AKIの原因の鑑別診断」参照），C_{cr}などを測定することができる。

B 分泌物検査

1. 尿道分泌物検査

　尿道分泌物は，正常では肉眼的にはほとんど認められない。外尿道口に漿液性から黄色膿性の分泌がみられる場合や，あるいは排尿痛や尿道痛などがある場合は，尿道炎を疑い，次の手順で尿道分泌物検査を行う。
　男性の場合，亀頭と外尿道口を消毒綿で清拭した後，陰茎腹部を基部から先端に向かって圧迫する。スライドガラスに尿道口を直接当てて分泌物を採取し，塗抹標本を作成する。
　女性では外尿道口を清拭した後，腟前庭から尿道を圧迫して分泌物を採取し，同様に塗抹標本を作成する。
　尿道炎があれば，検鏡によって分泌物から多数の白血球と細菌が認められる。淋菌やクラミジアなどの原因細菌の同定には培養（クラミジアでは細胞培養が必要となり，一般の細菌培養

検査はおこなわれない）を行うが，治療法が異なってくるため，正確な鑑別が重要である。

近年では，尿から採取した遺伝子を検査するポリメラーゼ連鎖反応（polymerase chain reaction；PCR）法で淋菌やクラミジアの同定が可能になったため，尿道分泌物検査は尿検査で代用されることが多くなっている。

2. 前立腺分泌物検査

慢性前立腺炎を疑う場合に，前立腺分泌物検査を行う。前立腺分泌物は，肛門から直腸に挿入した示指で前立腺をマッサージすると尿道口から圧出される。これを前立腺圧出液という。尿道分泌物と同様に標本を作成して検鏡する。前立腺液が採取されなかった場合は，マッサージ直後の尿を採取して検査する。多数の白血球と細菌が認められれば，前立腺炎と診断される。発熱があるなど急性前立腺炎の疑いがある患者には，菌血症を誘発する可能性があるとして，前立腺マッサージは禁忌とされている。

C 腎機能検査

腎機能検査は，ネフロンの各部位の機能を反映する検査の総称である。検査の種類を表3-4に示す。**腎血漿流量**（renal plasma flow；**RPF**），**糸球体濾過量**（glomerular filtration rate；**GFR**），近位尿細管機能，遠位尿細管・集合管機能の検査法には，それぞれ精密法と簡易法がある。これらは両腎の腎機能を評価する検査であるが，**分腎機能検査**として静脈性（排泄性）尿路造影，腎シンチグラフィー，レノグラフィーなどの検査も使われる。臨床的に「腎機能低下」を反映する指標としては，GFRがよく用いられる。

GFRとは，糸球体毛細血管から単位時間当たりに濾過される血漿成分である。これは血球やたんぱく，脂質を除いた原尿の量である。濾過された原尿は，大部分は尿細管で再吸収され，最終的に尿として排出されるのは1〜2mL/分となる。

クリアランスは，血漿中の特定物質が，1分間に腎臓から尿中に排泄されるのに必要な

表3-4 主な腎機能検査

対象	精密法	簡易法
腎血漿流量（RPF）	パラアミノ馬尿酸クリアランス試験	なし
糸球体濾過量（GFR）	イヌリンクリアランス試験	血清Cr測定，血清BUN測定 シスタチンC測定，C_{cr}試験 eGFR測定
近位尿細管機能	重炭酸（$NaHCO_3$）負荷試験	PSP試験 尿β_2-MG測定，尿NAG測定
遠位尿細管・集合管機能	塩化アンモニウム（NH_4Cl）負荷試験 ADH負荷試験（腎性尿崩症）	尿比重測定 フィッシュバーグ濃縮試験

尿β_2-MG：尿β_2ミクログロブリン
尿NAG：尿N-アセチル-β-D-グルコサミニダーゼ

血漿流量（mL/分）で示される。つまり，ある特定物質を含む血漿が，腎臓において1分間で何mL浄化（clear）されるのかを示した値がクリアランスである。

1. イヌリンクリアランス試験

イヌリンはたんぱくと結合せず，自由に糸球体を通過し，尿細管で再吸収・分泌・代謝のいずれも受けず，そのまま尿中に現れる。このため，**イヌリンクリアランス**（C_{in}）は正確にGFRを表す。成人の正常値は100〜120mL/分/1.73であり，加齢に伴い低下する。

イヌリンクリアランス（C_{in}）＝ U_{in} × V/P_{in} × 1.73/A

C_{in}：イヌリンクリアランス（mL/分）

U_{in}：尿中イヌリン濃度（mg/dL）

V：尿量（mL/分）

P_{in}：血漿中イヌリン濃度（mg/dL）

A：体表面積（m^2）

2. クレアチニンクリアランス試験

イヌリンのように糸球体を自由に通過し，尿細管から再吸収も排泄もされない物質を用いたクリアランスは，老廃物の排泄能を示すGFRを間接的に求めることになるが，点滴静注が必要であり，濃度測定も複雑である。そこで，血液に存在するクレアチニン（Cr：筋肉内に存在するクレアチンの代謝産物）が日常検査で容易に測定できるため，臨床では，イヌリンの代わりに**クレアチニンクリアランス**（C_{cr}）が広く用いられている。

クレアチニンクリアランス（C_{cr}）＝ U_{cr} × V/P_{cr} × 1.73/A

C_{cr}：クレアチニンクリアランス（mL/分）

U_{cr}：尿中クレアチニン濃度（mg/dL）

V：尿量（mL/分）

P_{cr}：血漿中クレアチニン濃度（mg/dL）

A：体表面積（m^2）

3. 血清クレアチニン濃度

血清クレアチニンは筋肉の収縮に必要なクレアチンの最終代謝産物である。クレアチンはその98％が筋肉中に存在するため，血清クレアチニン値は筋肉量に比例する。クレアチニンの排泄量（＝産生量）は筋肉の量に急激な変動がない限り一定であるから，血清クレアチニン値はGFRと反比例し，腎機能の低下に伴い上昇する。すなわち血清クレアチニン値は最も簡便なGFRを反映する腎機能検査といえる。通常，GFRが正常の1/2になると，血清クレアチニン値は**図3-10**のように上昇してくる。たんぱく摂取量の影響は少ない。正常値は男性0.6〜1.1mg/dL，女性0.4〜0.8mg/dLと男女差がある。

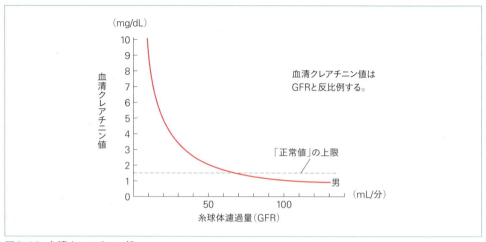

図 3-10 血清クレアチニン値

4. 血清尿素窒素濃度

血清尿素窒素（blood urea nitrogen；**BUN**）は分子量 60 の小分子物質である。たんぱくが異化を受けた際の最終産物で，肝臓で合成され，大部分（80%）は腎臓から排泄される。糸球体を自由に通過するが，一部は尿細管で再吸収される。BUN 値は，たんぱく摂取量，脱水，消化管出血，肝機能障害などで変動する。正常値は 10 〜 15mg/dL である。

5. 推算糸球体濾過量

推算糸球体濾過量（estimated GFR：**eGFR**）とは，血清クレアチニン値と年齢・性別から，計算式を用いて腎機能（糸球体濾過量）を推算する国際標準の検査である。クレアチニンクリアランス（C_{cr}）の測定には 24 時間の蓄尿が必要となるが，eGFR はそれより簡易に GFR を評価することができる。血清クレアチニン値の代わりに血清シスタチン C 値を用いることもある。eGFR の測定は，慢性腎臓病（CKD）の診断やステージ分類の決定に必要であり，また早期の腎機能異常を見つけるために重要な検査である（血清クレアチニン値は，GFR が 1/2 まで低下しないと基準値を超えるような高値を示さない）。

しかし，eGFR はあくまで標準体表面積における推算値であり，抗がん剤など，薬剤投与量調整が必要な場合は，24 時間法クレアチニンクリアランスやイヌリンクリアランスなどの検査を実施する。単位は mL/ 分 /1.73㎡＊である。

eGFR（mL/ 分 /1.73㎡）の計算式（18 歳以上が対象。小児は別の基準が設けられている）

男性：eGFR（mL/ 分 /1.73㎡）= 194 × $Cr^{-1.094}$ × 年齢$^{-0.287}$

女性：eGFR（mL/ 分 /1.73㎡）= 194 × $Cr^{-1.094}$ × 年齢$^{-0.287}$ × 0.739

＊ **eGFR の計算式で用いられる体表面積 1.73㎡**：日本人の標準的な体型に補正された値である。極端なやせや肥満の場合，また筋肉量が極端に多かったり，少なかったりする場合は，得られた GFR を個人の体表面積で修正する必要がある。

標準的な体型からはずれている場合：eGFR ×体表面積÷1.73

体表面積＝（体重 kg）$^{0.425}$ ×（身長 cm）$^{0.725}$ × 7184 × 10^{-6}

6. 腎血漿流量測定, 腎血流量

パラアミノ馬尿酸（para amino hippuric acid：PAH）は，体内で代謝を受けず，ほぼ 100% 濾過されて，近位尿細管でも分泌される。つまり，腎をいったん通過すると，血液中からすべて除かれてしまうため，この PAH を使用したクリアランス試験は，RPF の推定に用いられる。正常値は 550〜650mL/分（加齢で低下する）。

さらに，ヘマトクリット値がわかれば，**腎血流量**（renal blood flow：**RBF**）が求められ，腎臓を通過した血液がどれくらい濾過されたかを示す**濾過率**（filtration fraction：**FF**）は GFR/RPF で求められる（正常率は 20%）。

腎血漿流量（**RPF**）＝ C_{PAH} ＝ $U_{PAH}V/P_{PAH}$ × 1.73/A

C_{PAH}：パラアミノ馬尿酸クリアランス

U_{PAH}：尿中パラアミノ馬尿酸濃度(mg/dL)

V：尿量（mL/分）

A：体表面積（m²）

腎血流量（**RBF**）＝ RPF ×｛100/（1−Hct）｝

Hct：ヘマトクリット値

濾過率（**FF**）（%）＝ GFR/RPF

7. フィッシュバーグ濃縮試験, 希釈試験

フィッシュバーグ（Fishberg）濃縮試験は，どれだけ尿を濃くできるかを調べる検査である。抗利尿ホルモン（ADH）分泌下での遠位尿細管・集合管（特に集合管）の尿濃縮機能を評価する。

測定は，試験前日より 12 時間飲水制限を行った後，翌朝起床時，1 時間後，2 時間後に排尿し，各尿につき尿比重，または浸透圧測定を行う。尿比重が 3 回のうち少なくとも 1 回で 1.022 以上であれば正常。浸透圧の場合は，850mOsm/kgH₂O 以上を正常とする。ただし，尿たんぱくや尿糖が出ている人は，尿の比重が高くなってしまうため正確に測定できない。また高度腎機能低下時には行われない。20mL/kg 飲水後，尿比重が 1.005 以下に低下しない場合は，尿希釈異常と判定する。

8. 近位尿細管機能試験

▶ **PSP 試験**　フェノールスルホンフタレイン（phenolsulfonphthalein：PSP）という色素は，静注されても体内で代謝されず，大部分が近位尿細管から分泌され，再吸収されることなく尿中に排泄される。PSP 静注後 15 分，30 分，45 分，60 分，90 分，120 分に採尿する。注射してから 15 分後に 25% 以上が尿中に排泄されれば，近位尿細管機能正常と

判定する。最近はあまり行われない検査である。

▶ **重炭酸負荷試験** 近位尿細管における重炭酸（HCO_3^-）の再吸収能を評価する検査。重炭酸を静注し，排泄率を測定する。正常ではアシドーシスが補正され3％以下になるが，尿細管性アシドーシスⅡ型（近位型）では10％以上となる。

9. 酸負荷試験（塩化アンモニウム負荷試験）

集合管での尿酸性化能を評価する検査である。塩化アンモニウム（NH_4Cl）を負荷（経口）し，尿pHを測定する。健常者では，塩化アンモニウムを負荷した2時間後に尿のpHは最少（pH<5.5）となる。

10. レノグラム，腎シンチグラフィー

放射性同位元素を用いて，腎臓の状態を調べる核医学検査である。

レノグラフィー測定とレノグラムを図3-11に示す。放射性同位元素（ヨードやテクネシウム）を静注し，左右それぞれの腎臓から排泄されていく過程を放射能曲線として記録（レノグラム）する腎機能検査である。静注された化合物が腎動脈から腎臓に流入し，濾過，分泌されたのちに排泄されるため，糸球体濾過量を反映する。さらに，左右それぞれの腎機能を数値化できるため，分腎機能を評価できる利点がある。

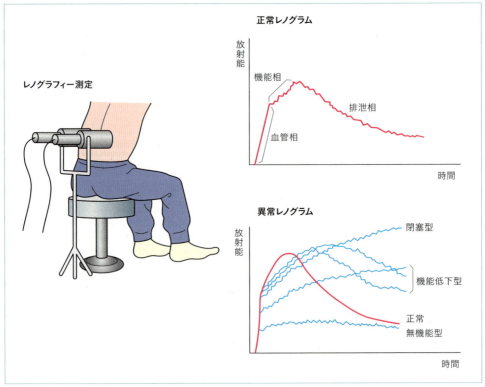

図3-11 レノグラフィー測定とレノグラム

腎シンチグラフィーは腎臓の形態診断を目的とし，静注後に標識化合物が腎実質にとどまっている状態を撮像する。

D 画像検査

1. X線撮影

1 腎尿管膀胱部単純撮影

泌尿器科で用いられる腹部単純撮影は，通常，腎尿管膀胱部単純撮影（kidney ureter bladder；KUB）とよばれる。両側の腎臓から恥骨結合までが撮影される。

腎臓の大きさ，形態，位置などのほか，尿路結石，骨の状態，腸管ガス像などの情報が得られる（図3-12）。

2 静脈性腎盂造影，点滴静注腎盂造影

▶**目的および適応** KUBでは描出されない，腎杯，腎盂，尿管，膀胱を観察するための検査である。**静脈性腎盂造影**（intravenous pyelography；IVP）と，**点滴静注腎盂造影**（drip infusion pyelography；DIP）がある。造影剤20〜40mLを静脈注射する場合をIVP，造影剤50〜100mLを点滴静注する場合をDIPとよぶ。造影剤が血管内に投与された後，腎臓から速やかに排泄され，腎杯，腎盂，尿管を経て膀胱へ貯留する性質を用いた検査である。

CTや超音波検査などの普及により，血尿および尿路腫瘍のスクリーニング検査とし

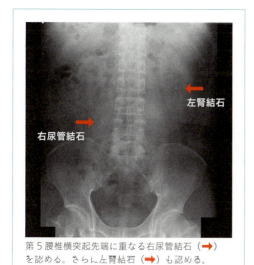

第5腰椎横突起先端に重なる右尿管結石（➡）を認める。さらに左腎結石（➡）も認める。

図3-12 腎尿管膀胱部単純撮影（KUB）

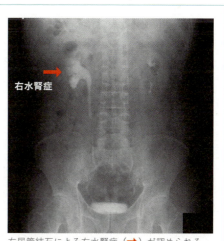

右尿管結石による右水腎症（➡）が認められる。腎杯，腎盂，尿管，膀胱が抽出されている。

図3-13 静脈性腎盂造影（IVP）

ての役割は激減している。しかし，尿路結石，尿路奇形，尿路損傷などの検査や，尿路変更術の術後経過の観察に用いられる。また，尿路の全体像が描出され，左右の腎機能が比較可能であることも特徴である（図 3-13）。

▶ **造影剤** ヨード化合物の水溶性ヨード造影剤を用いる。イオン性造影剤と非イオン性造影剤に分類されるが，静脈性腎盂造影には非イオン性造影剤を用いる。

　ヨード過敏症の人に投与すると，アレルギー反応による副作用を起こす可能性がある。くしゃみ，皮疹などの軽症副作用から，アナフィラキシーショック（血圧低下，呼吸困難，心停止）などの重症副作用に至ることもある。その頻度は 0.04% とまれではあるが，注意を要する。検査前にヨード過敏症および薬物過敏症，アレルギー体質の有無などの問診を行うことが大切である。

▶ **撮影法** 当日の検査前は禁食とする。
　患者を X 線撮影装置の台上に仰臥位にし，造影剤を静脈内投与する。一般には，注射後 5 分，10 分，15 〜 20 分，および排尿後の立位で撮影する。この間，ヨード過敏症に十分に注意する。

▶ **禁忌** 絶対禁忌は，ヨードまたはヨード造影剤に過敏症の既往のある患者，重篤な甲状腺疾患のある患者である。また，重篤な腎障害の患者，すなわち糸球体濾過量（GFR）が 30mL/ 分以下の患者や重症糖尿病患者には原則禁忌である。

3 逆行性腎盂造影

▶ **目的および適応** 逆行性腎盂造影（retrograde pyelography：RP）は，腎機能低下などが原因で，静脈性腎盂造影などでは鮮明な画像が得られない場合などに行う。

▶ **撮影法** 膀胱鏡を用いて尿管カテーテルを尿管口から挿入し，造影剤を注入して，撮影する。

4 逆行性膀胱造影，排尿時膀胱造影

膀胱造影（cystography）には，逆行性膀胱造影と排尿時膀胱造影がある。

逆行性膀胱造影（retrograde cystography：CG）は，静止時の膀胱の形態を観察する際に行う。

排尿時膀胱造影（voiding cystography：VCG）は，排尿中の膀胱および尿道の形態や，膀胱尿管逆流を調べる際に行う。

5 尿道造影

尿道造影（urethrography）には逆行性尿道造影（retrograde urethrography：RUG）と鎖尿道膀胱造影（chain cystography：chain CG）がある。

❶ **逆行性尿道造影**

▶ **目的および適応** 逆行性尿道造影は，以前は，前立腺肥大症の診断に用いていたが，ほ

かの画像検査でも十分に診断可能であり，なおかつ侵襲もあるため，使用は減少している。近年は，尿道外傷や尿道狭窄の診断に用いられている（図3-14）。
▶ **撮影法** 患者をX線撮影装置の台上に斜位にして撮影する。造影剤30mL程度を尿道口から尿道内に注入しながら撮影する。造影剤注入の速度によっては疼痛が強くなるので，適正な速度で注入しなければならない。

❷ **鎖尿道膀胱造影**
▶ **目的および適応** 女性の腹圧性尿失禁や骨盤性器脱の診断に用いる。
▶ **撮影法** 鎖（チェーン）を尿道に留置しながら膀胱の造影を行い，尿道と膀胱の形態を描出する。

6 血管造影

▶ **目的および適応** 従来は，腎臓・副腎などの様々な疾患を診断するうえで重要な検査であったが，CT，MRI機器の進歩に伴って，診断のみを目的とした腎動脈造影を行う機会は減少している。近年は，腎動脈狭窄や腎腫瘍からの出血，腎血管奇形の精査，および血管内治療（interventional radiology：IVR）の目的で行われる。
▶ **撮影法（経皮カテーテル法）** 大腿動脈や上腕動脈などを経皮的に穿刺し，カテーテルを大動脈に挿入して造影する。さらに，特殊なカテーテルを腎動脈に選択的に挿入して造影する場合もある（図3-15）。

撮影画像をわかりやすくするために骨を除去した画像を作成することがあり，DSA画像とよばれている。

7 精囊造影

▶ **目的および適応** 閉塞性無精子症の精路閉塞部位を確定するために用いられる。

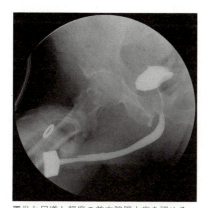

正常な尿道と軽度の前立腺肥大症を認める。

図3-14 逆行性尿道造影（RUG）

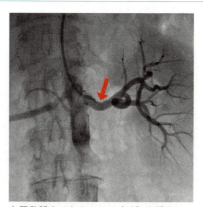

左腎動脈までカテーテル（➡）を挿入し，造影している。

図3-15 腎動脈造影

▶**撮影法** 局所麻酔下に，精管直上の陰嚢皮膚に切開を加え，精管に注射針を穿刺して，精管や精嚢，射精管を造影する。

2. コンピュータ断層撮影

X線ビームにより人体の断面を走査して，X線検出器で撮影されたデータをもとに，コンピュータで再構成して映像化する方法がコンピュータ断層撮影法（computed tomography；CT）である。病変検出能・診断能は非常に優れている。さらに，外科手術の術前検査としては，病変と周囲組織の関係について正確な診断が可能で，手術の安全性向上に寄与する。

また，**高速らせんCT**（ヘリカルCT），さらには**複数検出器列**（マルチスライス）**CT**（multi-sliceCT, multi-detector-row CT；MDCT）の登場により3次元診断が普及し，**CT血管造影**（**CTアンギオ**），CT尿路造影（CT urography）が可能になったため，血管造影や静脈性腎盂造影の撮影方法がこれらに置換されつつある。（図3-16，17）。

3. 磁気共鳴画像法

磁気共鳴画像診断法（magnetic resonance imaging；**MRI**）は，磁場と電波を用いて体内などの画像を撮影する検査である。MRIの長所は，被曝の心配がないこと，軟部組織のコントラスト分解能がCTより優れていることである。任意の断層像の撮影が可能であるという利点は，複数検出器列CTの普及に伴い薄れつつある（図3-18）。

MRIを用いて尿路の形態を描出・評価するのが，MRウログラフィー（MRU）である。MRUでは，造影剤を用いないため放射線に被曝することなく，非侵襲的に明瞭な尿路の描出が可能となる。腎機能の低下やヨードアレルギーにより造影剤が使用できない場合や，従来のDIPなどでは尿路の描出が不鮮明であった場合などに有用であるとされる。

また，特に尿路の形態を立体的に画像化できるため，先天性の腎尿路奇形を正確に診断することに優れている（図3-19）。ただし，強力な磁場のなかでの検査のため，体内に留置

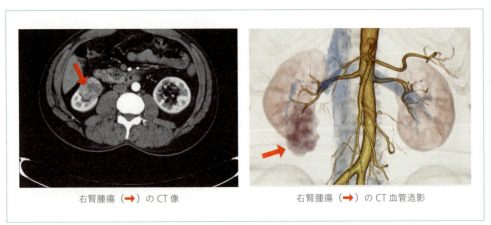

右腎腫瘍（→）のCT像　　　右腎腫瘍（→）のCT血管造影

図3-16 CT像とCT血管造影

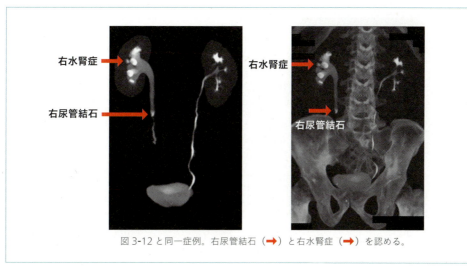

図3-12と同一症例。右尿管結石（➡）と右水腎症（➡）を認める。

図3-17 CT尿路造影

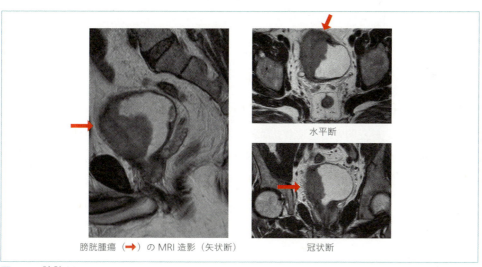

膀胱腫瘍（➡）のMRI造影（矢状断）　　水平断

冠状断

図3-18 膀胱MRI

した金属（人工内耳やペースメーカーなど）がある場合には，その適応を慎重に判断しなくてはならない。

4. 超音波検査

超音波検査（ultrasonic examination）は，組織によって超音波の吸収・反射の度合いが異なることを応用し，体内の臓器などを画像として描出する検査法である。

非侵襲的で簡便に実施できる有用な検査法である。

1 超音波検査法の種類

超音波検査の走査法には，プローブ（探触子）を皮膚表面に当てる経皮的走査法と，体

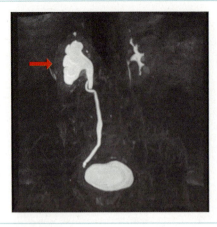

ヨードアレルギー症例の右下部尿管狭窄による右水腎症（➡）を認める。

図3-19 MRウログラフィー

腔内にプローブを挿入して行う体腔内走査法がある。

断層面を白黒画面で観察する以外に，超音波ドップラー（Doppler）法は血流の評価が可能であり，腫瘍性病変や陰嚢内の評価に有用である。

2 各種臓器の超音波診断および超音波利用

- ▶ **腎臓** 腫瘍性病変（腫瘍，嚢胞など）の診断や鑑別，水腎症，腎結石の診断に用いられる（図3-20）。さらに，経皮的腎瘻造設術や腎嚢胞穿刺にも用いられる。
- ▶ **尿管** 尿管腫瘍や尿管結石の診断に用いるが，撮影範囲が限られる。
- ▶ **膀胱** 膀胱腫瘍の診断や残尿量の測定に用いられる。膀胱内の残尿量（mL）は，膀胱内壁の縦（cm）×横（cm）×深さ（cm）の半分として求められる。
- ▶ **前立腺** 前立腺肥大症や前立腺がんの診断に用いられる。特に，前立腺がんの診断に必要な前立腺生検の際に，経直腸的走査法が広く用いられている。
- ▶ **陰嚢内容** 精巣腫瘍と陰嚢水腫の鑑別に用いられる。また，精巣捻転の診断には超音波ドップラー法が有用である。

5. 核医学検査

1 腎シンチグラフィー

本章-Ⅱ-C-10「レノグラム，腎シンチグラフィー」を参照。

2 ポジトロン断層撮影

ポジトロン（陽電子放射）撮影（positron emission tomography；PET）は，悪性腫瘍の病期診断と転移・再発診断に用いる。そのうち，ブドウ糖類似の物質であるフルオロデオキシグルコース（fluoro-deoxy-glucose；FDG）を用いたFDG-PETが最も普及している。

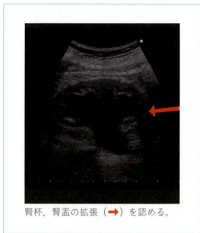

腎杯，腎盂の拡張（➡）を認める。

図 3-20 右腎の超音波画像

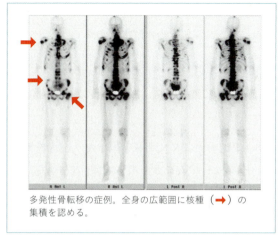

多発性骨転移の症例。全身の広範囲に核種（➡）の集積を認める。

図 3-21 骨シンチグラフィー

3 骨シンチグラフィー

悪性腫瘍の骨転移診断に用いられる（図 3-21）。

4 腫瘍シンチグラフィー

原発不明がんや不明熱の原因病巣の検出，悪性リンパ腫などの診断に用いられる。尿路腫瘍の診断には，ほとんど利用されていない。

5 副腎シンチグラフィー

放射性同位元素（radioisotope；RI）を利用した検査法である。副腎皮質腫瘍の診断に用いられる副腎皮質シンチグラフィーと，褐色細胞腫の診断に用いられる副腎髄質シンチグラフィーがある。

6 副甲状腺シンチグラフィー

RI を利用した検査法である。副甲状腺機能亢進症の診断に用いられる。

E 内視鏡検査

1. 検査前・検査後処置

尿道からカテーテルもしくは内視鏡を挿入する経尿道的操作は，泌尿器科における基本操作の一つである。これらの操作の際には尿路感染症を起こす可能性があるので，**無菌操作**に十分配慮して行う必要がある。一般に外来で行うカテーテルによる処置，検査の場合は日帰りで，腰椎麻酔，全身麻酔などはせず無麻酔で行う。

体位は通常の処置台にて仰臥位で行う場合と，診察台にて砕石位で行う場合がある。検査後は排尿を促すための飲水が必要である。

2. 検査に用いる器具

1 カテーテル

膀胱内の尿を集めて導尿を行ったり，膀胱洗浄や膀胱内への薬液注入をしたりする際に用いるチューブのことである（図 3-22）。ゴムやシリコンなどの柔らかい素材のものと，金属製のものがあるが，最近では，金属製カテーテルはほとんど用いられない。

❶ネラトンカテーテル

ゴム製，シリコン製の，柔らかく先端が鋭くないカテーテルで，導尿，膀胱洗浄，薬液注入に用いられる。

❷フォーリー（バルーン）カテーテル

カテーテルの先端で風船（バルーン）が膨らむようになっており，持続的に長期間留置し排尿を誘導する。バルーンには規定量の蒸留水を注入する。生理食塩水を注入するとカテーテルが抜けなくなることがあり，注意が必要である。

❸チーマンカテーテル，チーマンバルーンカテーテル

カテーテルの先端に角度がついており，前立腺肥大症などでカテーテルが挿入しにくい場合に用いられる。持続留置用に先端にバルーンがついているものは，チーマンバルーンカテーテルとよばれる。

❹スリーウェイバルーンカテーテル

通常のバルーンカテーテルは排水用の内腔のみだが，これには注水用の内腔があり，ここに生理食塩水を持続的に注入することで，膀胱内の持続洗浄に用いられる。主に血尿が強い場合，膀胱内で血塊ができないように用いられることが多い。この場合，生理食塩水の注入が途切れないこと，閉塞がないことを，常に観察することが重要である。

2 ブジー

尿道狭窄部を拡張するために用いられる（図 3-23）。

❶金属ブジー

男性用には先が彎曲した曲ブジーが，女性用には短い直線状の直ブジーが用いられる。

ブジーは細いサイズから徐々に太いサイズにして尿道を拡張し，カテーテルを挿入できる状態にする。

❷糸状ブジー（ルフォール型ブジー）

金属ブジーがとおらないような高度な狭窄に対し用いられる。弾性のある細いブジーで，末端にはねじがついている。数本の糸状ブジーを尿道から挿入し，狭窄部を通過した1本のみを残す。これに専用の金属ブジーを接続してから狭窄部の拡張を行うことで，直視下

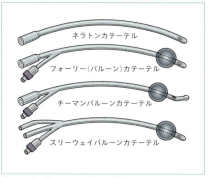
図3-22 カテーテルの種類

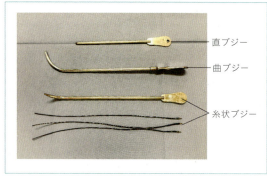
図3-23 ブジーの種類

でなくても術者の手の感覚のみで安全に拡張することが可能である。しかし、最近では軟性膀胱鏡を用い、狭窄部を直視下で確認してガイドワイヤーを挿入し、より安全に拡張することができるので、糸状ブジーによる尿道拡張は行われなくなってきている。

3 そのほかのカテーテル

❶腎瘻カテーテル

尿管や膀胱に閉塞が生じた場合、背中から直接腎臓を経由し腎盂にカテーテルを留置し、尿の排出を図る方法を腎瘻という。腎瘻留置・交換の際にはカテーテル内にガイドワイヤーを挿入する場合があるため、先端に穴が空いている形状のものが用いられる。腎盂バルーンカテーテルとピッグテイルカテーテルがある（図3-24）。

❷尿管ステント

尿管結石による尿管の閉塞や尿管結石術後の閉塞、ほかの悪性疾患の進行に伴う尿管の閉塞を解除するために留置するカテーテルである。腎盂と膀胱とを固定するために両側がループ型になっていて、見た目の形状からダブルJステントともよばれる。

Column 間違えやすいネラトンカテーテルの太さの表し方

カテーテルやブジー、内視鏡などには、すべて太さが表示されている。通常はすべてフランス式で、シャリエール表示になっている。Frと記載され、フレンチと読む。1Frが1/3mmで、1番増すごとに1/3mmずつ太くなる。したがって番号を3で割れば直径がわかる。12Frであれば直径が4mmということになる。

ここで注意が必要なのは、ネラトンカテーテルは現在でもイギリス式に表示されていることが多いということである。これはNo.もしくは号と記載し、1号の直径が1.5mmで1号増すごとに0.5mmずつ太くなる。つまり12号は$1.5 + 0.5 \times 11$で、直径7mmになる。

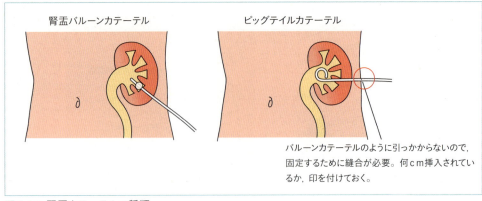

図 3-24 腎盂カテーテルの種類

4 内視鏡の種類

❶膀胱鏡（硬性鏡，軟性鏡）

　従来は，金属の棒状の硬性膀胱鏡が主体であったが，近年では，先端に小型電子カメラの付いた柔軟性のある軟性膀胱鏡が普及し，男性でも苦痛が少なく検査を受けられるようになってきている（図 3-25）。また，患者に与える恐怖心・羞恥心の軽減にも役立っている。ただし，欠点として，血尿が強い場合は観察が困難であることがあげられる。

❷腎盂鏡（図 3-26）

　手術室で麻酔下に腎瘻から直接挿入する内視鏡。主に結石の砕石・抽出に用いられる。

❸尿管鏡（図 3-26）

　手術室で麻酔下に経尿道的に尿管内に挿入する内視鏡で，硬性鏡と軟性鏡がある。

❹切除鏡（レゼクトスコープ）

　前立腺肥大症，膀胱腫瘍の手術に用いられる。内視鏡先端に電気メスが付いていて，カメラで確認しつつ組織を切除し，凝固させることが可能である。

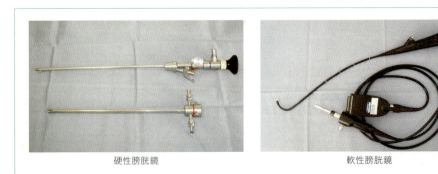

図 3-25 膀胱鏡の種類

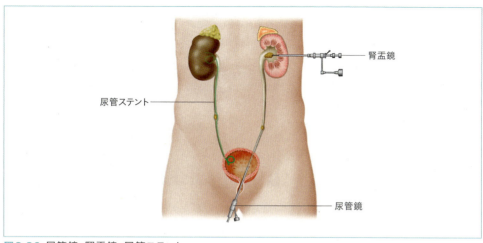

図3-26 尿管鏡・腎盂鏡・尿管ステント

3. 内視鏡検査

内視鏡検査には，膀胱鏡検査や腎盂・尿管鏡検査がある。

内視鏡は約130年前にほぼ現在と同じ形で完成したが，当時は内視鏡の先端に豆電球を取り付けたもので，視野も暗く，拡大率も不十分であった。現在では外部の光源装置から光を誘導し，膀胱内を照らすことで，極めて鮮明な画像が得られる。

❶膀胱鏡

(1) 膀胱鏡の目的

尿路疾患のほとんどが**膀胱鏡検査**の対象となる。特に，血尿を呈する場合には欠かすことのできない検査である。血尿や排尿障害の原因検索（前立腺肥大症，尿道狭窄など）のために行われるのみならず，子宮がん，大腸がんなどの隣接臓器の疾患の尿路浸潤の評価のために行われることも多い。

(2) 操作方法（図3-27）

①尿道より滅菌された内視鏡を無菌的操作で挿入する。

②女性の場合は通常，無麻酔で行うが，男性の場合は，尿道よりゼリー状の局所麻酔薬を注入して行うことが多い。

③観察は滅菌水，または生理食塩水を膀胱内に注入しつつ行う。

❷腎盂鏡, 尿管鏡

腎盂鏡，尿管鏡ともに手術室で，麻酔下，無菌的操作で行われる。

(1) 腎盂鏡

腎盂鏡は，背中から腎盂に腎瘻を造設し，そこから内視鏡を挿入して腎盂内を観察する。大きな腎結石の破砕・摘出のために用いられることが多い。

(2) 尿管鏡

尿管鏡は，尿道から膀胱内に至り，さらにそこから尿管口より直接，尿管に挿入して，

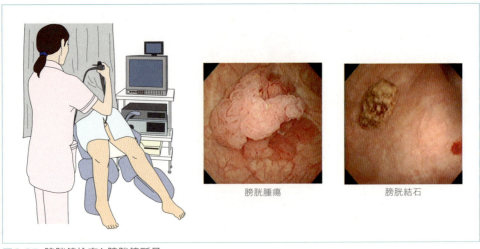
図 3-27 膀胱鏡検査と膀胱鏡所見

尿管内を観察する。
　尿管腫瘍の診断，尿管結石の砕石などを行う。膀胱鏡同様に硬性鏡，軟性鏡がある。

F 尿流動態検査

　尿流動態検査，すなわちウロダイナミックスタディ（urodynamic study：**UDS**）は，下部尿路の排尿蓄尿機能を調べる一連の検査のことを指す。主に下記の検査が行われる。

1 膀胱内圧測定法

　膀胱内圧測定法（cystometry，シストメトリーともいう）とは，膀胱内に，圧センサーに接続されたカテーテルを留置し，滅菌水または二酸化炭素を徐々に注入して，膀胱容量と膀胱内圧を連続的に記録する検査である。
　膀胱の蓄尿機能や尿意，膀胱のコンプライアンス（膀胱壁の伸びやすさ）などを測定する。

❶膀胱内圧の変化
　通常，150mL 程度の注水で最初の尿意（初発尿意）を自覚する。さらに注入し続けると，300～500mL で尿意を我慢できなくなる（最大尿意）。この時点で，カテーテルを留置したまま排尿指示をすると，内圧が著明に上昇し，カテーテル周囲から注入された滅菌水または二酸化炭素が漏れ出てくる。膀胱内圧は，最大尿意まではほとんど変化はないが，萎縮膀胱などでは，注入量に応じて内圧が著明に上昇する。

❷膀胱内圧曲線でみる膀胱の状態
　膀胱内圧曲線（図 3-28）では，次のように膀胱の状態を見分けることができる。
（1）正常な膀胱
　正常では，膀胱内圧は初めに少し上昇した後，ほとんど変化しない。最大尿意の時点で

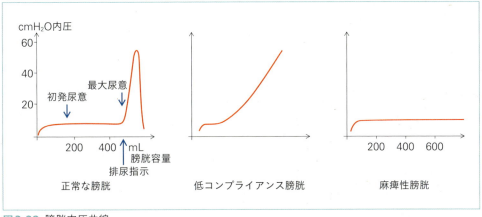

図3-28 膀胱内圧曲線

排尿を指示すると，排尿筋の随意収縮が起こり，膀胱内圧は上昇する。つまり，低圧蓄尿，高圧排尿ということである。

（2）低コンプライアンス膀胱

萎縮膀胱などでは膀胱の壁が伸びにくくなっており，注入量に応じて膀胱内圧が上昇する。蓄尿時に高圧になるため，尿路感染や腎機能障害の原因になりやすい。

（3）麻痺性膀胱

糖尿病や子宮がん，直腸がんの術後などで神経障害がある場合は，膀胱に多量の水を注入しても尿意を感じず膀胱内圧も低く保たれる。排尿筋の収縮も弱く内圧が上昇しない。

2 尿流測定法

尿流測定法（uroflowmetry，ウロフローメトリーともいう）とは，排尿状態を調べる最も簡単な検査で，泌尿器科外来では必須の検査である。

便器型の尿流量測定器（図3-29）に向かって排尿し，その排尿する量（排尿量）や勢い（最大尿流率），かかった時間（排尿時間）を記録する。

前立腺肥大症や尿道狭窄などで排尿障害がある場合は，最大尿流率が低下し，排尿時間も長くかかる。通常，成人では1回排尿量は200〜400mL，最大尿流率20mL/秒以上，排尿時間は20〜30秒程度である。

排尿直後に，超音波検査などで残尿測定を併せて行うと，排尿機能の評価に有用である。尿流量曲線（図3-30）でみると，正常な尿流量曲線では，放尿の中間またはそれより前の時点を頂点とする放物線状の曲線を描く。

前立腺肥大症などで排尿障害がある場合は勢いが悪く，頂点の位置が下がり，時間がかかる。排尿障害が強い場合，腹部に力を入れることで排尿する腹圧排尿となり，流量曲線が安定しない。

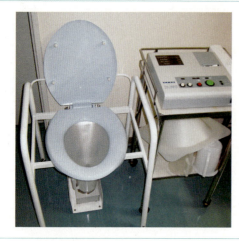

排尿量や最大尿流率, 排尿時間を測定・記録する。

図3-29 尿流量測定器

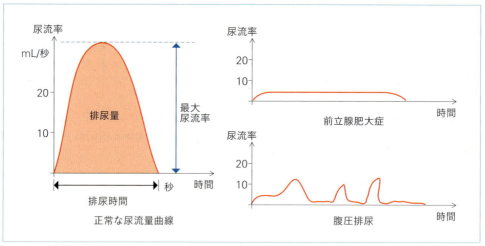

図3-30 尿流量曲線

3 尿道内圧測定法

尿道内圧測定（urethral pressure profilometry：**UPP**）は，特別なカテーテルを用いて，カテーテルに滅菌水または二酸化炭素を注入しつつ徐々に尿道から引き抜き，尿道全長にわたり圧力を測定することである。神経因性膀胱や尿失禁などの検査に用いられる。

4 尿道外括約筋筋電図

膀胱内圧測定と同時に測定する。会陰部に針電極またはシール状の電極を装着し，外括約筋筋電図を記録する。通常，蓄尿時には筋電図の振れを認めるが，排尿時には筋電図は消失する。すなわち，排尿時には外括約筋の筋肉が弛緩する。膀胱内圧と同時に測定することで，外括約筋と膀胱収縮との協調運動の有無を確認することができる。

G 生検

1. 腎組織検査

　診断や治療効果判定のために臓器の一部を採取することを生検という。腎生検による組織診断は，診断のみならず治療方針の決定や腎予後の推定に利用される。成人の場合は，通常，超音波ガイド下で自動生検針を用いる**経皮的腎生検**を行う（図3-31）。

❶注意点
　腎生検は侵襲のある検査である。血流の豊富な腎臓を穿刺するため，腎生検を施行する前に，危険性と有用性を十分説明し，同意（インフォームドコンセント）を得ておかなければならない。また，前日までに出血傾向の有無の検査や貧血の有無，感染症の検査，重篤な高血圧の合併や腎形態などについて把握しておく必要がある。

❷腎生検の適応
　検尿異常（たんぱく尿や血尿），ネフローゼ症候群，腎性の急性腎障害（AKI），全身性疾患に伴う腎病変，移植腎などがあげられる。

❸腎生検の禁忌
　出血傾向，片腎，萎縮腎，安静管理困難者などは，原則として経皮的腎生検は禁忌となる。出血傾向は最も注意すべき点である。片腎で腎生検を検討する場合は，開放腎生検の適応を考慮する。

❹腎生検の手順
　被験者は腹臥位になり，腹部の下に枕を当てて穿刺部位を伸展させる。左右の腎のどちらか一方に決定し，穿刺部位周囲の皮膚を消毒した後，超音波装置のプローブを背部に当てて穿刺部位を決定する（図3-31 a）。穿刺部位は，太い血管や腎盂，腎杯を避けるべく腎外側下極部を選択する（図3-31 c）。穿刺予定部位の皮下組織，筋層，腎周囲脂肪組織，腎被膜周囲の順に浸潤麻酔を行う（図3-31 b）。モニター画像上で穿刺針の先端を確認し，被験者にはほかの臓器の損傷を防ぐために呼吸の停止を促す（図3-31 a）。腎表面まで針を進め，自動生検装置を作動させると腎組織が採取される。穿刺後は被験者の背部を用手的に圧迫して止血を図る。腎臓周囲の血腫の有無を超音波で確認し，問題がなければ終了とし，事前に挿入した尿道バルーンで尿の排泄を確認する。穿刺部消毒後，圧迫砂嚢2kgを乗せ，ベッド上で腹臥位のまま帰室する。帰室後，通常30分〜1時間で砂嚢を除去，仰臥位に変更する。

❺術後の観察
　穿刺後12〜24時間は仰臥位のままでベッド上安静が必要である。超音波で血腫の有無を確認し，血腫がなければ安静解除とする。生検後，1週間前後に再出血することもあるので，検査後2週間は重いものを持つ仕事や運動は避けるよう指導する。

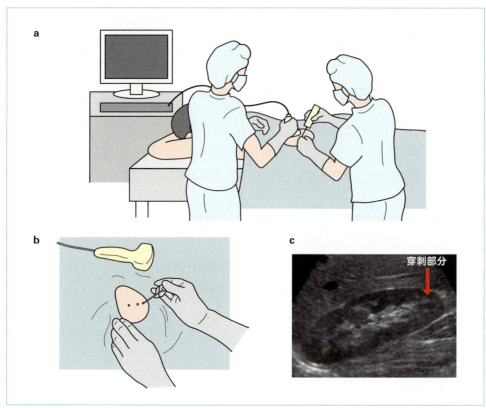

図3-31 腎生検の施術手順

❻合併症

頻度的に多いのは腎周囲血腫である。軽度であれば無症状であるが，強い腰背部痛や腹痛，血圧低下，脈拍上昇，肉眼的血尿，尿量減少などがみられた場合は，増大する血腫による大量出血が疑われる。採血で貧血の進行を確認すると同時に，造影CTや血管造影法で出血部位と程度を評価し，輸血や塞栓術の適応を考慮する。

❼血栓症や塞栓症の予防

ベッド上安静が長時間になると，末梢静脈あるいは動脈に血栓が生じる場合がある。高齢や肥満，脂質異常症，下肢静脈瘤，ネフローゼ症候群，抗P脂質抗体症候群などがある場合は，特に注意する。予防法として十分な補液や下肢弾性ストッキング，下肢のフットポンプの使用などがある。

2. 膀胱組織検査

膀胱腫瘍，間質性膀胱炎などが疑われる場合に行われる。手術用内視鏡を用いて経尿道的に組織を採取する。

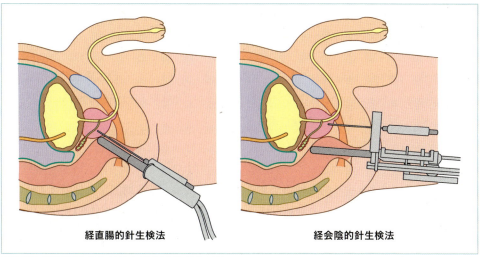

図 3-32 経直腸的針生検法と経会陰的針生検法

3. 精巣組織検査

男性不妊症における原因の検索，不妊治療における精子の採取を目的に行われる。

麻酔下で陰嚢皮膚を切開し，精巣組織を一部摘出する。閉塞性無精子症の場合は，同時に精巣内で精子を回収し，人工授精に用いることもある。

4. 前立腺組織検査

腫瘍マーカーである前立腺特異抗原（prostate specific antigen；PSA）が高値であり，そのほかの所見を含め前立腺がんを疑う場合に行われる。

前立腺針生検には，経直腸的針生検法と経会陰的針生検法とがある（図 3-32）。いずれも肛門より挿入した超音波断層装置で前立腺を確認しつつ，6 か所以上を穿刺して，検体を採取する。

合併症には，血尿や直腸出血，血精液症，感染などがある。なかでも感染による急性前立腺炎は，重症化すると敗血症に移行し，生命の危険をきたすこともあるので，十分な抗菌薬の投与，検査後の状態の観察が必要である。

H 性・生殖機能検査

1. 男性生殖機能検査

1 身体所見

陰毛の視診，陰茎や陰嚢内容の視診および触診，前立腺の触診を行う。精巣容積は造精

機能の予測に有用である。

2 ホルモン検査

視床下部−下垂体−精巣(せいそう)系のホルモン調節を確認するために，一般に血清黄体形成ホルモン（luteinizing hormone；LH），卵胞刺激ホルモン（follicle stimulating hormone；FSH），男性ホルモン（テストステロン）を測定する。

3 精液検査

男性不妊症に対する中心的な検査である。採取方法は，禁欲期間を2日以上7日以内として，マスターベーションで精液を採取する。精液量の基準は1.5mL以上で，主に精子濃度（精子数）や精子運動率，精子形態などを調べる。それぞれの基準は，精子濃度が15×10^6/mL以上，運動率が40%以上，正常形態率が4%以上とされている。そのなかで，精子数が造精機能障害を最も反映した指標となる。

4 精巣生検

精巣の造精機能を直接的に診断するための検査である。これまで主に無精子症に対して行われてきたが，侵襲的な検査であり精巣組織障害を引き起こす可能性があるので，最近は行われることが少なくなっている。

2. 男性性機能検査

1 問診

勃起(ぼっき)障害（erectile dysfunction；ED）の診断は問診が重要で，発現時期や発現状況，基礎疾患，常用薬，喫煙・飲酒歴などを聴取する。心因性EDにはパートナーとの関係性や家庭的環境の確認も大切である。問診票は国際勃起機能スコア（international index of erectile function；IIEF）を使用する。

2 夜間勃起検査

夜間勃起（nocturnal penile tumescence；NPT）検査は，夜間に勃起が生じるかどうかをみる検査である。健常成人男性では，レム（REM）睡眠時に一致して周期的に勃起現象が認められるため，簡易的な検査方法として睡眠前に陰茎(いんけい)に切手シートや専用のバンドを巻き付けて，翌朝にその切手シートのミシン目が切れたり，バンドがはずれたりしていないかを確認する方法がある。また，NPTの状態を詳細に観察する装置として，リジスキャン（夜間の陰茎の硬度および周径を同時に連続的に測定する装置）がある。この装置を用いる際は，通常3晩連続で測定し，少なくとも60%以上の硬度が10分以上持続する勃起現象が認められれば正常である。NPT検査に異常を認めた場合は，器質性EDを強く示唆する。

III 治療

A 薬物療法

　腎疾患治療薬としては，主に副腎皮質ステロイド薬やステロイドパルス療法，免疫抑制剤があげられる．泌尿器疾患治療薬としては，主に抗がん剤や抗菌薬，排尿改善薬，選択的バソプレシン受容体阻害薬があげられる．

1. 副腎皮質ステロイド薬

▶ **適応疾患**　ネフローゼ症候群（微小変化群，膜性腎症，巣状分節性糸球体硬化症，膜性増殖性糸球体腎炎など）や増殖性変化の強い糸球体腎炎，間質性腎炎，急速進行性糸球体腎炎，抗好中球細胞質抗体（anti-neutrophil cytoplasmic antibody：ANCA）関連血管炎，ループス腎炎などの膠原病における腎疾患などが主に適応となる．一部のIgA腎症に対して，扁桃摘出と組み合わせて治療する方法とステロイド治療単独で行う方法がある．

▶ **投与法**　大量投与後，漸減する方法が基本である．初期投与量は疾患によって異なるが，0.5 ～ 1.0mg/ 標準体重（kg）/ 日を目安として，1 か月継続する．その後，2週間ごとに5 ～ 10mgずつ減量していくが，感染症のリスクや疾患の活動性，予想される治療反応性を考慮し，漸減期間を調整する．

2. ステロイドパルス療法

▶ **適応疾患**　半月体形成性糸球体腎炎や活動性の高い腎炎，IgA腎症の扁桃摘出後の後療法（ステロイド単独療法も含めて），活動性の高いループス腎炎などが適応となる．超大量のステロイド投与により，通常はステロイドが移行しにくい部位でも十分なステロイド濃度が得られることと，パルス療法の特異的作用機序の一つと考えられている．

▶ **投与法**　メチルプレドニゾロンコハク酸エステルナトリウム（ソル・メドロール®）500 ～ 1000mgを，5％ブドウ糖液または生理食塩水250 ～ 500mLに溶解し，2 ～ 3時間かけて点滴静注を3日間行う．ソル・メドロール®の大量急速静脈投与（0.5gを超える用量を10分未満で投与）において，不整脈および心停止，またはこのいずれかが起こることが報告されている．最低30分かけて点滴静注するように注意する．

3. 免疫抑制剤

1　シクロスポリン（ネオーラル®）

　真菌から分離された抗菌薬．作用機序は，カルシニューリン（IL-2などのサイトカイン産生

を誘導する Ca^{2+} カルモジュリン依存性の脱リン酸化酵素）を阻害し，T細胞性免疫の働きを抑制する。主に移植の拒絶反応，ネフローゼ症候群の治療に使用されている。

2 シクロフォスファミド（エンドキサン®）

細胞増殖を抑制するアルキル化剤。悪性リンパ腫治療薬として使用されていたが，B細胞のDNA合成を阻害する作用から，強力な免疫抑制剤として，臓器移植時の拒絶反応抑制や活動性の高いループス腎炎，全身性血管炎，ステロイド抵抗性ネフローゼ症候群，治療抵抗性膠原病疾患などの治療に使用されている。

3 ミゾリビン（ブレディニン®）

ミゾリビンは，糸状菌のオイペニシリウム・ブレフェルディアナムの培養液から発見された，核酸のプリン合成系を阻害する代謝拮抗物質である。核酸合成を阻害してリンパ球の増殖を抑えることにより免疫を抑制する。腎移植における拒絶反応の抑制やネフローゼ症候群，ループス腎炎などの治療に用いられる。

4 タクロリムス（プログラフ®）

わが国で発見されたマクロライド系の免疫抑制剤。T細胞のFK 506 binding protein（FKBP）とよばれるたんぱくと結合し，カルシニューリンを阻害することでT細胞からのサイトカイン産生を抑制する。免疫抑制作用は強力で，シクロスポリンの10〜100倍とされる。

5 リツキシマブ（リツキサン®）

B細胞表面に発現するCD20を標的とする分子標的治療薬。抗ヒトCD20ヒト・マウスキメラ抗体からなるモノクローナル抗体で，強力にB細胞増殖を抑制する。この作用から，抗がん剤や免疫抑制剤として使用されている。現在のところ適応疾患はCD20陽性のB細胞リンパ腫やリンパ増殖性疾患，顕微鏡的多発血管炎，多発血管炎性肉芽腫症，小児期発症のステロイド抵抗性難治性ネフローゼ症候群となっている。副作用には注入反応やB型肝炎ウイルス再活性化，感染症などがある。注入反応の予防のため，投与30分前に抗ヒスタミン薬や解熱鎮痛薬を前投与し，最初の30分は50mg/時の投与速度で開始する。以後，30分後ごとに100→150→200→250mg/時と投与量を増やしていく。

4. 抗がん剤

泌尿器進行がんにおける治療法は，病期，悪性度などにより様々である。化学物質によってがんの増殖を抑える化学療法や，がん細胞の増殖にかかわる体内のホルモンを調節して増殖を抑えるホルモン療法，体内の免疫を強めるサイトカイン療法が標準治療であったが，近年の分子生物学的研究の進歩を背景に，がん細胞だけがもつ特徴を分子レベルでとらえ，

それを標的にした分子標的薬や，体内の免疫の活性化を持続する免疫チェックポイント阻害剤も標準治療となっている。

1 化学療法

シスプラチン（CDDP）を中心とした多剤化学療法が主体となる。

M-VAC療法（メトトレキサート，ビンブラスチン，アドリアマイシン，シスプラチン）やGC療法（ゲムシタビン，シスプラチン）は，尿路上皮がんに行われる。副作用には，白血球減少や血小板減少などの骨髄抑制，食欲低下や嘔吐などの消化器症状などがある。

BEP療法（ブレオマイシン，エトポシド，シスプラチン）は，精巣がんに用いられる。副作用には，腎機能障害や白血球減少，血小板減少などの骨髄抑制，食欲低下や嘔吐などの消化器症状，間質性肺炎，脱毛，色素沈着などがある。

ドセタキセルやカバジタキセルは，ホルモン療法が効かなくなった前立腺がんに対し用いられる。主な副作用には，疲労や骨髄抑制，発熱性好中球減少，間質性肺炎，脱毛などがある。

2 ホルモン療法（内分泌療法）

精巣や副腎から分泌されるアンドロゲン（男性ホルモン）の分泌や効果を妨げる薬を使用することで，前立腺がんの進行を抑える治療である。主にLH-RH（黄体形成ホルモン放出ホルモン）アゴニストや抗アンドロゲン剤，LH-RHアンタゴニスト，エストロゲン（女性ホルモン）が使用される。

▶ **適応疾患** 根治切除不能の前立腺がん
▶ **副作用** のぼせ，ほてり，急な発汗や性機能障害，女性化乳房，骨粗鬆症，疲労などがあげられる。

3 サイトカイン療法

❶ インターフェロンα（IFNα）

▶ **適応疾患** 転移性腎細胞がん
▶ **投与方法** 500〜1000万IU（国際単位）を週3回程度，筋肉内注射または皮下注射する。
▶ **副作用** 発熱，倦怠感，食欲不振，関節痛などのインフルエンザ様症状，不眠，抑うつなど

❷ インターロイキン-2（IL-2）

▶ **適応疾患** 転移性腎細胞がん
▶ **投与方法** 50〜210万IUを14日静注するのを1サイクルとして，2サイクルを1コースとしていることが多い。
▶ **副作用** 低血圧，肺浮腫，体重増加，腎機能障害など

4 分子標的薬

❶スニチニブ
- **適応疾患** 転移性腎細胞がん
- **投与方法** 1日1回 50mg を 4 週間服用し，2 週間休薬する。
- **副作用** 高血圧，疲労感，下痢，味覚障害，手足症候群，血小板減少など

❷ソラフェニブ
- **適応疾患** 転移性腎細胞がん
- **投与方法** 400mg を 1 日 2 回服用する。
- **副作用** 手足症候群，下痢，高血圧，食欲不振，リパーゼ上昇など

❸テムシロリムス
- **適応疾患** 転移性腎細胞がん
- **投与方法** 1回 25mg を 1 週間に 1 回，30〜60 分かけて点滴静注投与する。
- **副作用** 口内炎，高コレステロール血症，食欲不振，爪の障害，ALT（GPT）増加など

❹エベロリムス
- **適応疾患** 転移性腎細胞がん
- **投与方法** 1日1回 10mg を空腹時に服用する。
- **副作用** 口内炎，感染症，疲労，下痢，ヘモグロビン減少など

❺アキシチニブ
- **適応疾患** 転移性腎細胞がん
- **投与方法** 1回 5mg を 1 日 2 回服用する。
- **副作用** 下痢，高血圧，疲労，発声障害，手足症候群など

❻パゾパニブ
- **適応疾患** 転移性腎細胞がん
- **投与方法** 1日1回 800mg を食事の 1 時間前か 2 時間後に服用する。
- **副作用** 下痢，高血圧，食欲不振，発声障害，ALT/AST 上昇など

5 免疫チェックポイント阻害薬

❶ニボルマブ
- **適応疾患** 転移性腎細胞がん
- **投与方法** 1回 3mg/kg 体重を 2 週間間隔で点滴静注する。
- **副作用** 倦怠感，悪心，間質性肺疾患，筋炎，大腸炎など

❷ペムブロリツマブ
- **適応疾患** 化学療法後に増悪した根治切除不能の尿路上皮がん
- **投与方法** 1回 200mg を 3 週間間隔で点滴静注する。
- **副作用** 疲労，瘙痒症，悪心，下痢，食欲不振など

5. 抗菌薬

尿路感染症に対して，経口ないしは点滴静注のペニシリン薬やセフェム薬，ニューキノロン薬が用いられる（第4章-Ⅺ-A-1-1「急性単純性膀胱炎」参照）。

6. 排尿改善薬

❶ α交感神経遮断薬
前立腺の機能的閉塞を解除する。
- ▶ **適応疾患** 前立腺肥大症
- ▶ **副作用** 起立性低血圧など

❷ デュタステリド
肥大した前立腺を縮小させる。
- ▶ **適応疾患** 前立腺肥大症
- ▶ **副作用** 勃起不全，リビドー減退，乳房障害など

❸ タダラフィル
前立腺の緊張を緩和させたり，血流を増加させたりする。
- ▶ **適応疾患** 前立腺肥大症
- ▶ **副作用** 眩暈，消化不良，頭痛，筋肉痛など

7. 選択的バソプレシン受容体阻害薬

❶ トルバプタン
腎容積の増大と腎機能の低下を抑制する。
- ▶ **適応疾患** 常染色体優性多発性囊胞腎
- ▶ **副作用** 下痢，疲労，多尿，肝機能異常など

B 透析療法

　糸球体濾過量（GFR）が低下すると，尿毒症症状が出現する。この際，何らかの腎機能を代替する治療が必要となる（**腎代替療法**）。腎代替療法の代表的なものが透析療法であり，透析療法には血液透析と腹膜透析がある。一般に，推算糸球体濾過量（eGFR）が 15mL/分 /1.73m^2 未満で尿毒症の症状があれば，透析療法の導入が必要とされる。数値の指標では，eGFR で 8.0mL/分 /1.73m^2 以下，血清クレアチニンで 5.0〜6.0mg/dL 以上で考慮される（図 3-33）。透析の回路を図 3-34 に示す。

　体外循環によって，血液から尿毒症物質，血漿成分，細胞成分などを分離することをアフェレーシス（血液浄化）という。体外循環とは，患者の血管から，血液を体外に取り出し，ポンプの動力で体外回路を循環させて行う治療の総称である。血液循環は，患者の体循環

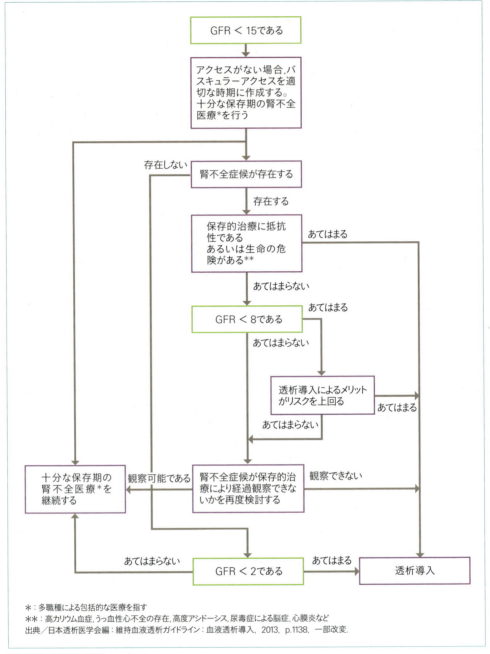

*：多職種による包括的な医療を指す
**：高カリウム血症，うっ血性心不全の存在，高度アシドーシス，尿毒症による脳症，心膜炎など
出典／日本透析医学会編：維持血液透析ガイドライン：血液透析導入，2013，p.1138，一部改変．

図3-33 血液透析導入の判断

と並列回路で同時に返血を行う「オンライン」治療である。

1. 血液透析

1 血液透析の疫学

血液透析（hemodialysis：HD）はわが国で行われている腎代替療法で最も多い治療である。

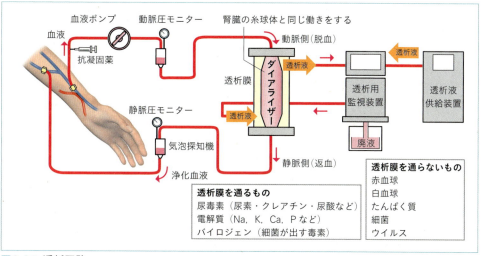

図3-34 透析回路

　日本透析学会によると，統計が開始になった1960年代から毎年増加し続け，2018年現在で，生命活動を維持するために日常的にHDを行っている症例は32万人を超えている。

　HDの原因となる疾患は，糖尿病性腎症が最多で，次いで慢性腎炎，腎硬化症である。

2　血液透析の実際

　HDでは，浄化器（ダイアライザー）によって拡散と限外濾過*（図3-35）を行う。HDの効率は，ダイアライザーのサイズや性質，透析時間，単位時間当たりの脱血量（QB）によって決まる。維持HDは週3回，1回あたり4時間が標準である。

❶基礎体重

　透析患者においては真の体重（身体の水分量が適切であるときの体重）を推定し，体調に応じてどこまで除水するべきかを念頭において治療を行う必要がある。この体重のことを基礎体重（ドライウエイト）という。体重が基礎体重に戻るように，除水量を設定する。

❷バスキュラーアクセス

　通常のHDでは120〜200mL/分以上の脱血を必要とする。このため，血液透析回路と接続するための十分な血液量を確保できる血管を患者側に造設する必要がある。これを**バスキュラーアクセス**とよぶ（図3-36）。

　最も一般的なバスキュラーアクセスは内シャントである。吻合に適した皮静脈の発達が悪い症例や心機能が不良な患者では，上腕動脈を上腕二頭筋の下から外科的に皮下へ挙上させる方法がある（上腕動脈挙上術）。また，合成繊維で作られた人工血管を動脈と近位静脈の間を吻合する方法もある（グラフト）。

＊**限外濾過**：水やNaなどの小分子からなる物質を，圧力により半透膜の細孔からこし出す方法である。

Ⅲ　治療

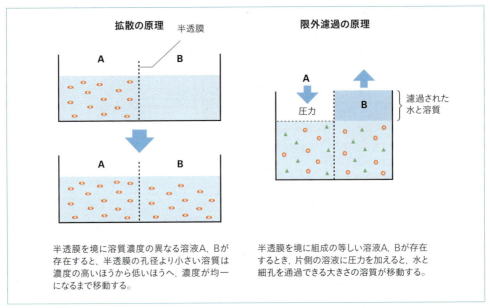

図3-35 透析の原理

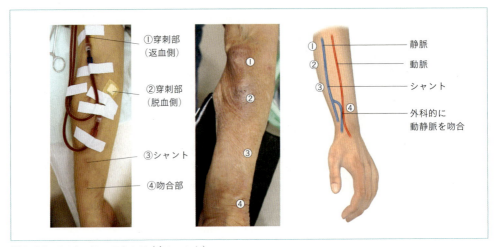

図3-36 バスキュラーアクセス（内シャント）

❸在宅血液透析

　近年，在宅で行うHDが保険適応となった。基幹病院によって，衛生教育や機器の取り扱いに関する教育を受け，その施設における一定の条件を満たした患者が行う。透析のための機器は医療機関から借りられる。回路やダイアライザーなどの医療材料や薬品については医療機関からの処方を受ける。

3　血液透析の早期合併症

❶不均衡症候群

HD を行うと血液のみが浄化され，血液中の尿毒素の濃度は急速に低下する。一方，細胞内液中の尿毒素は細胞外液（血液）ほど速やかに除去されないため，細胞内液と外液との間で浸透圧の不均衡が起き，細胞外液が細胞内へ流入する。これが脳で起こると一過性の脳浮腫が発症し，悪心・嘔吐・頭痛を訴えることがある。これを不均衡症候群とよぶ。

❷アレルギー

HD では体外循環を行う際，血液凝固を防ぐため，ヘパリンやたんぱく分解酵素阻害薬などを血液回路に持続投与する。これにより，アレルギー反応が惹起されることがある。通常は透析開始後 5 分ほどの早期に，かゆみや血圧低下などの症状が発症する。

4　慢性維持血液透析の合併症

❶透析困難症

HD 患者では，しばしば透析中の血圧低下が原因で目標とする基礎体重（ドライウエイト）までたどり着けない事例が散見される。これを透析時低血圧による透析困難症とよぶ。透析困難症では，徐々に体液の貯留をきたし，心不全となることが多い。

❷透析骨症

HD 患者では透析骨症をしばしば認める。末期腎不全患者では，尿中に排泄される無機リンが血中に蓄積されるため，P の経口摂取を避け，炭酸カルシウムや塩酸セベラマー，炭酸ランタンなどの P 吸着剤を服用する。高 P 血症が長期間持続すると，血中 Ca と結びついて，大動脈や冠動脈，末梢動脈などの血管，関節周囲に異所性石灰化がみられる。血管への沈着は血行障害をきたすことがある。また，関節周囲の沈着では疼痛や関節可動域の低下を招くうえ，しばしば感染の温床となる。さらに，高 P 血症は，副甲状腺に 2 次的な亢進症をきたすことが知られている。

❸貧血

腎性貧血は，高頻度にみられる合併症で，ほとんどの HD 患者には，透析終了時にエリスロポエチン製剤（ESA 製剤）の投与が行われる。

❹透析アミロイド症

最近では減少傾向にあるとされているが，長期 HD 患者ではしばしば透析アミロイドーシスという合併症もみられる。これは β_2-MG とよばれる比較的分子量の大きい尿毒症物質が，アミロイドとして骨・関節に沈着する病態である。

最も多いのは手根管症候群で，患者は，母指から中指のしびれや疼痛を訴え，指の屈曲が困難となる。症状が進行すると，母指球の筋萎縮や手指の拘縮を生じる。

❺心血管系合併症

HD 患者の心臓の長期合併症としては，心拡張障害があげられる。これにより，患者は

上下静脈から血流を受けても，十分に血液を送り出すことができず，右心不全徴候や低心拍出量による低血圧を呈する。

❻高血圧・低血圧

HD患者では食塩摂取量が過剰になると，体液増加とともに著しい高血圧を呈する患者が多い。長期の透析や心合併症を有する患者では，著しい低血圧を呈する患者もみられる。低血圧は透析により助長されることがあり，昇圧剤を内服する症例も多い。

❼感染症

HD患者の死因の第2位は感染症である。透析患者では，免疫機能の低下が報告されていて，肺炎や尿路感染症などの感染症がみられる。

❽腎細胞がん

HD患者では，萎縮した腎臓に大小の囊胞形成が観察される。HD導入後，10数年以上経過すると，囊胞内に腎細胞がんの発症を認めることが多い。

2. 腹膜透析

1 腹膜透析の概要

腹膜透析（peritoneal dialysis；**PD**）は腎代替療法の一つである。HD患者が30万人を超えるなか，PDの患者数は1万人弱と少ない。PDとは，腹腔内に留置されたカテーテルを用いて，腹腔内へ透析液を直接注入して透析を行う方法である（図3-37）。HDでは，週に3回の通院が必要であり，生活の中心が透析になるなど，それまでのライフスタイルの変更を余儀なくされることもある。一方，PDでは，通院は月に1回程度であり，仕事

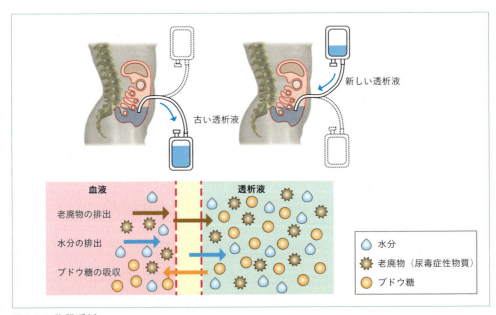

図3-37 腹膜透析

や趣味を継続しながらライフスタイルに合わせた透析が可能である。また、医療圏から離れた過疎地の患者や通院が困難な高齢者、運動器の障害をもった患者でも可能である。

PDはHDに比べ、除水が緩徐であるため、腎血流量が落ちにくく、残存腎機能が比較的長期に維持される。しかし、一方で衛生教育や装置の取り扱いに慣れることなど、自己管理に必要な知識や技術の習得が必要である。高齢であるなどの理由で患者自身が行えない場合には、家族や訪問看護師などの支援者が必要となる。

2 腹膜透析の実際

腹膜での透析効率はHDに比べて劣るため、患者の予後は残存腎機能に依存している。PDの物質除去効率は腹膜透析と残存腎機能の総和である。このため、PDを開始するには腎機能が残っているほど、その後のPD期間を十分に確保することができる。したがって、PDを希望する患者に対しては、HD患者より早期にカテーテルの挿入などの準備を始めて、開始することが望ましい（図3-38）。

腹膜は、一種の半透膜となっており、腹腔内にPD液（高濃度のブドウ糖を含んだ電解質液）を入れると拡散によって、尿毒素が除去される。また、糖質の濃度勾配によって除水される。PDでは、1〜2LのPD液の入ったバッグを腹腔内に留置してあるカテーテルに接続し、重力による自然落下で透析液を注入後、バッグを切り離す。切り離した後は、PD液が腹腔内に貯留したまま過ごし、4〜6時間後に排液用のバッグを接続し、腹腔内に貯留されていたPD液をすべて排液する。

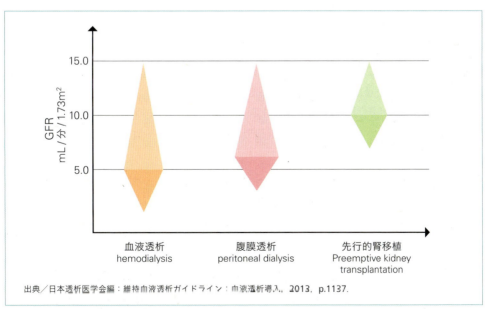

出典／日本透析医学会編：維持血液透析ガイドライン：血液透析導入，2013, p.1137.

図3-38 腎代替療法開始時期のイメージ

3 腹膜透析治療のバリエーション

前述の行程を1日に1～2回繰り返すのが，**間欠的腹膜透析**（intermittent peritoneal dialysis；**IPD**）である。これに対して連続して3～4回繰り返し，1日中腹腔内にPD液を貯留する方法が**持続的携行型腹膜透析**（continuous ambulatory peritoneal dialysis；**CAPD**）である。CAPDは最も標準的なPDの方法である。腎代替療法は，原病の治療そのものを行っていないので，導入後も腎機能は徐々に悪化する。腎機能の悪化に伴い，徐々に透析条件を上げて，最終的にCAPDに至るまで数か月以上をかける方法を，段階的導入法（インクリメンタルPD）という。

また，夜間のみのPDをNPDとよび，日中や夜間に**自動腹膜灌流装置**（サイクラー）という装置を用いて行うものをAPDとよぶ。サイクラーとは，あらかじめ時間や回数を設定した注排液のプログラムを自動で行う装置のことである。

4 腹膜透析の合併症

❶腹膜炎

PDでは，**腹膜炎**が生じることがある。腹膜炎は，PD中止の理由のなかでも多く，その頻度は0.22回/1患者・年という調査結果がある。腹膜炎の最も多い原因は，操作ミスによる汚染（タッチ・コンタミネーション）である。腹膜炎の診断は，発熱，腹痛，排液の混濁などの所見に加え，CRPなどの炎症反応高値を参考に行う。

❷出口部・トンネル感染

スワンネックカテーテルは，一度，菌が付着するとなかなか除菌できないことがある。特に出口部はカテーテルの移動による機械的な刺激などで損傷しやすい。ここに菌が付着したものを出口部感染とよぶ。

また，感染が出口部から皮下トンネルにまで至ったものは，トンネル感染とよばれる。圧痛や発赤が皮下縫合部まで到達した場合は難治であり，腹膜炎に至る危険性がある。

❸透析効率不良・除水不良

PDでは，透析効率や除水が十分に行えない場合がある。CAPDは持続的透析で，食事がやや自由であるとされるが，腹膜の透析効率を超えた飲食や塩分，水分の過剰摂取は，データの悪化や除水不良を招く。

❹被囊性硬化性腹膜炎（EPS）

PDがわが国に入ってきた1980年代前半，PDの患者はHD患者の増加とともに増加の一途を辿ってきたが，1996年頃を境に横ばいになり，以降，今日まで1万人弱で推移している。これはEPSによる影響であると考えられている。EPSは変性・肥厚した腹膜が腸管を取り巻き，収縮を起こすことで，絞扼性イレウスを発症する。外科的手術を行っても，癒着を解除することは難しく，しばしば致死的である。しかし，近年ではEPS発症のリスクが解析され（PD期間など），新たな発症はほとんどみられなくなってきている。

3. 持続的血液透析濾過法

　HDでは，限外濾過と拡散の両方の作用によって，血液浄化を行っている。拡散によって，浸透圧物質が急激に血中から除去されると，血圧は不安定となる。このため，重症患者に対しては，血行動態を安定化させるために，限外濾過を中心に治療を行うことがある。しかし，限外濾過だけでは，尿毒症物質・電解質などの物質が拡散されないため，患者側へ返血される血液の組成と，限外濾過された排液の組成の濃度は同じである。このため，限外濾過を行いながら，血液濾過用補充液を同時に投与するのが，**血液濾過**（hemofiltration；**HF**）である。HFは効率が悪い分，循環動態への影響が少ない状態でデータの改善が，ある程度期待できる。患者の状態が不良な場合や循環器系の大きな手術を行ったあとなど，血圧が低い状態でも施行が可能である。HFよりも効率がよいのが，**血液濾過透析**（hemodiafiltration；**HDF**）である。これは，血液濾過用補充液を投与しながらHDを行う方法である。重症患者に対しては，循環動態を憂慮し，効率を落としてHFやHDFを行う。この際に，尿毒症物質の除去と除水を行うために，6時間以上または終日から連日にわたり，体外循環を行う方法がある。この方法を**持続的血液透析濾過**（continuous hemodiafiltration；**CHDF**）という。集中治療室などに入室中の重症例では，持続的血液濾過（CHF）が行われるが，最近では，CHFよりも効率のよい，CHDFが主流となっている。CHDFは，血圧が低く，循環動態が不安定な患者に対しても行うことができる。

C 手術療法

1. 尿路結石の手術療法

　尿路結石による尿管の閉塞が持続すると，腎機能に不可逆的な悪化を生じることがある。尿路結石での疝痛発作は患者の心身に大きな負担となるので，鎮痛薬による疼痛の処置を最初に行う。

　尿路結石の結石除去を目的とした治療で，開放手術は行われなくなっている。現在では，体外衝撃波砕石（結石破砕）術と内視鏡的治療法（endourology）による，低侵襲性手術治療法で治療を行う。

1 体外衝撃波砕石術

　体外衝撃波砕石術（extracorporeal shock wave lithotripsy；ESWL）は，体外で発生させた衝撃波エネルギーを体内の結石に収束照射し，結石を破砕する方法である（図3-39）。

　適応外症例として，コントロール不十分な出血傾向患者や妊婦，極度の肥満などの身体的な問題で焦点合わせが困難な症例などがある。

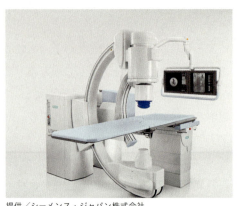

提供／シーメンス・ジャパン株式会社
X線透視や超音波で結石に焦点を合わせ，衝撃波で砕石する。

図3-39 体外衝撃波砕石器

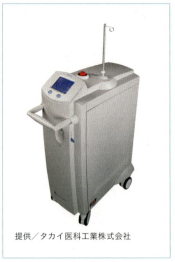

提供／タカイ医科工業株式会社

図3-40 レーザー砕石装置

2 経尿道的尿管砕石術

経尿道的尿管砕石術（transurethral ureterolithotripsy；TUL）は，経尿道的に，内視鏡（尿管鏡）を逆行性に尿管内に挿入し，結石を破砕あるいは取り出す（抽石）手術法である。尿管結石に対する治療法として，ESWLと並び有効な方法である。

尿管鏡には硬性鏡と軟性鏡がある。中部・下部尿管結石に対しては硬性鏡が用いられることが多い。一方，上部尿管結石に対しては，硬性鏡に加え軟性鏡も用いられる。砕石手段としては，レーザー砕石装置（図3-40）が主流で，ほかに超音波や電気水圧衝撃波，圧搾空気などを用いた砕石装置がある。

3 経皮的腎砕石術

経皮的腎砕石術（percutaneous nephrolithotripsy；PNL）は，経皮的に腎盂腎杯に内視鏡を挿入し，結石を破砕・摘出する術式である。エコーあるいはX線透視下に腰背部より腎杯を穿刺し，その穿刺孔を直径7〜10mmまで拡張して，そこに内視鏡を挿入する。

PNLは腎瘻を作成する点で観血的であり，ESWLやTULと比べて侵襲性は高いが，大きな結石を除去する際には効率がよい。

2. 腎・泌尿器系のがんの手術療法

1 腎腫瘍

腎細胞がんもしくは腎血管筋脂肪腫が疑われるが，腎がんを完全に否定できない場合，手術適応がある。

❶ 腎部分切除術

　腎腫瘍が腎動静脈に接しておらず，かつ腫瘍径が小さい場合に適応がある。腫瘍の存在位置から，開腹手術や，腹腔鏡下手術の適応を検討する（図3-41）。近年ではロボット支援下腹腔鏡下手術（robot-assisted partial nephrectomy：RAPN）も行われている（図3-42）。

　ロボット支援下手術では3D立体画像下に手術を行うことができ，また画像を最大で15倍まで拡大することで，より容易に視野を確保することができ，精密な手術が可能となる。執刀する医師は患者に直接触れず，サージョンコンソールとよばれる機械に座って遠隔操作によって手術を行う。

❷ 根治的腎摘除術

　腎部分切除術が困難な場合や，腫瘍径が大きい場合には，根治的腎摘除術を施行する。腫瘍の被膜外進展や腎静脈浸潤のないものでは，腹腔鏡下手術が一般的である（図3-43）。

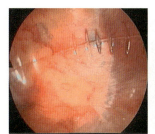
①腹膜外腔拡張バルーンで腎臓周囲に手術スペースを確保する。

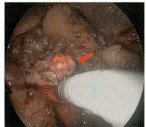
②マイクロ波切開凝固装置を使用して腫瘍（➡）を摘出する。

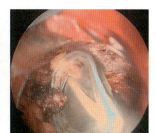
③腫瘍は，収納袋に収納して体外に取り出す。

図3-41　鏡視下腎部分切除術

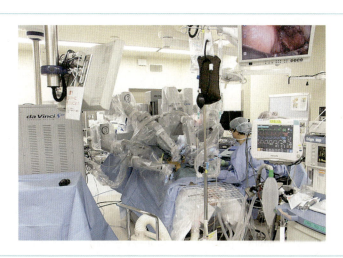

図3-42　ロボット支援下腹腔鏡下手術風景

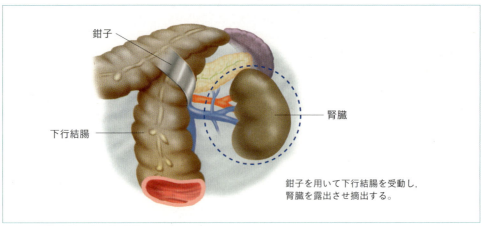

図3-43 腹腔鏡下左腎摘除術

2 腎盂尿管腫瘍

腎盂尿管腫瘍の90％以上は尿路上皮がんであるため，画像上で腫瘍が疑われる場合や，尿細胞診が陽性の場合に腎尿管全摘除術の適応がある。

膀胱壁内尿管を含む根治的腎尿管全摘除術が標準術式である。腎摘除までを腹腔鏡下手術で行い，膀胱壁内尿管摘除は開創で行う方法が一般的である。

3 膀胱腫瘍

膀胱腫瘍の95％は移行上皮がんである。膀胱内に腫瘍を認めた場合は手術適応がある。

❶経尿道的膀胱腫瘍切除術

経尿道的膀胱腫瘍切除術（transurethral resection of bladder tumor：TURBT）は，まず表在性腫瘍に対して行う。浸潤度判定も行う。その結果で膀胱全摘除術が必要か否かを判断する。

❷根治的膀胱全摘除術

浸潤性膀胱がんに対して行う。膀胱を摘出してしまうため，術後の排尿のための尿路変向術も同時に行う。尿路変向は，年齢や腫瘍の大きさ，浸潤度などから，次の方法を随時検討する。

▶ 皮膚瘻造設術　手技的に簡単であるが成果をおこしやすい（図3-44）。

▶ 回腸導管造設術　回腸を使用し，その蠕動運動で開口部へ尿を排出させる。成果をおこしにくい（図3-45）。

▶ 自己導尿型（禁制型）尿路変向術　集尿袋（ストーマ）を装着せずに，カテーテルで自己導尿を行う（図3-46）。

▶ 自然排尿型尿路変向術　回腸を袋状にし尿道と結合させた，自然排尿が可能な尿路変向術で回腸新膀胱などがある（図3-47）。

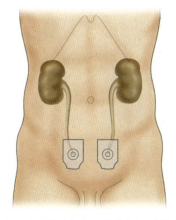

手術時間は短いが，尿路感染症，尿管狭窄など合併症が多い。
集尿袋（ストーマ）が必要。

図 3-44　尿管皮膚瘻

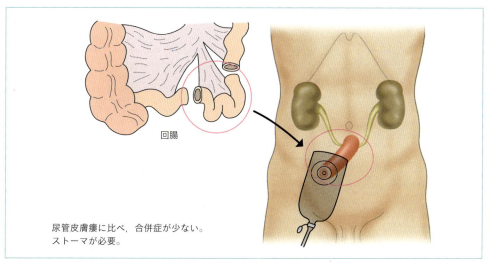

回腸

尿管皮膚瘻に比べ，合併症が少ない。
ストーマが必要。

図 3-45　回腸導管

4　前立腺がん

❶前立腺生検術

　前立腺がんの腫瘍マーカーである前立腺特異抗原（PSA）の高値や，直腸診で硬結を触れるなど，前立腺がんが疑われる場合には前立腺生検術の適応となる。生検後の止血方法が限られるため，出血傾向のないことを確認してから生検術を行う。

❷根治的前立腺全摘除術

　前立腺生検で前立腺がんを認め，画像検査上，転移や浸潤がなく，限局性前立腺がんと判断された場合，手術適応がある。ロボット支援下腹腔鏡下根治的前立腺摘除術（robot-assisted laparoscopic radical prostatectomy；RALP）が主流になってきている。

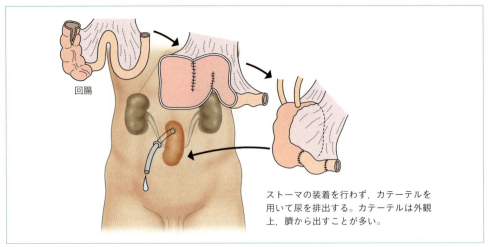

図3-46 自己導尿型リザーバー

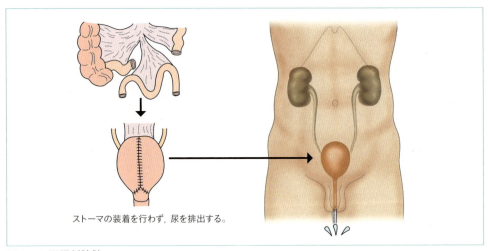

図3-47 回腸新膀胱

D 腎移植

1. 生体腎移植と献腎移植

　腎移植は，腎不全に対する唯一の根本的治療法である。これには，生体腎移植と献腎移植があり，腎臓を提供する者をドナー，受容者をレシピエントという。

　生体腎移植は，①提供される腎臓の障害が少ない，②移植腎の生着率（移植腎が機能している率）が高い，③ドナーが現れるまでの待機の必要がなく，十分な手術の準備ができる，という利点がある。一方，ドナーの安全性（ドナーへの麻酔，摘出手術など）や，ドナーも術

前の検査および術後の定期的受診が必要になるなどの問題点がある。

一方，献腎移植は，ドナーの死後に腎臓が提供されるため，ドナーに負担がかからないが，①腎臓の生着率が生体腎移植よりも低い（提供される腎臓の障害の程度による），②ドナーが見つかるまでの待機期間が極めて長い（腎臓の提供が不足），③ドナーが見つかってからの緊急手術のため，手術の検査・準備が時間的に制限されるなどの問題点がある。

2. 組織適合

腎移植の際は，ヒト白血球抗原（human leukocyte antigen；HLA）系が問題となる。HLAとは，ヒトの白血球のタイプを表すものである。発熱や血圧の上昇，移植臓器の腫大などの拒絶反応を抑えるためには，ドナーとレシピエントのHLAの型を合わせることが最も重要となる。ドナーとレシピエントのHLAが完全に一致していれば，拒絶反応はほとんどなく，移植された臓器も順調に機能する。

3. 生体腎移植でのドナーからの腎摘出手術

開放腎摘出術と鏡視下腎摘出術があるが，移植された腎臓の機能に差はない。

開放腎摘出術では，側腹部を切開して直視下に腎臓を摘出する。手術時間は短いが，手術創が大きく，術後の見た目がよくない，回復に時間がかかるなどの問題がある。

鏡視下腎摘出術では，3，4か所の小さな切開口より内視鏡と手術器具を挿入し，腎臓を摘出する。手術創が小さく，手術後の痛みも少なく，美容上の問題も少ない。また，開放腎摘出術より早い退院が可能というメリットがある。健常者からの腎摘出であることより，安全な手術こそが最も重要である。

4. 腎移植手術

腎移植は，右下腹部の腸骨窩で内腸骨動脈と腎動脈，外腸骨静脈と腎静脈，尿管と膀胱を吻合して終了する（図3-48）。

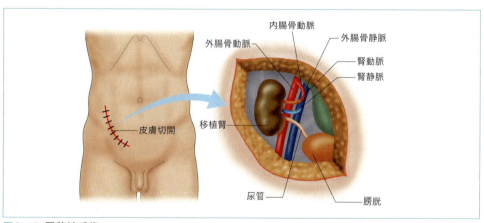

図3-48 腎移植手術

5. 腎移植後合併症

　腎移植後は免疫抑制剤を内服する。そのため，感染症に注意を要する。感染症が発症した場合は，抗菌薬や適切な抗ウイルス薬などを投与する。また，発熱や尿量減少，移植腎の腫大・疼痛（とうつう），血圧上昇などがみられた場合は拒絶反応を考える。拒絶反応は発症時期により次のように分類される。

1 超急性拒絶反応

　拒絶反応が移植後 24 時間以内に起こるものをいう。非常に強い拒絶反応のため，治療に反応しないことがほとんどである。移植臓器の摘出が治療となる。

2 促進型急性拒絶反応

　拒絶反応が移植後 1 週間以内に起こるものをいう。拒絶反応の進行が比較的早いため，迅速で，適切な治療が望まれる。ステロイドパルス療法やモノクローナル抗体製剤，リンパ球に対する抗体などを使用する。

3 急性拒絶反応

　拒絶反応が移植後 3 か月以内に起こるものをいう。移植後 1 週間を過ぎてから起こる拒絶反応の多くは，進行が比較的遅いため，ステロイドパルス療法で治療される。

4 慢性拒絶反応

　移植後 3 か月以降に起こるものをいう。免疫抑制剤は無効で，本質的な治療法はない。これにより，移植腎の腎機能が消失した後に，再移植が行われることがある。

E 放射線療法

　放射線療法は，がんごとに異なる放射線感受性により，臓器によって適応が異なる。

1 腎がん

　腎がんの脳転移，骨転移などの転移巣に対する放射線療法は，緩和医療の一環としてしばしば実施される。腎がんは放射線抵抗性とされているが，緩和目的としては通常分割法でも十分に効果があり，実地臨床でもしばしば施行される。一方，定位放射線療法＊は脳転移だけでなく，近年は骨転移に対しても用いられ始めている。

＊**定位放射線療法**：電離放射線を用いて悪性疾患および一部の良性疾患を治療する放射線療法のうち特殊な治療法をいい，「ピンポイント照射」などと称される。この療法では，正常組織への照射を減らすことで，副作用を軽減できる。

2 膀胱がん

　筋層浸潤性膀胱がんに対する膀胱温存のための根治的放射線療法や，骨転移や局所浸潤に伴う痛み，血尿などの症状改善のための対症的姑息的放射線療法として行われる。

3 腎盂尿管がん

　外科治療未施行例の腎盂・尿管がんを対象とした放射線照射単独の治療成績の報告は存在しない。また，術後追加治療としての放射線療法の有用性は明らかにされていない。現時点は，対症的放射線療法としてのみ行われる。

4 前立腺がん

　前立腺がんを対象とする放射線療法にはいくつかの手法がある，一般的に行われているものには，X線などを用いた外照射と，線源を組織内に入れて内から照射する組織内照射（小線源療法）がある。

　根治的X線外照射では，通常分割照射で72Gy/36fr.＊ ～ 80Gy/40fr. 相当の線量が推奨される。外照射の主な有害事象は，消化管障害や尿路障害，性機能障害である。外照射の有害事象の予防には強度変調放射線療法を用いて直腸や膀胱，尿道球部への照射線量を低減させることが重要である。

　前立腺がん治療に用いられている組織内照射には，低線量率ヨウ素125シード線源を用いた組織内密封小線源療法と高線量率イリジウム192線源を用いた高線量率組織内照射の2通りの方法がある。

5 精巣がん

　病期がステージⅠ（転移がない段階）の精上皮腫（セミノーマ）に対して，高位精巣摘除術後には経過観察，補助放射線療法，補助カルボプラチン単独療法の3つのオプションがあり，再発率を4〜5%程度に下げることができる。

6 がん性疼痛

　多発性骨転移による痛みに対しては，ストロンチウム89のような放射性同位元素による緩和治療法もある。

＊ **fr**：fraction（分割）の略語。Gyは，Gray（グレイ）の略語で放射線量の単位。72Gy/36fr. は，総照射量72グレイを36分割で照射することを表す。

F そのほかの治療法

1. 導尿法

　ここでは，一般的なフォーリー（バルーン）カテーテルでの導尿法を説明する（図3-22）。まず，外尿道口を消毒した後，カテーテルにゼリーをつける。右手で摂子を持ち，カテーテルを挿入していく。男性では左手で陰茎を腹側に引っ張るよう保持することが重要である。特に抵抗がなければ，カテーテルを根元まで挿入し，バルーンに5〜10mLの蒸留水を入れ，ゆっくりと引く。そうすることで，バルーンは内尿道口に固定される。前立腺肥大症などで尿道の角度が急峻な場合は，チーマンバルーンカテーテルを使用する。

2. 尿道拡張法

　尿道狭窄の治療は内視鏡治療が主流だが，再発予防のためや，予期せず尿閉になった場合で，尿道狭窄が合併しているときには，尿道拡張法を行う。ブジーを細いものから順次太くしていき，尿道を徐々に拡張し，カテーテルを挿入する方法である。

3. 膀胱穿刺

　導尿法や尿道拡張法を行ってもカテーテルの留置ができないときは，膀胱穿刺を行う（図3-49）。膀胱が緊満していることを超音波検査で確認し，恥骨上縁より約2横指上部で局所麻酔をする。外套がメスになっていて，内腔にバルーンカテーテルが挿入できる膀胱瘻穿刺セットを使用し，膀胱にカテーテルを留置する。

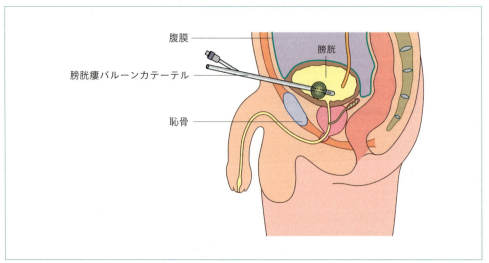

図3-49　膀胱穿刺

4. 膀胱洗浄

　生理食塩水をバルーンカテーテルより約30〜50mL注入し，排出させる手技である。日常的な膀胱洗浄は感染を誘発するため，推奨されない。カテーテル閉塞が起こった場合や，その予防の意味で行うことがある。

国家試験問題

1 透析導入患者の原疾患として最も多いのはどれか。　　(102回AM81)

1. 慢性糸球体腎炎
2. 多発性嚢胞腎
3. ループス腎炎
4. 糖尿病性腎症
5. 腎硬化症

2 Aさん(42歳，男性)は，血尿を主訴に泌尿器科を受診した。診察の結果，Aさんは膀胱鏡検査を受けることになった。Aさんへの検査についての説明で適切なのはどれか。　　(103回PM52)

1. 「入院が必要です」
2. 「前日は夕食を食べないでください」
3. 「局所麻酔で行います」
4. 「終了後は水分の摂取を控えてください」

▶答えは巻末

腎・泌尿器

第4章
腎・泌尿器の疾患と診療

この章では
- 腎・泌尿器疾患の原因・症状・治療について理解する。

国家試験出題基準掲載疾患
腎炎 | 膀胱炎 | 腎盂腎炎 | 前立腺炎 | 腎・尿路結石症 | 過活動膀胱 | 尿失禁 | 腎細胞がん（腎がん）| 膀胱腫瘍 | 尿道腫瘍 | 前立腺がん

1次性糸球体疾患

急性腎炎症候群

Digest

急性腎炎症候群

概要	概要	・急性に発症し，血尿（顕微鏡的または肉眼的）やたんぱく尿，高血圧，および糸球体濾過量（GFR）の低下と，水・Naの貯留に伴う浮腫をきたすもの．
	好発	・3～10歳の男児に多く，疾患の70％以上は20歳以下に多い．
	原因	・急性上気道炎を中心とする感染（主にA群β溶レン菌）．
症状		・顔面，眼瞼，下腿の浮腫や血尿，乏尿，たんぱく尿，一過性の高血圧
検査・診断	血液検査 尿検査	・ASO↑，ASK↑，CH_{50}↓，C3↓，血尿，たんぱく尿を認める．
	腎生検	・確定診断の目的で行う．
主な治療	基本治療	・原因（溶レン菌の病巣感染）の除去，安静，食事療法があげられる．

▶ **概念・定義** 急性に発症し，血尿（顕微鏡的または肉眼的）やたんぱく尿，高血圧，および糸球体濾過量（GFR）の低下と，水・ナトリウム（Na）の貯留に伴う浮腫をきたすものを**急性腎炎症候群**（acute nephritic syndrome）という．**溶血性レンサ球菌感染後急性糸球体腎炎**（poststreptococcal acute glomerulonephritis；PSAGN*）が代表的疾患であり，血尿，高血圧，浮腫を3徴とする．先行する病巣感染が消退した後に，糸球体にのみ病変がみられるため，1次性糸球体疾患に分類されている．3～10歳の男児に多く，この疾患の70％以上は20歳以下である．抗菌薬の多用により発生頻度は減少している．

▶ **原因** 急性上気道炎を中心とする感染（主にA群β溶レン菌）の後に，10～14日間の潜伏期間を経て発症する．ほかに肺炎球菌や黄色ブドウ球菌，ムンプスやインフルエンザウイルスなどが原因となり得る．

▶ **病態生理** A群β溶レン菌由来の抗原（腎炎惹起性抗原）に対する抗体が産生され，流血中もしくは糸球体局所で免疫複合体が形成される．免疫複合体が糸球体に沈着することで補体*が活性化されて，糸球体腎炎が引き起こされる（Ⅲ型アレルギー）．

▶ **症状・検査** 典型的な症状は，咽頭や皮膚などの溶レン菌感染後，10～14日潜伏期間後に突然の顔面・眼瞼・下腿の浮腫や血尿，乏尿，たんぱく尿，一過性の高血圧などで発症する．血尿は必発で，変形赤血球や赤血球円柱を伴う顕微鏡的血尿が多いが，肉眼的血尿も30％の症例でみられる．GFRの低下や水・Na貯留による浮腫や高血圧が出

＊ **PSAGN**：acute post-streptococcal glomerulonephritis；APSGNとよばれることもある．
＊ **補体**：白血球が異物を排除する免疫反応において，様々な形で補助するシステム（補体系）を構成するたんぱくの総称である．全部で20種類以上ある．

現する。浮腫は顔面（特に眼瞼）や上肢に初発する。高血圧は 80 ～ 90% の症例にみられる。たんぱく尿は軽度から中等度が多く，ネフローゼ症候群を呈するのは 10% 以下である。

血液では A 群 β 溶レン菌の菌体成分に対する抗ストレプトリジン O（ASO），抗ストレプトキナーゼ（ASK）の上昇を認め，血清補体価（CH_{50}，C3）の低下を認める。特に血清補体価の一過性低下は重要でほぼ全例にみられ，診断に有用となる。補体の低下は通常 6 ～ 8 週以内に正常化する。

発症後は，乏尿期，利尿期，回復期，治療期の経過をたどる。予後は一般に良好で，小児は 95% 以上が完治するが，成人，特に高齢者や糖尿病者では慢性化する場合がある。

▶ **病理所見**　急性期には管内増殖性の変化を認めるが，発症後 3 か月以内に消失する場合が多い。光学顕微鏡では糸球体は腫大し，多核白血球の浸潤（糸球体 1 個当たり 5 個以上），富核（hypercellularity）を認め，毛細血管腔は狭窄する。蛍光抗体法では IgG と C3 が基底膜に沿って粗大顆粒状に陽性となる。電子顕微鏡では，上皮下に hump（ラクダの瘤）とよばれる瘤状の沈着物がみられるのが特徴である。

▶ **治療**　治療の基本は，原因（溶レン菌の病巣感染）の除去や安静，食事療法である。培養検査や溶レン菌迅速診断キットで陽性が確認できれば，抗菌薬（第 1 選択薬はペニシリン系抗菌薬）を投与する。食事療法は，全病期にわたり高エネルギー食（35kcal/ 標準体重 kg/ 日）とし，乏尿期・利尿期のたんぱく質，塩分制限はそれぞれ，0.5g/ 標準体重（kg）/ 日，3g/ 日以下とする。回復期・治療期は，それぞれ 1.0g/ 標準体重（kg）/ 日，3 ～ 6g/ 日とする。乏尿や著明な浮腫，心不全徴候がみられた場合は，少量のループ利尿薬を開始する。原則としてステロイド薬は使用しない。

B 急速進行性糸球体腎炎

Digest

急速進行性糸球体腎炎

概要		
概要	概要	● 血尿やたんぱく尿，貧血が急速に進行あるいは潜在性に発症する腎不全。
	好発	● 中高年に多い。
	原因	● 糸球体係蹄の破壊によるボウマン嚢上皮の増殖。
症状		● 上気道感染症，発熱，全身倦怠感，食欲不振，紫斑
検査・診断	血液検査 尿検査	● ANCA↑，抗 GBM 抗体↑，血尿，たんぱく尿を認める。
	腎生検	● 確定診断の目的で行う。
主な治療	基本治療	● 早期治療，免疫抑制剤（副腎皮質ステロイド薬，シクロフォスファミドなど）。
	食事療法	● 高エネルギー食，たんぱく質制限，塩分制限があげられる。

▶ **概念・定義**　急速進行性糸球体腎炎（rapidly progressive glomerulonephritis：RPGN）は，血尿やたんぱく尿，貧血が急速に進行あるいは潜在性に発症する腎不全と定義される。

数週から数か月で急速に末期腎不全に陥る，予後不良の腎炎を指す臨床診断名である。中高年に好発し，ほとんどの症例で半月体形成性糸球体腎炎*の病理組織所見を呈する。

RPGN の代表疾患は抗好中球細胞質抗体（anti-neutrophil cytoplasmic antibody：ANCA）関連血管炎で，毛細血管など小型の血管に炎症を起こすことが特徴である。これは，血液中に ANCA という抗体ができることによって好中球が刺激を受け，血管や臓器に障害が起きるものである。

▶ **病態生理** ANCA 関連腎炎では，何らかの原因で糸球体係蹄が破壊され血漿成分が漏れ出し，ボウマン囊上皮の増殖（管外増殖）が起きて形成される。ボウマン腔の炎症が半月や三日月にみえることから半月体とよばれる。ANCA 関連腎炎では半月体形成性糸球体腎炎の病理所見を示す。

▶ **分類** RPGN は蛍光抗体法所見によって①抗基底膜抗体型，②免疫複合体型，③ Pauci-immune 型（蛍光染色が染まらない）の 3 つのグループに分けられる。代表的な疾患は，①が抗 GBM 病（旧グッドパスチャー症候群，腎限局型抗 GBM 抗体腎炎），②がループス腎炎，クリオグロブリン血症性血管炎，IgA 血管炎など，③が ANCA 関連腎炎に属する顕微鏡的多発血管炎，多発性血管炎性肉芽腫症，好酸球性多発血管炎性肉芽腫症である。

▶ **症状・検査** 約半数の症例に上気道感染症や発熱などの潜行性感染がある。病変の主座が全身に及ぶ毛細血管であるため，紫斑や間質性肺炎，上強膜炎などの全身症状が生じることも少なくない。全身倦怠感や微熱，食欲不振などの症状とともに乏尿や浮腫，紫斑などを認める。進行すると腎機能低下や高血圧をきたし，重症化すると肺出血を伴うこともある。診断は腎生検により行う。

▶ **病理所見** 初期には細胞が充満する細胞性半月体がみられ，糸球体係蹄の一部に断裂が観察されることがある。蛍光抗体法は，免疫グロブリンや補体のいずれも陰性である。経過とともに，線維細胞性半月体，線維性半月体に移行する（図 4-1）。

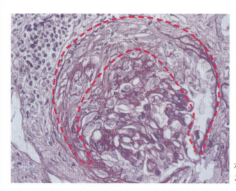

ボウマン腔を半月状に埋めているのが細胞性半月体である。糸球体係蹄は虚脱している。

図 4-1 半月体形成性糸球体腎炎の光学顕微鏡所見

---

* **半月体形成性糸球体腎炎**：腎生検による光学顕微鏡所見で，ボウマン腔内に 2 層以上の細胞の層を形成するものを細胞性半月体形成性糸球体腎炎とよぶ。細胞性半月体形成性糸球体腎炎は急性期の ANCA 関連血管炎にみられる。

▶ **治療** 治療は半月体が線維化する以前に，できるだけ早期に開始することが重要である。発症早期であれば，副腎皮質ステロイド薬とシクロフォスファミドなどの免疫抑制剤を併用する，強力な免疫抑制療法を行う。多剤併用療法*も早期から開始する。血漿交換療法は，肺出血の症例や抗基底膜抗体の除去を目的に行われる。すでに末期腎不全に至った例では透析療法を行う。

C 慢性腎炎症候群

Digest

慢性糸球体腎炎

概要	概要	・たんぱく尿や血尿，円柱尿が1年以上持続し，経過とともに腎機能が低下するもの。
	好発	・小児期から若年者，30歳以降。
	原因	・血中の糖鎖異常 IgA の増加や糸球体のメサンギウム領域への沈着。 ・糸球体係蹄壁の上皮細胞蹄原の免疫複合体性腎炎。 ・膠原病，C型肝炎ウイルス（HCV），ヒトパルボウイルス B19 などの感染。
症状	症状	・血尿，たんぱく尿
検査・診断	血液検査 尿検査	・血清 IgA↑，血尿，血清アルブミン↓，C3↓，たんぱく尿を認める。
	腎生検	・確定診断の目的で行う。
主な治療	基本治療	・血圧管理，減塩，脂質管理，血糖管理，体重管理，禁煙，経過観察，ステロイド治療があげられる。
	食事療法	・高エネルギー食，たんぱく質制限，塩分制限があげられる。

慢性腎炎症候群（chronic nephritic syndrome）とは，たんぱく尿や血尿，円柱尿が1年以上持続し，経過とともに腎機能が低下するものをいう。血尿は反復性・持続性血尿が多い。これは，検尿にて偶然指摘されたり，赤褐色やワイン色の尿が排泄されたりするなど，反復あるいは持続性の血尿がみられることをいう。たんぱく尿は，ごくわずか陰性であることが多い。その原因によって泌尿器系の尿路疾患と糸球体性の血尿に大別される。この経過をたどる主な疾患は，IgA 腎症や膜性腎症，膜性増殖性糸球体腎炎である。

1. IgA 腎症

▶ **概要** **IgA 腎症**は，腎生検による光学顕微鏡所見でメサンギウム増殖性糸球体腎炎を示し，蛍光抗体法でメサンギウム領域に免疫グロブリンの一つである IgA の顆粒状沈着を認めることで診断される。何らかの原因で糖鎖異常 IgA が血中に増加し，糸球体のメサンギウム領域に沈着し，血尿やたんぱく尿をきたすという説が有力である。慢性腎炎症候群のなかで最も多い。一般的には経過は緩徐であるが，診断後20年で40%が末期腎

---
* **多剤併用療法（カクテル療法）**：免疫抑制剤や抗凝固法，抗血小板を併用する治療法。

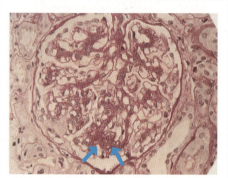

メサンギウム細胞（右➡）と基質の増生（左➡）が部分的に認められる。

図4-2　IgA腎症の光学顕微鏡所見

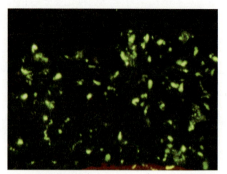

2つの糸球体が観察される。いずれの糸球体にもメサンギウム領域にIgAの沈着（蛍光）が認められる。

図4-3　IgA腎症の蛍光抗体法所見

不全に至る。

- ▶ **病理所見**　図4-2と図4-3に示す。
- ▶ **症状・検査**　ほとんどが長期にわたり無症状で経過し，健康診断で尿異常を指摘され偶然発見される例が多い（チャンスたんぱく尿）。扁桃腺炎後に肉眼的血尿発作を繰り返す場合もある。必発所見として持続的顕微鏡的血尿を認める。半数の患者に血清IgA上昇を認める。時に，ネフローゼ症候群や急速進行性糸球体腎炎で発症することがある。
- ▶ **治療**　本症は，レニン-アンギオテンシン系阻害薬や副腎皮質ステロイド薬（パルス療法を含む）や免疫抑制剤，口蓋扁桃摘出術とステロイドパルス併用療法（いわゆる扁摘パルス療法）などの対症療法が主体である。進行抑制を目的とした成人IgA腎症の治療は，腎機能と尿たんぱくに加えて，年齢や腎病理組織像も含めて総合的に判断される（図4-4）。さらに血圧管理や減塩，脂質管理，血糖管理，体重管理，禁煙なども併せて行う。扁摘パルス療法は，糖鎖異常IgAの産生を抑えるための扁桃摘出術と，糸球体の炎症を抑えるためのステロイドパルス療法を組み合わせた治療であり，早期の段階であれば寛解・治癒を目指すことが可能な治療である。わが国では標準治療の一つとして定着しつつあるが，長期的な効果などの課題が残されている。

2. 膜性腎症（膜性糸球体腎炎）

- ▶ **概要**　膜性腎症（membranous nephropathy：MN）は，腎生検による光学顕微鏡で，糸球体上皮下への免疫複合体沈着による壁肥厚を特徴とし，増殖性変化に乏しい糸球体腎炎である。多くは30歳以降に発症し，ネフローゼ症候群を呈することが多く，緩徐に進行する。約75％は1次性（原発性）であり，残りは膠原病や感染症，悪性腫瘍，薬物が原因となる2次性である。一般に血尿をみることは少ない。約30％に自然寛解する例があるが，20年で40％が腎不全に陥るとされる。

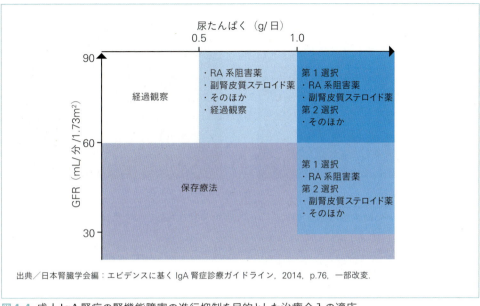

図4-4 成人IgA腎症の腎機能障害の進行抑制を目的とした治療介入の適応

▶ **原因** 1次性は，糸球体係蹄壁(けいてい)の上皮細胞抗原に抗体が結合して免疫複合体性腎炎が発症するためと考えられ，この内因性抗原として，最近，PLA2R（phospholipase A2 receptor）が有力な説となっている。わが国でのPLA2R抗体陽性率は50％と，欧米の70～90％に比べて低いが，特発性膜性腎症の診断としては感度90％，特異度99％[*]とされている。

▶ **病理所見** 図4-5と図4-6に示す。

▶ **症状・検査** 緩徐に発症するが，発見されたときは高度たんぱく尿を呈しており，浮腫(ふしゅ)や高血圧を伴っていることが多い。顕微鏡的血尿は20～40％にみられる。2次性の膜性腎症では悪性腫瘍の合併に注意する。また，薬剤（特に，抗リウマチ薬）や感染症（特にB型肝炎），膠原病（特に全身性エリテマトーデス）の精査も必要である。

▶ **治療** まず1次性か2次性かの鑑別診断を行う。2次性であれば原疾患の治療を優先する。1次性（特発性）の場合は，自然に軽快することもあるため，経過を見ながら治療を進める。高度たんぱく尿の場合は，沈着物を抑えるために副腎皮質ステロイド薬を使用する。治療抵抗性の場合は，シクロフォスファミド（エンドキサン®）やシクロスポリン（ネオーラル®），ミゾリビン（ブレディニン®）などの免疫抑制剤を併用する。

---

[*] **感度・特異度**：検査の有用性を定量的に評価するために，感度と特異度を用いる。感度が高いということは，その疾患の患者の大部分が検査陽性になることを意味する。一方，特異度とは「陰性のものを正しく陰性と判定する確率」と定義され，特異度の高い検査は，陰性のものを間違って陽性と判定する可能性が低いことを意味する。

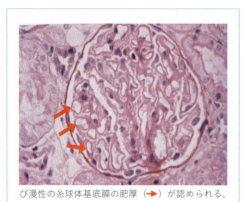

び漫性の糸球体基底膜の肥厚（→）が認められる。　　IgG が係蹄壁に沿って顆粒状に沈着している。

図 4-5 膜性腎症の PAM 染色所見　　**図 4-6** 膜性腎症の蛍光抗体法所見

3. 膜性増殖性糸球体腎炎

▶ **概要**　膜性増殖性糸球体腎炎（membranoproliferative glomerulonephritis：MPGN）は，光学顕微鏡で，糸球体係蹄壁の肥厚，基底膜の二重化と分葉状のメサンギウム細胞増殖性病変を病理学的特徴とする。電子顕微鏡所見よりⅠ～Ⅲ型に分類されるが，Ⅰ型が最も多く，Ⅱ型はデンスデポジット病（dense deposit disease：DDD）とよばれ，別の全身疾患として扱われている。半数以上でネフローゼ症候群を呈し，ステロイド抵抗性が多い。10 年で約 50% が腎不全に至る，予後不良の慢性糸球体腎炎である。小児期から若年者の発症が多いが，衛生環境の改善や抗菌薬の普及から，発症数は年々減少している。

▶ **原因**　MPGN の多くが 2 次性であり，膠原病や C 型肝炎ウイルス（HCV），ヒトパルボウイルス B19 などの感染の関与が明らかになっている。近年多い HCV 関連クリオグロブリン血症性糸球体腎炎も MPGN の病理所見を呈する。

▶ **病理所見**　光学顕微鏡所見では，糸球体係蹄壁（血管壁）が肥厚し，基底膜が 2 層に剝離したように観察される（基底膜の 2 重化）。糸球体の分葉化もみられる。炎症は糸球体の係蹄壁だけにとどまらずメサンギウム領域にも及ぶ（図 4-7，8）。蛍光抗体染色では係蹄壁やメサンギウム領域に補体成分の C3, IgG の顆粒沈着がみられる。C3 の沈着が特徴的であることから，最近は基礎疾患のない MPGW を C3 腎症とよぶこともある。電子顕微鏡所見では，基底膜の内皮下やメサンギウム基質に沈着物がみられ，メサンギウム基質が基底膜内に陥入している像（mesangial interposition）もしばしば観察される。

▶ **症状・検査**　多くの場合は，慢性に経過し，健康診断などでたんぱく尿や血尿を指摘される。半数以上で高度たんぱく尿と顕微鏡的血尿（時に肉眼的血尿），尿沈渣で赤血球円柱や顆粒円柱を認める。血液検査では，血清アルブミンの低下と低補体血症（C3 値低下）を高率に認める。

▶ **治療**　2 次性の場合は，原因となる疾患があればその治療を行う（特に C 型肝炎やクリオグロブリン血症の検索が重要）。1 次性はステロイド治療が中心となるが，治療抵抗性であり，

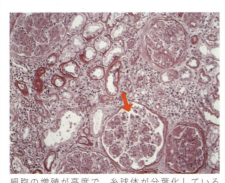
細胞の増殖が高度で，糸球体が分葉化している（→）。係蹄壁が2重になっているように観察される。

図4-7 膜性増殖性糸球体腎炎の光学顕微鏡所見

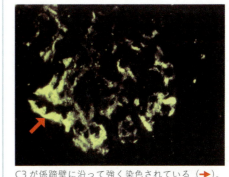
C3が係蹄壁に沿って強く染色されている（→）。特に係蹄の周辺部が目立つ。

図4-8 膜性増殖性糸球体腎炎の蛍光抗体法所見

シクロフォスファミド（エンドキサン）などの免疫抑制剤を併用する場合が多い。そのほか，レニン-アンギオテンシン系阻害薬や抗血小板薬などの腎保護療法や食事療法を加える。

II ネフローゼ症候群

ネフローゼ症候群（nephrotic syndrome）とは，尿中に大量のたんぱく質が出てしまい（高たんぱく尿），それに伴い低アルブミン血症がみられることで，浮腫や血液中のコレステロール上昇などの脂質異常症，血液凝固能亢進が現れる疾患の総称である。浮腫は，血液中の体液が血管外に漏れ出て血管外皮下組織にたまった状態をいう。高度になると，下肢のみならず，肺や腹部，心臓，陰嚢などにも浮腫をきたし，血栓症（肺梗塞や心筋梗塞，脳梗塞など）や感染症を合併する危険性が高くなる。ネフローゼ症候群の診断基準を表4-1に示す。ネフローゼ症候群には1次性と2次性がある。1次性ネフローゼ症候群は，原因が不明で腎臓に限局した病変がみられるものであり，主な腎病変は，微小変化型ネフローゼ症候群（minimal change nephrotic syndrome；MCNS）や巣状分節性糸球体硬化症（FSGS），膜性腎症（MN），膜性増殖性糸球体腎炎（MPGN）である。2次性ネフローゼ症候群は，腎臓以外の原因によって腎病変が生じるものであり，糖尿病性腎症やループス腎炎紫斑病性腎炎（IgA血管炎），IgA腎症，アミロイド腎症，クリオグロブリン血症などの全身性疾患，薬剤，感染症などが原因となる。

治療は，浮腫をコントロールする対症療法（安静・食塩摂取制限・低たんぱく食・利尿薬）と原因治療（副腎皮質ステロイド薬や免疫抑制剤など）を並行して行う。血液が過凝固状態で血栓症が生じやすくなっているため，抗血小板薬や抗凝固薬も併用することが多い。

表4-1 ネフローゼ症候群の診断基準

成人
①蛋白尿：3.5g/日以上が持続する。
（随時尿において蛋白尿/尿クレアチニン比が3.5g/gCr以上の場合もこれに準ずる）
②低アルブミン血症：血清アルブミン値3.0g/dL以下。血清総蛋白量6.0g/dL以下も参考になる。
③浮腫
④脂質異常症（高LDLコレステロール血症）

・①，②の両所見を認めることが必須条件である
・③は必須条件ではないが，重要な所見である
・④は必須条件ではない
・卵円形脂肪体は診断の参考となる

（平成22年度厚生労働省難治性疾患対策進行性腎障害に関する調査研究班）
出典／日本腎臓学会誌：ネフローゼ症候群診療指針，2011, p.80, 一部変更.

1. 微小変化型ネフローゼ症候群

▶ **概要** **微小変化型ネフローゼ症候群**は，小児から若年者に好発し，小児ネフローゼ症候群の約80%を占めている。糸球体の形態に明らかな変化がないにもかかわらず，血液中のアルブミンが糸球体血管腔からボウマン囊腔(のうくう)に漏出するもので，著明な低たんぱく血症を認める。その原因は，糸球体係蹄(けいてい)の陰性荷電が失われるためとされている。発症は急激であり，1週間で体重が5kg増えてしまうこともまれではない。

▶ **原因** IgE値が高く，花粉症やぜんそく，虫刺されなどアレルギー反応が誘因となり発症する例もあるため，抗原刺激に対する免疫反応異常の関与が示唆されている。

▶ **病理所見** 光学顕微鏡では明らかな変化がなく，ほぼ正常の所見（図4-9）で，蛍光抗体法は免疫グロブリンや補体のいずれも沈着物を認めない。電子顕微鏡で，上皮細胞の足突起の消失が観察される。

▶ **症状・検査** 尿所見は，高度のたんぱく尿を呈し，たんぱく尿の選択性（selectivity

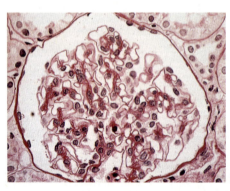

光学顕微鏡では糸球体に明らかな異常はみられない。

図4-9 微小変化型ネフローゼ症候群の光学顕微鏡所見

index，尿たんぱく選択指数ともいう）が高い．血尿はほとんど認められない．急激な体重増加と，顔面，下腿に著明な浮腫がみられる．

▶ **治療** 治療はリンパ球の働きを抑える副腎皮質ステロイド薬や免疫抑制剤を使用する．微小変化型ネフローゼ症候群はステロイド治療によく反応し，多くは予後良好であるが，再発が多いことが特徴である．減量中，または中止後に30～50%の症例が再発し，20～30%の症例がステロイド依存性あるいは頻回再発型（6か月間に2回以上再発する）となる．このような例に対しては，カルシニューリン阻害薬であるシクロスポリン（ネオーラル®）が有効である．

2. 巣状分節性糸球体硬化症

▶ **概要** 巣状分節性糸球体硬化症（focal and segmental glomerulosclerosis；FSGS）は，高度のたんぱく尿を認めることが多いが，MCNSとは異なり，正常糸球体のなかに混ざって一部の糸球体（巣状）で，部分的（分節性）に血管が固くなる（硬化）形態を呈する．多くがステロイド治療に抵抗性を示し，腎機能の予後は不良である．1次性の場合は，何らかの免疫異常の関与が考えられているが，2次性の場合は，ウイルス（HIV関連腎症など）や薬剤，メタボリック症候群などが原因とされている．1次性は若年者に好発し，発症は急激であることが多く，MCNSと同じような経過をとる．20年で約60%が腎不全となり，透析を余儀なくされている．

▶ **病理所見** 光学顕微鏡所見で，糸球体係蹄の構造が比較的保たれている糸球体と，すでに硬化に陥った糸球体が混在して観察される．また，一つの糸球体のなかでも，係蹄の硬化が進行した部分と構造が保たれた部分が観察される．糸球体の硬化性病変は腎皮質の深部に存在するため，腎組織標本内に硬化病変が認められない場合，MCNSと判断されてしまうことがある．蛍光抗体法所見で硬化部に一致したIgMや補体成分のC3の沈着を認め，電子顕微鏡所見で上皮下の足突起の消失を認める．

▶ **症状・検査** 急激な浮腫の出現と体重増加を認める．大量のたんぱく尿とともに，顕微鏡的血尿や細胞性円柱がみられ，しばしば腎機能低下や高血圧を合併する．

▶ **治療** 第1選択薬として副腎皮質薬にて治療を行う（重症例ではステロイドパルス療法）が，治療抵抗性のため，多くは免疫抑制剤としてシクロスポリン（ネオーラル®），ミゾリビン（ブレディニン®），シクロフォスファミド（エンドキサン®）などを併用している．このような難治性ネフローゼ症候群のFSGS症例では，低比重リポたんぱく（LDL）を吸着する治療法が試みられている．また分子標的薬であるリツキシマブ（リツキサン®）も効果が認められている（現時点では小児発症に限定）．

III 全身性疾患による腎障害

A 糖尿病性腎症

▶**病態生理** 糖尿病では，病期が進行するとたんぱく尿が出現し，血清クレアチニンの上昇を伴って，ネフローゼ症候群を呈するのが典型的とされている。全身浮腫により，短期間に体重が増加し，10kg 以上の増加となることもある。また，胸水や腹水のために患者は呼吸苦を訴える。この大量のたんぱく尿の原因は，糸球体病変によると考えられている。

糖尿病に固有の糸球体病変は，**キンメルスチール・ウイルソン**（Kimmelstiel-Wilson；KW）**結節**とよばれるメサンギウム領域を中心とした分節的な糸球体硬化である。この硬化病変は終末糖化産物（advanced glycation end products：AGE）とよばれる物質の沈着と線維化であると考えられていて，結節の形成のみならず，メサンギウム領域全般にびまん性に沈着を認める，びまん性病変を呈することがある。大量のたんぱく尿は，これら結節やびまん性病変から血漿たんぱくが漏出することで，進行した糖尿病性腎症がネフローゼ症候群を呈すると考えられている。

このような大量のたんぱく尿を認めずにクレアチニンの上昇を呈する症例を，**糖尿病性腎硬化症**という。この病態では，糸球体病変よりも，糸球体に至る前の血管の硬化や尿細管間質の病変が原因となる。また，糸球体数が減少したり，糸球体濾過量が減少したりすると考えられていて，糖尿病があってもたんぱく尿は認めないか，少ない。近年の人口高齢化に伴い，こうした症例は増えつつあり，腎硬化症との鑑別が難しくなっている。また，糖尿病があっても脂質代謝異常が主であり，コレステロール血栓などによる糸球体血管の閉塞による肥満関連腎症とよばれる病態がみられることがある。これらの疾患では，糸球体の KW 結節のような糸球体病変を認めず，腎機能が悪化する。2018（平成 30）年に改訂された「エビデンスに基づく CKD 診療ガイドライン 2018」によると，このような糖尿病を合併した様々な CKD の病態を区別せずに，**糖尿病性腎臓病**（diabetic kidney disease；DKD）とよぶことになった。KW 結節を有する以前からの糖尿病性腎症や血管病変を主体とした腎硬化症を呈する症例や，肥満関連腎症などはこの概念に含まれる。

▶**治療** 現在，糖尿病性腎症は，わが国の**透析導入原因の第 1 位**となっている。腎炎治療では，疾患活動性に従って副腎皮質ステロイド治療を行うことがあるのに対して，糖尿病性腎症の治療では，副腎皮質ステロイド治療は炎症に対する治療効果が得られないばかりか，血糖が上昇して，かえって全身の状態や腎症に悪影響を与えるおそれがあるため，原則的に禁忌と考えられている。

糖尿病性腎症が原因となった**末期腎不全**でも腎移植は可能であるが，原病の糖尿病のコントロールが不良である場合，移植腎においても糖尿病性腎症が再発することがあるので，厳格な血糖コントロールが必要である。

　糖尿病を呈する症例の治療の主体は，血糖コントロールと降圧薬治療である。血糖コントロールでは，腎症の進行を認めないとされるHbA1c 6.5%以下を目標に行う。初期には経口糖尿病薬やインスリンなどが治療として用いられるが，進行したステージでは，低血糖の危険性があるため，インスリンでの治療が原則である。

　降圧目標は130/80mmHg未満で，治療薬はアンギオテンシン変換酵素阻害薬（ACE阻害薬），またはアンギオテンシンII受容体拮抗薬を用いる。

　脂質異常症を呈する場合にはHMG-CoA還元酵素阻害薬を投与する。

　腎臓病の食事療法の原則は，一般に塩分やたんぱく質を制限し，カロリーを十分に摂取することが重要とされている。たんぱく質を制限して，カロリーを摂取するためには，脂質や糖質を中心にした治療食となる。腎症を合併した糖尿病では血糖値の上昇を防ぐために，糖質の過剰摂取を避ける必要があり，食事療法は難しい。摂取カロリーは，原則的に非糖尿病患者のカロリーより抑え，28〜33kcal/kg（標準体重）程度とする。また，喫煙習慣がある場合には禁煙指導を行う。

　腎疾患では一般に運動療法の指導が難しく，激しい運動では高血圧の悪化やたんぱく尿の増加を認める場合もあるが，標準体重を大きく上回った体格の患者には，短時間の軽い有酸素運動やストレッチなどの等尺性運動を指導する。

B 膠原病による腎障害

1. 全身性エリテマトーデスによる腎障害（ループス腎炎）

▶ **病態・分類**　**全身性エリテマトーデス**（systemic lupus erythematosus：**SLE**）の臓器障害として最も頻度が高く，かつ中枢神経障害と並び予後に影響するのが腎障害である。その腎障害を総称して**ループス腎炎**（lupus nephritis）とよぶ。SLEでは多彩な自己抗体が出現し，それに伴い各種の自己抗原と自己抗体が抗原抗体反応で結合して，**免疫複合体**が形成される。免疫複合体が腎臓に沈着することが，ループス腎炎の主なメカニズムである。免疫複合体が生成される際には補体が消費され，低補体血症を呈する。

　ループス腎炎は，2003（平成15）年に提唱された国際腎臓学会と腎病理学会による分類（ISN/RPS分類）によって6つの型に分類されて，病変の定義や定量的な分類が明示され，現在までそれが使われている（表4-2）。しかし，同じ患者でも時期によって移行がみられるので，注意が必要である。

▶ **症状**　SLEの症状は組織型によって異なり，I型やII型では，通常は症状がほとんどなく，予後がよい。III型やIV型では，重症のネフローゼ症候群や腎不全に至ることが多く，

表4-2 ループス腎炎のISN/RPS分類（2003）

Class I	微小メサンギウムループス腎炎
Class II	メサンギウム増殖性ループス腎炎
Class III	巣状ループス腎炎
III（A）	活動性病変：巣状増殖性ループス腎炎
III（A/C）	活動性および慢性病変：巣状増殖性および硬化性ループス腎炎
III（C）	糸球体瘢痕を伴う慢性非活動性病変：巣状硬化性ループス腎炎
Class IV	び漫性ループス腎炎
IV-S（A）	活動性病変：び漫性分節性増殖性ループス腎炎
IV-G（A）	活動性病変：び漫性全節性増殖性ループス腎炎
IV-S（A/C）	活動性および慢性病変：び漫性分節性増殖性および硬化性ループス腎炎
IV-G（A/C）	活動性および慢性病変：び漫性全節性増殖性および硬化性ループス腎炎
IV-S（C）	瘢痕を伴う非活動性病変：び漫性分節性硬化性ループス腎炎
IV-G（C）	瘢痕を伴う非活動性病変：び漫性全節性硬化性ループス腎炎
Class V	膜性ループス腎炎 V型ループス腎炎はIII型あるいはIV型と合併することがあり，その場合には両者を診断する V型ループス腎炎は進行した硬化病変を示す場合がある
Class VI	進行した硬化性ループス腎炎

予後は最も悪い。V型では，腎不全に至ることはそれほどなく，III型やIV型と比べると予後は比較的良好だが，高度のたんぱく尿がみられてコントロール不良となることもしばしばある。たんぱく尿により低アルブミン血症になると，四肢などの浮腫がみられるようになる。VI型は慢性期に至ったときの所見である。

▶ 治療　SLEの治療は，臓器障害の程度によって決められる。したがって，腎症状だけで決まるものではないが，少なくとも急速に進行する腎炎がある場合や，重度のネフローゼ症候群を呈している場合（III型やIV型，V型に多い）には，高用量の副腎皮質ステロイド薬か大量のステロイド薬を点滴静注するステロイドパルス療法が行われる。腎症状がまったく認められず，ほかにも軽度の皮疹と関節炎程度しか症状がない場合には，無治療で経過観察することもある。一方，重症でステロイド薬のみではコントロールができない場合には，シクロフォスファミドなどの免疫抑制剤を追加することも多い。

2. 全身性強皮症（全身性硬化症）

▶ 病態　**全身性強皮症**または**全身性硬化症**（systemic sclerosis）とは，皮膚を中心として多臓器に硬化病変が生じ，血管障害も起こして，肺血管の硬化や腎血管の狭窄などをきたす予後不良の疾患である。特に腎血管の狭窄が急激に進行する病態を**腎クリーゼ**という。腎クリーゼでは，腎血流量が低下してレニン-アンギオテンシン系の亢進が起こるため，多くの患者に重度の高血圧がみられる。しかし，一部に正常血圧を保ったまま腎血管病変が進行する患者がいるので，注意する。全身性強皮症の治療として副腎皮質ステロイド薬を使うことが，腎クリーゼの原因になることもある。

▶ 治療　アンギオテンシン変換酵素阻害薬によってレニン-アンギオテンシン系を抑制す

ることで，予後が著明に改善するようになったが，副腎皮質ステロイド薬はむしろ腎クリーゼの悪化を招くこともあり，強力な免疫抑制剤を使用せざるを得ないこともある。

3. 関節リウマチ

▶ **病態・分類・治療**　関節リウマチ（rheumatoid arthritis：RA）とは，全身の関節滑膜に炎症をきたす疾患である。適切に治療しなければ関節が破壊され，日常生活が著しく障害される。

　関節リウマチ自体による腎障害の頻度は低く，慢性炎症が長期間にわたった場合に起きるアミロイドーシスによるものがほとんどである。その場合は，全身の多臓器にアミロイドの沈着が認められることが多く，それらを取り除く治療法はない。関節リウマチの病勢コントロールにより，発症予防に努めることが重要である。

　治療薬による腎障害としては，疼痛コントロールのために使われる非ステロイド抗炎症薬（NSAIDs）による腎障害があげられ，急性の腎不全やネフローゼ症候群，尿細管障害などを起こしうる。最近は徐々に使用頻度が減ってきたものの，メトトレキサート（MTX）に次いで使用されている抗リウマチ薬であるブシラミンによる腎障害も広く知られ，膜性腎症によるたんぱく尿が主な症状である。これらの薬剤性腎障害は，一般的には，原因薬物の投与を中止することで改善されることが多いが，改善しない場合は，副腎皮質ステロイド薬の投与が必要になることもある。

4. シェーグレン症候群

▶ **病態**　**シェーグレン**（Sjögren）**症候群**とは，主に全身の外分泌腺が障害される疾患である。腎障害としては，リンパ球の尿細管への浸潤による**尿細管間質性腎炎**や**尿細管性アシドーシス**を起こすことが多いが，その頻度は10％以下である。尿細管間質性腎炎では血液検査異常を認めないことも多いが，尿検査異常はしばしば認める。尿細管性アシドーシスでは低カリウム（K）血症による筋力低下が発見のきっかけになる。

▶ **治療**　一般的にシェーグレン症候群に対してはステロイド薬や免疫抑制剤では病勢のコントロールはできないが，腎病変に対しては中等量以上のステロイド薬や免疫抑制剤が奏功する可能性がある。

5. クリオグロブリン血症

▶ **病態**　クリオグロブリンは37℃以下で沈殿するたんぱくで，これが血液中に増加している病態をクリオグロブリン血症（cryogloblinemia）とよぶ。その原因となる基礎疾患としてC型肝炎や膠原病が存在することもあるが，原因疾患のない本態性クリオグロブリン血症もある。過剰なクリオグロブリンは，小血管に沈着して血管炎を引き起こすので，小血管の豊富な腎臓は，それにより障害を受ける。しかし，腎不全に至ることはほとんどなく，予後は比較的良好である。

Ⅲ　全身性疾患による腎障害

▶ **治療** 副腎皮質ステロイド薬や免疫抑制剤の投与，クリオグロブリンを除去するクリオフィルトレーション*などが行われる。

6. ANCA関連血管炎

▶ **病態・分類** ANCA（アンカ）関連血管炎（ANCA associated vasculitis；AAV）とは，中小型の血管に血管炎を生じる疾患で，血液中で抗好中球細胞質抗体（anti-neutrophil cytoplasmic antibody；ANCA）が陽性になることが特徴である。2012年に血管炎の分類と名称が変更され，ANCAのタイプと病態により，顕微鏡的多発血管炎（MPA）や多発血管炎性肉芽腫症（GPA，旧ウェゲナー肉芽腫症），好酸球性多発血管炎性肉芽腫症（EGPA，旧チャーグ-ストラウス症候群）の3つの疾患に分類されている。日本人ではMPAの頻度が高く，高齢者によくみられる。

▶ **症状** ANCA関連血管炎では，全身に血管炎を生じることから，眼や中耳，副鼻腔，肺，末梢神経などの様々な臓器に障害をきたすが，小型血管が豊富な腎臓の障害は，全症例の8割と高頻度でみられる。ほぼ全例で血尿を認め，たんぱく尿もほぼ全例で陽性になる。腎障害を認める患者の約6割で急速進行性糸球体腎炎を呈する。

▶ **治療** ANCA関連血管炎の治療は，寛解導入療法と寛解維持療法という考え方に基づいて行われる。急速進行性糸球体腎炎を呈するなどの重篤な腎障害があったり，ほかの臓器障害も併発したりするような重症例では，副腎皮質ステロイド薬のパルス療法に加えて，強力な免疫抑制剤によって寛解を導入し，ステロイド薬を減量しながら寛解を維持する。近年はリツキシマブという抗体製剤を用いてBリンパ球を除去することにより，寛解導入と維持を行う治療が世界的に広く行われるようになっている。

7. ヘノッホ-シェーンライン紫斑病性腎症

▶ **病態** ヘノッホ-シェーンライン紫斑病（Henoch-Schönlein purpura；HSP）とは，小血管の血管壁にIgAを主体とする免疫複合体が沈着する血管炎であり，最新の分類では**IgA血管炎**と名称が変更された。20歳以下の若年層を中心に発症するが，成人でもみられることがある。症状としては，軽度に隆起した紫斑と腹痛などの腹部症状が特徴である。腎症状は**紫斑病性腎炎**とよばれ，IgA血管炎の合併症として最も重要な症状である。皮膚症状出現後から約1か月以内に，尿潜血やたんぱく尿を指摘されて気づくことが多い。腎生検の病理組織所見は，軽度の細胞増殖から高度の半月体形成まで多様である。蛍光抗体法では，メサンギウム領域にIgAと補体成分（C3）の沈着がみられる。

▶ **治療** 副腎皮質ステロイド薬や免疫抑制剤の投与が行われる。

＊クリオフィルトレーション：二重膜濾過血漿交換法の一つで，1次膜で血漿成分を濾過したのち，その血漿成分を冷却してクリオグロブリンを析出させてゲル状にして，それを2次膜で除去する方法である。クリオグロブリンを含む病因物質を除去できる。

8. IgG4関連腎臓病

▶ **病態** **IgG4 関連疾患**（IgG4-related disease）とは，もともと自己免疫性膵炎の病態解析から発見された疾患で，血液中の免疫グロブリンの一種である IgG4 が増加し，多臓器に IgG4 陽性形質細胞が浸潤する病変が特徴である。検査所見では，IgG4 や IgG，IgE などが高値を示し，補体は低値となることが多い。腎臓では組織学的に尿細管間質性腎炎を呈するが，尿所見は比較的乏しい。また CT などの画像所見も病変の広がりに偏りがある。

▶ **治療** 中等量から高用量の副腎皮質ステロイド薬が著効するため，予後は比較的よいが，ステロイド薬の減量とともに再燃することも多くみられ，一定量を維持しなければならないこともある。

9. 抗 GBM 病

▶ **病態** 抗 GBM 病は，血液中の抗糸球体基底膜（GBM）抗体が陽性で，肺では肺胞出血，腎臓では急速進行性糸球体腎炎を呈する予後不良の疾患であり，**グッドパスチャー**（Goodpasture）**症候群**とよばれていた。診断時に高度の腎障害を有することも多い。

▶ **治療** 血漿交換療法やステロイドパルス療法，免疫抑制剤による治療を併用するのが標準的な治療である。血漿交換療法は，連日あるいは隔日で 2 週間，ないしは抗 GBM 抗体価が正常化するまで施行するが，生命予後も極めて不良である。

C アミロイド腎症（腎アミロイドーシス）

▶ **概要** **アミロイドーシス**（amyloidosis）とは，アミロイドたんぱくとよばれる線維が全身の様々な器官や臓器に沈着する病態で，全身に障害が及ぶ。**アミロイド腎**（amyloid kidney）**症**は，糸球体のほか，尿細管や腎内の動脈にアミロイドが沈着し，腎障害を引き起こす病態である。沈着したアミロイドは，腎組織のコンゴーレッド染色により証明される（図 4-10）。

▶ **分類** アミロイド腎症は，アミロイドたんぱくの構成成分の違いにより，AL 型アミロイドーシス（アミロイドが異常形質細胞から産生される免疫グロブリンの L 鎖からなる）や AA 型アミロイドーシス（血清アミロイド A たんぱくからなる），透析アミロイドーシス（β_2 ミクログロブリンからなる）に分類される。AA 型アミロイドーシスは何らかの慢性疾患に続発して発症し，基礎疾患としては関節リウマチが代表的疾患である。関節リウマチを長期で患っている患者にたんぱく尿が出現した場合は，続発性アミロイド腎症を疑う。

▶ **病理所見** 光学顕微鏡所見では，糸球体・血管・間質に，構造物のない淡好酸性物質の結節性病変を認める。コンゴーレッド染色にて赤橙色に染色され（図 4-10），これを偏光顕微鏡で観察し，緑色に偏光すればアミロイドーシスと診断される。

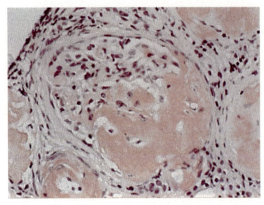
糸球体・血管・間質に赤橙色の沈着を認める。

図4-10 アミロイド腎症（コンゴーレッド染色）

▶ **症状・検査** アミロイドーシスでは，アミロイドが沈着する部位（心臓や消化管，肝臓，腎臓，神経など）により症状が異なる。全身倦怠感や全身衰弱，貧血，体重減少，浮腫などが一般的な症状であるが，腎臓，特に糸球体にアミロイドが沈着した場合は，高度のネフローゼ症候群による浮腫を認める。血尿は少ない。アミロイドーシスが疑われた場合は，胃・十二指腸あるいは直腸の生検を行い，組織検査を行う。高度たんぱく尿を認めた場合は，腎生検を施行して診断する。ネフローゼ症候群をきたしたアミロイド腎症の腎予後は，極めて不良である。

▶ **治療** 以前は対症療法が中心であったが，最近では根治治療を目指した新しい治療法も試みられている。AL型アミロイドーシスの基本治療は，副腎皮質ステロイド薬のデキサメサゾン，あるいはデキサメサゾンとアルキル化薬のメルファランを併用した治療（MDex）である。そのほか，高用量メルファラン，あるいはMDexと自家造血幹細胞移植療法を組み合わせる方法や，NF-κB*の活性を阻害する多発性骨髄腫治療薬（ボルテゾミブ）も効果が期待されている。

　腎不全に至った場合は，透析療法が行われるが，心臓など多臓器へのアミロイド沈着を伴っていることも多く，予後は不良である。

D 多発性骨髄腫

▶ **概要** **多発性骨髄腫**（multiple myeloma）では，形質細胞（plasma cell）の腫瘍性増殖の結果，免疫グロブリンが単クローン性に過剰に産生される（異常たんぱくの産生）。**ベンス・ジョーンズたんぱく**（Bence-Jones protein：BJP）は多発性骨髄腫で産生される異常たんぱくの一つで，直接尿細管に毒性を発揮したり，尿細管管腔を閉塞して**骨髄腫腎**（myeloma

---

* **NF-κB**：細胞増殖や生存に関与しているたんぱく質で，免疫反応において中心的な役割を果たす物質の一つである。NF-κBを阻害する薬剤は細胞増殖を抑制するため，抗がん剤や関節炎の治療などに使用されている。

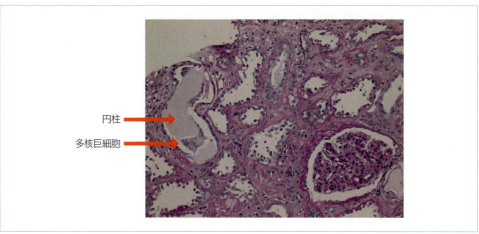

図4-11 骨髄腫腎

kidney）とよばれる腎障害をきたしたりする。

▶ **原因**　多発性骨髄腫発症の原因には，遺伝的要因や環境因子，年齢・性別などが関与している。

▶ **病理所見**　光学顕微鏡では，尿細管腔に無構造なヒアリン様物質である円柱（cast）がみられる。円柱を取り囲んで多核巨細胞が認められると，典型例として診断価値が高い（図4-11）。

▶ **症状・検査**　過剰に産生された単クローン性免疫グロブリンの軽鎖は，分子量22000の異常たんぱくであり，アルブミンに反応する尿試験紙法では検出されない。BJPは糸球体を通過し，尿細管において円柱が形成され，尿細管の閉塞をきたし腎機能の低下を招く。特に近位尿細管が障害されると，ファンコニ（Fanconi）症候群や尿細管性アシドーシス，尿濃縮力の低下などがみられる。進行すれば末期腎不全に至る。

▶ **治療**　化学療法や末梢血幹細胞移植などで，原病の骨髄腫治療を行う。BJPの腎毒性を軽減するために十分な補液を行い，心機能を評価しながら尿量2L/日以上を維持する。腎不全が進行すれば，透析療法が行われる。

E 感染症による腎障害

1. B型肝炎ウイルス，C型肝炎ウイルス関連腎症

1　B型肝炎ウイルス関連腎症

▶ **概要**　**B型肝炎ウイルス**（hepatitis B virus：**HBV**）感染*による糸球体腎炎を，HBV関連

＊ **B型肝炎ウイルス（HBV）感染**：HBVは外側にHBs抗原（hepatitis B surface antigen），内部にHBc抗原（hepatitis B core antigen）と環状二本鎖DNAを有する球形粒子のウイルス。HBVの増殖が盛んな時期には，感染者の血液中にHBe抗原（hepatitis Be antigen）が分泌される。

腎症という。これは膜性腎症の合併が多い。特に小児は膜性腎症が多く、成人では膜性増殖性糸球体腎炎（MPGN）も認める。HBV 関連腎症は、HBV の持続感染（キャリア）での発症が多い。近年は、B 型肝炎母子感染防止事業によりワクチン接種が行われ、垂直感染によるキャリアは減少している。

- ▶ 原因　HBV 関連の膜性腎症では、HBe 抗原の関与が重要であり、それに対する抗 HBe 抗体からなる免疫複合体が上皮下沈着を形成し、糸球体障害をきたす。
- ▶ 症状・検査　たんぱく尿やネフローゼ症候群を認める。HBV の持続感染を認め、腎生検で膜性腎症、または膜性増殖性糸球体腎炎と診断された場合に、HBV 関連腎症と診断される。成人のキャリアの場合、セロコンバージョン*に伴い尿所見が正常化することがある。
- ▶ 治療　治療の基本は HBV 抗原の供給を断つことである。抗ウイルス作用のインターフェロン療法や核酸アナログであるエンテカビルやテノホビルで治療する。
- ▶ 予後　HBV 関連腎症の膜性腎症は、セロコンバージョンすれば症状は軽快することが多い。成人では自然軽快はまれで、1/3 は進行して腎不全に至るとされる。

2　C 型肝炎による腎障害

- ▶ 概要　C 型肝炎ウイルス（hepatitis C virus；**HCV**）感染による糸球体腎炎を、HCV 関連腎症とよぶ。多くはクリオグロブリン血症の関与による膜性増殖性糸球体腎炎 I 型を呈する。たんぱく尿や血尿を認め、特にネフローゼ症候群を呈する。そのほか、膜性腎症や巣状分節性糸球体硬化症などの病変もみられる。
- ▶ 原因　HCV が B リンパ球に感染し、リウマトイド因子の産生が惹起され、それに対する免疫複合体がクリオグロブリンを形成し、糸球体に沈着すると考えられている。
- ▶ 症状・検査　慢性 C 型肝炎として軽度の肝機能障害を認めるが、A 型・B 型肝炎と比べ自覚症状に乏しく、容易に慢性化する。血尿やたんぱく尿を認め、血液ではクリオグロブリン血症に伴う低補体血症やリウマチ因子陽性を認める。HCV 抗体が陽性となり、HCV-RNA 量と HCV-遺伝子型で治療方針が決定される。
- ▶ 治療　B 型肝炎と同様、原因抗原である HCV に対する抗ウイルス療法が重要である。抗ウイルス薬のリバビリンやインターフェロン療法が行われる。
- ▶ 予後　ネフローゼ症候群が持続するものやすでに腎機能低下が認められるものは、腎予後が不良である。

2. ヒト免疫不全ウイルス関連腎症

- ▶ 概要　ヒト免疫不全ウイルス（human immunodeficiency virus；**HIV**）感染に関連した腎症である。エイズ（AIDS）患者のみならず HIV キャリアでも発症することから、**HIV 関**

---

* **セロコンバージョン**：血清中の HBe 抗原が消失し、HBe 抗体が出現する過程。

連腎症とよばれている。臨床的にはたんぱく尿を認め，ネフローゼ症候群を呈して，急速に末期腎不全に至る。組織学的には巣状分節性糸球体硬化症（FSGS）の像を呈するが，尿細管間質性病変も高頻度に認める。

▶ **原因** HIVは直接的に糸球体上皮細胞や尿細管上皮細胞に感染し，腎障害を起こすことが確認されている。

▶ **症状・検査** 高度のたんぱく尿を認めることが多く，ネフローゼ症候群をきたすことも少なくない。急速に腎障害をきたし，HIV関連腎症と診断された際には，すでに末期腎障害であることが多い。そのほか，血尿や高血圧も合併する。

▶ **治療** HIV関連腎症と診断された場合は，多剤併用療法（anti-retroviral therapy：ART）が開始される。この治療によって腎機能が改善するという報告があるが，多くの場合は，末期腎不全に進行する。

F 高尿酸血症による腎障害

▶ **概要・定義** 尿酸は，プリン体から合成される物質である。尿酸は水溶性物質で通常はイオン化しているが，7.0mg/dL以上では，飽和状態に達し結晶化する。尿酸が結晶化したものを尿酸塩という。性・年齢を問わず，血漿中の尿酸溶解濃度7.0mg/dLを超える状態を**高尿酸血症**（hyperuricemia）という。尿酸塩は関節に沈着することによって急性関節炎（痛風）をきたす原因となる。また，尿酸の溶解度は低温になるとさらに低下するため，足趾（特に母趾）の付け根や足首，膝など体幹から遠い部位での痛風発作が多い。

尿酸の正常値は男性で3.8～7.5mg/dL，女性で2.4～5.8mg/dLと，男性でやや高い値を示す。尿酸は肝臓においてヒポキサンチンから合成され，血中に放出される。こうして産生される尿酸は1日当たり0.7g程度であり，腸管から0.2g/日が排泄され，腎臓から0.5g/日が排泄される。体内プールは2.1g程度とされている。このため，腎機能が低下し，腎臓からの排泄が低下した患者では高尿酸血症をきたしやすい。

▶ **原因** 尿酸値が上昇する原因としては，遺伝的素因や偏った食生活，薬剤の投与などがあげられる。

プリン体を大量に摂取すると高尿酸血症をきたす。肉食や魚卵，海産物などはプリン体を高濃度に含んでいる。また，干物などの乾物は，体積に占める細胞数が多いため，高尿酸血症の原因となりやすい。果糖は代謝過程で尿酸の生成も起こすため，果物の摂り過ぎや果糖を用いた食品・清涼飲料などの過剰摂取は，尿酸値を上昇させるおそれがある。一方で，野菜や乳製品は尿酸値を低下させると考えられている。アルコールの過剰摂取は尿酸値を上昇させる。ビールなどは，プリン体を豊富に含むため，高尿酸血症の原因とされるが，アルコールそのものが尿酸値を上昇させるため，ほかのアルコール飲料でも尿酸値を上昇させる。また，薬剤も尿酸値を上昇させることが知られている。

Ⅲ　全身性疾患による腎障害

このほか，激しい運動やストレス，脱水などでも尿酸値の上昇が起こるため，尿酸値のコントロールには生活習慣全般を見直すことも必要である。

▶治療　高尿酸血症の治療は，食事療法と内服治療が中心である。食事療法については，先述したとおり，過剰摂取などに注意する。内服治療では，尿酸合成阻害薬のアロプリノール，フェブキソスタット，プロベネシドなどの薬剤が用いられる。なお，尿酸の排泄促進薬は尿酸結石が形成されるおそれがあるため，通常はクエン酸ナトリウムなどの，尿のアルカリ化剤とともに用いられる。高尿酸血症による合併症には，尿酸塩性腎症（痛風腎），閉塞性腎症，急性尿管性腎症がある。

1. 尿酸塩性腎症（痛風腎）

尿酸塩によって引き起こされた腎障害である。尿酸塩が腎実質内の腎髄質の尿細管腔および間質に沈着すると，尿細管腔の閉塞や尿細管間質に炎症が生じる。これがいわゆる，**痛風腎**（gouty kidney）であり，エコーなどの画像診断では，腎皮質の菲薄化とともに，腎髄質の石灰化を認める。

2. 閉塞性腎症

腎実質から尿路に排泄された尿酸結晶によって，尿酸結石が形成されることがある。結石が腎盂・尿管などで形成されると，小片が尿管を閉塞させて激しい疼痛を訴える（尿管結石症となる）のみならず，閉塞部位までの尿路が拡張し（水腎症や水尿管症となる），腎不全の原因となることもある。こうした病状に対しては，食事の改善や内服薬によって血中の尿酸値を低下させるとともに，尿酸の結晶化を防ぎ，尿酸結晶の溶解を促す目的で，尿のpHを6.0〜7.0まで上昇させる尿アルカリ化製剤の投与も行われる。

3. 急性尿酸性腎症

急激かつ高度な高尿酸血症が生じると，尿酸の結晶が大量に尿細管腔に析出し，閉塞性の急性腎疾患をきたす。これを急性尿酸性腎症という。化学療法に伴う細胞崩壊によるものがほとんどである。

IV 腎血管疾患

A 高血圧に伴う腎障害

1. 腎硬化症

▶ **定義・病態** 長期間高血圧が持続すると，血液を送る細動脈には圧力がかかり続けることから，血管内皮細胞が反応・増殖して細動脈の内腔が狭窄する。これを細動脈硬化という。細動脈硬化が進むと，徐々に糸球体や尿細管，間質への血流が減少して，その機能は低下する。また，高血圧では糸球体内圧も上昇しており，糸球体高血圧が長期間続くことで糸球体硬化が発生する。このように，高血圧の持続により生じた細動脈硬化や糸球体硬化に基づく腎病態を，**腎硬化症**（nephrosclerosis）という。

▶ **症状・診断（検査）** 腎硬化症は無症状に経過することが多い。尿検査では，ほぼ正常から軽度のたんぱく尿を認める程度だが，0.5g/日以上の顕性たんぱく尿を伴う場合には腎機能障害の進行リスクになる。腎硬化症では両側の腎萎縮を認める。腎硬化症の診断は，高血圧歴があり，尿検査や画像所見が矛盾せず，ほかの疾患の可能性を否定できた場合に，除外診断として行われることが多い。

▶ **治療** 血圧140/90mmHg未満に維持するように降圧薬による血圧コントロールを行う。たんぱく尿を認める場合には，血圧130/80mmHg未満を目指す。降圧療法は腎硬化症による腎機能障害の進行を抑制するが，降圧目標の達成には複数の薬剤の併用を必要とすることが多い。レニン-アンギオテンシン系阻害薬（ARBおよびACE阻害薬）が第1選択薬となる。カルシウム（Ca）拮抗薬や利尿薬の併用も推奨される。

2. 加速型-悪性高血圧による腎障害

▶ **定義・病態** 加速型-悪性高血圧とは，拡張期血圧が120～130mmHg以上であり，腎機能障害が急速に進行し，放置すると心不全や高血圧性脳症，脳出血などが発症する予後不良の病態である。貧血や血小板減少を認めることがあり，血管内皮細胞障害によるものとされる。

　従来は，眼底所見により乳頭浮腫（Keith-Wagener分類Ⅳ度）を伴う悪性高血圧と，出血や滲出性病変（Keith-Wagener分類Ⅲ度）を伴う加速型高血圧に区分していたが，臓器障害の進行や生命予後に差はなく，最近では両者をまとめて加速型-悪性高血圧とよんでいる。

　典型的な症例は本態性高血圧から加速型-悪性高血圧に移行するものであるが，腎疾患や強皮症腎，そのほかの2次性高血圧などの種々の病態から生じる場合もある。急激

な血圧上昇に伴う細小血管障害を介してレニン-アンギオテンシン-アルドステロン系が活性化され，その結果さらに血圧の上昇と細小血管の障害を起こし，高血圧が進展して悪循環が形成される．腎病理所見は悪性腎硬化症といわれ，細動脈のフィブリノイド壊死や増殖性内膜炎（onion skin lesion）などがみられる．

▶ **治療**　急速な降圧は重要臓器の虚血をきたす危険を伴うことから，最初の24時間の降圧は拡張期血圧100～110mmHgまでにとどめる．その後，緩やかに降圧する．

3. 動脈硬化性腎動脈狭窄症

▶ **定義・病態**　全身の動脈硬化の部分症状として，腎動脈に粥状硬化をきたしたものを**動脈硬化性腎動脈狭窄症**（arterial nephrosclerosis）という．動脈硬化は，高血圧や脂質異常症，喫煙，肥満，糖尿病など種々の要因により起こる．動脈硬化により腎動脈狭窄が起こると，腎機能低下や腎血管性高血圧の原因となることがある．腎動脈狭窄により腎は萎縮して，腎サイズの左右差を認めることがある．

　動脈硬化性腎動脈狭窄症は，無症候性の場合や高血圧を伴う場合（腎血管性高血圧），あるいは腎機能障害を伴う場合（虚血性腎症）がある．また，高頻度に脳梗塞や虚血性心疾患，閉塞性動脈硬化症などの心血管疾患を合併している．

▶ **治療**　降圧治療は腎機能障害の進行抑制に有効であり，降圧薬はレニン-アンギオテンシン系阻害薬や利尿薬，Ca拮抗薬，β遮断薬，それらの併用が用いられる．ただし，レニン-アンギオテンシン系阻害薬の使用は，両側性腎動脈狭窄例では短期間に腎機能障害が進行することがあるため，注意を要する．動脈硬化の進行抑制のため，スタチン系薬剤による脂質異常症治療や抗血小板薬内服，禁煙指導などを行う．降圧薬治療による血圧管理が困難な場合や，レニン-アンギオテンシン系阻害薬投与により腎機能障害が進行する場合には，腎血管性高血圧症に対して経皮的腎血管形成術による血行再建を検討する．

B 腎血管性高血圧症

▶ **定義・病態**　一側あるいは両側の腎動脈の狭窄や閉塞により腎血流の低下をきたすと，その結果，レニン分泌が亢進して，レニン-アンギオテンシン-アルドステロンを介した高血圧を起こす．これを**腎血管性高血圧症**（renovascular hypertension）といい，全高血圧患者の約1%程度にみられる．

▶ **原因・診断（検査）**　腎血管性高血圧症の原因には，線維筋性異形成（40%）や粥状動脈硬化症（40%），大動脈炎症候群（15%）などがある．腎血管性高血圧症は，重症高血圧や治療抵抗性高血圧を示す場合が多い．確定診断のためには，形態学的診断と機能的診断の双方が必要である．形態学的診断としては，造影CT血管撮影（CTA）や磁気共鳴血管造影（MRA），腎動脈造影などにより，腎動脈の狭窄の有無をみることが有用である．

機能的診断としては，血漿レニン活性を測定してその上昇を確認すること，腎動態シンチグラフィー（レノグラム）により，分腎機能や腎血流の左右差を確認することが有用である。

▶ **治療**　腎血管性高血圧症の治療には，降圧薬治療と血行再建療法がある。

降圧薬治療では，レニン-アンギオテンシン系阻害薬が有効であり，第1選択となる。そのほか，β遮断薬やCa拮抗薬などが選択される。なお，レニン-アンギオテンシン系阻害薬は，片側性の腎動脈狭窄症例では有効であるが，両側腎動脈狭窄症例の場合には，急速に腎機能障害が進行することがあるため原則禁忌である。

経皮的腎動脈形成術による血行再建療法は，比較的侵襲が少なく，繰り返し施行できる利点がある。

C　そのほかの腎血管性疾患

1. 腎梗塞

▶ **定義**　腎梗塞（renal infarction）は，血栓・塞栓により腎動脈または分枝した動脈で血行障害が生じ，その結果，腎実質に梗塞・壊死を生じたものである。通常は一側性に発症する。

▶ **原因・病態生理**　不整脈などに伴う血栓・塞栓症，移植腎，動脈瘤や動脈解離などの血管病変などが原因としてあげられる。これらは，動脈硬化性疾患の患者（高齢男性で，高血圧患者や糖尿病患者に多い）に高頻度でみられる。しかし，腎動脈に生じるものでは，血栓症によるものよりも塞栓症によるものが多く，このうち心房細動による塞栓性閉塞が最も高頻度でみられる。

▶ **症状**　急激な側腹部痛，背部痛を訴えることが多いが，無症状な例も存在する。

▶ **診断**　CTやMRIなどが行われ，完成された腎梗塞では，腎乳頭から皮質に至る楔状のX線低吸収域（low density area：LDA）が特徴的である。造影CTではよりコントラストが強調されるが，造影剤による腎障害を起こす危険もあるため，本疾患を疑う場合には単純CTかMRIによる検査をまず行う。確定診断のためには，動脈造影が必要となる場合もある。

2. 腎静脈血栓症

▶ **原因・病態生理**　腎静脈血栓症（renal vein thrombosis）は，一側性または両側性の血栓性閉塞で，ネフローゼ症候群（特に膜性腎症）に合併して生じる。ほかの原因としては，悪性腫瘍や凝固異常などがある。腎静脈に形成された血栓は，求心性あるいは上行性に成長し，下大静脈に至ることもある。無症状のことも多いが，腎機能障害を伴うこともある。この血栓の一部が剝離し，上行性に血流に乗ると，肺塞栓症をきたすこともあるの

で注意する。また，心室・心房の中隔欠損があると，脳塞栓をきたす場合もある。
▶ 治療　一般的な治療法は抗凝固療法（ヘパリン製剤の投与）であるが，血栓に対して溶解療法や腎摘出術が行われる場合もある。そのうえで，血栓症の原因となっている疾患（ネフローゼ症候群や悪性腫瘍など）の治療を行う。肺塞栓などの塞栓症の予防に対しては，下大静脈にフィルターを挿入することもある。

3. 溶血性尿毒症症候群

▶ 概念・定義　溶血性尿毒症症候群（hemolytic uremic syndrome；HUS）は，微小血管の血管内皮細胞障害に起因する血栓性微小血管障害症（thrombotic microangiopathy；TMA）の一つである。TMA については，2015（平成 27）年に日本腎臓病学会や日本血液学会，日本小児科学会より，非典型溶血性尿毒症症候群（atypical HUS；aHUS）のガイドラインが示され，さらに，翌年に改訂版が示されたことより，疾患概念が整理された。

▶ 原因　HUS の原因は，腸管出血性大腸菌（enterohemorrhagic *Escherichia coli*；EHEC）がつくるベロ毒素*である。EHEC としては O157 が有名であるが，O26 などほかのタイプの EHEC も存在する。

▶ 治療　HUS は急性腎障害（AKI）を含めた多臓器不全を呈する。治療の際は，十分な輸液と全身状態の管理が原則である。高血圧を呈した場合には，降圧薬を使用し，腎不全を合併した場合（尿毒症症状や 6.5mEq/L を超える高 K 血症や電解質異常，代謝性アシドーシス，溢水，肺水腫，心不全など）には，速やかに血液透析を行う。脳症に対しては，対症療法が中心となるが，抗痙攣薬の使用や頭蓋内圧の亢進が疑われる症例に対しては頭蓋内圧降下療法を行う。小児の HUS では，ベロ毒素が原因として多いが，成人の場合には必ずしもベロ毒素の存在や EHEC の感染がはっきりしないことも多く，90% 以上はほかの原因による TMA であるとされている。このため，成人の場合は特に，まず血漿交換を選択する必要がある。

V　尿細管機能の異常

1. 腎性尿崩症

▶ 定義　腎性尿崩症（nephrogenic diabetes insipidus；NDI）は，先天的あるいは後天的な要因により，集合管におけるバソプレシン（ADH）の作用が障害され，多尿をきたす疾患である。
▶ 原因と病態　先天的な原因としては，腎集合管主細胞のバソプレシン V2 受容体の異常

---

* **ベロ毒素**：EHEC が細胞内で産生し，体外に放出する毒素のことである。かつて志賀博士が赤痢菌の毒素から分離した毒素と同様のものであり，別名志賀毒素，またはシガトキシンともいう。

による1型（伴性劣性遺伝），水チャネル（AQP-2）の遺伝子異常による2型（常染色体劣性遺伝）の2つがあるが，後者はまれである．後天的な要因としては，尿路閉塞や様々な原因による尿細管間質性腎炎，電解質異常（低K血症や高Ca血症など），薬剤（リチウムなどによる）などがある．

▶ **診断**　多尿や口渇，高Na血症により判明され，デスモプレシン（ddAVP）負荷試験，血中ADH濃度の測定により中枢性尿崩症との鑑別診断を行う．

▶ **治療**　治療は，十分な水分摂取と原因の除去である．尿量を減少させるために，サイアザイド系利尿薬や非ステロイド性抗炎症薬（NSAIDs）のインドメタシンが有効なことがある．

2. バーター症候群，ギッテルマン症候群

▶ **定義**　バーター（Bartter）症候群とギッテルマン（Gitelman）症候群は，ヘンレ上行脚の太い部位や遠位尿細管で塩化ナトリウム（NaCl）再吸収にかかわるトランスポーターの遺伝子異常により，共通の臨床所見を呈する先天性疾患である．従来，新生児型と古典型に分類されてきたが，原因遺伝子と障害部位が明らかになり，現在は原因遺伝子別に病型分類がなされている（表4-3）．

▶ **診断**　臨床的には，両者は広義のバーター症候群として，低K血症，代謝性アルカローシス，高レニン・高アルドステロン血症を示す疾患群として診断され，血圧は正常からやや低めとなる．

▶ **治療**　根治は不可能であり，対症療法が中心となる．脱水の補正や，電解質異常に対してKやマグネシウム（Mg）製剤の点滴または経口補給が行われる．ギッテルマン症候

表4-3 バーター症候群とギッテルマン症候群の特徴

	1型バーター	2型バーター	3型バーター	4型バーター	4b型バーター	ギッテルマン
原因遺伝子	SLC12A1	KCNJ1	CLCNKB	BSND	CLCNKA+KB	SLC12A3
たんぱく	Na-K-2Cl共輸送体	Kチャネル（ROMK）	クロライドチャネル（ClC-Kb）	Barttin	クロライドチャネル（ClC-KaおよびClC-Kb）	Na-Cl共輸送体
発見時の年齢	胎児期	胎児期	新生児〜乳児期	胎児期	胎児期	学童期以降
羊水過多	あり	あり	約半数であり	あり	あり	なし
成長障害	あり	あり	時にあり	あり	あり	なし
腎濃縮能障害	++	++	+	+++	+++	±〜+
腎石灰化	あり	あり	まれ	まれ	まれ	なし
末期腎不全	あり	あり	あり	あり	あり	通常なし
血清Mg	正	正	正〜低	正〜低	正〜低	低
尿中Ca	高	高	低〜正常〜高	低〜正常〜高	低〜正常〜高	低
合併症		新生児期高K血症		難聴	難聴	

V　尿細管機能の異常

群では，アルドステロン拮抗薬などを用いる。

1 | バーター症候群の原因と臨床所見

バーター症候群は，ヘンレ上行脚の太い部位に発現するトランスポーターの遺伝子異常による疾患である。最初に発見されたNa-K-2Cl輸送体異常をはじめ，原因遺伝子別に1〜4型に分類される。新生児からみられることが多いが，3型は比較的軽症である。

2 | ギッテルマン症候群の原因と臨床所見

ギッテルマン症候群は，遠位尿細管管腔側に存在するサイアザイド感受性Na-Cl共輸送体の遺伝子異常による疾患である。臨床所見は比較的軽症であり，学童期以降に低K血症，四肢の攣りやテタニー症状で発見されることが多い。低Mg血症や低Ca尿症を呈することが特徴である。

3. 腎性糖尿

腎性糖尿（renal glycosuria）とは，近位尿細管のNa-グルコース共輸送体などの遺伝子異常により，グルコースの再吸収ができず，尿糖が生じる状態である。血糖が正常にもかかわらず，尿糖が陽性になることにより判明する。腎性糖尿のみでは治療の必要はないが，ファンコニ症候群の部分症状である場合もあるため，注意する。

4. 家族性低リン血症性くる病・骨軟化症，腫瘍性骨軟化症

▶ **定義・病態**　家族性低リン血症性くる病・骨軟化症は，PHEX遺伝子あるいは未知の遺伝子の異常により，線維芽細胞成長因子23（FGF-23）が過剰に産生され，近位尿細管におけるリン（P）再吸収が阻害され，尿中P喪失により低P血症やP欠乏をきたす疾患群である。一方，FGF23過剰は腫瘍からの過剰分泌によって後天性に現れることがある。いずれも，低P血症のほか，骨吸収が進んでくる病・骨軟化症となり，全身の骨痛や歩行障害が現れる。

▶ **治療**　治療は，原疾患の治療，Pの補給（中性P製剤），活性化ビタミンD製剤の投与などである。

5. 尿細管性アシドーシス

尿細管障害により尿の酸性化が障害され，高塩素（Cl）性（アニオンギャップ正常）の代謝性アシドーシスを呈する病態を尿細管性アシドーシス（renal tubular acidosis：RTA）とよぶ。障害される尿細管部位により，近位尿細管性アシドーシス（proximal RTA，2型RTA）と遠位尿細管性アシドーシス（distal RTA，低K血症を伴う1型RTAと高K血症を伴う4型RTA）に分けられる。

1 近位尿細管性アシドーシス（2型RTA）

近位尿細管での重炭酸イオン（HCO_3^-）再吸収が障害された状態で，非進行性である。遠位尿細管が正常であれば尿酸性化能は保たれ，尿pHは5.5以下にできる。確定診断は，重曹負荷試験により，HCO_3^-の排泄率（FE HCO_3^-）が15%以上であることを証明する。臨床的には，近位尿細管の全般的障害（ファンコニ症候群）の一つとして現れることが多い。アシドーシス改善には大量（10〜15mEq/kg体重）のアルカリ補充を必要とする。

2 低カリウム血症型遠位尿細管性アシドーシス（1型RTA）

遠位尿細管の間在細胞におけるH^+分泌が選択的に障害されたものであり，放置すると酸血症や低K血症が進行し，しばしば高度となる。原因には，シェーグレン症候群や遺伝的異常，薬剤（アンホテリシンBなど）がある。臨床的には，低K血症のほか尿路結石や腎石灰化の所見が特徴的である。尿路結石は主にリン酸カルシウム結石である。確定診断は，酸血症があっても早朝尿（通常最も酸性）のpHを5.5以下に下げられないことが手掛りとなり，酸負荷試験（塩化アンモニウム［NH_4Cl］負荷）で行う。治療としてクエン酸カリウム製剤が投与される。

3 高カリウム血症型遠位尿細管性アシドーシス（4型RTA）

遠位尿細管における酸排泄とK分泌がともに障害された状態である。原因は大きく分けて，アルドステロン分泌の低下，遠位尿細管の異常（アルドステロン不応）に分けられる。低レニン性低アルドステロン症や閉塞性腎症，消炎鎮痛薬などが原因となる。治療は，K制限や陽イオン交換樹脂，利尿薬，ミネラルコルチコイド類似体投与により高K血症の改善が主体となる。

6. ファンコニ症候群

▶定義　ファンコニ（Fanconi）症候群とは，近位尿細管の全般的障害により，この部位で

リドル症候群とデント病

リドル（Liddle）症候群とは，集合管の上皮型Naチャネルの活性化変異により，ミネラルコルチコイド過剰所見（高血圧，低K血症，代謝性アルカローシス）をきたす，まれな疾患である。最終的には遺伝子診断により確定する。治療はトリアムテレンが有効であるが，スピロノラクトンは無効である。

デント（Dent）病は，特発性尿細管性たんぱく症ともよばれ，高Ca尿症や尿路結石，腎石灰化，低分子量たんぱくを主体とするたんぱく尿，進行する腎機能低下などで特徴づけられる先天性近位尿細管疾患である。X染色体劣性遺伝形式をとり，普通，男児のみにみられる。根本的な治療法はなく，対症療法が主体となる。

再吸収されるグルコースやアミノ酸，無機リン，重炭酸，尿酸などの尿中漏出が生じる疾患群である。

- ▶ **原因** 原因は，薬剤（カドミウム・鉛などの重金属など）やシスチン症などの遺伝疾患，多発性骨髄腫（こつずい）などの**ベンス・ジョーンズたんぱく**による尿細管障害などである。
- ▶ **診断** 2型尿細管性アシドーシスや低P血症，低尿酸血症などのほか，近位尿細管障害のマーカー（尿中 NAG：N-アセチル-β-D-グルコサミニダーゼ，$β_2$ ミクログロブリン，$α_1$ ミクログロブリン）の高値を認める。低P血症が長期間続くと，くる病や成長障害，骨軟化症などの骨障害をしばしば認める。
- ▶ **治療** 治療の際は，基礎疾患の治療と同時に，対症療法を行う。骨軟化症やくる病，中等度以上の低P血症に対して，活性化ビタミンD製剤や中性P製剤を用いる。

VI 妊娠高血圧症候群

1. 妊娠高血圧症候群の分類

かつては，妊娠中期以後に新しく高血圧やたんぱく尿，浮腫（ふしゅ）のいずれか1つ，あるいは2つ以上の症状が現れる疾患を妊娠中毒症とよんでいた。しかし，その後の研究で，母体や胎児の障害に直接関係する異常は，高血圧が中心であることが明らかになった。つまり，妊娠中毒症のなかで，高血圧を伴う病的状態をまとめた病名が妊娠高血圧症候群である。血圧が正常であるかぎり，たんぱく尿や浮腫がみられたとしても母体や胎児に急激な変化が及ぶ危険性は少ない。しかし，血圧が高い妊婦は，より慎重な妊娠管理が必要となる。

2017（平成 29）年には，日本妊娠高血圧学会により妊娠高血圧腎症候群の病型分類が新しく改訂され，それまでの妊娠高血圧，妊娠高血圧腎症，加重型妊娠高血圧腎症，子癇（しかん）（痙攣（けいれん）と昏睡を起こす状態）という4つの病型から，(1) 妊娠高血圧腎症，(2) 妊娠高血圧，(3) 加重型妊娠高血圧腎症，(4) 高血圧合併妊娠の4つになった。これまで病型分類の1項目だった子癇は削除され，高血圧合併妊娠が新設された。また高血圧と全身の臓器障害を認める場合は，たんぱく尿がなくても妊娠高血圧腎症と診断すること，早発型の定義を海外に合わせて妊娠34週未満に発症するものとすることが明記された。英文名称は，pregnancy induced hypertension（PIH）から，国際的に使われている hypertensive disorders of pregnancy（HDP）に変更された。

2. 妊娠高血圧症候群

1 概念／定義

❶妊娠高血圧腎症

改訂前は，「妊娠20週以降に初めて高血圧が発症し，かつたんぱく尿を伴うもので分娩後12週までに正常に復する場合」と定義されていた。2017（平成29）年の改訂により母体の臓器障害（基礎疾患のない肝腎機能障害，進行性腎障害，脳卒中，子癇などの神経学的障害，肺水腫，血液凝固障害のいずれか1つ）を合併していれば，たんぱく尿がなくても妊娠高血圧腎症と診断されるようになった。妊娠34週以降に発症することが多いが，10％は妊娠34週以前にみられ，5％は分娩後にみられる。

❷妊娠高血圧

「妊娠20週以降に初めて高血圧を発症し，分娩12週までに正常に復する場合で，かつ妊娠高血圧腎症に当てはまらないもの」と定義されている。

❸加重型妊娠高血圧腎症

定義は次の3項目である。①高血圧が妊娠前あるいは妊娠20週までに存在し，妊娠20週以降に高血圧の憎悪，たんぱく尿，もしくは基礎疾患のない肝腎機能障害，脳卒中，神経学的障害，肺水腫，血液凝固障害のいずれかを伴う場合，②高血圧とたんぱく尿が妊娠前あるいは妊娠20週までに存在し，妊娠20週以降にいずれかまたは両症状が憎悪した場合，③たんぱく尿のみを呈する腎疾患が妊娠前あるいは妊娠20週までに存在し，妊娠20週以降に高血圧が発症する場合。②と③は改定以前からそのまま引き継がれている。

❹高血圧合併妊娠

高血圧合併妊娠は新設されたもので，「高血圧が妊娠前あるいは妊娠20週までに存在し，加重型妊娠高血圧腎症を発症していない場合」と定義される。つまり，単純に高血圧を合併している妊婦で，特に異常な経過をきたさないものである。該当する妊婦は多く，約8％とされる。

妊娠高血圧は，収縮期血圧が140mmHg以上（重症では160mmHg以上），あるいは拡張期血圧が90mmHg以上（重症では110mmHg以上）になった場合，診断される。たんぱく尿の程度での重症度分類は廃止された。発症時期による亜分類では，これまで32週で区切っていたが，早発型が妊娠34週未満，遅発型が妊娠34週以降の発症とされ，欧米のガイドラインに合わせられた。

2 病態生理

図4-12に妊娠高血圧症候群の要因を示す。今のところ原因はすべて明らかになっていないが，最も有力な説は，妊娠の初期（妊娠15週まで）に胎盤の血管が正常とは異なって形成されてしまうというものである。通常，妊娠後につくり直される子宮側の血管（らせ

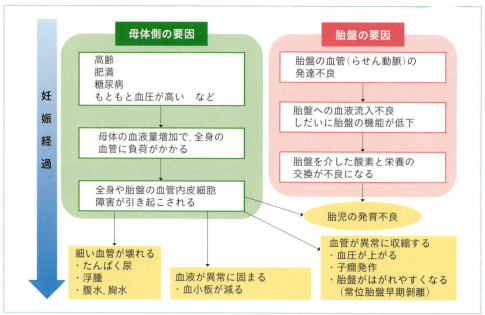

図4-12 妊娠高血圧症候群の要因

ん動脈）が，妊娠高血圧症候群では不十分になっている可能性が指摘されており（胎盤局所の血管発達障害），この結果，胎盤で母体から胎児への酸素や栄養素の移行がうまくいかなくなり，胎児の発育が悪くなる。そこで母体は胎児に必要な栄養や酸素を，できるだけ多く流入させようとして高血圧が生じる，という仮説である。高血圧が進行すると，母体の血管内皮細胞の機能障害により，全身臓器（腎臓や脳など）に微小循環障害が生じる。さらに，血管の攣縮の関与や，低酸素状態となった胎盤から放出される異常物質（抗血管新生因子：可溶性fms様チロシンキナーゼ1［sFlt-1］など）により，血管内皮細胞障害が引き起こされる説なども考えられている。しかし，胎児の発育に問題のない妊娠高血圧症候群の例もあり，現在も研究が進められている。

　もともと糖尿病，高血圧，腎臓の疾患を患っている女性や，肥満，母体年齢（40歳以上），初産，双子などの多胎妊娠，妊娠高血圧症候群の既往があるなどのリスクをもつ妊婦は，妊娠高血圧症候群になるリスクが上がるとされる。

3 検査

　妊娠において，腎血流量は妊娠前と比べて約30％，糸球体濾過量は約50〜60％増加する。この腎機能亢進により，妊娠中は血中尿素窒素，クレアチニンは低値となる。また尿酸排泄も増加し，血清尿酸値は低下する。したがって，腎機能悪化時は，血清クレアチニン値とともに血清尿酸値も上昇する。特に血清尿酸値は，早期に上昇してくるので注意する。

4　治療

　根本的な治療は妊娠終結，すなわち出産である．通常，出産後は母体の症状は急速に改善する．そのため，症状が非常に重篤な場合を除き，安易に人工中絶をすすめるべきではない．出産までの保存的治療としては入院安静や降圧治療が主体となる．塩分制限や摂取カロリー制限などの食事療法も行う．降圧薬での急激な血圧低下は，胎児の状態を危険にさらす可能性もあり，行き過ぎた降圧にならないように慎重に投与する．

　妊娠中の降圧薬については，安全性が確認されているメチルドパやヒドララジン，ラベタロールが第一選択薬とされている．1剤で効果不十分な場合，メチルドパとヒドララジン，あるいはラベタロールとヒドララジンの組み合わせが推奨される．妊娠20週以降では，上記3剤に長時間作用型ニフェジピンを加えた4剤が第1選択薬となる．ACE阻害薬とアンギオテンシンⅡ受容体拮抗薬（ARB）は禁忌である．

5　予後

　妊娠高血圧症候群を発症した妊婦は，腎糸球体疾患や心血管疾患のリスクが高く，腎不全リスクが高いことが証明されている．

Ⅶ　尿細管間質疾患

▶ **概要**　尿細管間質性腎炎（tubulointerstitial nephritis）とは，腎組織における主な病変が，間質や尿細管に存在するものの総称である．本症は病理組織学的に，間質の浮腫や炎症細胞浸潤などの急性病変を主体とする**急性尿細管間質性腎炎**（acute tubulointerstitial nephritis）と，間質線維化や尿細管の萎縮などの慢性変化を主体とする**慢性尿細管間質性腎炎**（chronic tubulointerstitial nephritis）に分類される．しかし，実際には急性と慢性の組織所見が混在するため，病理組織のみで急性・慢性の鑑別を明確にすることは困難であり，病理組織学所見と臨床経過を考慮して診断を行っている．原因は多彩で，基礎疾患や誘因により分類されている（WHO分類）（表4-4）．

1．急性尿細管間質性腎炎

▶ **概要**　急性尿細管間質性腎炎とは，しばしば数日～数週で発症し，急激に腎機能が低下する疾患である．原因のほとんどは，薬剤の副作用あるいはアレルギー反応，感染症で，薬剤では特に抗菌薬や非ステロイド系消炎鎮痛薬（NSAIDs）が多い．急性腎盂腎炎などの感染症，膠原病の合併症，ブドウ膜炎を伴う腎眼症候群なども原因となる．最初の曝露後数週間または2度目の曝露後数日に発症するが，潜伏期間は1日～数か月と様々である．診断は病歴や身体診察，臨床検査，画像診断，腎生検により，確定診断される．

表 4-4　尿細管間質性腎病変の分類（WHO分類）

1. 感染性	A. 急性感染性尿細管間質性腎炎（急性腎盂腎炎）：細菌，真菌，ウイルス B. 全身感染症に伴う急性尿細管間質性腎炎：A 型溶血性レンサ球菌，ジフテリア，トキソプラズマ，ウイルス，など C. 慢性感染性尿細管間質性腎炎（慢性腎盂腎炎） D. 特殊な腎感染症：結核，梅毒，ハンセン病，流行性出血熱，など
2. 薬剤性腎症	A. 急性薬剤過敏性尿細管間質性腎炎：抗菌薬，非ステロイド系薬剤，抗炎症薬，利尿薬，アロプリノール，H2 ブロッカー，など B. 急性中毒性尿細管間質性腎炎：抗がん剤，抗菌薬，など C. 慢性中毒性尿細管間質性腎炎：鎮痛薬，リチウム，など
3. 免疫異常に関連した尿細管間質性腎炎	A. 尿細管抗原に対する抗体によるもの：抗 TBM 抗体病，抗 TBM 抗体腎炎またはグッドパスチャー症候群，など B. 自己または外来抗原と抗体の免疫複合体によるもの：全身性エリテマトーデス，シェーグレン症候群，など C. 細胞性免疫に関連したもの：細菌性，ウイルス性，寄生虫感染，薬剤，など D. 即時型過敏症（I 型アレルギー）：薬剤，など
4. 閉塞性尿路疾患（閉塞性腎症）	感染のないもの，感染のあるもの，膿腎
5. 膀胱尿管逆流現象に伴う腎症（逆流性腎症）	
6. 腎乳頭壊死に伴う尿細管性間質性腎症	糖尿病，閉塞性尿路疾患，鎮痛薬腎症，鎌状赤血球症，など
7. 重金属による尿細管間質性腎症	鉛，水銀，シスプラチン，カドミウム，など
8. 急性尿細管壊死	毒性，虚血性，ショック，敗血症，ミオグロビン血症，など
9. 代謝異常による尿細管間質性腎炎	高 Ca 血症，痛風腎，高シュウ酸血症，低 K 血症，など
10. 遺伝性尿細管間質性腎炎	髄質囊胞性疾患（若年性腎がん），家族性間質性腎炎，アルポート症候群
11. 腫瘍性疾患に伴う尿細管間質性腎炎	骨髄腫，軽鎖症，マクログロブリン血症，クリオグロブリン血症，白血病，など
12. 糸球体，血管性病変に続発する尿細管間質性腎炎	糸球体腎炎，腎硬化症，など
13. そのほかの疾患	放射線腎症，バルカン腎症，特発性尿細管間質性腎炎，ブドウ膜炎を伴う尿細管間質性腎炎，サルコイドーシス，など

▶**症状・検査**　発熱や皮疹，関節痛，腎臓の腫大による腰痛，多尿（尿濃縮力の低下）などを認めるが，臨床症状からは本症の診断は困難である．急性腎障害（AKI）に伴う乏尿や浮腫をきたすこともある．

　検査では，血清クレアチニン上昇や eGFR の低下，近位尿細管障害マーカーである尿

中 $β_2$ ミクログロブリン（$β_2$-MG），N-アセチル-$β$-D-グルコサミニダーゼ（NAG）の上昇を認める。尿所見は糸球体疾患に比べて乏しく，たんぱく尿はあっても軽微である。近位尿細管の機能障害によりファンコニ（Fanconi）症候群を呈し，髄質集合管の障害により尿濃縮障害（多尿）を認めることがある。薬剤性の場合，IgE や好酸球数増加を伴うことが多く，腎ガリウムシンチグラフィによる集積が認められる。

▶ 治療　薬剤が原因の場合は，薬の投与を中止して，腎機能の回復を待つ。感染症に伴うものでは抗菌薬投与が行われる。アレルギー反応などの免疫が関与している場合は，炎症を抑えるためにステロイド薬を用いることもある。急性腎不全に陥った場合は，一時的に血液透析治療が必要になることがあるが，早期に原因が除去されれば，通常は正常に回復する。

2. 慢性尿細管間質性腎炎

▶ 概要　慢性尿細管間質性腎炎とは，病変が慢性に経過し，間質の慢性炎症細胞浸潤と線維化の進行，および尿細管の萎縮や消失などの病理学的所見を呈する疾患である。臨床的に診断するのは困難なことが多い。腎機能の低下が比較的緩徐で，たんぱく尿が顕著でない場合に疑われる。確定診断には腎生検が必要となる。

▶ 原因　慢性尿細管間質性腎炎の原因は多彩であるが，慢性腎盂腎炎による慢性感染症や長期に及ぶ鎮痛薬の多量服用，サルコイドーシス，シェーグレン症候群，逆流性腎症，慢性の環境有害物質などが代表的である。

▶ 症状・検査　多くは無症状で経過し，検診で腎障害を指摘され診断されることが多い。尿濃縮障害による多尿や夜間頻尿，口渇に加え，低 K 血症による筋力低下などを認めることもある。

▶ 治療　原因が判明しているものは原疾患に対する治療を行う。数か月〜数年以上にわたって緩徐に腎不全が進行し，末期腎不全に至った場合は透析療法が必要となる。

VIII　急性腎障害

1. 概念・定義

　急性腎障害（acute kidney injury：**AKI**）とは，数時間から数日の間に急激に腎機能が低下する状態のことである。近年では高齢化や慢性腎臓病・糖尿病などの増加に加えて，これらのハイリスク群に対しても高度で侵襲的な処置が積極的に行われるようになったことなどにより，AKI の頻度は増加している。AKI 発症の原因は様々であるが，重篤な全身的異常の発生に関連して AKI を発症している場合が多くあり，腎機能低下の軽微な初期の段階から注目する必要がある。

わが国で2016年に策定されたAKI診療ガイドラインでは，血清クレアチニン（Cr）の変化と尿量を用いた国際腎臓病ガイドライン機構（Kidney Disease Improving Global Outcomes；KDIGO）の診断基準が生命予後予測に優れることから，AKIの診断にこれを用いることが提案されている。KDIGOでは，AKIの定義と，AKIと診断されたものに対しての重症度分類を定めている。

AKIは多様な病態を含む疾患概念であり，発症する場所も様々で，内科病棟やICUだけでなく，外科病棟や小児科病棟，さらには病院外で発症することもある。AKIでは，それに至る原因を治療することにより腎機能の回復が期待できる。疾患の急性期治療においてAKIを併発した場合の長期予後が著しく悪化することから，AKIの早期診断と早期介入による予後改善を目指すことが必要である。AKI発生を早期に診断し，原因を鑑別して治療可能な可逆的因子を速やかに取り除く治療が必要である。

2. 原因

AKIの原因は，**腎前性腎不全**や**腎性腎不全**，**腎後性腎不全**の3つに分類される（表4-5）。AKIの原因は，腎前性腎不全と，腎性腎不全のうちの急性尿細管壊死で，約70%を占める。腎前性腎不全および腎後性腎不全は，早期に診断して適切な治療介入を行えば，腎不全は進行せずに速やかに回復させることができる。しかし，治療介入が遅れると腎性腎不全である急性尿細管壊死に進行し，腎機能の回復には長期間を要する。AKIの治療と予後は原因疾患により異なることから，その原因の鑑別は非常に重要である。

1 腎前性腎不全

腎前性腎不全とは，有効循環血漿量の減少や血圧低下によって腎血流量が減少し，腎機

表4-5 急性腎障害の原因

腎前性腎不全	有効循環血漿量が減少し，腎血流量が低下することで，腎機能が低下する	・循環血漿量の減少（脱水症，出血，肝硬変など） ・心臓のポンプ作用の低下（心筋梗塞，心不全など） ・ショック
腎性腎不全	腎実質に障害が起こり，腎機能が低下する	・急性尿細管壊死（ショック状態などによる腎の虚血，横紋筋融解症によるミオグロビン尿症，シスプラチンやアミノグリコシド系抗菌薬や造影剤などの腎毒性物質など） ・糸球体病変（急性糸球体腎炎，急速進行性糸球体腎炎〔顕微鏡的多発血管炎，多発血管炎性肉芽腫症，好酸球性多発血管炎性肉芽腫症，抗GBM病，ループス腎炎など〕，強皮症腎クリーゼ，溶血性尿毒症症候群，妊娠高血圧症候群，悪性高血圧症など） ・尿細管間質性腎炎（薬剤，感染症，高Ca血症，骨髄腫腎，腫瘍崩壊症候群など）
腎後性腎不全	腎臓以降の尿閉	・後腹膜線維症や後腹膜への悪性腫瘍の浸潤などによる尿閉 ・前立腺肥大や前立腺がん，神経因性膀胱などによる尿閉

能が急速に低下した状態をいう。原因には，脱水や出血による循環血漿量の減少や心筋梗塞と心不全による心臓のポンプ作用の低下，ショックなどがある。

2 腎性腎不全

腎性腎不全とは，腎の虚血や薬剤，腎炎などの種々の原因により，腎実質組織（血管・糸球体・尿細管・間質）が障害されて腎機能が急速に低下した状態をいう。急性尿細管壊死が腎性 AKI の原因の多くを占める。急性尿細管壊死は，ショック状態などによる腎臓の虚血，シスプラチンやアミノグリコシド系抗菌薬や造影剤などの腎毒性のある薬剤，横紋筋融解症などで発生するミオグロビン尿などにより起こる，急性の尿細管の障害である。AKI の原因となる糸球体病変としては急性糸球体腎炎や種々の疾患により起こる急速進行性糸球体腎炎，強皮症腎クリーゼ，溶血性尿毒症症候群，妊娠高血圧症候群，悪性高血圧症などがあげられる。AKI の原因となる尿細管間質性腎炎としては，薬剤や感染症，高 Ca 血症，骨髄腫腎，腫瘍崩壊症候群などがある。

3 腎後性腎不全

腎後性腎不全とは，腎からの尿流が体外に排泄されず水腎症をきたし，水腎症による腎盂内圧の上昇のため尿が産生されなくなった状態をいう。腎後性腎不全は腎臓以降の尿路閉塞によって生じるもので，両側の尿管の閉塞や尿道の閉塞が原因である。後腹膜線維症や後腹膜への悪性腫瘍の浸潤などによる尿管閉塞，前立腺肥大や前立腺がんによる尿道閉塞，神経因性膀胱などが原因としてあげられる。

3. 症状

AKI の症状は，腎機能低下の重症度や進行する速さ，AKI を発症した原因によって異なる。AKI の初期では症状を伴わないことが多い。腎機能低下が進行してその状態が持続すると，体液バランスの異常やミネラルバランスの異常，老廃物の蓄積による症状が出現する。高 K 血症は致死的不整脈を誘発するため，特に注意が必要である。

1 体液バランスの異常

尿量低下からの体液過剰により，浮腫や体重増加，労作時息切れ，心不全，肺水腫，高血圧などを起こすことがある。また，AKI の原因疾患によっては尿量が減らないものがある（非乏尿性 AKI）。逆に腎前性 AKI では脱水となる場合もある。

2 ミネラルバランスの異常

高 K 血症とそれによる不整脈や代謝性アシドーシスなどがみられる。

3 老廃物の蓄積

高尿素窒素血症を認める。尿毒症症状として食欲低下や吐き気，かゆみ，全身倦怠感，意欲の低下，意識障害，痙攣，出血傾向，心外膜炎などが起こることがある。

4. 診断（検査）

1 AKIの診断

血清 Cr 値と尿量を測定する。次の①〜③のうち1つでも満たした場合に AKI と診断する。さらに AKI と診断されたものに対しての重症度分類を行う（表4-6）。
① 48 時間以内に血清 Cr 値が 0.3mg/dL 以上上昇した場合
② 7 日以内に測定した Cr 値，または過去の Cr 値もしくは年齢や性別を考慮した正常値などをもとに 7 日以内の Cr を予想した数値（予想される基礎値）を基準として 1.5 倍以上の増加があった場合
③ 尿量が 6 時間にわたって 0.5mL/kg/ 時に減少した場合

2 AKIの原因の鑑別診断

AKI は，その原因を早期に治療することにより腎機能の回復が期待できることが多い。一方で，治療介入が遅れると腎機能の回復には長期間を要することになる。このため，AKI の原因疾患に対する鑑別診断は重要である（図4-13）。

AKI と診断した場合は，まずは腎後性腎不全や既存の慢性腎臓病の存在を確認するために，超音波や CT などの画像検査にて腎形態の異常の有無を確認する。両側水腎症を認める場合には，腎後性腎不全と診断し，さらに尿路のどの部位での閉塞なのかを確認する。

表4-6 KDIGO 診療ガイドラインによる AKI 診断基準と病期分類

定義	1. 血清 Cr 値が≧0.3mg/dL 上昇（48 時間以内） 2. 血清 Cr 基礎値から 1.5 倍上昇（7 日以内） 3. 尿量＜0.5mL/kg/ 時が持続（6 時間以上）	
	血清 Cr 基準	**尿量基準**
ステージ1	血清 Cr 値＞0.3mg/dL or 血清 Cr 基礎値から 1.5〜1.9 倍上昇	＜0.5mL/kg/ 時（6 時間以上）
ステージ2	血清 Cr 基礎値から 2.0〜2.9 倍上昇	＜0.5mL/kg/ 時（12 時間以上）
ステージ3	血清 Cr 基礎値から 3 倍 or 血清 Cr 値＞4mg/dL までの上昇 or 腎代替療法開始	＜0.3mL/kg/ 時（24 時間以上） or 12 時間以上の無尿

注）定義 1〜3 の 1 つを満たせば AKI と診断する。
　　血清 Cr と尿量による重症度分類では重症度の高い方を採用する。
出典／日本腎臓学会編：AKI（急性腎障害）診療ガイドライン 2016，東京医学社，2016．p.3．

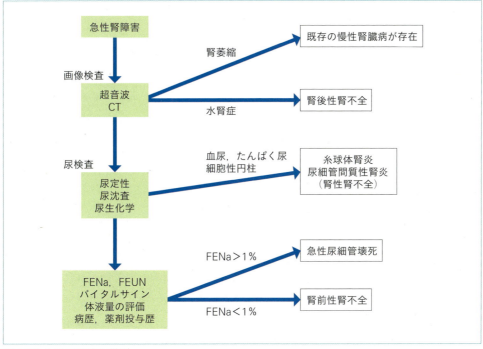

図4-13 AKIの原因の鑑別

腎萎縮を認めた場合は，既存の慢性腎臓病（CKD）の存在が示唆される。

腎後性腎不全が否定的であった場合は，尿定性や尿沈渣，尿生化学検査を行う。血尿やたんぱく尿，細胞性円柱を認める場合は，糸球体腎炎や間質性腎炎が示唆される。この場合は，原因疾患の確定のために腎生検による組織診断を考慮する。また，原因疾患に特異的な自己抗体などの検索のために，MPO-ANCAやPR3-ANCA，抗GBM抗体，抗核抗体，補体などを測定する。

腎前性腎不全と急性尿細管壊死を鑑別する場合は，**尿Na排泄分画**（fractional excretion of sodium；FENa）の測定が有用である。FENaとは，糸球体で濾過されたNaのうち，尿中に排泄される割合が何％であるかを表す値で，尿細管でのNa再吸収率の指標となる。FENa（％）＝（尿Na×血清Cr/血清Na×尿Cr）×100で示される。健常者では糸球体で濾過されたNaの99％が再吸収されているため，FENaは1％である。腎前性AKIでは，腎血流量の低下を反映してNa再吸収が亢進し，FENaは低値（FENa＜1％）を示す。一方，腎性AKIでは，Na再吸収障害によりNaの排泄が上昇し，FENa＞1％となる。

5. 治療

AKIの治療は，AKIを起こした原因に対しての治療を可能な限り行い，腎不全に伴う症状や合併症を管理しながら，腎機能の回復を待つことである。

1 AKIの原因に対する治療

AKI発症の原因となった病態を治療することで，腎不全からの回復が期待できる。

❶腎前性腎不全の治療

出血や脱水など，循環血漿量の減少による腎前性AKIでは，輸液や輸血などにより循環血漿量の不足分を速やかに補正する。一方，心不全や敗血症では，体液量減少がないかもしくは過剰であっても，全身血圧低下により腎血流が保てなくなっている場合がある。心筋梗塞や心不全，ショックなどによる腎血流（腎灌流圧）低下が原因の腎前性AKIでは，原因疾患の治療を行うとともに，血圧などの循環動態の維持を行う。

❷腎性腎不全の治療

急性尿細管壊死による腎性AKIでは，その原因を取り除くことが重要となる。薬剤が関連するものでは原因薬剤を中止する。感染症やショックによるものでは，それぞれ，ないし原疾患の治療を行う。急性尿細管壊死に至った原因が早期に取り除かれれば，数週間かけて尿細管上皮は再生して腎機能は回復する。透析になっても，急性期を乗り切れば治療できることがある。一方，AKIが重症な場合や急性尿細管壊死に至った原因の治療に時間がかかった場合には，その後の腎機能の回復がなく，維持透析を必要とすることもある。

❸腎後性腎不全の治療

腎後性のAKIでは，閉塞した尿の通り道に対して，尿道カテーテルや尿管ステントの挿入，腎瘻増設などの泌尿器科的処置により尿路閉塞の原因を解除する。尿路閉塞が解除されれば，速やかに腎機能は回復する。解除後はすぐに利尿期となり多尿となる場合もある（利尿期）。多尿の程度は尿路閉塞の程度や期間により異なるが，輸液による水および電解質の補正を要することも多い。腎後性腎不全は，尿路閉塞の解除を行えば腎機能の可逆性が高い疾患であるが，長期に続いた場合には，腎機能低下は不可逆的となる。

2 腎不全期の管理

AKIに至る原疾患の治療とともに，腎不全に伴う症状や合併症を管理し，必要時には**血液浄化療法**を行う。AKIから回復するまでの期間は，腎機能障害悪化の要因となるものをできる限り排除して腎保護に努める。

AKIが発症し，腎機能が低下して尿量が減少する時期を乏尿期という。AKIの原因疾患などによっては，腎機能は低下するが尿量は減少しない非乏尿性のAKIも存在する。治療によりAKIが回復期に入ると尿量が増加して，40mL/kg/日以上の多尿となる傾向を示す。これを利尿期という。AKIが回復期に入ると，血清Crや尿素窒素は徐々に低下し，尿毒症状態は改善される。利尿期をすぎて安定期になると，尿量も正常範囲となり，水電解質バランスは安定化する。

❶水電解質バランスの管理

AKIでは，その原因や時期により，体液量が不足している場合と過剰となっている場合

がある．AKIでは，尿量や体重，CVP，エコー所見，レントゲン所見などを参考にして体液バランスを是正して一定に保つよう，輸液量の調節や利尿薬を使用する．

乏尿期のAKIでは，必要に応じて水分制限やNa摂取制限，K摂取制限を行う必要がある．代謝性アシドーシスを認める場合には，重曹投与による補正も考慮する．体液過剰な状態に対しては，利尿薬の投与も行われる．

AKIの利尿期では，時として多尿のために脱水傾向となり，尿への塩類喪失による低K血症や，低Na血症などの電解質異常を呈することがある．安定期になると尿量も正常範囲となり，水電解質バランスは安定化する．

❷血液浄化療法

体液過剰による肺水腫やうっ血性心不全，尿毒症症状，また薬剤による，管理困難な高K血症や代謝性アシドーシスなどが出現した場合には，血液浄化療法を開始する．

血液浄化療法には，通常の血液透析のように間欠的に行う間欠腎代替療法（intermittent renal replacement therapy；IRRT）と，24時間持続的に行う持続的腎代替療法（continuous renal replacement therapy；CRRT）がある．CRRTとして**持続血液濾過透析**（continuous hemodiafiltration；**CHDF**）や持続血液濾過（continuous hemofiltration；CHF）などがあり，現行では主にCHDFが行われている．IRRTには血液透析（hemodialysis；HD）や血液濾過透析（hemodialysis filtration；HDF）などがある．IRRTでは，急速な体液量や電解質異常の是正が可能で，患者の拘束時間が短く，抗凝固薬の使用量が少ない，さらにコストが安いといったメリットがある．通常はHDが選択される．しかし，循環変動が比較的大きいことがデメリットであり，循環動態の安定しない患者ではIRRTは施行しにくい．CRRTは長時間かけて緩やかに血液浄化を施行するため，循環動態が安定して生体恒常性を維持しやすいことがメリットである．しかし，体液異常の是正が遅いことや，持続的に抗凝固薬の投与が必要で使用量が多くなること，長時間患者を拘束すること，コストが高く24時間監視可能な人的資源と設備が必要であることがデメリットとなる．IRRTとCRRTを比較して予後の差はなく，循環動態などの全身状態を考慮して施行する血液浄化療法を選択する．

❸栄養管理・食事管理

どの病期のAKI患者に対してもエネルギー摂取量20～30kcal/kg/日が推奨される．可能であれば経口もしくは胃管などにより消化管経由での栄養投与を行い，高度の電解質異常などを伴わなければ，厳しいたんぱく質制限は行わない．患者では0.8～1.0g/kg/日のたんぱく質投与が推奨されているが，血液浄化療法施行中には一定量のアミノ酸の喪失が起こる．このため，特に持続的腎代替療法中には，たんぱく喪失量を考慮して1.7g/kg/日のたんぱく質投与が推奨されている．

❹腎の保護

AKIの治療中には，腎臓の負担になるような状況を極力避ける．AKIと診断された場合には，造影剤や非ステロイド性抗炎症薬（NSAIDs）など，腎毒性を有する薬剤の使用を避

ける。腎血流を保つように体液バランスを考えた輸液管理を行い，適正な血圧管理を行う。

3 AKI回復後のフォローアップ

慢性腎臓病への移行の有無を確認するため，AKI発症3か月の時点で全身状態や合併症の有無を含めて評価する。

IX 慢性腎臓病

1. 概念・定義

慢性腎臓病（chronic kidney disease：**CKD**）は，2002（平成14）年に米国腎臓財団によって初めて提唱された。これを受けて，2007（平成19）年，日本腎臓学会からCKDガイドラインが発表され，翌年には，CKD診断のための腎機能評価に，わが国における推算糸球体濾過量（eGFR）の推算式が発表され，腎臓内科をはじめ多くの内科・外科の臨床現場での本格的な導入が始まった。表4-7にCKDの定義とeGFRの推算式を示した。

CKDとは，腎臓の働きが低下した状態または，たんぱく尿が慢性的に持続する状態のことを指す概念である。この概念を用いることによって，様々な原因疾患による腎疾患がたどる腎機能低下患者に共通した症状や経過，合併症が浮き彫りになってきている。また，eGFRにより腎機能が正常な健常者から末期腎不全患者までの間をステージに分類することによって，腎機能障害が老化やがんなどほかの疾患と同様に，連続的に進行するという認識が医療従事者を含め，一般にも広まってきている。CKDが存在する場合，薬剤の投与量を程度に応じて調節しなくてはならないことや，心血管病変の合併頻度が増加すること，高血圧への治療と塩分制限が重要であること，そのほか食事療法の重要性などが広く認識されている。

CKDの重症度は，eGFRによる腎機能による分類のほかに，たんぱく尿量も分類に加えられている。腎疾患では，たんぱく尿や血尿がみられる。このうち，たんぱく尿は腎機

表4-7 CKDの定義とeGFRの推算式

CKDの定義
1) 尿異常，画像診断，血液，病理で腎障害の存在が明らか
　　特に0.15 g/gCr以上の蛋白尿（30mg/gCr以上のアルブミン尿）の存在が重要
2) GFR<60mL/分/1.73m^2
※1) と2) のいずれか，または両方が3か月以上持続する。

成人eGFRの推算式
eGFR（男性）＝194×Cr（血清クレアチニン）$^{-1.094}$×（年齢）$^{-0.287}$
eGFR（女性）＝194×Cr（血清クレアチニン）$^{-1.094}$×（年齢）$^{-0.287}$×0.739

能の悪化よりも先に起こる。

また，病歴の聴取も重要である。明らかな腎臓病があっても，採血検査と検尿だけではわからない場合もあるので，表4-7の定義において「尿異常」に「画像診断，血液，病理で腎障害の存在が明らか」という文言がつけ加えられている。さらに，「慢性」の定義として，「3か月以上持続」となっている。

2. 原因

わが国におけるCKD患者は1300万人を超えていることが知られている。日本透析医学会の統計では，透析導入となる腎疾患は糖尿病性腎症が最多，続いて慢性糸球体腎炎，腎硬化症であり，これらが三大原因疾患とされている。このうち，腎硬化症は，加齢による長期間にわたる高血圧が原因で，腎動脈から分岐する細小動脈および糸球体血管が障害されることにより，GFRが低下する病態を示す。高齢になるほど高血圧の罹病期間も長くなるため，急速に人口高齢化が進行するわが国では，今後も腎硬化症は増加することが予想される。

CKDの原因疾患は若年・中高年と高齢者では異なっていることも示されている。若年・中高年では慢性腎炎症候群が多く，高齢者では虚血性腎症や腎硬化症や急速進行性腎炎症候群が多いことが示されている。

3. 病態生理

CKDでは，GFRの低下によりNaの排泄量が減少するため，塩分感受性の高血圧（少量の塩分摂取に対して，血圧上昇の反応が大きい）をきたす。多くの患者にとって，複数の降圧薬を使用しないと血圧のコントロールが難しく，食塩の摂取制限は重要となる。また，過剰な食塩摂取は浮腫の原因となる。高血圧が持続することによって，糸球体内圧も上昇し，さらに腎機能の悪化につながる。

腎機能が低下している患者では，尿の濃縮力も障害されるため，多くの場合，腎機能が低下するに従って，夜間尿の頻度も増加する。

CKDの多くの症例はたんぱく尿や血尿を呈する。特にたんぱく尿が多い症例では，腎機能の低化が早いとされている。微量アルブミン尿を呈する患者は，心血管病が増加する。顕性たんぱく尿を示す患者では，さらに心血管病と総死亡率が増加する。

腎間質の細胞で産生されるエリスロポエチンは，腎機能の低下の程度に応じて，分泌量が減少する。これにより，骨髄に存在する前赤芽球以降の細胞の成熟が起こらなくなるため，患者は貧血をきたす（腎性貧血）。この貧血は，正球性の貧血で，エリスロポエチンの投与以外に改善しないが，同時に鉄欠乏性貧血を合併している症例もみられる。また，CKDの患者では，赤血球の寿命が短縮していて，貧血が助長される。

さらに，腎不全患者では，Ca・P代謝異常に基づく電解質・骨の異常がみられる場合が多い。これらの病態を，CKDに伴う骨ミネラル代謝異常（CKD-MBD）とよぶ。

表4-8 CKDの重症度分類表

原疾患	蛋白尿区分		A1	A2	A3
糖尿病	尿アルブミン定量 (mg/日)		正常	微量アルブミン尿	顕性アルブミン尿
	尿アルブミン/Cr比 (mg/gCr)		30未満	30〜299	300以上
高血圧 腎炎 多発性嚢胞腎 移植腎 不明 その他	尿蛋白定量 (g/日)		正常	軽度蛋白尿	高度蛋白尿
	尿蛋白/Cr比 (g/gCr)		0.15未満	0.15〜0.49	0.50以上
GFR区分 (mL/分/1.73m^2)	G1	正常または高値	≧90		
	G2	正常または軽度低下	60〜89		
	G3a	軽度〜中等度低下	45〜59		
	G3b	中等度〜高度低下	30〜44		
	G4	高度低下	15〜29		
	G5	末期腎不全 (ESKD)	<15		

重症度は原疾患・GFR区分・蛋白尿区分を合わせたステージにより評価する。CKDの重症度は死亡，末期腎不全，心血管死亡発症のリスクを緑 のステージを基準に，黄，オレンジ，赤 の順にステージが上昇するほどリスクは上昇する。
（KDIGO CKD guideline 2012を日本人用に改変）
出典／日本腎臓学会編：CKD診療ガイド2012，東京医学社，2012，p.3．

4. 分類

　CKDでは，GFRによる分類（G1〜5）と尿中たんぱくの多寡による分類（A1〜3）を組み合わせた重症度分類表が示されている。GFRのステージが進行するほど，すなわち，たんぱく尿の量が多くなるほど，悪化による透析が必要となるリスクが高まる。同時に心血管病のリスクも高まり，一般に透析患者では健常者に比較し，心血管病の発症頻度は約3倍に上昇することが示されている。CKDの重症度分類表では，この心血管病のリスクによって色分けがなされていて，ヒートマップとよばれている（表4-8）。

5. 症状

　早期のCKDでは明らかな症状を呈さない。GFRの低下に伴って徐々に症状が出現する。GFRの低下に伴ってみられる早期の症状は，濃縮障害による夜間頻尿などである。その後，高血圧や不眠などの症状が現れ，たんぱく尿や高血圧の程度に併せて浮腫がみられる。さらに進行すると，血中電解質の異常や貧血，食欲低下，皮膚の瘙痒感などの症状がみられる。症状は多岐にわたり，末期になると様々な症状がみられるようになる（表4-9）。

表4-9 末期腎不全にみられる症状

消化器系	心血管系	呼吸器系	神経系	造血器系
悪心・嘔吐, 食欲低下, 味覚異常, 口臭（アンモニア）, 消化性潰瘍	息切れ・呼吸困難, 起座呼吸, 高血圧, うっ血性心不全, 心外膜炎, 動脈硬化症, 虚血性心疾患, 脳血管障害, 閉塞性動脈硬化症	尿毒症肺, 胸水貯留, 肺石灰化沈着症	不随意運動, 集中力低下, 易疲労感, 記銘力障害, 睡眠障害, レストレスレッグス症候群, 筋萎縮, 筋力低下, 腱反射減弱	腎性貧血, 出血傾向

水・電解質	内分泌系	骨・関節	眼	皮膚
多尿・脱水, 乏尿・溢水, 浮腫, 低Na血症, 低K血症, 高P血症, 高Mg血症, 代謝性アシドーシス	月経異常・不妊, 性欲減退, 成長障害, エリスロポエチン産生低下, 活性型ビタミンD低下	線維性骨塩, アミロイド骨症, 関節周囲への異所性石灰化	網膜浮腫, 白斑, 出血（尿毒症性網膜症）, 結膜炎	瘙痒感, 乾燥性湿疹, 色素沈着, 尿素結晶析出

6. 検査

　CKDでは，腎機能の低下に応じて様々な検査に異常値を認めるようになる．血中で低下するものは，Ca値やヘモグロビン値などで，高値となるのは，Cr値や尿素窒素などの窒素化合物値，P値，K値などである．Cr値は腎機能の低下に応じて上昇するため，腎機能を知るうえで重要である．腎機能の評価には，eGFRを用いる．

　たんぱく尿の状態を厳密に測定するためには，24時間尿の測定が必要であるが，簡便性に欠けることや，CKD患者の多くが外来患者であることを配慮し，尿たんぱく/クレアチニン比（グラム・クレアチニン，g/gCr）を用いてもよいことになっている．すなわち，成人では，Crは通常1日に1.0g程度尿中に排泄されているため，随時尿のたんぱくを尿中Cr濃度によって除した値は，1日の尿中たんぱく排泄量に近似した値をとる．よって，随時尿であってもおよその尿たんぱく量を知ることができる．

7. 治療

　治療内容は原疾患によって異なり，糖尿病では血糖管理，高血圧では降圧療法，そして腎炎に対してはステロイド薬や免疫抑制剤などを投与する．喫煙や肥満，高血糖，脂質異常症，高尿酸血症などはCKD悪化の危険因子となるため，生活習慣を改善し，内服加療を行う．特に禁煙指導や血糖管理，脂質管理，肥満の是正，尿酸管理，貧血治療などは重要である．

食事療法の原則は，CKDのステージによって若干異なるが，食事の食塩摂取制限（3〜6g/日），たんぱく質摂取制限（0.6〜0.8g/kg 標準体重/日），適切なカロリーの摂取（33〜36kcal/kg 標準体重，糖尿病の場合には28〜33kcal/kg 標準体重/日）である。CKDでは高K血症を呈することが多いため，多くの場合Kの摂取制限が行われるが，CKDのステージが早期で高K血症がなければ，KはNaの排泄量を増やすことから，制限をしない。血清K値は5.5mEq/L未満を目標として治療を行うことが望ましい。

CKDにおいて，高血圧はCKDの進行を助長するため，血圧コントロールは極めて重要である。

2018（平成30）年に発表されたエビデンスに基づくCKD診療ガイドラインで，CKD患者への降圧療法の新たな基準が制定された。

75歳未満では，CKDのステージに関係なく糖尿病および尿たんぱくの有無で基準を判定することとなった。糖尿病の場合，130/80mmHg未満が目標となる。糖尿病ではない場合，尿たんぱくが検出されれば140/90mmHg未満が目標となり，尿たんぱくが検出されなければ130/80mmHg未満が目標となる。

75歳以上では，起立性低血圧やAKIなどがなければ，140/90mmHg未満を目標とする。

血圧が低いほど，GFRの低下速度が小さくなり，たんぱく尿の減少効果もある。しかし，急速かつ極端な降圧は腎皮質の血流量を減らし，腎機能の悪化や心血管病変をきたすおそれがある。

CKD患者では合併症のため，様々な薬剤を内服している場合が多いが，このとき，GFRの低下に伴い，一部の内服薬では薬物・排泄代謝が遅延することにも注意が必要である。糖尿病患者では厳格な血糖管理が必要であるが，経口の糖尿病薬はその蓄積性から低血糖を生じさせるおそれがあるため，禁忌となっているものが多い。

CKDの管理では，治療を行うために定期的な受診行動が重要となる。特に患者教育は重要で，正確かつ必要な情報提供と食事や内服の指導によって，患者の腎機能の低下の進行を抑制することが期待でき，高K血症や高血圧，ほかの生活習慣病，心血管病変の進展を防ぐことができる。

また，CKDが進行した末期腎不全患者（GFR<15mL/分/1.73㎡）では，腎代替療法の準備を行うことが重要である。待機的あるいは計画的に透析導入とした患者は，尿毒症やそのほかの合併症で緊急入院から透析導入となった患者よりも，生命予後・入院期間ともに良好である。CKD管理と患者教育のためには，医師や看護師，薬剤師，管理栄養士，メディカルソーシャルワーカー，透析スタッフなどからなる多職種のチームでの介入が望ましい。

X 遺伝性腎疾患

1. ファブリー病

- **概要** ファブリー（Fabry）病は，全身の細胞の中にある α-ガラクトシダーゼ（α-GAL）という酵素の活性が先天的に欠損しているか，あるいは低下しているために起こる疾患である。遺伝子変異が原因で（X染色体優性遺伝），細胞内ライソゾーム中の加水分解酵素である α-GAL が低下すると，分解できない不要な物質が体内に蓄積され，進行的な組織障害が起こり，多彩な臨床症状を呈する。先天性脂質代謝異常の一つで，国の難病（特定疾患）である「ライソゾーム病」に含まれる。

- **症状** 酵素が欠損すると，体内の細胞に不要な糖脂質が蓄積されるため，手足の激しい痛みや皮膚の異常（被角血管腫とよばれる毛細血管拡張症），低・無汗症，尿の異常（たんぱく尿），眼の異常（角膜混濁）など，身体のあらゆるところに症状が出現する。20〜30歳代でたんぱく尿が出現し，徐々に腎機能障害が進行する。

- **検査・診断** ファブリー病の腎病理所見では，電子顕微鏡所見で，糸球体上皮細胞内に特徴的なシマウマ柄の層状構造体（zebra body）がみられる。血液もしくは尿中のα-GAL 活性を測定し，欠損または低下が認められれば確定診断となる。

- **治療** 治療の中心は酵素補充療法であり，α-GAL 製剤を点滴で定期的に補充する。四肢の疼痛には抗てんかん薬が有効である。

2. アルポート症候群

- **概要** アルポート（Alport）症候群は，血尿や進行性の腎障害，難聴，視力障害などを伴う遺伝性疾患で，発症率は5000〜1万人に1人と推定されている。糸球体基底膜（GBM）の緻密層の主な構成成分であるIV型コラーゲンのα鎖の遺伝子変異が原因である。アルポート症候群の遺伝形式はX染色体優性遺伝*（80%），常染色体劣性遺伝（15%），常染色体優性遺伝（5%）に分類される。X染色体優性遺伝が多いため，男性に多い。男性が発症すると，幼少児期から顕微鏡的血尿が認められ，30歳代までに透析が必要になる。

- **症状・検査** 多くは生後間もない頃から幼小児期より顕微鏡的血尿がみられ，加齢とともにたんぱく尿を伴う。およそ半分の症例では両側性進行性の感音性難聴を合併し，加齢とともに進行する。円錐水晶体白内障，黄斑色素沈着などの眼病変もみられる。X染色体性の男性は発症が早く，進行性に腎機能が低下し，多くは30歳代までに末期腎不全に進行する。X染色体性の女性患者の多くは腎機能が比較的保たれ，軽度のたんぱく

---

*X染色体優性遺伝：母親が保因者であった場合，2つのX染色体の一方に遺伝子変異を認めることになる。この場合，子どもへ2分の1の確率で遺伝する。遺伝子変異を受け継ぐと，X染色体を1つしかもたない男性は早期から発症する。それに対して，女性は2つのX染色体をもつため，X染色体1個に異常があっても残り1個が正常であれば病気が発症しないか，軽い症状にとどまる。

尿や血尿のみにとどまるが，腎不全に至るものもある。20歳未満の女性で腎機能障害を示す場合は，常染色体劣性遺伝を疑う。
- ▶ **治療** 根本的治療法はないため，腎機能保護を目的とした保存的治療を行う。腎不全に至った例では透析療法が行われる。

3. 菲薄糸球体基底膜病

- ▶ **概要** 菲薄糸球体基底膜病（thin basement membrane disease）は，遺伝性疾患の一つで，腎生検の電子顕微鏡所見にて糸球体基底膜（GBM）のびまん性菲薄化（糸球体基底膜が薄くなった所見）がみられる。検診で顕微鏡的血尿を指摘された症例の5〜10%，3歳児健診で血尿を指摘された症例のうちの30%を占める。遺伝性の場合，多くは常染色体優性遺伝である。無症候性に持続性の軽微な血尿を認めるが，腎機能の予後は良好である。
- ▶ **治療** 根本的な治療法はない。腎保護を目的として ARB・ACE 阻害薬，スタチン系薬剤などの投与による保存的治療を行う。

XI 腎・泌尿器の感染症

A 腎・尿路感染症

- ▶ **定義** 腎臓や上部尿路（腎盂，腎杯，尿管），下部尿路（膀胱，尿道）に生じる細菌感染症を**尿路感染症**（urinary tract infection；UTI）とよぶ。尿路粘膜は感染防御機構を有しているが，何らかの病変などにより防御能が低下し，細菌が定着して増殖すると感染症が成立する。
- ▶ **分類** 腎・泌尿器の感染症は発症様式や症状により，**非特異性感染症**と**特異性感染症**に分類される。尿路感染症の起因菌の多くは腸内細菌であり，グラム陰性桿菌やグラム陽性球菌など，いわゆる一般細菌である。一般細菌による尿路感染症の病像は，発症部位により同様の症状を呈するが，起因菌による違いはみられない（非特異性）。このため非特異性感染症とよぶ。

　一方，尿路性器結核や性感染症などは，特定の病原微生物（ウイルスや細菌，寄生虫）が起因となり特有の症状を呈して，特異性感染症とよばれる。

　尿路感染症は，発症様式により急性と慢性に分けられ，基礎疾患の有無によって単純性と複雑性に分けられる。通常，基礎疾患のないものが単純性尿路感染症である。悪性腫瘍や血液疾患，全身性疾患（糖尿病や代謝性疾患など），尿路損傷，尿流の停滞（先天性尿路奇形や膀胱尿管逆流，尿道狭窄，尿路結石，残尿の存在，尿道カテーテル留置など）といった基礎疾患があるものを複雑性尿路感染症と分類する。

　尿道カテーテルの挿入や留置に関連するものを，カテーテル関連尿路感染症という。

カテーテル留置期間が長いほど感染のリスクは増加し，留置期間が30日以上では細菌尿は必発である。血尿や発熱などの症状がみられる場合に，抗菌薬による治療を行う。抗菌薬の予防投与は，多剤耐性菌の発生を防ぐためにも行わない。

▶**感染経路**　尿路感染症の感染経路には，次の4つの経路がある（図4-14）。

①上行性（逆行性）感染：外尿道口より起因菌が侵入し，尿道から膀胱，尿管，腎の尿路へ，また，前立腺，精巣上体などの生殖器へ上行性に進展する。尿流に逆行しているため，逆行性とも称される。この型による尿路感染が最も一般的であり，起因菌は腸内常在細菌が主である。小児や女性に多い。

②血行性感染：身体に感染巣があり，起因菌が血中に移行し，尿路や生殖器に病巣を生じる。結核菌は肺の初期感染巣から血行性に腎や生殖器へ進展する。

③リンパ行性感染：大腸の腸内細菌や女性生殖器などの感染巣から，リンパ管を介して尿路に感染を生じる感染経路である。

④直接感染：大腸憩室炎や腸管に生じた腫瘍やダグラス窩膿瘍などから，連続して尿路に感染が波及する経路である。

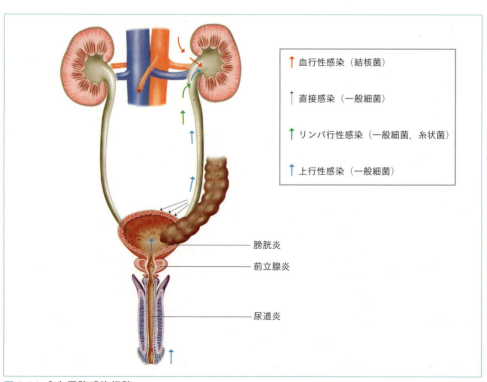

図4-14 主な尿路感染経路

1. 膀胱炎

Digest

概要	概要	・主に細菌感染による膀胱の炎症性疾患であり，急性単純性膀胱炎と慢性膀胱炎に分けられる。 ・ほかにも細菌感染に起因しない間質性膀胱炎や放射線治療に伴う放射線性膀胱炎，ウイルスや抗がん剤による膿尿を認めない出血性膀胱炎などがある。
	好発	・性的活動期の女性に多い。 ・男性では，基礎疾患や前立腺肥大症などの排尿障害があることが多く，複雑性膀胱炎が多い。
	原因	・排尿を我慢したり，身体が冷えたりして膀胱粘膜の防衛機能が低下することによる。 ・グラム陰性桿菌の上行性感染による。
症状		・排尿痛（特に排尿終末時痛）や残尿感，頻尿，膿尿，発熱はない（微熱程度）。
検査・診断	尿沈渣	・膿尿や細菌尿を認める。
	細菌検査	・起因菌を同定する。
	抗菌薬の感受性検査	・抗菌薬治療の前に行う。
主な治療	基本治療	・尿量を増やすための水分補給。
	薬物治療	・経口抗菌薬（ペニシリン系やセフェム系，ニューキノロン系など）の投与。

▶ **分類** 細菌感染による膀胱炎と細菌感染に起因しない間質性膀胱炎，放射線治療に伴う放射線性膀胱炎，ウイルスや抗がん剤による膿尿を認めない出血性膀胱炎などがある。

1 急性単純性膀胱炎

▶ **原因・病態生理** 排尿を我慢したり，身体が冷えたりすることで，膀胱粘膜の防衛機能が低下して，発症することが多い。多くはグラム陰性桿菌の上行性感染によるものである。性的活動期の女性に多くみられる。男性では，基礎疾患や前立腺肥大症などの排尿障害があることが多く，複雑性膀胱炎であることが多い。

▶ **症状** 排尿痛（特に排尿終末時痛）や残尿感，頻尿を伴い，時に肉眼的血尿がみられることもある。通常発熱はなく，あっても微熱程度である。発熱がある場合は，急性腎盂腎炎や急性前立腺炎，急性精巣上体炎などの合併を疑う。

▶ **検査・診断** 上記の症状があり，尿沈渣で膿尿（尿中の白血球）または細菌尿を認めれば，膀胱炎と診断される。尿の細菌検査で起因菌の同定や抗菌薬に対する感受性検査をしておくとよい。

▶ **治療** 水分を多く摂取して尿量を増やすことにより，自浄作用を働かせる。経口抗菌薬（ペニシリン系やセフェム系，ニューキノロン系など）を3日（薬剤によっては7日）程度投与する。治癒しない場合は，耐性菌や基礎疾患を有する複雑性膀胱炎を疑い，精査を要する。

2 慢性膀胱炎

ほとんどが基礎疾患のある複雑性膀胱炎である。

- ▶ **症状** 明らかな自覚症状がなく，尿の混濁や尿検査で膿尿を認めることによって発見されることが多い。起因菌が耐性菌であることも多く，難治性であることも多い。
- ▶ **検査** 抗菌薬による治療開始前に尿培養検査や薬剤感受性を検査する。基礎疾患についても検索を要する。
- ▶ **治療** 発熱や肉眼的血尿などの自覚症状があれば，抗菌薬を7〜14日投与する。基礎疾患がはっきりしていて，自覚症状がなければ，通常，抗菌薬の投与は必要ない。抗菌薬を長期間投与することは耐性菌を誘導することになるので，極力避ける。近年では基質特異性拡張型βラクタマーゼ（ESBL）産生菌など多剤耐性菌が問題になっている。

2. 腎盂腎炎

Digest

腎盂腎炎

概要		
概要	概要	・細菌感染により腎実質，腎盂，腎杯に感染を生じた炎症性疾患。 ・急性単純性腎盂腎炎と慢性複雑性腎盂腎炎に大別される。
	好発	・急性単純性腎盂腎炎は，性的活動期の女性に多い。 ・慢性複雑性腎盂腎炎は，男女の区別なく小児や高齢者に多い。
	原因	・主に大腸菌などグラム陰性桿菌の膀胱からの上行性（逆行性）感染。 ・尿路に基礎疾患のある患者に起こる。
検査・診断	症状	・悪寒戦慄，発熱（高熱），腰背部痛や下腹部への放散痛，叩打痛
	尿検査	・膿尿，細菌尿を認める。
	血液検査	・CRP↑，白血球数↑を認める。
	尿培養検査	・起因菌の同定と薬剤感受性を検査する。
	腎盂尿路造影検査	・水腎症や尿路結石の診断。
	超音波検査	・水腎症や尿路結石の診断。
	CT検査	・水腎症や尿路結石の診断，腎周囲脂肪織の濃度↑，毛羽立ち像などを呈する。
主な治療	基本治療	・安静，尿量を増やすための水分補給，輸液，抗菌薬の投与。
	外科的処置	・尿路に基礎疾患がある場合は，経皮的腎瘻造設や尿管ステント留置などで閉塞を解除して腎盂内圧を下げる。

- ▶ **定義・病態生理** 細菌感染により腎実質や腎盂，腎杯に感染が生じた状態である。膀胱炎が先行し，膀胱から尿管，腎盂と細菌が上行することによって生じることが多い。急性単純性腎盂腎炎と慢性複雑性腎盂腎炎に大別される。慢性複雑性腎盂腎炎は，時に急性増悪し，急性腎盂腎炎と同様の症状を呈することがある。
- ▶ **分類** 次の2つがある。
  - 急性単純性腎盂腎炎：女性に多く，**グラム陰性桿菌**の膀胱からの上行性感染によるも

のがほとんどである。悪寒戦慄を伴う高熱（38℃以上），特に夕方に発熱する弛張熱が多い。患側の腰背部痛や下腹部への放散痛を自覚することが多く，叩打痛を伴う。女性に多くみられるのは，尿道が短く腟が菌の停滞場所となりやすいためと考えられる。

- 慢性複雑性腎盂腎炎：男女の区別なく小児や高齢者に多い。症状は，急性腎盂腎炎に比べ軽微で，微熱や軽度の腰背部痛を呈する。時に腎盂腎炎の症状を欠くこともある。尿流障害の増悪などにより急性増悪すると，急性腎盂腎炎と同様の症状を呈する。

▶ **診断** 尿検査で膿尿や細菌尿がみられる。血液検査では，C反応性たんぱく質（C-reacted protein；CRP）亢進や白血球増多（好中球増多）などの炎症反応の増悪がみられる。一過性の腎機能障害を呈することもある。尿培養検査で，起因菌の同定と薬剤感受性を検査する。尿路通過障害など基礎疾患の有無を調べるために，静脈性腎盂造影（IVPやDIP）が有用である。慢性化した腎盂腎炎では腎杯の鈍化・拡張や腎実質が菲薄化する。腎実質が瘢痕化すると，腎表面は陥凹して（wedge shaped lesion），凹凸を呈する。さらに進行すると患側腎は萎縮腎となる（図4-15）。

　超音波検査やCT検査は，水腎症や尿路結石の診断などに役立つ。CT検査では，腎周囲脂肪織の濃度上昇や毛羽立ち像などの特徴的な所見を呈する。逆行性腎盂造影は尿流の逆流や停滞を助長し，感染を増悪させる因子となるため，禁忌である。

▶ **治療** 安静と尿量を増やすための水分補給や輸液，抗菌薬の投与が治療の基本となる。

　尿管狭窄や尿路結石など，尿路の閉塞が原因の場合は，抗菌薬による治療のみでは不十分なこともある。上部尿路閉塞を伴う腎盂腎炎が慢性化すると，停滞した尿が膿と化し，膿腎症に進展する。腎実質の破壊が急速に進行し，患側の腎機能が廃絶したり，敗血症を併発したりすることがある。このような場合は，経皮的腎瘻造設や尿管ステント留置など，閉塞を解除し，腎盂内圧を下げるための外科的処置を要する。通常，基礎疾

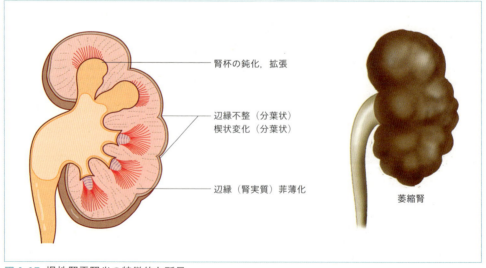

図4-15 慢性腎盂腎炎の特徴的な所見

患に対する根治的な治療は，炎症の改善後に行う。

3. 腎膿瘍，腎周囲炎，腎周囲膿瘍

▶ **定義** **腎膿瘍**は，腎の感染が局所に進展し，腎実質に膿瘍を形成した状態である。慢性的な尿路閉塞や尿路の上行感染によることが多い。まれに，黄色ブドウ球菌の皮膚病変から，血行性に生じることがある。基礎疾患として，糖尿病を有していることが多い。

腎周囲炎は，腎周囲脂肪織に炎症が生じた状態である。尿の尿路外溢流や血行性感染により発症する。

腎周囲膿瘍は，腎筋膜内に膿瘍を形成した状態である。慢性的に経過した腎感染からの進展が多い（図4-16）。

▶ **症状** 悪寒戦慄や発熱，腎叩打痛など急性腎盂腎炎同様の症状を呈する。側腹部腫瘤や患側凹の側彎を呈することもある。

▶ **診断** 腎尿管膀胱部単純撮影（KUB）や静脈性腎盂造影，超音波検査，CT検査などを行う。血液培養を行い，原因菌を確かめる。

▶ **治療** 膿瘍のドレナージと抗菌薬の投与を行う。腎機能が低下したり，失われたりしたものは，腎摘除術や腎部分切除術を行う。

4. 膿腎症

▶ **定義** 長期間の尿路閉塞が水腎症を引き起こし，さらに感染が加わると，腎実質は破壊され，膿が貯留した状態になる。この状態を**膿腎症**とよび，患側の腎機能は急激に低下し，短期間で廃絶する（図4-17）。

▶ **症状** 急性腎盂腎炎と同様に，悪寒戦慄を伴う高熱など，重篤な全身症状を呈する。敗血症を併発すると，敗血症性ショックを呈する。

▶ **治療** 迅速に診断し，早期に治療を行わないと敗血症に至ることがある。経皮的腎瘻造設などによるドレナージを行い，全身状態を改善してから，原疾患の治療を行う。腎機能が廃絶している場合は，腎摘除の適応となる。

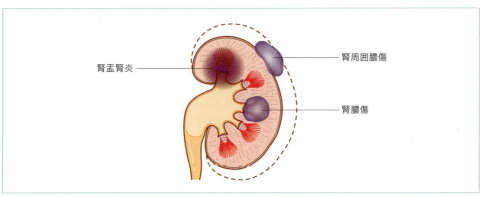

図4-16 腎臓の主な感染巣

XI 腎・泌尿器の感染症

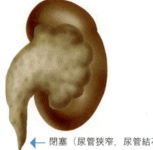

← 閉塞（尿管狭窄，尿管結石，悪性腫瘍，先天奇形）

図4-17 膿腎症

5. 尿道炎

▶ **定義・分類** 尿道炎は尿道の細菌感染によるもので，性感染症（sexually transmitted infections；STI，本章-XI-C「性感染症」参照）によるものと，性感染症とは関連のないものがある。後者の主な起因菌は，グラム陰性桿菌とグラム陽性球菌（ブドウ球菌）である。経過により急性尿道炎と慢性尿道炎に分類される。慢性尿道炎は，尿道カテーテルの留置や尿道狭窄，憩室，結石，異物，損傷など，基礎疾患のある複雑性尿路感染である。

▶ **症状** 排尿初期にみられる排尿痛や膿分泌が主たる症状で，発熱は通常みられない。性感染症による尿道炎は，起因菌により膿の性状や症状の強さによって予測がつきやすい。

B 男性性器感染症

1. 前立腺炎

Digest

前立腺炎		
概要	概要	・前立腺に炎症が生じた状態で，細菌感染によるものや細菌が認められないものもあり，様々な病態を呈する炎症性疾患である。 ・急性細菌性前立腺炎，慢性細菌性前立腺炎，慢性非細菌性前立腺炎，前立腺痛症（プロスタトディニア）に分類される。
	好発	・青壮年期の男性に多い。
	原因	・グラム陰性桿菌による感染，前立腺肥大症や尿道狭窄，神経因性膀胱などを基礎疾患とする残尿。 ・微生物の関与，骨盤底筋の過度な緊張，精神的な要因。

症状			● 排尿痛や残尿感，頻尿，悪寒戦慄を伴う発熱（高熱），炎症による前立腺腫脹に伴う排尿障害，尿閉。 ● 主に前立腺関連領域の不定愁訴がある。ほかに排尿痛や頻尿，残尿感，射精痛，下腹部・会陰部・鼠径部の鈍痛・不快感，血精液症など様々な症状を生じる。発熱は認めない。 ● 前立腺関連の不定愁訴。
検査・診断	直腸診		● 圧痛を伴う腫れた前立腺を触知する。軽度から中等度の圧痛がある。
	血液検査		● CRP↑，白血球数↑を認める。
	尿検査		● 膿尿や細菌尿を認める。
	尿培養検査		● 起因菌と薬剤感受性を調べる。
	前立腺マッサージ		● 急性前立腺症では禁忌である。そのほかの場合は前立腺圧出液の細菌の有無を確認する。
主な治療	化学療法		● 経口抗菌薬や抗菌薬の経静脈的投与。
	行動療法		● 生活習慣の改善や適度な運動など。

▶ **定義・分類** 前立腺に炎症が生じた状態で，細菌感染によるものや細菌が認められないものもあり，様々な病態を呈する。以下のように分類される。
①急性細菌性前立腺炎
②慢性細菌性前立腺炎
③慢性非細菌性前立腺炎
④前立腺痛症（プロスタトディニア）

1 急性前立腺炎

急性前立腺炎とは，尿道から射精管を通じて，上行性（逆行性）に，前立腺に炎症が生じた状態をいう。起因菌としては大腸菌などのグラム陰性桿菌によるものが多い。前立腺肥大症や尿道狭窄，神経因性膀胱などが基礎疾患として存在し，残尿の存在が発症と関連する。重症化すると菌血症や敗血症に至ることもある。

▶ **症状** 排尿痛や残尿感，頻尿などの膀胱刺激症状と，悪寒戦慄を伴うような高熱，炎症による前立腺腫脹に伴う排尿障害がある。時に尿閉を呈することもある。

▶ **診断・検査** 直腸診を行うと，圧痛を伴う腫れた前立腺を触知する。急性期には菌血症をきたす可能性があり，前立腺マッサージや経尿道的検査は禁忌である。血液検査で白血球増多やCRP増加などの炎症反応の上昇がみられ，しばしば著明な上昇を呈する。尿検査では，膿尿や細菌尿を認める。尿培養で起因菌と薬剤感受性を調べる。

▶ **治療** 抗菌薬による化学療法が主体となる。程度に応じて経口抗菌薬や抗菌薬の経静脈的投与を選択する。慢性化を避けるため，抗菌薬の投与はしっかりと行う。

2 慢性前立腺炎

▶ **分類** 慢性前立腺炎は，細菌の有無で細菌性と非細菌性に分けられる。急性前立腺炎か

ら慢性症へ移行するものと，最初から慢性症として発症するものがある。

- ▶ **症状** 慢性前立腺炎に特徴的な症状はなく，排尿痛や頻尿，残尿感，射精痛，下腹部・会陰部・鼠径部の鈍痛・不快感，血精液症など様々な症状が生じる。全身状態は保たれ，発熱は認めない。前立腺関連領域の不定愁訴が主体となる。
- ▶ **診断・検査** 直腸診では軽度から中等度の圧痛を認める。急性前立腺炎を呈しているような腫れた様子はない。前立腺マッサージを行い，前立腺圧出液に細菌を認めることで細菌性と非細菌性を診断する。
- ▶ **治療** 細菌が証明されれば抗菌薬による化学療法を行う。細菌感染を疑う際にも抗菌薬を使用するが，効果に乏しいこともある。薬剤投与のほか，生活習慣の改善や適度な運動などの行動療法を併用する。

3 前立腺痛症

慢性前立腺炎と同様の前立腺関連の不定愁訴を訴えるが，前立腺炎とはまったく別の病態で精神的な要因が強い。精神身体症候群の一種である。

2. 精巣上体炎

- ▶ **定義** 尿道炎や膀胱炎，前立腺炎などから，尿路・精管を通じて逆行性に波及して生じる。若年者では，クラミジアや淋菌など性感染症によるものが多く，高齢者では大腸菌など，一般細菌によるものが多い。尿道カテーテル留置，経尿道的手術後に発症することもある。
- ▶ **症状** 急性精巣上体炎では，悪寒戦慄を伴う高熱や陰嚢内容の有痛性腫大，排尿時痛などがある。比較的急激に発症することもあり，精巣捻転症と鑑別を要する。

慢性精巣上体炎では精巣上体の硬結と圧痛を認める。細菌性のほか，結核性精巣上体炎も鑑別を要する（図4-18）。

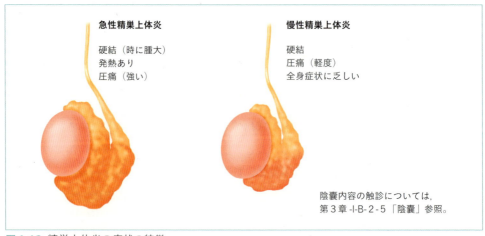

図4-18 精巣上体炎の症状の特徴

▶ **検査・診断** 尿検査で膿尿を認めることが多い。尿培養検査で起因菌を同定し，薬剤感受性も検査する。クラミジアや淋菌の検査には，抗原反応やポリメラーゼ連鎖反応（polymerase chain reaction；PCR）法が有用である。血液検査では炎症反応を認める。慢性精巣上体炎を呈する場合は，結核菌の検査も考慮する。鑑別診断として，精巣捻転症や精巣腫瘍，外傷に伴う陰囊内血腫や精巣破裂が重要で，陰囊内容の超音波検査などが有効である。

▶ **治療** 急性の場合は，安静や冷罨法，抗菌薬による化学療法を行う。疼痛が強い場合は，陰囊内容の挙上・固定や消炎剤の投与も考慮する。精巣上体炎では精管に炎症が波及することがあり，続発性の精管通過障害を発症し，男性不妊の原因となることもある。

3. 精巣炎

▶ **原因** 精巣上体炎からの波及のほか，流行性耳下腺炎（ムンプス感染症）から続発することが多い（ムンプス精巣炎）。

▶ **症状** 流行性耳下腺炎から数日後に，高熱や急激な陰囊内容の腫脹・疼痛がある。精巣の腫大は，精巣腫瘍や精巣上体炎のように硬い腫瘤と異なり，弾性を有するやや軟らかな腫瘤として触知する。片側性にも両側性にも生じ得る。

▶ **検査・診断** 通常，ムンプス精巣炎では尿検査異常を呈することは少なく，血液検査でも，炎症反応の上昇は，細菌感染と比較して軽度のことが多い。血清抗体価の上昇は，発症から遅れて上昇するので診断には役立ちにくく，臨床経過などで診断する。

▶ **治療** ムンプス精巣炎は，ウイルス感染であり，対症療法が主体となる。疼痛などの症状の軽減には，安静や精巣の挙上・固定，冷罨法が有効である。約半数程度に精細管の萎縮が生じ，男性不妊の原因となる。

C 性感染症

▶ **定義** 性感染症（sexually transmitted infections；**STI**）は性交によって感染する疾患の総称である。一般に性病ともいわれる。男性尿道炎や性器ヘルペス，尖圭コンジローマ，梅毒などがあげられる。また，トリコモナス症などの寄生虫疾患も，性行為で感染する。性感染症では，パートナーの治療も重要である。

性感染症としての尿道炎は，淋菌性尿道炎と非淋菌性尿道炎に分けられる。尿道炎の診断には初尿を用いる。約30％に淋菌とクラミジアによる混合感染がみられる。

1. 淋菌性尿道炎

▶ **定義・病態生理** 淋菌による接触感染で，尿道炎から前立腺や精巣上体，膀胱へと進展する。尿道以外に，子宮頸管や内膜，眼，咽頭，直腸などの粘膜にも感染する。淋菌の潜伏期は2〜6日と短い。淋菌性尿道炎は，尿道の不快感から始まり，灼熱感を伴う

排尿痛など，比較的強い症状を呈する。発熱などの全身症状はあまりみられない。外尿道口からの膿性の尿道分泌液を認める。
- ▶**診断** 尿道分泌液内の多核白血球内に淋菌（グラム陰性双球菌）がみられる。尿や膿性分泌物からPCR法によって，淋菌のDNAを検出する。
- ▶**治療** 近年，淋菌のなかには耐性化したものが増加し，経口抗菌薬では難治性を示すことがある。経静脈的にセフェム系抗菌薬の単回投与が推奨されている。

2. 非淋菌性尿道炎

- ▶**定義・病態生理** 淋菌以外の細菌による尿道炎で，約6割が**クラミジア・トラコマチス**による。クラミジア尿道炎から精巣上体炎に至ることもある。女性のクラミジア感染症は，卵管狭窄などの後遺症を起こすことがあり，不妊の原因となる。クラミジアの潜伏期は2週間程度であり，症状は淋菌性尿道炎より軽く，不顕性感染のこともある。尿道分泌液は透明から白色調で漿液性を呈する。
- ▶**診断** 尿や尿道分泌液から，PCR法によってクラミジア抗原を検出する。
- ▶**治療** テトラサイクリン系やマクロライド系抗菌薬を用いる。近年では，アジスロマイシンの単回投与が推奨される。

D 尿路性器結核

- ▶**定義・病態生理** 尿路性器結核は，肺結核からの血行性感染により，菌が腎臓に感染することで発症する。腎臓に到達した結核菌が微小膿瘍を形成し，腎結核となる。腎結核を生じると，結核菌は尿を介して尿路（尿管，膀胱，尿道）へと感染を拡げる（尿路結核）。さらに，前立腺や精管，精巣上体へ拡がり，結核病巣を生じる（性器結核）。性器結核は，ほかの部位の結核病変から血行性に感染を起こすこともある（図4-19）。

1. 尿路結核（腎・膀胱結核）

- ▶**定義・病態生理** 腎結核から尿路を通じて膀胱まで広がると，膀胱結核となる。通常，腎結核のみでは症状に乏しく，血尿や無菌性膿尿を呈する。病状の進行によって，微熱や倦怠感，体重減少などの全身症状がみられる。尿路閉塞が生じると，腎部痛や腫瘤触知などの症状がみられる。膀胱結核に発展すると，排尿痛や頻尿，残尿感などの膀胱刺激症状が出現する。
- ▶**検査・診断** 尿検査では，無菌性膿尿が特徴的である。抗酸菌染色による結核菌の同定やPCR法による検出は短時間での診断に有効である。また，尿の結核菌培養を行うと同時に，薬剤感受性も検査する。

　排泄性尿路造影やCTなどの尿路造影検査では，腎盂・腎杯の変形，尿管狭窄，石灰化，萎縮膀胱などがみられる。腎結核が進行して終末期になると，腎臓全体に石灰化を

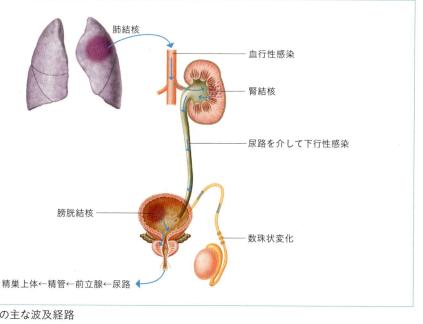

図4-19 結核の主な波及経路

きたし，漆喰腎とよばれる特徴的な像を呈する。
▶治療　肺結核に準じて，抗結核薬の併用療法で治療する。尿中結核菌の陰性化を確認する。腎機能が廃絶している場合には，腎摘除術の適応となる。

2. 性器結核

尿路結核に続発し，精路を介して前立腺や精管，精巣上体に結核菌の感染が拡大すると性器結核を呈する。ほかの臓器からの血行性で生じることもある。精管に結核結節を生じると，硬い硬結を多数触知して，数珠状（念珠状）変化とよばれる特徴的な所見を呈する。精巣上体結核では，結核結節や乾酪壊死，空洞化から潰瘍形成や陰嚢皮膚の瘻孔が生じる。

XII 腎・尿路結石症

Digest

腎・尿路結石症

概要	概要	・腎臓や，尿管，膀胱，尿道といった尿路に結石が存在し，様々な症状を引き起こす疾患。 ・結石の存在部位により，上部尿路結石（腎結石，尿管結石）と下部尿路結石（膀胱結石，尿道結石）に区別される。
	好発	・30～40歳代，男性が女性より約2.5倍多い。
	原因	・尿路閉塞により尿流が停滞する。尿路感染により尿がアルカリ性に傾く。不動により骨脱灰*が促進されて尿中Ca排泄量が増加する。代謝障害により尿中に結石成分となる物質が多量に排泄される。
症状		・疼痛，血尿，結石の排出，下部尿管結石の場合は，頻尿，残尿感，排尿痛，尿閉，排尿障害，尿線途絶
検査・診断	尿検渣	・血尿や膿尿を認める。
	画像診断	・腎尿管膀胱部単純撮影（KUB），排泄性尿路造影，単純ヘリカルCT，超音波検査
	内視鏡検査	・膀胱鏡や尿道鏡で結石を確認する。
主な治療	内科的治療	・非ステロイド性消炎鎮痛薬（NSAIDs）の坐薬（インドメタシンなど），α遮断薬（保険未収載），結石成分によりクエン酸製剤，アロプリノール，チオプロニン
	外科的治療	・体外衝撃波破砕術，尿管鏡手術（経尿道的尿管砕石術），腎盂鏡手術（経皮的腎砕石術），経尿道的膀胱砕石術，抽石術

　尿路結石症（urolithiasis）は腎臓や尿管，膀胱，尿道といった尿路に**結石**が存在し，様々な症状を引き起こす疾患である。結石は存在部位により，**上部尿路結石**（腎結石，尿管結石）と**下部尿路結石**（膀胱結石，尿道結石）に区別され，この2者は臨床症状において大きな違いがある（図4-20）。近年では，上部尿路結石は下部尿路結石より高頻度にみられる。下部尿路に閉塞や感染があり，下部尿路結石が原発的に発生することもあるが，多くは上部尿路結石が排石される過程で下部尿路結石になることが多い。病態の点では，上部尿路であれば患側腎の腎機能の悪化を，下部尿路であれば排尿障害から両側腎機能の低下（腎不全）を招くことになる。これが臨床症状の差や治療を考える際の差につながる。

A 尿路結石症概論

1. 尿路結石症の疫学

　わが国では1965（昭和40）年以降，10年間隔で全国尿路結石疫学調査が行われている。

骨脱灰：骨からCaが遊離すること。骨にある程度の力がかからないと骨からCaが遊離し血中Caは増加する。これらは糸球体濾過され最終的には尿中のCa増加を招く。

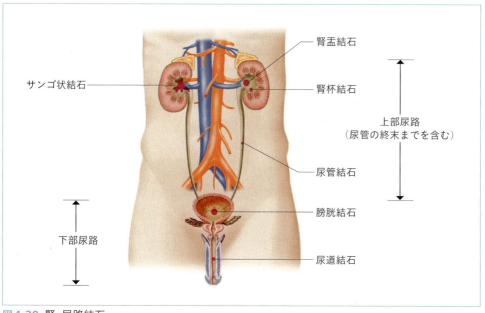

図 4-20 腎・尿路結石

上部尿路結石と下部尿路結石の比率は近年ほぼ一定で，上部尿路結石が約 95% を占める。男女比では，男性が女性より約 2.5 倍多い。年齢的には 30 〜 40 歳代と働き盛りの年齢層に多くみられる。地域的には東海や近畿，中国，四国地方に多く，東北東部や関東北部，九州地域で少ない。2005（平成 17）年の年間罹患率は，人口 10 万人対で男性 192 人，女性 79.3 人としだいに増加してきており，それぞれ 1965 年と比べて 3 倍，3.3 倍であった。2005 年の年間有病率（人口 10 万人対）は男性 309 人，女性 120 人であった。

結石は，成分別にみていくと多いものから，シュウ酸カルシウムやリン酸カルシウムといった Ca を含む結石（Ca 含有結石）が約 90% を占め，以下，尿酸結石や尿路感染が契機で発生するリン酸マグネシウムアンモニウム結石，遺伝性疾患で発生するシスチン結石が続く。

2. 結石の原因

結石の原因は，①尿路閉塞，②尿路感染，③不動，④代謝障害（尿中物質の異常排泄）に大別される。

1 尿路閉塞

尿路閉塞により尿流が停滞すると，結石が発生しやすくなる。小児における先天性水腎症に伴う腎結石や，高齢者における前立腺肥大症や神経因性膀胱に伴う膀胱結石がこれにあたる。

2 尿路感染

尿路感染の起因菌が，尿素を分解するウレアーゼを産生する細菌（尿素分解菌）であると，尿中の尿素が分解されてアンモニアが発生し，尿がアルカリ性に傾く。これにより，リン酸塩の沈殿が促進され，リン酸マグネシウムアンモニウム結石が形成される。尿素分解菌には，プロテウスやクレブシエラ，緑膿菌などがある。

3 不動

不動や長期臥床は，骨脱灰を促進して，尿中 Ca 排泄量を増加させる。その意味では，後述する高 Ca 尿症の一つの型となるが，尿流停滞も起こしやすくなる。また尿路感染も合併しやすくなり，多くの要因から容易に結石形成が起こる。

4 代謝障害

代謝障害によって尿中に結石成分となる物質が多量に排泄されると，結石形成が起こりやすくなる。また，結石形成を抑制する物質が少なくても結石形成は促進される。以下に，代謝障害が生じる疾患を示す。

❶ 高カルシウム尿症

尿路結石の 90% は Ca 含有結石である。尿中への Ca 排泄量の多い人は，尿路結石になる確率が高い。高 Ca 尿症をきたす病態は大きく 3 つの型があるが，その型とは別に重要なのは，原発性副甲状腺（上皮小体）機能亢進症と，遠位型腎尿細管性アシドーシス，グルココルチコイド過剰状態（クッシング症候群，およびステロイド長期内服）である。

原発性副甲状腺機能亢進症では，その原因になっている副甲状腺腺腫を摘出すると，結石再発を抑制できる。

❷ 高シュウ酸尿症

Ca 含有結石の多くはシュウ酸カルシウム結石である。尿中シュウ酸の増加は結石形成に大きく関与する。一般にシュウ酸と Ca が結合すると，難溶性のシュウ酸カルシウム結晶を形成する。

消化管の中でシュウ酸カルシウム形成が十分に行われると，吸収されるシュウ酸量が減少する。逆に，消化管内でシュウ酸と結合する Ca が減少すると，消化管内で吸収されるシュウ酸量が増加し，最終的に腎臓からのシュウ酸排泄量が増加する（高シュウ酸尿症）。そのため，シュウ酸カルシウム結石を予防するためには，Ca 摂取を増加させることが推奨される。逆に，脂肪便や広範な小腸切除後では，Ca が脂肪酸と結合し，大便中に多量に排泄される。それにより，結合の相手を失ったシュウ酸が多量に吸収され，結石形成が起こりやすくなる。

❸ 高尿酸尿症

高尿酸尿症は，尿酸結石だけでなくシュウ酸カルシウム結石の発生も促進する。痛風患

者では，高尿酸血症だけでなく高尿酸尿症も併発し，尿酸結石や Ca 含有結石をしばしば合併する．痛風や高尿酸血症の治療薬であるベンズブロマロンは，尿酸排泄を増加させて血中尿酸値を下げるため，尿路結石患者には使用禁忌となっている．一方，尿酸合成阻害薬のアロプリノールやフェブキソスタットは高尿酸尿症を是正し，結石の発生を抑制する．

❹ 低クエン酸尿症

クエン酸は Ca と容易に結合し，可溶性の塩を形成する．このため，尿中にクエン酸が多いと，シュウ酸と結合する Ca 量が減少し結石形成が抑制される．

低クエン酸尿症を呈する代表的な疾患が遠位型腎尿細管性アシドーシスであり，本症では高 Ca 尿症と低クエン酸尿症が結石発生の原因となる．

❺ シスチン尿症

常染色体劣性遺伝形式をとる疾患で，尿中への難溶性シスチンの排泄が増加する．小児期より結石の形成をみることがある．

B 上部尿路結石（腎結石症，尿管結石症）

▶ **症状** 上部尿路結石の 3 主徴は，疼痛（疝痛），血尿，結石の排出である．
- **疼痛**：結石が腎内にとどまっているときは，激しい疼痛が起こることはまれであり，一般には，疼痛がないか，あったとしても腎部（肋骨脊柱角）の鈍痛であることが多い．尿管に結石が下降すると，尿の通過障害が起こり，腎部や側腹部の激しい疼痛（疝痛発作）を引き起こす．疼痛は，結石の部位だけでなく，側腹部から尿管の走行に沿って下方にみられ，これを放散痛という．またこれとは別に，疼痛の部位は，結石の下降に伴い膀胱側の方向に移動する．尿管の下端近くに結石が存在するときには，陰嚢や外陰部に疼痛が放散する．疝痛発作時には，悪心・嘔吐，冷汗などの自律神経症状を伴うこともある．
- **血尿**：疼痛に伴い，肉眼的ないし顕微鏡的血尿を認めることが多い．しかし，完全に上部尿路が閉塞した場合などには血尿を認めないこともあり，結石の診断をこれのみに頼ることには問題がある．
- **結石の排出**：長径 5mm 以下の結石は自然排石されることが多い．結石排出の確認は，結石の診断を確実なものにする．また，今後の再発予防のために，排出された結石の成分分析を行うことは重要である．
- **そのほかの症状**：尿管下端近くに結石が存在すると，結石自体が膀胱壁を刺激して，頻尿，残尿感，排尿痛などの膀胱刺激症状を呈することがある．膀胱炎や膀胱結石との鑑別が必要になる．

▶ **検査・診断** 上部尿路結石の診断には，尿検査，画像診断を用いる．
- **尿検査**：多くの場合，血尿を認める．感染結石の場合には膿尿も認めるが，感染を伴わない一般の結石でも軽度の膿尿を認めることがある．尿中にみられる結晶は結石成

分とは必ずしも一致しないが，シスチン結晶（正六角形の結晶）がみられた場合にはシスチン尿症と診断できる。

- **画像診断**：従来重視されていたのは，腎尿管膀胱部単純撮影（KUB）と排泄性尿路造影であったが（図4-21），ほかの急性腹症との鑑別を含めて単純ヘリカルCTの活用が増加してきている。KUBでは尿酸結石は描出できなかったが，CTでは容易に診断でき，また造影剤を用いなくても，水腎症の有無や腎臓の大きさを評価できる（図4-22）。超音波検査は，腎内の結石や水腎症を容易に診断できるが，中部・下部尿管結石の診断や，小さな結石の診断は困難である。救急処置室でCTがすぐに施行できない場合には，KUBと超音波検査の組み合わせで結石の診断を行うこともある。

▶ **治療**　治療の基本は，内科的治療として，疼痛除去や排石の促進，再発予防があり，外科的治療として，結石除去や基礎疾患に対する治療（尿路閉塞の解除，原発性副甲状腺機能亢進症に対する外科的治療）がある。現在では，従来行われていた開放手術の施行はまれになっている。

- **内科的治療**
  - 疝痛発作に対する治療：第1選択で使用される薬剤は，非ステロイド性消炎鎮痛薬（NSAIDs）の坐薬（インドメタシンなど）である。アスピリン喘息やアレルギーに十分注意を払ってこれを使用する。また鎮痙薬が使用されることもある。これらが無効な場合には，非麻薬性鎮痛薬（ペンタゾシンなど）や麻薬が使用されることもある。
  - 排石を促進する薬剤：従来，様々な薬剤が使用されてきたが，国際的にはα遮断薬の有効性が評価されてきている。α遮断薬は，わが国では保険未収載である。

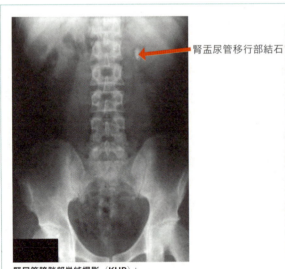
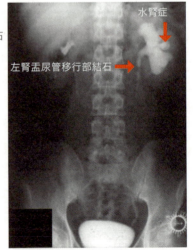

腎尿管膀胱部単純撮影（KUB）：
第1腰椎の左側に結石陰影（→）を認める。

排泄性尿路造影：
左腎盂尿管移行部結石（→）と水腎症（→）を認める。

図4-21　K含有結石の腎尿管膀胱部単純撮影（KUB）と排泄性尿路造影

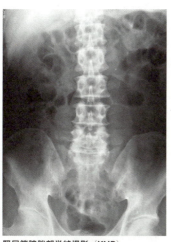
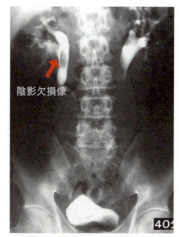

腎尿管膀胱部単純撮影（KUB）
結石陰影は認識できない。

排泄性尿路造影
右尿管内に陰影欠損（→）を認めるが，これだけでは尿管腫瘍との鑑別はできない。

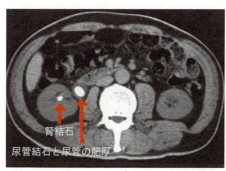

単純ヘリカルCT
右水腎症と，KUBでは認識できなかった右腎結石（→），尿管結石（→）を認める。

図4-22 尿酸結石の腎尿管膀胱部単純撮影（KUB）および排泄性尿路造影，単純ヘリカルCT

- 再発を予防する薬剤：腎尿細管性アシドーシスに対するクエン酸製剤投与や，高尿酸血症や尿酸結石に対するアロプリノールやクエン酸製剤の投与が行われる。また，シスチン尿症に対してチオプロニン，クエン酸製剤投与が行われる。このうち尿酸結石に対するアロプリノールやクエン酸製剤の投与は，結石そのものを溶解することが期待できることもある（図4-23）。

- **外科的治療**（図4-24）
  - **体外衝撃波結石破砕術**（extracorporeal shock wave lithotripsy；**ESWL**）：低侵襲的治療の代表だが，決して無侵襲ではない。体外で発生させた衝撃波を結石に収束させてこれを破砕する。破砕片は尿に混じって排出される。近年では，無麻酔，外来手術で行われることが増えている。大きな結石では，砕石片が尿管内に詰まってしまうSteinstrasse（石の道）を形成し，その治療に難渋することもある。一般的には長径2cm以下の腎結石や尿管結石に対して，第1選択の外科的治療法として用いられる。妊婦に対しては胎児への安全性が証明されておらず，禁忌となる。

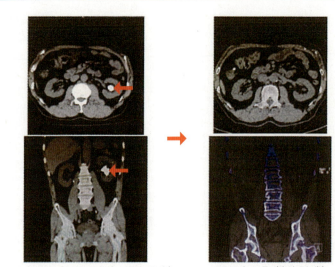

図4-23 尿酸結石の溶解

2013年6月（8月より加療，当時72歳）　2014年9月（当時73歳）

アロプリノールとクエン酸製剤投与1年3か月で，左のサンゴ状結石（腎臓のなかに白く描出されている）が外科的治療なしでほぼ溶解された。

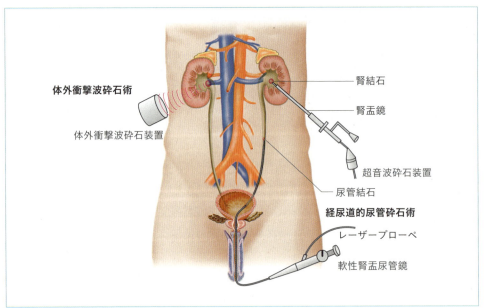

図4-24 上部尿路結石の外科的治療法

- **尿管鏡手術**（ureteroscopy；URS，［経尿道的尿管砕石術，transurethral ureterolithotripsy；TULとよばれていたもの］）：尿道，膀胱を経て尿管内に内視鏡を挿入し，内視鏡下に結石を観察して，これをレーザーや超音波などの様々な砕石装置で破砕して抽石する。尿管結石では第1選択の治療法となり，結石消失率においてESWLよりまさる。

軟性腎盂尿管鏡を用いることによって，腎結石の治療も可能になった．一般には，入院で麻酔下の手術となる．
- **腎盂鏡手術**（経皮的腎砕石術，percutaneous nephrolithotripsy；**PNL**）：腎盂鏡が挿入可能な太さの経皮的腎瘻を作成し，ここより砕石を行う．サンゴ状結石や比較的大きな腎結石が対象となる．結石消失率は高いが，出血や感染症などの合併症の頻度はESWLやURSより高くなる．入院で麻酔下の手術となる．実際には，治療対象となる結石の部位や大きさ，性状，感染症合併の有無などを総合的に判断し，手術方法を選択する．現在では，従来行われていた開放手術の施行はまれになっている．

C 下部尿路結石

上部尿路結石が下降して膀胱内に入り，下部尿路結石となる場合と，下部尿路で結石が形成され，下部尿路結石となる場合とがある．前者の場合，すぐに排石されるようであれば問題ないが，なかなか排石されない場合には，下部尿路閉塞を考える必要がある．同様に後者の場合には，下部尿路閉塞が存在するために下部尿路結石が発生した可能性がある．このような場合には，前立腺肥大症や神経因性膀胱などの基礎疾患の評価と治療も必要になる．

1. 膀胱結石症

▶ **症状**　頻尿や排尿痛，血尿がみられる．膀胱頸部に結石が存在すると，突然，尿閉になることもある．このとき体位を変えて結石の位置をずらすと，再び排尿が可能になることもある．先行して側腹部痛や疝痛発作があった場合には，上部尿路結石が膀胱内に下降してきたことが想定される．膀胱結石自体が疝痛発作を起こすことはない．

▶ **検査・診断**　画像診断では，KUBで膀胱部に一致した石灰化像を認める．また，膀胱にある程度の尿をためた状態で超音波検査を行うと，体位によって移動する結石を描出できる．内視鏡検査では，膀胱鏡で結石そのものを確認できれば確定診断となる．時に，膀胱腫瘍の表面に結石が付着していることがあるため，注意が必要である．

▶ **治療**　自然排石が不能なものに関しては，膀胱鏡を用いた経尿道的膀胱砕石術が行われる．前立腺肥大症のような下部尿路閉塞が合併しているときは，その治療のための**経尿道的前立腺切除術**（transurethral resection of the prostate；**TURP**）やホルミウムレーザー前立腺核出術（HoLEP）なども併せて，あるいは時期をずらして行う．

2. 尿道結石症

▶ **症状**　血尿，排尿障害，尿線途絶，尿閉などがみられる．
▶ **身体所見**　時に，前部尿道に存在する結石を触診できる．
▶ **検査・診断**　画像診断では，尿道部を含めたKUBを撮影し，結石陰影を確認する．内

視鏡検査では，尿道鏡で結石を確認できれば確定診断となる。
- ▶ **治療** 外尿道口近くに結石が存在する場合には，外尿道口より挿入した鉗子で結石を把持し，抽石することもある。この場合，外尿道口切開を加えることもある。また，尿道鏡下に，尿道結石の存在部位で結石を把持し，抽石することも可能である。時には，尿道結石に尿道鏡を押し当てながら膀胱内まで押し込み，膀胱結石として経尿道的膀胱砕石術を行うこともある。内視鏡的な処置・手術を行う際には，尿道狭窄のような尿路閉塞疾患の有無も，十分に確認しておくことが必要である。

XIII 尿路閉塞，排尿機能の障害

A 水腎症

尿路のどこかに尿の通過を妨げる事態が発生すると，その上流で尿が停滞して尿路の拡張が起こり，腎盂・腎杯が拡張する状態のことを**水腎症**（hydronephrosis）という。
- ▶ **原因・症状** 水腎症の原因は，先天性と後天性に分かれる。主な原因を表 4-10 に示す。先天性水腎症の代表的なものに，腎盂尿管移行部狭窄症がある。出生前あるいは出生後から乳児期のスクリーニングで腹部超音波検査により発見される。無症状であることが

表 4-10 水腎症の原因

部位	先天性疾患	後天性疾患
腎盂，腎盂尿管移行部	腎盂尿管移行部狭窄症	腎・腎盂腫瘍， 腎門部リンパ節転移， 腎囊胞，傍腎盂囊胞， 腎結石， 後腹膜線維化症，など
尿管	尿管膀胱移行部狭窄症 下大静脈後尿管 尿管異所開口 尿管瘤 巨大尿管 膀胱尿管逆流症	尿管腫瘍，後腹膜腫瘍， 尿管結石， 尿管炎， 妊娠子宮， 医原性尿管損傷， 腹部大動脈瘤，など
膀胱	神経因性膀胱 膀胱憩室	神経因性膀胱， 膀胱結石
前立腺		前立腺肥大症， 前立腺がん， 前立腺炎
尿道	後部尿道弁 前部尿道弁 前部尿道憩室 包茎	尿道狭窄（外傷性，炎症性）， 尿道結石， 外尿道口狭窄，など

多いが，腹痛・腰痛や血尿などを契機に発見されることもある。病因は，内因性狭窄と外因性狭窄に分かれる。内因性狭窄には，腎盂尿管移行部の筋形成不全による弾性の低下および管腔の狭小化があり，外因性狭窄には，腎臓に流入する異常血管および索状物などがある。なかには，多量の水分摂取による尿量の増加や，立位での腎下垂により一時的に腎盂尿管移行部の閉塞が起こる間欠的水腎症もある。その場合には，間欠的な腹痛・背部痛を認めることがある。

水腎症に細菌が加わり悪化すると，腎実質の破壊を伴い，腎機能がほとんど廃絶した状態となる。その状態を膿腎症という。膿腎症では発熱や倦怠感，背部圧痛，叩打痛を認める。

▶**検査・診断** 診断は，超音波検査により腎盂・腎杯の拡張を確認し，静脈性腎盂造影（intravenous pyelography；IVP）やCTウログラフィーにより水腎症の状態と原因を評価する。また，放射性同位元素を用いた腎シンチグラフィーなどにより，分腎機能*を評価する。

▶**治療** 軽度の無症候性水腎症では経過観察でよいが，分腎機能が低下している症例や，症状を認めている症例，結石の増大や感染を認めている症例は，治療（手術）の適応である。手術は，**腎盂形成術**（pyeloplasty）とよばれる術式になるが，これには狭窄部の腎盂尿管移行部を切除し，健常部の腎盂と尿管を再吻合するdismembered法（図4-25）と，切離を行わずに形成術を行うnon-dismembered法がある。腎盂形成術は近年，腹腔鏡下で行うことが増えている。ほかに尿管鏡などを用いた狭窄部切開術（endopyelotomy）もあるが，術後の再狭窄が問題となっている。

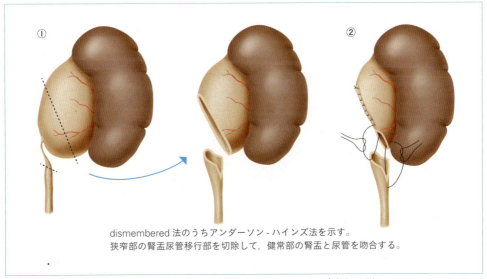

dismembered法のうちアンダーソン - ハインズ法を示す。
狭窄部の腎盂尿管移行部を切除して，健常部の腎盂と尿管を吻合する。

図4-25 腎盂形成術（dismembered法のうちアンダーソン - ハインズ法を示す）

＊**分腎機能**：左右個別の腎臓の機能。腎シンチグラフィーなどの核医学検査などで評価できる。Cr，GFRなどの基本的な腎機能の指標は，両腎を合わせた機能を評価している。

膿腎症に対しては，まず抗菌薬投与を行うが，改善しない場合は尿管ステント留置術や経皮的腎瘻造設術，腎摘除術が必要となる。

B 膀胱尿管逆流症

腎臓で産生された尿は，腎盂から尿管，膀胱へ排泄され，正常では逆方向に流れることはない。しかし，膀胱の尿が，何らかの原因で尿管や腎盂に逆流することを，**膀胱尿管逆流症**（vesicoureteral reflux）といい，尿の逆圧負荷と繰り返す腎盂腎炎によって腎実質障害をきたしたものを逆流性腎症（reflux nephropathy）という。

▶ **原因・症状**　原発性膀胱尿管逆流症の原因は，膀胱尿管接合部自体の脆弱にあり，膀胱尿管接合部の膀胱壁内尿管が短いことが多い。続発性膀胱尿管逆流症の原因には，下部尿路通過障害（前立腺や尿道の閉塞性疾患）による膀胱機能障害などがある。

膀胱尿管逆流症の発見の契機は，急性腎盂腎炎（発熱，腰背部痛）や出生前後の超音波検査での水腎症の発見によることが多い。膀胱尿管逆流症は，実際には，小児の有熱性尿路感染症の原因として最も多い。前述したように，腎盂腎炎や逆流により腎瘢痕や水腎症を発症し，腎機能障害（逆流性腎症）を呈することもある。

▶ **検査・診断**　膀胱尿管逆流症の診断は，排尿時膀胱尿道造影によって行われる（図4-26）。逆流の程度によって，Grade Ⅰ～Ⅴに分類される（図4-27）。逆流による腎機能障害は腎シンチグラフィーによって判定される。

▶ **治療**　原発性膀胱尿管逆流症は，Grade が低く，年齢が若いほど自然消失する可能性が高い。また，片側性は両側性より自然消失の可能性が高い。特に，排尿機能の発達が著しい乳児期では，高度の症例でも自然消失が期待できる。小児の Grade Ⅰ，Ⅱ症例では，

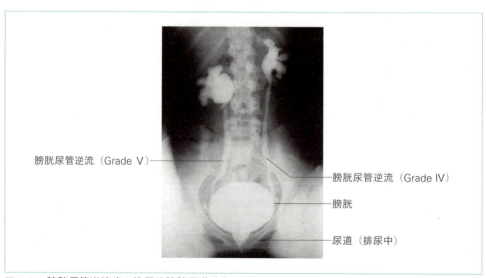

図4-26　膀胱尿管逆流症の排尿時膀胱尿道造影

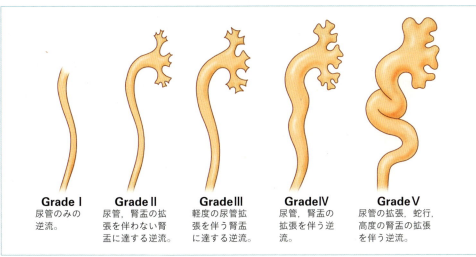

図 4-27 膀胱尿管逆流症の国際分類

Grade I 尿管のみの逆流。

Grade II 尿管，腎盂の拡張を伴わない腎盂に達する逆流。

Grade III 軽度の尿管拡張を伴う腎盂に達する逆流。

Grade IV 尿管，腎盂の拡張を伴う逆流。

Grade V 尿管の拡張，蛇行，高度の腎盂の拡張を伴う逆流。

抗菌薬の予防投与による保存的治療が基本である（近年，この治療について懐疑的な研究結果が多く報告され，その適応範囲が縮小してきている）。Grade V 症例や保存的治療でも改善しない Grade IV 症例，学童期以降の Grade III 症例，抗菌薬投与下でも尿路感染症を発症する症例に対しては，**膀胱尿管逆流防止手術**を行う。代表的な手術の方法として，ポリターノ-リードベター（Politano-Leadbetter）法，グレン-アンダーソン（Glenn-Anderson）法，コーエン（Cohen）法などがあるが，いずれも膀胱粘膜下トンネルに走行する尿管を延長する方法である（図 4-28）。

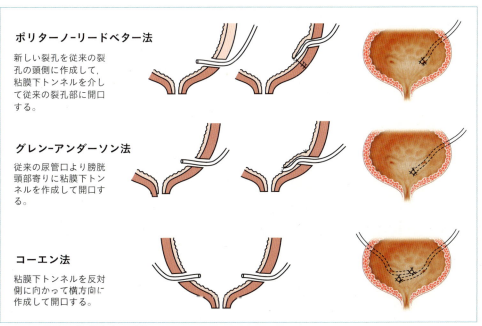

ポリターノ-リードベター法
新しい裂孔を従来の裂孔の頭側に作成して，粘膜下トンネルを介して従来の裂孔部に開口する。

グレン-アンダーソン法
従来の尿管口より膀胱頸部寄りに粘膜下トンネルを作成して開口する。

コーエン法
粘膜下トンネルを反対側に向かって横方向に作成して開口する。

図 4-28 膀胱尿管逆流症の手術

C 神経因性膀胱

1. 膀胱の活動

1 下部尿路の神経支配

下部尿路の神経支配は，副交感神経，交感神経，体性神経からなる。副交感神経は，仙髄（$S_2 \sim S_4$）の中間外側核，交感神経は胸腰髄（$Th_{11} \sim L_2$）の中間外側核，体性神経は仙髄前角のオヌフ（Onuf）核を中枢とする。

末梢神経は，副交感神経が骨盤神経節として，交感神経が下腹神経として，体性神経が陰部神経として分布する（図4-29）。

2 排尿に関与する化学伝達物質

膀胱排尿筋に分布する副交感神経末端からは，アセチルコリンが放出され，ムスカリン受容体*に結合すると膀胱排尿筋の収縮が起こる。

膀胱排尿筋に分布する交感神経受容体は，膀胱体部では主に$β_3$受容体，膀胱頸部や前立腺平滑筋では主に$α_1$受容体が分布する。

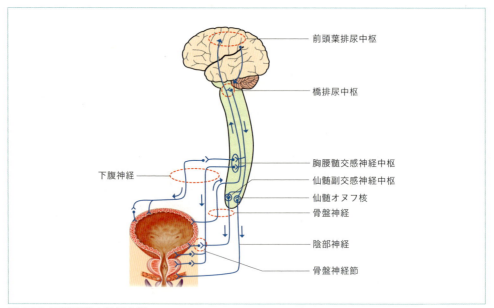

図4-29 下部尿路の神経支配

* **ムスカリン受容体**：サブタイプが$M_{1\sim5}$まで同定されているが，主にM_3が排尿筋収縮に関与していると考えられている。

交感神経からはノルアドレナリンが放出され，$β_3$ 受容体を介して膀胱が弛緩し，$α_1$ 受容体を介して膀胱頸部や前立腺平滑筋の収縮に関与する。体性神経は外尿道括約筋や骨盤底筋を支配し，ニコチン様アセチルコリン受容体を介して膀胱を収縮させる。

3 | 蓄尿と排尿の機序

蓄尿期と排尿期には，前述した神経のコントロールにより，排尿筋や膀胱頸部，外尿道括約筋が協調して働く。

蓄尿期には，膀胱の遠心性神経を介して交感神経や陰部神経（体性神経）が刺激され，膀胱頸部や外尿道括約筋が収縮し，さらに副交感神経が抑制されて膀胱が弛緩している。一方，膀胱求心性神経の信号は，脊髄を上行して大脳皮質と脳幹の橋排尿中枢へ伝達され，大脳は尿意を感知しながらも橋排尿中枢を抑制し，排尿反射が起こらないようにしている。

排尿を決意したときに排尿期へ移行し，大脳による橋排尿中枢の抑制を解除する。橋排尿中枢からの遠心性神経により副交感神経が刺激され，膀胱排尿筋が収縮する。さらに交感神経と陰部神経が抑制されて，膀胱頸部や外尿道括約筋が弛緩することにより，膀胱が空になるまで排尿を行う。

2. 神経因性膀胱の診察

神経因性膀胱（neurogenic bladder）とは，種々の神経疾患により，前述の神経コントロールが障害され，膀胱機能障害を引き起こしている状態である。神経因性膀胱は，膀胱機能障害のタイプにより，排尿筋過活動蓄尿障害と排尿筋低活動排尿障害を示すものに分けられる。脊髄の仙髄にある排尿中枢より上位での神経障害では排尿筋過活動を呈し，仙髄排尿中枢より下位での神経障害では排尿筋低活動を呈する。代表的な疾患を表 4-11 にまとめる。

3. 治療

排尿筋過活動を呈する神経因性膀胱には，抗コリン薬や $β_3$ 受容体作動薬などが用いら

表 4-11 神経因性膀胱の原因

分類	原因	疾患
排尿筋過活動を呈する神経因性膀胱	脳幹部橋排尿中枢より上位での神経障害	脳血管障害（脳出血，脳梗塞），パーキンソン病，など
	脳幹と仙髄の間の神経障害（核上型脊髄障害）	脊髄損傷，多発性硬化症，など
排尿筋低活動を呈する神経因性膀胱	仙髄より下位での神経障害	糖尿病，骨盤内手術（子宮がん，直腸がん，など），二分脊椎，椎間板ヘルニア，腰部脊柱管狭窄症，外傷性脊髄損傷，など

XIII 尿路閉塞，排尿機能の障害

れる。

また，排尿筋低活動を呈する神経因性膀胱では，尿路感染症を合併していれば，抗菌薬とともにα受容体阻害薬やコリン作動薬により，残尿の軽減を図る。効果がなく残尿が多い場合，腎後性腎不全となるため，間欠的自己導尿（clean intermittent self catheterization；CIC）や，膀胱留置カテーテル挿入などの処置が必要になる。

D 前立腺肥大症

▶ **病態**　前立腺は膀胱の出口（膀胱頸部）と尿生殖隔膜との間で尿道を取り囲むように存在し，精子の機能を保持する前立腺液を分泌する。**前立腺肥大症**（benign prostatic hyperplasia；**BPH**）では尿道周囲腺が腫大し，前立腺部尿道の延長，**下部尿路閉塞**により**下部尿路症状**が起こる。しばしば尿意切迫感や頻尿など，排尿が我慢できなくなる**蓄尿障害**を伴う。進行すると**排尿障害**をきたし，残尿による慢性的な尿路感染症や膀胱結石，膀胱壁の肉柱形成の原因となる。（図4-30）。さらに進行すると，膀胱内に尿が充満しているにもかかわらずまったく排尿ができなくなる**完全尿閉**となり，ときに**腎後性腎不全**をきたすこともある。ちなみに，前立腺がんは辺縁領域から発生することが多く，移行領域から発生する前立腺肥大組織ががん化するわけではない（図4-31）。

▶ **原因**　危険因子として，加齢や内分泌的変化，前立腺局所の炎症，遺伝的要因，メタボリックシンドローム（肥満・高血圧・高血糖・脂質異常症），婚姻歴および性生活，既往疾患などがあげられる。

▶ **症状**　尿排出障害の機序として，**機械的閉塞**（肥大結節による尿道の閉塞）と**機能的閉塞**（交感神経-α_1アドレナリン受容体を介した前立腺平滑筋の収縮による尿道抵抗の増加）がある。閉塞

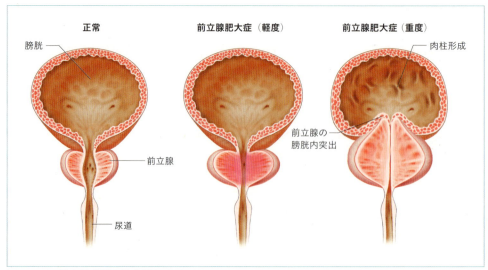

図4-30　正常な前立腺と前立腺肥大症

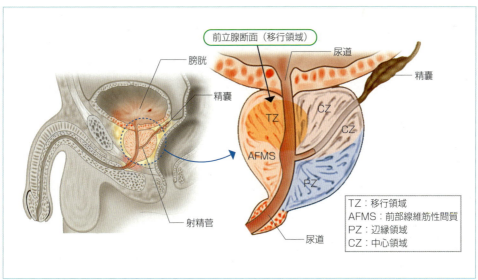

図 4-31　前立腺肥大の発生部位（移行領域）

症状には、尿が出始めるまでに時間がかかる**遷延性排尿**と、尿が出始めてから終わるまでに時間がかかる**苒延性排尿**や**尿線細小**, **尿線途絶**がある。刺激症状としては（夜間）頻尿や尿意切迫感があり、また、排尿後症状として**残尿感**がある。なお、過活動膀胱（OAB）を有している場合も少なくない。

▶ **病期分類**　前立腺肥大症は、病期により次のように分類される。

①第 1 期（刺激期）：尿道や会陰部の不快感, 圧迫感, 軽度の排尿困難と（夜間）頻尿などが出現する。一般に残尿は認めない。

②第 2 期（残尿発生期）：強い排尿困難を自覚するようになり、残尿（50〜150mL 程度）が発生する。尿路感染も合併しやすく、感冒薬服用後や飲酒後に急性尿閉をきたすこともある。急性尿閉時の特徴的な症状は、強い尿意切迫感と下腹部膨満である。

③第 3 期（代償不全期, 慢性尿閉期）：残尿量が増加し（200〜300mL 以上）、膀胱の収縮力が失われ、意識しないうちに尿が漏れてくる溢流性（奇異性）尿失禁が生じる。進行すると水腎症をきたし、腎後性腎不全となることもある。

▶ **検査・診断**　以下の諸検査により、尿路の異常や排尿機能を評価する。なお、尿流動態検査や膀胱（尿道）鏡検査は侵襲的な検査であり、神経因性膀胱の精査や手術適応の評価の際に必要に応じて行う。

①問診：国際前立腺症状スコア（international prostate symptom score；IPSS）（表 4-12）および QOL スコア（表 4-13）による評価を行う。

②直腸診：患者を仰臥位にしたうえで両膝を屈曲位とし、一般に第 2 指（示指）で行う。直腸に第 2 指を挿入すると、指の腹側に半球状の前立腺を触知する。正常ではクルミ大の軟らかい前立腺を触知するが、肥大症では腫大した弾性硬の前立腺を触知する。前立腺がんではしばしば表面不整で、石様硬の前立腺を触知する（図 4-32）。また、

表4-12 国際前立腺症状スコア（IPSS）

この1か月間，どの程度の割合で下記の症状がありましたか	まったくない	5回に1回の割合より少ない	2回に1回の割合より少ない	2回に1回の割合	2回に1回の割合より多い	ほとんどいつも
尿をした後に尿がまだ残っている感じがありましたか	0	1	2	3	4	5
排尿後2時間以内にもう1度しなければならないことがありましたか	0	1	2	3	4	5
排尿途中に尿が途切れることがありましたか	0	1	2	3	4	5
排尿を我慢するのが難しいことがありましたか	0	1	2	3	4	5
尿の勢いが弱いことがありましたか	0	1	2	3	4	5
排尿開始時にいきむ必要がありましたか	0	1	2	3	4	5
床に就いてから朝起きるまでに普通何回排尿に起きましたか	0回 / 0	1回 / 1	2回 / 2	3回 / 3	4回 / 4	5回以上 / 5

合計＿＿＿＿点

＊該当する箇所の数値は点数で，合計点が0〜7点は軽度，8〜19点は中等度，20〜30点は重度の前立腺肥大症の症状があると評価される。

表4-13 QOLスコア

	大変満足	満足	大体満足	満足・不満のどちらでもない	不満気味	不満	大変不満
現在の排尿の状態が今後一生続くとしたらどう感じますか	0	1	2	3	4	5	6

＊該当する箇所の数値は点数で，0〜1点は軽度，2〜4点は中等度，5〜6点は重度の前立腺肥大症の症状があると評価される。

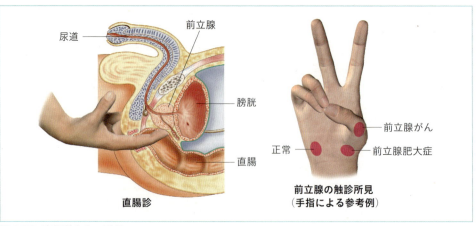

図4-32 直腸診とその所見

神経因性膀胱では，肛門括約筋の緊張・反射が低下している。

③尿検査：尿路感染や血尿，たんぱく尿，尿糖の有無などをチェックする。

④血液検査：前立腺特異抗原（PSA）の測定（一般に基準値は 4.0ng/mL 以下）を含めた一般血液検査を行う。なお直腸診や膀胱鏡検査後，あるいは尿閉や急性前立腺炎の際には PSA 値が上昇する傾向があるので注意が必要である。

⑤尿流測定：専用の機器を用いて 1 秒間当たりの排尿量を連続的に記録し，排尿パターンや排尿量，最大尿流率（Qmax）などを調べる方法。前立腺肥大症や尿道狭窄症では最大尿流率が低下し，排尿時間が延長する（図 4-33）。また，排尿直後に残尿測定（正常はほぼ 0mL）を行い，残尿の程度を把握する。

⑥超音波検査：前立腺容量（正常は約 20mL）や水腎症の有無，膀胱壁の変化（肉柱形成や憩室の有無）をみる。

⑦排泄性尿路造影：膀胱底部挙上や膀胱壁の肉柱形成・憩室の有無，尿管下端の釣り針状変化（fish hook sign）などをみる。

⑧尿流動態検査（urodynamic study；UDS）：膀胱内にカテーテルを留置して蓄尿時の膀胱機能を評価する膀胱内圧測定と，膀胱内と直腸内にカテーテルを留置したまま排尿することにより排尿時の膀胱機能と下部尿路の閉塞を評価する内圧尿流検査がある。

⑨膀胱（尿道）鏡検査：内視鏡で，直接，尿道や膀胱内を観察する。前立腺部尿道の閉塞の程度や尿道狭窄の有無，膀胱肉柱形成の程度，膀胱結石の有無などを観察する。

▶ **治療** IPSS が 7 点以下で，尿流測定と残尿測定で著明な尿排出障害や残尿を認めない場合は，経過観察でよい。

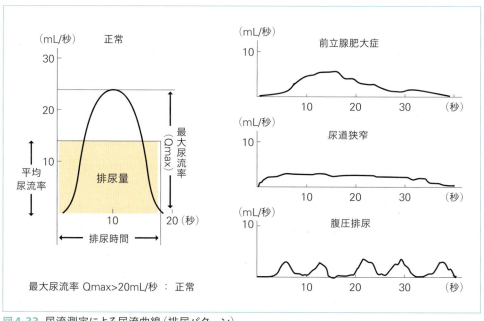

図 4-33 尿流測定による尿流曲線（排尿パターン）

①内科的治療：排尿障害による腎機能低下や，尿閉といった絶対的な手術適応を除き，一般にはまず，$α_1$アドレナリン受容体遮断薬（$α_1$遮断薬）や，ホスホジエステラーゼ5（PDE5）阻害薬（以下PDE5阻害薬）の一つであるタダラフィルを用いた薬物療法にて，機能的閉塞を解除する。副作用として，$α_1$遮断薬では起立性低血圧や易疲労性，射精障害，鼻づまり，頭痛，眠気がある。また，$α_1$遮断薬服用歴のある患者の白内障手術中に術中虹彩緊張低下症（IFIS）とよばれる「水流による虹彩のうねり」や「虹彩の脱出・嵌頓」，「進行性の縮瞳」が生じることがある。白内障の手術を予定している場合，$α_1$遮断薬を休薬する必要はないが，事前に眼科医に連絡しておく必要がある。PDE5阻害薬は，ほてりやまれに視力・聴力障害などの副作用がある。また，狭心症で用いられる硝酸剤および一酸化窒素（NO）供与剤（ニトログリセリン亜硝酸誘導体など）と併用すると降圧作用を増強させるため，併用禁忌となっている。

　なお，排尿が困難な患者や残尿の多い患者では，抗ヒスタミン作用を有する総合感冒薬や抗アレルギー薬，腸管鎮痛鎮痙薬の臭化ブチルスコポラミン，向精神薬，抗うつ薬，過活動膀胱などに用いられる抗コリン薬などにより，急性尿閉をきたすことがあるため，注意が必要である。

②外科的治療：外科的治療には，以下のものがある。

- **経尿道的前立腺切除術**（transurethral resection of the prostate；**TURP**）：前立腺肥大症の標準術式といわれている。ただし，大きな前立腺肥大症では切除しきれないことがある。合併症に，出血（血尿）や低Na血症をきたすTUR症候群（TUR反応または水中毒ともいう），前立腺被膜穿孔，前立腺炎や精巣上体炎などの尿路感染症や逆行性射精，尿道狭窄，尿失禁（多くは腹圧性尿失禁）などがある。特にTUR症候群や高度の血尿は意識障害や血圧低下によるショック状態となることがあり，注意が必要である。また，血尿が強いときには，血餅（コアグラ）により尿道カテーテルの閉塞をきたし，尿閉となることがある（膀胱タンポナーデという）。術後に血尿が強く，カテーテルからの尿の流出が認められない場合は，血圧測定などのバイタルサインの確認と膀胱洗浄による血餅除去が必要となる。

- **経尿道的生理食塩水前立腺切除術**（transurethral resection [in saline] for the prostate；TURisPなど）：灌流液に生理食塩水を用いることができるTURisシステムを用いたTURPで，TUR症候群を回避できる。切除時間の制限はないが，手術時間が長くなるにつれ出血量が多くなるので，注意が必要である。

- **ホルミウムレーザー前立腺核出術**（holmium laser enucleation of the prostate；HoLEP）：近年，経尿道的手術の代表的手術として普及してきたもので，水に吸収されやすいホルミウムレーザーを用いて，経尿道的に腺腫を核出する方法である。出血が少なく，大きな前立腺肥大症でも手術可能である。灌流液に生理食塩水が使用可能なため，TUR症候群を回避できる。合併症に，出血（比較的少ない）や前立腺被膜穿孔，膀胱穿孔，尿路感染症，逆行性射精，尿道狭窄，尿失禁などがある。

- **経尿道的バイポーラ前立腺核出術**＊（transurethral enucleation with bipolar；TUEB）：剝離用のへら（スパチュラ）のついた電極を用いて前立腺内腺を核出する方法である。前述のTURisシステムを用いるため，HoLEPやTURisPと同様に，TUR症候群を回避できる。合併症はHoLEPと同様である。
- **チタン酸リン酸カリウムレーザーによる光選択的前立腺蒸散術**（photoselective vaporization of the prostate；PVP）：出血が少なく，手技が比較的簡単なため，近年普及してきている。ただし，レーザー発生装置が高価で，大きな前立腺肥大症の治療に対しては限界があり，前立腺核出術に比べ，やや再発率が高い。
- **そのほかの治療**：レーザー治療としては，ホルミウムレーザー前立腺蒸散術やツリウムレーザー前立腺切除術がある。ともに出血が少なく，手技が比較的簡単である。ただし，レーザー発生装置が高価で，また，前立腺蒸散術は大きな前立腺肥大症に対しては限界がある。

　開放性前立腺摘除（前立腺被膜下摘除術）は大きな前立腺肥大症に適応となるが，侵襲が大きく出血量も多いため，近年はあまり行われなくなってきている。合併症に出血や創部感染，創痛，尿失禁，尿路感染症，逆行性射精がある。

　尿道ステントは重篤な合併症をもつ手術困難症例に適応となる。合併症として出血や尿路感染，ステントのズレによる尿閉や尿失禁，ステントの膀胱内脱落，結石形成などがある。

　上記治療が困難な尿閉患者では，しばしば長期にわたる尿道カテーテル管理を余

Column　経尿道手術での持続灌流

　経尿道手術では，視野確保のために持続灌流を行いながら手術を行う必要がある。この灌流液は，前立腺切除の際に切除断端の血管から体内へ吸収される。経尿道的前立腺切除術（TURP）ではモノポーラ電気メスで切除を行う。これは，電流が電気メスの先端から組織（人体）を介して機器本体（ジェネレーター）へ戻るシステムである（対極板が必要）。灌流液に電気抵抗の少ない生理食塩水を用いると，組織へ電気が流れず，切開ができなくなる。このため灌流液には，電気抵抗の大きい非電解質溶液（ウロマチック®）を用いるが，手術時間が長くなると低Na血症（TUR症候群／水中毒）をきたす。そのため一般的には，1時間前後で切除を終わらせなければならない。このため，術者の技量にもよるが，大きな前立腺肥大症では十分に切除しきれないことがある。なお，灌流液に生理食塩水が使用できる高周波電気メスやレーザーを用いた経尿道的前立腺核出術は対極板が不要で，TUR症候群のリスクが低く，手術時間に制限がないため，大きな前立腺肥大症患者に対しても手術が可能となっている。

＊ **経尿道的バイポーラ前立腺核出術**：日本工業規格（JIS）における「バイポーラ電極」とは，「2つ以上のアクティブ電極を同一支持部に組み付けたもので，エネルギーが与えられたときに，高周波電極が主としてこれらの2つの電極間に流れる構造を備えた電極」となっているので，TURisシステムの形状は，厳密にはバイポーラ電極とはいえない。本術式の報告書が，便宜上，バイポーラと名付けて普及されたため一般化している。

儀なくされることがある。長期カテーテル留置による合併症として，精巣上体炎や前立腺炎などの尿路感染による発熱や膀胱結石，まれに尿道皮膚瘻などがある。特に寝たきりの患者ではカテーテルにより，尿道皮膚瘻や外尿道口の裂傷をきたすことがあるため，カテーテルを上方（腹部）に固定する。

③**手術療法（経尿道的前立腺切除術［TURP］）後の注意点**：出血や TUR 症候群に対し，血尿の程度の確認やバイタルチェックが重要である。TUR 症候群に対しては水制限やフロセミド投与や塩化ナトリウム投与が必要となる。この場合，フロセミド投与による血圧の低下と，急激な Na 補正による**橋中心髄鞘崩壊症**（CPM）の発症に注意しなければならない。特に後者では 48 時間以内に 25mEq/L 以上の Na 補正を行うと発症するリスクが高くなる。他覚所見としては尿道カテーテルからの尿流出がみられなくなり，下腹部の緊満・膨隆を認める。また，退院後も出血をきたす可能性があるため，術後 1 か月は飲酒や長時間の入浴，ウォーキング，スポーツを控えるよう指導する。

E そのほかの尿路閉塞，排尿機能の障害

1. 過活動膀胱

Digest

過活動膀胱		
概要	概要	・尿意切迫感を主症状とし，頻尿や夜間頻尿，時に切迫性尿失禁を伴う症候群。
	好発	・40 歳以上
	原因	・神経因性の場合：中枢神経障害（脳血管障害，パーキンソン病，多系統萎縮症，脳外傷など）と脊髄障害（脊髄損傷，多発性硬化症，頸椎症，脊柱管狭窄症，二分脊椎など） ・非神経因性の場合：前立腺肥大症などの下部尿路閉塞や加齢，骨盤底筋の脆弱化，特発性
	症状	・尿意切迫感，頻尿，夜間頻尿，切迫性尿失禁
検査・診断	診断基準	・1 日の排尿回数が 8 回以上，かつ尿意切迫感が週 1 回以上である。
	重症度判定	・過活動膀胱症状質問票に従う。
	尿流動態検査	・尿流測定，残尿測定，膀胱内圧検査，外尿道括約筋筋電図，内圧尿流検査
主な治療	行動療法	・過剰な水分摂取やカフェイン摂取を控える。膀胱訓練を行う。骨盤底筋体操を行う。（理学療法，バイオフィードバック療法）。
	薬物療法	・抗コリン薬，α_1 遮断薬，アドレナリン β_3 受容体作動薬

▶ **病態・原因**　過活動膀胱（overactive bladder：**OAB**）は尿意切迫感を主症状とし，頻尿や夜間頻尿，時に切迫性尿失禁を伴う症状症候群である。過活動膀胱は蓄尿期に膀胱排尿筋過活動によって起こり，神経因性過活動膀胱と非神経因性過活動膀胱がある。神経因性の原因には脳幹部橋より上位の中枢神経障害（脳血管障害，パーキンソン病，多系統萎縮症，

脳外傷など）と，脊髄障害（脊髄損傷，多発性硬化症，頸椎症，脊柱管狭窄症，二分脊椎など）がある。非神経因性は排尿筋過活動をもたらす明らかな神経障害が特定できない場合であり，その原因には前立腺肥大症などの下部尿路閉塞や加齢，骨盤底筋の脆弱化，特発性などがある。

▶ 症状　**尿意切迫感**（急に起こる抑えられない尿意）が必須の症状で，さらに頻尿ないし夜間頻尿を伴う。時に**切迫性尿失禁**（強い尿意に伴って尿が漏れる）を伴う。これらの症状は細菌性膀胱炎や間質性膀胱炎，膀胱がん（特に上皮内がん），膀胱結石，前立腺炎などでも認めることがあるので，除外診断を行う必要がある。

▶ 診断　過活動膀胱の診断は症状（尿意切迫感，昼間頻尿，夜間頻尿，切迫性尿失禁）が重要で，「1日の排尿回数が 8 回以上，かつ尿意切迫感が週 1 回以上」を認めることが診断基準となる。過活動膀胱の重症度判定は，これらの症状をスコア化した過活動膀胱症状質問票（overactive bladder symptom score；OABSS）を用いる。神経因性のものや下部尿路閉塞に伴うものは尿流動態検査（urodynamic study；UDS）を行う。代表的な尿流動態検査には，尿流測定，残尿測定，膀胱内圧検査，外尿道括約筋筋電図，内圧尿流検査などがある。

▶ 治療　過活動膀胱の治療には，行動療法や薬物療法，外科的治療などがある。

①行動療法：過剰な水分摂取やカフェイン摂取を控える。膀胱訓練として，少しずつ排尿間隔を延長して膀胱容量を増加させる。理学療法として，意図的に骨盤底筋を収縮させる骨盤底筋体操を行う。バイオフィードバック療法として，実際に骨盤底筋の収縮を確認して骨盤底筋体操の効率化を図る。

②薬物療法：主に抗コリン薬が使われ，膀胱のムスカリン受容体を遮断することにより膀胱排尿筋の過活動を改善させる。ただし，抗コリン薬には，膀胱排尿筋の収縮の低下による残尿の増加や，尿閉などの副作用があるので注意する。近年，アドレナリン β_3 受容体作動薬（β_3 作動薬）が過活動膀胱の治療薬として登場し，膀胱平滑筋を弛緩させ膀胱の蓄尿機能を高めることによって症状を改善させることに役立っている。β_3 作動薬では抗コリン薬にみられやすい口内乾燥や便秘などの副作用がほとんどなく，排尿障害もきたしにくい。

2. 低活動膀胱

▶ 病態・原因　**低活動膀胱**（underactive bladder；**UAB**）とは，排尿時の膀胱収縮が障害され，排尿困難を主体とする症状が出現することである。膀胱を支配する末梢神経のうち，主に骨盤神経（副交感神経）の障害によって発症する。主な原因として，糖尿病による末梢神経障害や子宮がん，直腸がんに対する根治的手術による神経損傷，下位の脊髄損傷，二分脊椎などがある。低活動膀胱では，膀胱知覚を伝達する求心性神経と膀胱排尿筋を収縮させる遠心性神経が障害されるため，尿意を感じにくくなり，排尿筋の収縮も弱くなる。その結果，排尿困難をきたし，多量の残尿を呈し，場合によっては尿閉（膀胱に尿が多量にたまっているのに，まったく排尿できない状態）になることがある。

- **症状** 遷延性排尿(尿が出始めるまでに時間がかかること)や苒延性排尿(尿が出始めてから終わるまでに時間がかかること),腹圧排尿(腹圧でいきんで排尿すること)などがある。膀胱に多量に尿がたまり過ぎると,まったく排尿ができなくなり,尿意の欠如ないし低下により慢性尿閉となっている場合もある。
- **診断** 尿流量測定で尿勢の低下や排尿時間の延長など排尿困難の程度を評価し,残尿測定で残尿量を確認する。膀胱内圧検査では尿意の有無や膀胱排尿筋の収縮力の低下を調べる。
- **治療** 薬物療法として,膀胱排尿筋を収縮させるコリン作動薬やコリンエステラーゼ阻害薬を用いる。ただし,副作用に下痢や腹痛などの消化器症状があり,重度なものに呼吸困難を伴うコリン作動性クリーゼがあるので,特に高齢者や,腎機能・肝機能障害の患者には十分な注意が必要である。薬物療法を行っても多量の残尿を認める場合や,尿閉が持続する場合には間欠的自己導尿を行う。

3. 尿失禁

Digest

尿失禁

概要	概要	・尿禁制機構が保たれず尿が漏れ出てしまう状態。 ・器質性尿失禁(腹圧性尿失禁,切迫性尿失禁,溢流性尿失禁,反射性尿失禁,真性尿失禁など)と機能性尿失禁がある。
	好発	・腹圧性尿失禁は妊婦や中高年女性に多い。
	原因	・膀胱や尿道,その筋肉や神経の異常による。
症状	症状	・意図しない尿の漏出がみられる。
検査・診断	問診	・咳テスト
	パッドテスト	・パッドの重量が増加する。
	鎖尿道膀胱造影検査	・腹圧性尿失禁の尿道過可動型か内因性括約筋不全型かを診断する。
	膀胱尿道内圧検査	・腹圧性尿失禁の尿道過可動型か内因性括約筋不全型かを診断する。
主な治療	保存的治療	・骨盤底筋体操 ・保存的療法:交感神経α作動薬(塩酸エフェドリン)やβ作動薬(塩酸クレンブテロール),抗コリン薬
	手術療法	・膀胱頸部挙上術,尿道吊り上げ手術(TVT手術,TOT手術),尿道周囲注入療法

- **病態・原因** 尿失禁(urinary incontinence)とは,尿禁制機構が保たれず尿が漏れ出てしまう状態のことで,膀胱や尿道,その筋肉や神経の異常などが原因で尿が漏れる**器質性尿失禁**と,器質的異常がなく尿が漏れる**機能性尿失禁**に分かれる。器質性尿失禁には,腹圧性尿失禁や切迫性尿失禁,溢流性尿失禁,反射性尿失禁,真性尿失禁などがある(第2章-Ⅱ-A-5「尿失禁」参照)。

尿失禁全体のなかで腹圧性尿失禁が最も多く,次に,腹圧性尿失禁と切迫性尿失禁が併発する混合型尿失禁が多い。切迫性尿失禁の主な病態は過活動膀胱であり,その治療

は膀胱排尿筋の過活動を改善させる作用のある抗コリン薬が中心となる。以下では、尿失禁のなかで最も多い腹圧性尿失禁について述べる。

▶ **検査・診断** 尿失禁の診断は問診が非常に重要であり、問診で尿失禁の種類についての診断がほぼ可能である。まず、尿がたまった状態で台上診を行い、外陰部を診察した後に、腹圧をかけ、咳き込んで尿が漏れるかを観察する（咳テスト）。次に、尿がどの程度漏れているかを測定するために、60分パッドテストを行う。

腹圧性尿失禁のなかでは、尿道過可動型か内因性括約筋不全型かを診断することは重要で、これらを診断するために鎖尿道膀胱造影（chain cystography；chain CG）検査と膀胱尿道内圧検査がある。chain CG は、尿道内に鎖を挿入した後に、膀胱を造影剤で充満させて撮影する方法である。尿道過可動型では、腹圧負荷によって膀胱頸部が下垂し、後部尿道膀胱（posterior urethrovesical；PUV）角が開大する（図4-34）。膀胱尿道内圧検査には、腹圧下尿漏出圧（abdominal leak point pressure；ALPP）測定と尿道内圧測定（urethral pressure profilometry；UPP）がある。ALPP は腹圧をかけて尿が漏れ出す最小の膀胱内圧のことで、約60cmH$_2$O以下の場合は内因性括約筋不全が考えられる。UPP は、圧測定センサーの付いているカテーテルを尿道に挿入し、一定のスピードでカテーテルを引きながら尿道内圧を測定する方法である。

▶ **治療** 腹圧性尿失禁では、保存的治療と手術療法が行われる。

①保存的治療：腹圧性尿失禁は骨盤底筋の脆弱化に起因していることが多いため、脆弱化した骨盤底筋を強化する**骨盤底筋体操**が有用である。腟と肛門を締める運動を繰り返す骨盤底筋体操は、骨盤底筋の強化により尿道の閉鎖圧を高め、尿失禁を防ぐことができる。腹圧性尿失禁に対する薬物治療には交感神経 α 作動薬（塩酸エフェドリン）や β 作動薬（塩酸クレンブテロール）などを用い、切迫性尿失禁を併発している混合型尿失禁に対しては抗コリン薬が有効なことがある。

②手術療法：腹圧性尿失禁に対する手術療法は、膀胱頸部挙上術と**尿道吊り上げ手術**、

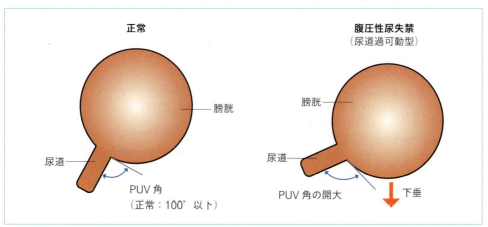

図4-34 後部尿道膀胱（PUV）角の開大による腹圧性尿失禁

尿道周囲注入療法などがある。近年は，尿道下方にテープ（スリング）をとおして尿道を支える尿道吊り上げ手術が主流となっており，人工のテープ（プロリンメッシュテープ）を用いた TVT（tension-free vaginal tape）手術，あるいは TOT（trans-obturator tape）手術が行われている。

XIV 腎・尿路・男性生殖器の腫瘍

腎臓，腎盂，尿管，膀胱，前立腺，尿道，陰茎，精巣の腫瘍が主な対象疾患であり，良性腫瘍と悪性腫瘍がある（図4-35）。

泌尿器科腫瘍の症状として特徴的なものに無症候性血尿がある。これは，痛みなどの症状がまったくない血尿のことで，腎実質腫瘍や腎盂・尿管腫瘍，膀胱腫瘍を疑う重要な症状である。

A 腎実質腫瘍

腎実質腫瘍には，ほかの腫瘍と同様に良性腫瘍と悪性腫瘍がある。良性腫瘍では腎血管筋脂肪腫，腎オンコサイトーマ（renal oncocytoma）などがあり，悪性腫瘍では腎細胞がん，ウィルムス腫瘍（腎芽細胞腫）などがあるが，90％以上は悪性腫瘍の**腎細胞がん**（renal cell carcinoma）である。診断は画像診断が中心になり，一般的に生検は行われない。

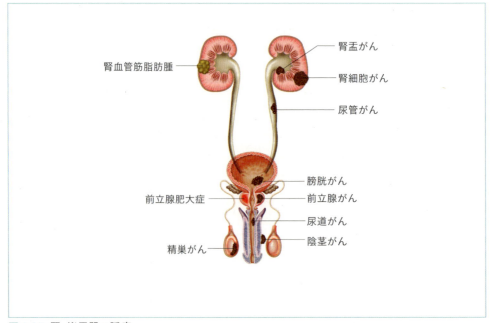

図4-35　腎・泌尿器の腫瘍

ここでは，腎細胞がん，ウィルムス腫瘍，腎血管筋脂肪腫について概説する。

1. 腎細胞がん（腎がん）

Digest

概要	概要	・腎実質腫瘍の90%を占める悪性腫瘍。
	好発	・50〜70歳代に多く，男女比は2〜3：1で男性に多い。 ・長期透析患者では，ほかの患者よりも約30〜40倍多い。
	原因	・肥満や喫煙をリスクとする。
症状		・血尿，腹部腫瘤，疼痛をきたすこともあるが，無症状が多い。
検査・診断	画像診断	・超音波検査，CT検査
主な治療	外科的治療	・根治的腎摘除術，腹腔鏡手術，腎部分切除術
	薬物療法	・免疫療法，分子標的薬

▶ **概念・疫学** 腎細胞がんは，腎実質腫瘍の90%を占める。50〜70歳代に多く，男女比は2〜3：1で男性に多い。わが国での年間発症者は約1万人で，年々，増加傾向にある。長期透析患者では腎がんの発生が，ほかの患者に比して約30〜40倍多い。初診時，約30%に転移（肝，肺リンパ節）を認める。

▶ **症状** 血尿，腹部腫瘤，疼痛が3大症状といわれていたが，最近では，これらの症状がそろうことはほとんどなく，定期検診やほかの疾患の検査中に偶然に見つかることが多い（偶発がん）。

　進行した腎細胞がんでは，様々なサイトカインを分泌して，貧血や発熱，高Ca血症といった尿路外の症状をきたすこともある。

▶ **診断** 超音波検査やCT検査が有用である。これにより，腎嚢胞や腎盂腫瘍，腎血管筋脂肪腫などと鑑別する。胸部CT検査や核医学検査（骨シンチグラフィー）などで，遠隔転移の有無を確認する。

　腎細胞がんの病期分類を表4-14，図4-36に示す。

▶ **治療** 放射線治療や抗がん剤治療はほとんど効果がなく，手術治療が主体となる。

　摘出可能であれば，腫瘍のある腎臓を摘出する**根治的腎摘除術**＊を行う。最近では，皮膚を大きく切開せずに，1cm程度の穴から内視鏡を挿入し，モニター画面で観察しながら手術を行う，腹腔鏡手術が普及している（図4-37）。

　Stage Iの小さな腫瘍に対しては，腫瘍部分のみを摘出する腎部分切除術も行われる。腎部分切除術は，近年ではロボット支援下腹腔鏡手術で行われることも多い。手術不能症例や転移のある場合には，免疫療法や分子標的薬による治療を行う。

▶ **予後** 初期の腎細胞がんの手術後の5年生存率は80%以上と良好だが，遠隔転移のあ

＊**根治的腎摘除術**：腎臓はその周囲を脂肪組織，ジェロータ（Gerota）筋膜で包まれている。根治的腎摘除術とは，腎臓を包むジェロータ筋膜ごと一塊に摘出することをいう。一方，腎臓だけを摘出する手術を単純腎摘除術という。

表4-14 腎細胞がんの病期分類

Stage	進展度および転移
Stage I	腫瘍は腎内に限局し，7cm以下である。 所属リンパ節に転移していない。
Stage II	腫瘍は腎内に限局しているが，7cmを超える。 所属リンパ節への転移や，腎静脈への進展はない。
Stage III	腫瘍は腎静脈または腎周囲に進展している。 または，1個の所属リンパ節に転移している。
Stage IV	腫瘍はジェロータ筋膜を越える。 または，2個以上の所属リンパ節転移や遠隔転移がある。

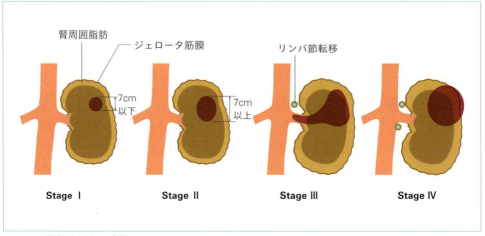

図4-36 腎細胞がんの病期

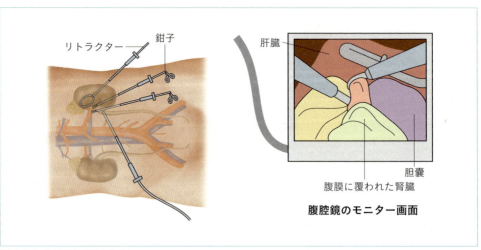

図4-37 腹腔鏡下腎摘除術

るものは有効な治療法が少なく，20%以下と極めて不良である。また，術後10年以上経過して再発することもあり，長期にわたる経過観察が必要である。

2. ウィルムス腫瘍

▶ 概念　**ウィルムス**（Wilms）**腫瘍**は，**腎芽細胞腫**ともよばれる。1〜4歳児に好発する小児の悪性腫瘍の代表疾患である。発育は早く，巨大な腫瘍を形成しやすく，10%は両側に認められる。合併奇形（無虹彩症，停留精巣，尿道下裂）を伴うことも多い。

▶ 症状・診断　腹部腫瘤により，親が気づくことが多い。腎細胞がんと異なり，血尿や疼痛はまれである。診断は腎細胞がん同様に，超音波検査やCT検査が有用である。

▶ 治療　早期発見による**腎摘除術**が基本だが，腎細胞がんと異なり，**放射線療法**や抗がん剤（アクチノマイシンD，ビンクリスチン，ドキソルビシン）による**化学療法**が有効である。

3. 腎血管筋脂肪腫

▶ 概念　**腎血管筋脂肪腫**（angiomyolipoma）は，腎臓の良性腫瘍では最も多く，血管や平滑筋，脂肪成分からなる混合腫瘍である。腎細胞がんと異なり，2〜4:1と女性に多い。両側性・多発性に発生することがある。**結節性硬化症**の患者の約半数に合併する。

▶ 症状・診断　腎細胞がんと同様に，以前は血尿や腹部腫瘤，疼痛を示したが，最近では無症状のうちに偶然発見されることが多い。超音波検査やCT検査などで，腫瘍の中に脂肪成分の存在を証明することで診断できる。

▶ 治療　良性腫瘍であり，基本的には経過観察でよいが，悪性腫瘍との鑑別が難しい場合や，サイズが大きく自然破裂の危険性がある場合には，摘出術や部分切除術が行われる。

Column　免疫療法，分子標的薬とは？

　従来からある抗がん剤治療は，薬剤の投与により，がん細胞を直接的に攻撃したり，その増殖を妨げたりして，効果を期待するものである。

　免疫療法とは，人間が本来もっている免疫反応によって，がん細胞を攻撃する治療である。従来の免疫療法は，インターフェロン投与を中心としたサイトカイン療法により免疫力を高めていたが，効果は10%程度であった。がん細胞自体が自身の免疫反応から逃れるしくみ（がんの免疫逃避）を獲得することで，効果が得られなかったためである。近年，新しい免疫療法として，免疫チェックポイント阻害薬が開発された。これは，がん細胞による免疫逃避を解除することで，人間が本来もっている免疫力を復活させてがん細胞を攻撃するものであり，腎がんのみならず，多くのがんに対する有効な治療として注目を集めている。

　分子標的薬は，従来の薬剤とはコンセプトがまったく異なるもので，がん細胞を直接的に攻撃するのではなく，がん細胞の増殖にかかわるたんぱく質の働きを制御することで，がん細胞の増殖を抑える効果が期待される薬剤である。

B 腎盂腫瘍・尿管腫瘍

▶ **病態** 腎盂・尿管に発生する腫瘍の大部分が上皮性悪性腫瘍（腎盂・尿管がん）であり，腎盂・尿管がんを**上部尿路がん**とよぶこともある。組織型の90％以上は尿路上皮がんで，10％に扁平上皮がんがみられる。尿路上皮がんの多くは乳頭状の形態を呈し，多発することも少なくなく，膀胱腫瘍も20〜40％にみられる。

▶ **症状** 症状の大多数は無症候性肉眼的血尿であり，なかには，腫瘍による閉塞で水腎症となり，側腹部痛を認めることもある。

▶ **診断** 診断は，静脈性尿路造影やCT（図4-38），MRIの画像診断に加えて，尿細胞診が補助的診断に有用である。最近では，細径の尿管鏡により，内視鏡的な診断（生検も含めて）が可能になっている。

▶ **治療** 治療は，腎尿管と尿管口を含む膀胱壁を一塊として切除する腎尿管全摘除術が原則である。近年では，腹腔鏡下で手術を行うことが多い。術前あるいは術後の補助的治療としての化学療法や，転移性がんに対する化学療法には，M-VAC療法（メトトレキサート，ビンブラスチン，アドリアマイシン，シスプラチンの4剤併用），GC療法（ゲムシタビン，シスプラチンの併用）がある。

▶ **予後** 筋層非浸潤がんであれば予後は良好（5年生存率80％以上）だが，筋層浸潤がんでは予後は不良（5年生存率30％前後）である。

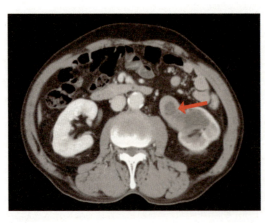

水腎症を呈している腎盂がん（→）がみられる。

図4-38 水腎症を伴った腎盂がんのCT

C 膀胱腫瘍

概要	概要	・膀胱に生じる腫瘍。 ・良性腫瘍と悪性腫瘍，さらに上皮性腫瘍および非上皮性腫瘍があるが，上皮性悪性腫瘍である膀胱がんが大部分を占める。
	好発	・50歳以上が全体の90%以上を占める。 ・男女比は約3～4:1で男性に多い。
	原因	・喫煙，化学物質（4-アミノビフェニル，ビンジジン，2-ナフチラミンなど），フェナセチン（鎮痛薬）やシクロホスファミド（抗がん剤）の長期投与，尿路感染症（特にビルハルツ住血吸虫症）
症状		・無症候性肉眼的血尿，膀胱刺激症状（排尿痛や尿意切迫感など），水腎症による側腹部痛。
検査・診断	尿検査・尿細胞診	・血尿を確認する。
	膀胱鏡検査	・腫瘍の発生部位や数，大きさ，増殖形態などを観察する。
	生検	・経尿道的膀胱腫瘍切除術（TURBT）または生検。
	画像診断	・CT検査，MRI，骨シンチグラフィー
主な治療	TURBT	・筋層非浸潤がんに対する治療である。 ・組織型と異型度，深達度を診断する。 ・再発予防や腫瘍への直接効果を目的として，抗がん剤やBCG膀胱内注入療法を行うこともある。
	膀胱全摘除術 ＋骨盤リンパ節郭清 ＋尿路変向術	・筋層浸潤がんに対する治療である。
	化学療法	・遠隔転移に対する治療である。 ・M-VAC療法，GC療法

　膀胱腫瘍には良性腫瘍と悪性腫瘍，さらに上皮性腫瘍および非上皮性腫瘍があるが，上皮性悪性腫瘍である**膀胱がん**（尿路上皮がん）が大部分を占める。

▶ 疫学・病因（危険因子）　膀胱がんの男女比は約3～4:1で男性に多く，年齢は50歳以上が全体の90%以上を占める。膀胱がんの危険因子には，喫煙，化学物質，尿路感染症などがある。喫煙に関しては，非喫煙者と比べて2～10倍と，相対危険度が高くなることが知られている。また，化学物質としては，4-アミノビフェニル，ビンジジン，2-ナフチラミンなどがあり，フェナセチン（鎮痛薬）やシクロホスファミド（抗がん剤）の長期投与により発がんのリスクが上昇するといわれている。尿路感染症のなかで，エジプトなどの北アフリカや中近東に分布しているビルハルツ住血吸虫症は，膀胱扁平上皮がんの発生頻度が高い。

▶ 病理　組織型，異型度により，以下のように分類される。
　①組織型：腫瘍の組織構築と細胞の性状から，腫瘍様病変ないし異常上皮，上皮性（良性，

悪性），非上皮性（良性，悪性）に分類される。そのうち，上皮性腫瘍が99％を占め，その90％以上は悪性の尿路上皮がんである。ほかに，扁平上皮がんや腺がん，混合がん，未分化がんなどがある。膀胱がんの発育増殖様式は，通常，乳頭型有茎性を呈するが，筋層浸潤性膀胱がんでは結節型の広基性であることが多い。隆起性病変を呈さない上皮内がんは，異型度の高いがん細胞からなる。

②異型度：核や細胞の大きさ，核の形状および染色性，核分裂像，細胞の多形性により判断する細胞異型と，細胞配列の乱れを中心に判断する構造異型によって，異型度が決定される。従来は，Grade1：細胞および構造異型ともに軽度，Grade2：細胞および構造異型のいずれかが中等度，Grade3：細胞および組織異型のいずれかが高度，の3段階に分類されていた。最近は，低悪性度乳頭状尿路上皮腫瘍，低異型度がん，高異型度がんの分類が使用されている。

▶病期分類　膀胱がんの病期分類はTNM分類によって行われる。T分類は膀胱の深達度によるもので，Tis，Ta，T1～4に分類される（図4-39）。T1以下を筋層非浸潤膀胱がんと分類し，T2以上を筋層浸潤膀胱がんと分類する。N分類は所属リンパ節転移によるもので，リンパ節転移なしがN0，単発のリンパ節転移（閉鎖，内腸骨，外腸骨リンパ節）がN1，多発のリンパ節転移（閉鎖，内腸骨，外腸骨リンパ節）がN2，総腸骨リンパ節転移がN3に分類される。M分類は遠隔転移によるもので，遠隔転移なしがM0，遠隔転移ありがM1に分類される。

▶症状　膀胱がんの代表的な症状は無症候性肉眼的血尿である。通常，血尿は持続的ではなく，突発性に起こり，自然消退する。ただし，肉眼的血尿が消退しても顕微鏡的血尿を認める場合が多く，80％以上の症例に血尿を認める。ほかに，上皮内がんや筋層浸潤がんの場合には，排尿痛や尿意切迫感などの膀胱刺激症状がみられる。また，がんが尿管口付近まで浸潤した場合は，水腎症による側腹部痛を認めることもある。

▶検査・診断　以下の検査に基づき診断される。

①尿検査・尿細胞診：尿沈渣で血尿（赤血球）を確認する。尿細胞診は補助的診断に有

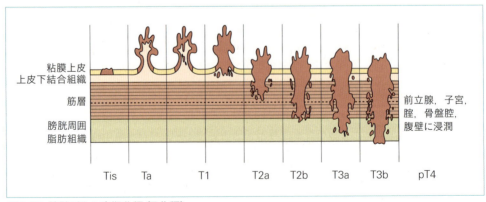

図4-39　膀胱がんの病期分類（T分類）

用であり，異型度の高いがん細胞や上皮内がんでは陽性率が高い。

②膀胱鏡検査：膀胱がんの診断には必須の検査である（図4-40）。腫瘍の発生部位や，数，大きさ，増殖形態などを観察し，腫瘍の形態から深達度の推測も可能である。腫瘍の形態は，肉眼的には乳頭型（有茎性，広基性），結節型（有茎性，広基性），平坦型，潰瘍型，混合型に分類される。一般に，乳頭型有茎性は異型度が低く，結節型広基性は異型度が高い。

③生検：経尿道的膀胱腫瘍切除術（trans-urethral resection of bladder tumor；TURBT）あるいは生検が行われる。膀胱腫瘍の確定診断には，経尿道的に内視鏡を膀胱へ挿入し，腫瘍を切除あるいは生検する必要がある。病理検査により，組織型や異型度，深達度を診断するが，筋層浸潤の有無は治療を決定するうえで重要なので，筋層まで十分に切除する必要がある。内視鏡上，はっきりとした病変が不明な場合や上皮内がんの場合には，膀胱粘膜の不整部や発赤部の生検に加えて，膀胱の各部位と前立腺部尿道を生検する（ランダム生検）。

④画像診断：CT（図4-41）やMRI，骨シンチグラフィーは病期診断に有用である。骨盤部CTやMRIでは膀胱の局所診断や所属リンパ節転移について評価し，胸腹部

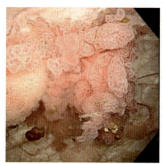

図4-40　膀胱がんの膀胱鏡所見
乳頭型有茎性腫瘍を認める。

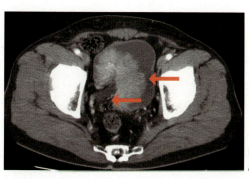

巨大な膀胱がん（右➡）と拡張した尿管（左➡）がみられる。

図4-41　筋層浸潤性膀胱がんのCT

CTや骨シンチグラフィーでは遠隔転移について評価する。膀胱がんは水腎症や腎盂尿管がんを併発することがあるので，CT尿路造影や静脈性腎盂造影で上部尿路について評価する。

▶**治療** 膀胱がんの治療を決定するうえで重要なのは，膀胱がんの筋層浸潤の有無である。筋層非浸潤がんの場合はTURBTを主体とした治療となるが，筋層浸潤がんの場合は**膀胱全摘除術**が治療の基本となる。

①筋層非浸潤がんに対する治療：膀胱がんの60〜70%は筋層非浸潤がんであり，まずTURBTで，組織型と異型度，深達度を診断する。膀胱内再発の予防効果，あるいは腫瘍に対する直接効果の目的で，抗がん剤やBCG（ウシ型弱毒結核菌）の膀胱内注入療法を行うことがある。特に，上皮内がんの場合にはBCG膀胱内注入療法が有効である。ただしBCGには，膀胱刺激症状や，まれに萎縮膀胱，BCG菌の全身播種などの副作用があるので注意する。

②筋層浸潤がんに対する治療：治療の基本は，膀胱全摘除術および骨盤リンパ節郭清である。さらに，尿道再発へのリスクが高い場合には，尿道摘除術も行う。同時に**尿路変向術**が必要で，回腸導管（図4-42）や回腸（結腸）新膀胱造設術などが行われる。膀胱全摘除術が困難な場合には，放射線化学療法（通常，60〜70Gy）を行うが，効果は十分とはいえない。

③遠隔転移に対する治療：シスプラチン（CDDP）を主体とした多剤化学療法が主体となる。現在行われている主な多剤化学療法はM-VAC療法（メトトレキサート，ビンブラスチン，アドリアマイシン，シスプラチン）や，GC療法（ゲムシタビン，シスプラチン）である。副作用として，白血球減少や血小板減少などの骨髄抑制，食欲低下や嘔吐などの消化器症状などがある。白血球減少に対しては，顆粒球コロニー刺激因子が有効である。

最近では，化学療法後に増悪した根治切除不能の尿路上皮がんに免疫チェックポイント阻害薬も用いられるようになった。

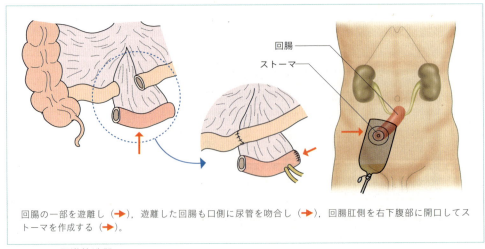

回腸の一部を遊離し（→），遊離した回腸も口側に尿管を吻合し（→），回腸肛側を右下腹部に開口してストーマを作成する（→）。

図4-42 回腸導管造設

D 尿道腫瘍

1. 尿道カルンクル

尿道カルンクルは女性の良性尿道腫瘍で，外尿道口付近の尿道後壁から発生することが多い。通常，大きさは小指頭大以下であり，表面は平滑で赤紅色を呈し，比較的軟らかい腫瘤である。基本的に，無症状であれば経過観察でよいが，尿道がんとの鑑別が必要な場合には生検あるいは切除を行う。

2. 尿道がん

尿道がん

概要	概要	・尿道に発生する悪性腫瘍。
	好発	・50歳以上の女性に多い。
	原因	・慢性刺激やポリープ，ヒトパピローマウイルス感染，淋病による慢性炎症など。
症状	症状	・尿道出血や血尿，排尿困難，尿道腫瘤
検査・診断	確定診断	・生検
主な治療	外科的治療	・筋層非浸潤がんであれば，内視鏡的切除が可能。 ・筋層浸潤がんでは，尿道部分切除や尿道全切除術が適応。

▶ **疫学・病因（危険因子）** 尿道がんは女性に多く，特に50歳以上に多い。女性の尿道がんは，尿道遠位2/3では扁平上皮がん，尿道近位1/3では尿路上皮がんが発生しやすい。全体では扁平上皮がんが60%で，尿路上皮がんが15～20%，腺がんは10～20%にみられる。一方，男性の尿道粘膜は前立腺部尿道が尿路上皮で，膜様部尿道と球部・振子部尿道は円柱上皮，舟状窩と外尿道口は扁平上皮からなる。男性の尿道がんは膜様部・球部尿道が最も多く，次いで振子部尿道，前立腺部尿道にみられ，扁平上皮がんが80%，尿路上皮がんが15%，残りが腺がんである。尿道がんの発生要因として，女性では慢性刺激やポリープ，ヒトパピローマウイルス感染，男性では淋病による慢性炎症やヒトパピローマウイルス感染，ヒ素などの化学発がん物質の曝露などが考えられている。

▶ **症状** 特異的なものはないが，尿道出血や血尿，排尿困難，尿道腫瘤などを認める。

▶ **診断・治療** 確定診断には腫瘍の生検が必要である。治療は外科的切除が主体となる。筋層非浸潤がんであれば内視鏡的切除が可能だが，筋層浸潤がんでは，腫瘍の部位にもよるが，尿道部分切除や尿道全切除術が適応となる。

E 陰茎腫瘍

1. 尖圭コンジローマ

尖圭コンジローマは，ヒトパピローマウイルスの感染によって起こる良性腫瘍で，性感染症（STI）の一つである。包皮や亀頭，冠状溝に好発し，形態はカリフラワー様であることが多い。治療は液体窒素による凍結療法が有効だが，最近ではヒトパピローマウイルスを除去する作用のあるクリームが導入されている（イミキモド製剤）。

2. 陰茎がん

▶ **病態** 陰茎がんは60歳前後の男性に好発する，比較的まれな悪性腫瘍であり，包茎や外陰部の不潔，ヒトパピローマウイルスの感染などが病因と考えられている。陰茎がんの大部分は扁平上皮がんで，亀頭や冠状溝，包皮内板に好発する。形態は乳頭状に発育するものや，硬結，潰瘍を形成するものがある。

▶ **症状** 陰茎がんの症状として，亀頭や包皮の硬結触知や潰瘍形成などがみられるが，包茎の場合には症状の自覚が遅れることがある。転移部位は鼠径リンパ節が多く，ほかに肺や骨などにもみられる。

▶ **治療** 陰茎がんの治療は外科的切除（陰茎部分切断術あるいは全切断術）が基本で，リンパ節転移を認める場合にはリンパ節郭清も行う。遠隔転移を認める場合には抗がん剤（ブレオマイシン，メトトレキサートなど）投与を行うことがあるが，確立した化学療法はない。

F 前立腺がん

Digest

前立腺がん			
概要	概要		・前立腺に生じる悪性腫瘍。
	好発		・50歳以降の男性
	原因		・遺伝的要因により，罹患の家族歴があればリスクを約2.4〜5.6倍に高める。
症状			・早期での自覚症状はない。 ・局所で進行した場合は，排尿障害となる。
検査・診断	前立腺特異抗原（PSA）検査		・PSA↑
	直腸診		・石様硬を認める。
	画像検査		・MRI，CT，骨シンチグラフィー
	確定診断		・生検（経直腸的生検，経会陰的生検）

主な治療	PSA 監視療法	・経過観察を基本として定期的に検査を受ける。
	手術療法	・恥骨後式前立腺全摘除術，会陰式前立腺全摘除術，腹腔鏡下前立腺全摘除術（ロボット支援下手術を含む）
	放射線療法	・外照射（X線），内照射（小線源療法）
	ホルモン療法	・前立腺がんを増殖・進行させる男性ホルモンの分泌を制御する。 ・薬物による去勢療法，精巣摘出術（除睾術），抗アンドロゲン剤（内服薬）
	化学療法	・ホルモン療法の効果が得られない場合，抗がん剤を投与する。
	緩和医療	・治療に反応しなくなった場合に身体の苦痛を和らげる。

▶ **疫学** わが国では 2011（平成 23）年の罹患数が 7 万 8728 人，年齢調整罹患率は 10 万人あたり 66.8（1985［昭和 60］年人口モデル）で，胃がん，大腸がんに次いで男性がんの第 3 位であった。2014（平成 26）年の死亡数は 1 万 1507 人，年齢調整死亡率は 10 万人あたり 7.3 で，肺がん，胃がん，大腸がん，肝臓がん，膵がん，結腸がん，直腸がん，食道がんに次いで第 9 位であり，2000（平成 12）年の 8.6 をピークとして緩徐な減少傾向にある。2015（平成 27）年の短期予測では罹患数は年間 9 万 8400 人（第 1 位），死亡数は年間 1 万 2200 人（第 6 位）と予測されている（図 4-43）。前立腺がんのリスクとしては，家族歴は罹患リスクを約 2.4 ～ 5.6 倍に高めることが知られており，遺伝的要因の関与は確実と考えられる。

▶ **症状** 前立腺がんは前立腺の辺縁（尿道から離れた部位）に発生することが多いため，早期ではほとんど自覚症状はない。前立腺がんが局所で進行したときは，前立腺肥大症とほぼ同じ排尿障害の症状になる。自覚症状による早期発見が期待できないがんであるため，50 歳代で前立腺特異抗原（PSA）検査を受け，自身の基準値を知っておくことが非常に重要である。

▶ **診断** 前立腺がんの診断は，PSA 検査を中心としたスクリーニング，生検による確定診

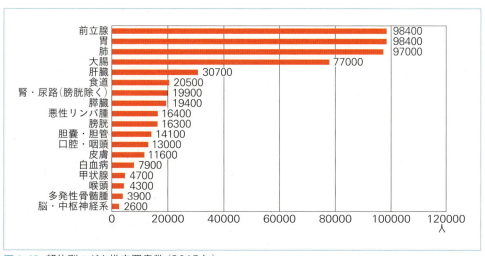

図 4-43 部位別のがん推定罹患数（2015 年）

断，各種画像検査による病期診断という3つの段階を経て完結する。

　直腸診で石様硬に触れた場合や血清中のPSAの高値などでがんが疑われた場合，確定診断のため前立腺生検が必要である。前立腺生検としては，経直腸的生検および経会陰的生検の2種類があるが（図4-44），両者のがん検出率はほぼ同等である。

　前立腺がんの病期診断は治療方針の決定に大きく影響するため，各種画像検査によりできるだけ正確になされるべきである。TNM分類のT病期診断に関しては，MRIが最も信頼性の高い画像診断検査として位置付けられている。M病期診断では，骨転移診断には^{99m}Tc製剤による骨シンチグラフィーが依然として汎用されており，骨以外の転移巣診断にはCT，MRIなどが適宜選択されている。TNM分類では，T2は限局がん，T3は前立腺外に進展がん，T4は隣接組織に固定または浸潤がん，N1はリンパ節に転移がある転移がん，M1は骨や他臓器に転移がある転移がんに分けられる。（図4-45）。

　さらに前立腺がんではグリーソンスコアという表現で腫瘍の悪性度を分類する。前立腺のがん細胞には，正常な細胞に近い高分化腺がん，正常細胞からかけ離れて性質の悪い低分化腺がん，その中間の中分化腺がんがあり，Grade 1から5までの5段階（Grade 5が最も悪性）で分類される。しかし，一般に前立腺のなかには，悪性度の異なるがんが混在している。そこでグリーソンスコアでは，最も面積の大きい組織型と2番目に大きい組織型のGradeを足して，スコア2からスコア10までの9段階に分類し，悪性度を判定する（表4-15）。

▶ **治療**　前立腺がんの治療には，治療を行わず経過をみる**PSA監視療法**，完治を目指して行われる手術療法や放射線療法，がんの進行を抑える目的で行われるホルモン（内分泌）療法や化学療法，進行したがんによる苦痛を取り除く緩和医療がある。

① PSA監視療法（無治療経過観察）：定期的に検査するPSA値などが病状の悪化を示さない限り，何も治療を行わず経過を観察する方法である。この方法では，手術などの治療が必要となるタイミングをいち早くとらえるために，定期的に検査を受けることが

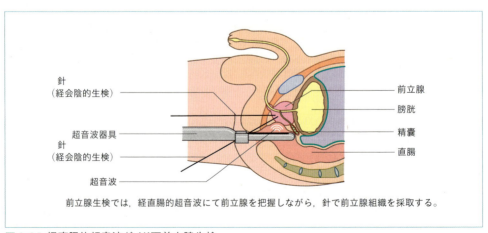

前立腺生検では，経直腸的超音波にて前立腺を把握しながら，針で前立腺組織を採取する。

図4-44 経直腸的超音波ガイド下前立腺生検

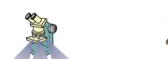
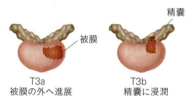
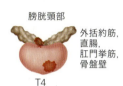
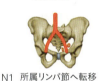

図4-45 前立腺がんのTNM分類

表4-15 グリーソンスコア

スコア	悪性度
2〜6	悪性度低い
7	中間
8〜10	悪性度高い

表4-16 限局性前立腺がんのリスク分類の例

リスク群	項目	D'Amico分類	
低リスク群	PSA	≦10	かつ
	グリーソンスコア	≦6	かつ
	TNM分類	T1〜T2a	かつ
中リスク群	PSA	10.1〜20	かつ／または
	グリーソンスコア	7	かつ／または
	TNM分類	T2b	かつ／または
高リスク群	PSA	20<	または
	グリーソンスコア	8〜10	または
	TNM分類	T2c	または

非常に重要である。前立腺がんのなかには，治療をしなくてもほとんど進行しないおとなしいものがある。病期分類がT1〜T2でグリーソンスコアが6以下，PSA値が10ng/mL以下の場合は，その可能性がある。

②手術療法：前立腺全摘除術は，期待余命が10年以上の低〜中リスクの限局性前立腺がん症例に推奨される（表4-16）。一方，侵襲的な治療法であり，周術期の合併症のリスクに加えて，尿失禁，勃起障害（ED）などの後遺症も起こり得る。

　最近では，ロボットを利用した手術が行われている。ロボット支援腹腔鏡下前立腺全摘除術は，わが国で2009（平成21）年に薬事承認されたda Vinciサージカルシステムを使用し，術者はコンソールで3次元画像を観察しながら微細な手術操作ができる。

2012（平成24）年に保険適用となり，導入施設および手術数は急速に増加し，わが国においても限局性前立腺がんに対する新たな標準術式として定着した。

③放射線療法：前立腺がんに対する放射線療法では，照射機器および技術の進歩などによって治療内容は変化している。一般的に行われているものには，X線などを用いた外照射と，線源を組織内に入れて内側から照射する組織内照射（小線源療法）がある。

根治的X線外照射では，低〜中リスク症例において，通常分割照射で72Gy/36fr.〜80Gy/40fr. 相当の線量が推奨される。外照射の有害事象の予防には，強度変調放射線治療を用いて直腸，膀胱，尿道球部への照射線量を低減させることが重要である。

前立腺がん治療に用いられている組織内照射は，尿禁制などの排尿機能の保持において，前立腺全摘除術よりも優れており，外照射とは同等である。性機能の保持において，治療後早期は前立腺全摘除術よりも優れており，外照射とは同等である。

④ホルモン（内分泌）療法：前立腺がんは，男性ホルモンの影響を受けて増殖・進行するという性質をもっている。男性ホルモンは，95％が精巣（睾丸）から，5％が副腎から分泌されている（図4-46）。ホルモン療法は，この男性ホルモンの分泌を様々な方法で制御することによってがんの増殖・進行を抑えている。

ホルモン療法の有害事象として，骨塩量の低下や骨折リスクの上昇がある。また，ホルモン療法は心血管疾患による死亡のリスクを上昇させたり，その発症に関連する糖・脂質代謝異常や体脂肪増加などの代謝異常の発症率を増加させたりする。したがって，適宜検査を行い，適切な介入が推奨される。

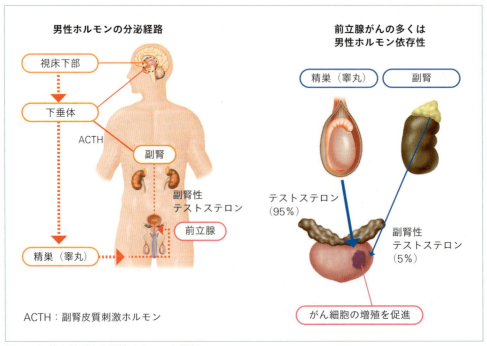

図4-46 前立腺がんと男性ホルモンの関係

ホルモン療法には以下の方法がある。

- 薬物による去勢療法（薬で男性ホルモンの分泌を抑える方法）：ホルモン分泌の中枢に働きかけて，精巣からの男性ホルモンの分泌を止める薬として，**GnRH（LH-RH）アナログ製剤**を使用する。精巣を摘出するのと同じ効果がある。
- 精巣摘出術（除睾術）：手術で精巣を除去する方法である。
- 抗アンドロゲン剤（内服薬）：精巣から分泌されるホルモンと副腎から分泌されるホルモンを，前立腺がん細胞に働きかけないようにする効果がある。

⑤化学療法：ホルモン療法の効果があまり得られないときや，効果がなくなったときは，抗がん剤を使った化学療法を行う場合がある。

⑥緩和医療：前立腺がんが進行して，治療に反応しなくなった場合，身体の苦痛を和らげる治療の対象になる。骨転移巣に対する疼痛や脊椎転移による脊髄麻痺，排尿困難，血尿，尿管閉塞による水腎症，腎後性腎不全などには，緩和医療による対策が必要になる。

G 精巣腫瘍

精巣腫瘍は，精巣の胚細胞由来の腫瘍が大多数を占め，そのほとんどが悪性腫瘍である。好発年齢は20～40歳代の青壮年期であり，このほかに乳幼児期にも小さなピークがみられ，二峰性である。症状の多くは無痛性の陰囊内腫瘤として自覚される。初診時の30～40％に転移を認め，転移巣の病変により，腹部腫瘤，腹痛，咳嗽，血痰などの症状で受診する場合がある。精巣腫瘍は，セミノーマと非セミノーマとに大別され，非セミノーマはさらに，胎児性がん，卵黄囊腫瘍，絨毛がん，奇形腫などに分類される。セミノーマと胎児性がんは，単一組織としての頻度が高いが，そのほかはこれらの腫瘍の混合型として存在する場合が多い。精巣腫瘍の病期分類を表4-17に示す。

▶ **診断・検査** 精巣腫瘍とそのほかの陰囊内病変との鑑別に，触診や超音波・MRIなどの画像検査が有用である。同時に腫瘍マーカーであるアルファフェトプロテインやヒト絨

表4-17 精巣腫瘍の病期分類（日本泌尿器科学会分類）

Ⅰ期	転移を認めない
Ⅱ期	横隔膜以下のリンパ節のみに転移を認める
ⅡA	後腹膜転移巣が最大径5cm未満のもの
ⅡB	後腹膜転移巣が最大径5cm以上のもの
Ⅲ期	遠隔転移あり
Ⅲ0	腫瘍マーカーは陽性であるが，転移部位のないもの
ⅢA	縦隔または鎖骨上リンパ節（横隔膜以上）に転移を認めるが，その他の遠隔転移を認めない
ⅢB	肺に遠隔転移を認める
B1	いずれかの肺野で転移巣が4個以下でかつ最大径2cm未満のもの
B2	いずれかの肺野で転移巣が5個以上，または最大径2cm以上のもの
ⅢC	肺以外の臓器にも遠隔転移を認める

毛性ゴナドトロピン，乳酸脱水素酵素を測定する。そのほかに転移巣の検索のためCT検査を行う。

▶ **治療** 精巣腫瘍の診断がつきしだい，**高位精巣摘除術**を行う。その後，腫瘍マーカー（高位精巣摘除術前に施行），組織診断結果，臨床病期をもとに追加治療を考慮する。セミノーマでは転移がない場合も，リンパ節転移の予防目的に化学療法や放射線照射を行うことがある。再発転移例に対しては，標準化学療法としてBEP療法（ブレオマイシン，エトポシド，シスプラチン）を行い，さらに転移巣の摘出術を行うことがある。化学療法では，主に骨髄抑制や消化器症状（食思不振，悪心・嘔吐など）といった副作用に注意が必要である。転移を有する症例でも，化学療法の感受性が高いために，完全治癒が期待できる。

XV 嚢胞性腎疾患

嚢胞性腎疾患は遺伝性と非遺伝性に区別される。遺伝性の嚢胞性腎疾患の原因遺伝子はほとんど同定されており，そのたんぱくの働きについては研究が進展している。

各種の嚢胞性腎疾患の病態を**図4-47**に示す。

1. 遺伝性嚢胞性腎疾患

1 常染色体優性多発性嚢胞腎

▶ **疫学** 常染色体優性多発性嚢胞腎（autosomal dominant polycystic kidney disease：ADPKD）は，発症の頻度が比較的高く，約5000人に1人の割合で医療機関を受療している。

▶ **病態・症状** 腎臓に無数の嚢胞が発生し，年齢とともに数と大きさが増え，腎臓が腫大する。腎機能が進行性に低下し，70歳までに約50%が腎不全になる。腫大した腎臓の影響で，腰痛や腹部膨満などが引き起こされる。

▶ **合併症** 肉眼的血尿や尿路感染症，尿路結石を合併する頻度が高い。腎臓の嚢胞以外に，高血圧や肝嚢胞，脳血管障害（脳動脈瘤）を生じやすい。

▶ **治療** 近年，バソプレシンV2受容体拮抗薬であるトルバプタン（サムスカ®）についての国際共同試験（TEMPO試験）が行われた結果，腎臓容積増大速度を約50%，腎機能低下速度を約30%緩和する結果が示され，現在臨床使用されている。そのほか，高血圧に対する治療・管理が重要である。

2 常染色体劣性多発性嚢胞腎

▶ **疫学** 常染色体劣性多発性嚢胞腎（autosomal recessive polycystic kidney disease：ARPKD）はまれな疾患で，発症は2万人に1人の頻度である。

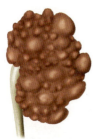
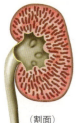
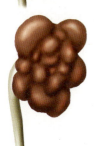
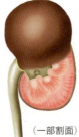
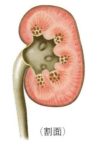

常染色体優性多発性囊胞腎
腎臓に無数の囊胞が発生する，常染色体優性遺伝疾患である。70歳までに約50％が終末期腎不全に陥る。
高血圧，肝囊胞，脳血管障害，心臓弁の不全などの合併症を高頻度で伴う。頭蓋内出血の危険性が高い。

常染色体劣性多発性囊胞腎
集合管の全長にわたる拡張がある。比較的まれな疾患である。生後から呼吸不全と腎不全が問題となり，長期生存者では肝線維化症による肝機能障害が問題となる。
（割面）

多囊腎
腎の異形成である。腎実質，腎盂腎杯は存在せず，囊胞の間には少量の基質が存在する。対側腎に尿路奇形を伴うことが多い。

単純性腎囊胞
大きさは様々で，加齢とともに頻度は上昇する。超音波スクリーニングでは60歳代で約20％に見いだされる。
悪性腫瘍の合併を否定し得たら，無症状であれば治療の必要はない。
（一部割面）

髄質海綿腎
腎乳頭集合管末端部に囊胞状の拡張がある。その中に小結石が発生しやすい。
腎不全に陥ることはないが，高Ca尿症を伴う場合は，尿路結石の予防として，サイアザイドあるいはクエン酸を投与する。
（割面）

出典／石田正統，他監，東原英二：新版小児外科学，診断と治療社，1994，p.315-316，一部改変．

図4-47 各種の囊胞性腎疾患の病態

▶ **病態・症状** 出生時にはすでに，腎臓の集合管が拡張し，腎臓が腫大している。医療の進歩により，5年生存率は約75％になっている。生後すぐから，呼吸不全と腎不全が問題となる。

▶ **合併症** 長期生存者では，高血圧や腎不全，肝障害（肝線維化症による門脈圧亢進症）が問題となる。

2. 多発奇形に伴う腎囊胞

1 フォン・ヒッペル-リンダウ病

▶ **病態** フォン・ヒッペル-リンダウ（Von Hippel-Lindau）病は比較的まれな疾患で，常染色体優性遺伝形式である。

▶ **合併症** 腎臓に囊胞や腺腫，がんが高頻度で発生する。副腎の褐色細胞腫や小脳血管芽細胞腫，網膜血管腫，膵がんを伴うことがある。

2 結節性硬化症

- ▶ **病態** 結節性硬化症は比較的まれな疾患で，常染色体優勢遺伝形式である。
- ▶ **合併症** 両側腎に腎血管筋脂肪腫を高頻度に合併する。囊胞(のうほう)を伴うことがある。また顔面鼻翼部の血管線維腫やてんかん，精神遅滞を伴う。

3. 非遺伝性囊胞性腎疾患

1 単純性腎囊胞

- ▶ **疫学** 年齢とともに発症頻度が増加し，高齢者ではより高くなる。男性に頻度が高い。
- ▶ **治療** がんの合併がなく，囊胞の増大による圧迫などの症状がなければ放置する。

2 髄質海綿腎

- ▶ **病態・症状** 通常は遺伝しない。集合管末端部に小さな囊胞ができ，そこに結石が発生する。腎不全には至らないが，尿酸性化能や尿濃縮能が低下している。
- ▶ **合併症** 再発性尿路結石症が問題となる。

3 多囊胞化萎縮腎

- ▶ **病態** 多囊胞化萎縮腎（acquired cystic disease of the kidney：ACDK）は長期の腎不全（透析前）で発症する。長期透析患者の腎臓は萎縮し，囊胞が多数出現する。
- ▶ **合併症** 囊胞の一部に腺腫や腎がんが，高頻度に発生する。

4 多囊腎

- ▶ **疫学** 新生児に見出されることが多い。
- ▶ **病態** 腎臓には囊胞のみが存在し，腎組織はほとんど，あるいはまったく認めない。
- ▶ **合併症** 対側に尿路奇形を伴うことがある。
- ▶ **治療** すぐには手術せず，経過観察を行う。

XVI 腎・尿路の損傷・異物

1. 腎損傷

- ▶ **原因** 交通事故や運動中の事故，暴力などの直接的外力が原因となることが多い。刺創のような開放性損傷はまれで，非開放性の損傷がほとんどである。
- ▶ **症状** 血尿を認めることが多く，程度によっては出血性ショックをきたす。また，患部

の疼痛や叩打痛を認める。
- ▶ **診断** 画像診断はCT検査が有用である。また，血管造影も行われる。外傷の程度は，日本外傷学会「腎損傷分類2008」により，I型：被膜下損傷，II型：表在性損傷，III型：深在性損傷のように分類される（図4-48）。腎損傷のCT画像を図4-49に示す。
- ▶ **合併症** 早期には，出血や尿溢流，尿囊腫すなわちウリノーマ（urinoma），感染などがある。晩期には，腎血管性高血圧や腎動静脈瘻を形成することがある。
- ▶ **治療** 約85％は保存的治療が適応となる。腎茎血管の損傷がある場合や出血のため血圧が安定しない場合は，手術療法が行われる。

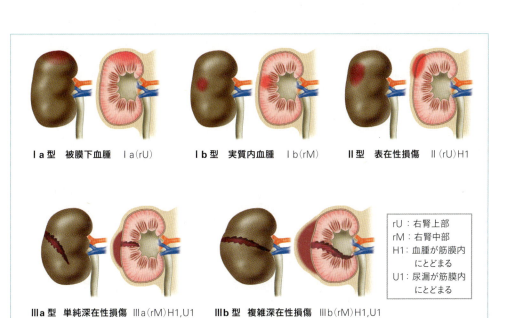

資料／日本外傷学会：腎損傷分類2008.

図4-48 腎損傷分類2008

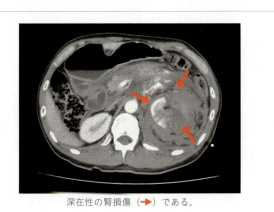

深在性の腎損傷（→）である。

図4-49 腎損傷

2. 尿管損傷

- **原因** 直接的外力が原因となることはまれであり，多くは医原性である。
- **症状** 血尿や腹痛，発熱などがある。
- **診断** 排泄性尿路造影や逆行性尿路造影で，損傷部位からの尿の溢流を認める。図4-50に尿管損傷のX線写真を示す。
- **合併症** 晩期に損傷部位の尿管狭窄により，水腎症や腎機能低下をきたすことがある。
- **治療** 損傷が軽度のものは尿管カテーテルを留置して治癒させるが，尿管の完全断裂などの場合は修復手術を必要とする。

3. 膀胱損傷

- **原因** 尿が充満しているときに直接的外力が加わって起こる場合や，手術操作などによる医原性のこともある。また，放射線性膀胱炎などによる自然破裂もある。膀胱損傷は腹腔内と交通のある腹膜内破裂と，腹腔内と交通のない腹膜外破裂に分けられる。
- **症状** 下腹部痛や血尿を認める。骨盤骨折を伴っていることがあり，その際はショック症状や排尿困難などを認める。
- **診断** 膀胱造影やCT検査が有用である。腹膜内破裂では膀胱に注入した造影剤が腹腔内へ溢流するが，腹膜外破裂なら造影剤の溢流は膀胱周囲のみである。図4-51に膀胱損傷（腹膜外破裂）のCT画像を示す。
- **治療** 腹膜内破裂では損傷した膀胱壁の縫合やカテーテル留置，腹腔内のドレナージが必要である。腹膜外破裂では，小さな損傷ならカテーテル留置で改善するが，損傷が大きい場合には修復術やドレナージを必要とする。

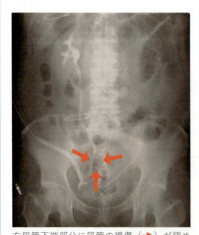

右尿管下端部分に尿管の損傷（➡）が認められる。

図4-50 尿管損傷

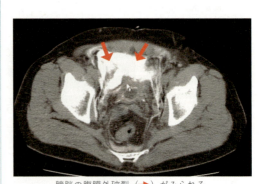

膀胱の腹膜外破裂（➡）がみられる。

図4-51 膀胱損傷

4. 尿道損傷

　尿道損傷は，腎・尿路の損傷では腎臓に次いで多い。女性では解剖学的特徴から，損傷を受けることはまれであり，男性がほとんどである。

- ▶ **原因**　交通事故や転倒・転落によることが多く，まれに内視鏡やカテーテル操作による医原性のこともある。尿道損傷は部位によって，以下の2つに分けられる。
  ①前部尿道損傷：ほとんどが尿道球部損傷（騎乗型損傷）
  ②後部尿道損傷：尿道膜様部損傷（骨盤骨折に伴うことが多い）
- ▶ **症状**　血尿や排尿困難を認める。尿道球部の損傷なら，陰茎や陰嚢，会陰部への出血斑を認める。尿道膜様部の損傷なら，骨盤骨折に伴うショック症状や下腹部膨満を認める。
- ▶ **診断**　逆行性尿道造影が有用である。損傷部位で造影剤の溢流がみられる。尿道損傷のX線写真を図 4-52 に示す。
- ▶ **合併症**　最も多いのは尿道狭窄で，そのほかに勃起障害や尿失禁がある。
- ▶ **治療**　必要であればカテーテルを留置することも可能であるが，尿道断裂の場合はカテーテル留置が困難なので，恥骨上に膀胱瘻を造設し，後日，修復術を行う。

5. 膀胱異物・尿道異物

- ▶ **原因**　自慰目的による異物（鉛筆，体温計，箸など）の挿入が多い。挿入した尿道カテーテルの破損したものが，異物として残存することもある。周辺臓器の手術に伴う縫合糸やドレーン，ガーゼなどの迷入もある。
- ▶ **症状**　膀胱異物なら膀胱炎症状（排尿時痛や残尿感，頻尿）などを呈し，尿道異物なら，血尿や排尿困難を認める。

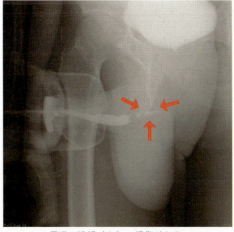

尿道の球部（→）に損傷がある。

図 4-52　尿道損傷

- ▶診断　問診が重要であり，その後，X線検査や膀胱鏡検査を行う。
- ▶治療　経尿道的に摘出可能なら，異物鉗子を用いて摘出する。不可能な場合は，切開術を施行して異物を摘出する。

6. 陰茎損傷・陰嚢損傷

1　陰茎折症

- ▶原因　陰茎勃起時に外力が加わり，陰茎海綿体白膜が断裂して発症する。性交時や自慰，寝返りのときなどに起きる。
- ▶診断　診断には問診と視診が重要である。
- ▶治療　手術により血腫を除去し，白膜断裂部を縫合する。

2　陰茎絞扼症

- ▶原因　性的動機や小児虐待などで，輪ゴムや糸，金属製のリング，指輪などにより，陰茎が絞扼された状態である。
- ▶症状　絞扼があると循環障害をきたし，浮腫や疼痛を認める。絞扼が長時間に及べば，尿道瘻や陰茎壊死をきたすこともある。
- ▶治療　絞扼物を除去する。

3　陰茎切断症

精神障害者や性転換希望者による自己切断がある。

4　陰嚢の損傷

挫傷や裂傷，剝皮などがある。陰嚢の皮膚は弾力性に富み，薄いため，血腫や浮腫により大きく数倍にも腫脹することがある。

7. 精巣損傷・精巣上体損傷

- ▶原因　交通事故や転落事故，スポーツ外傷，喧嘩などによるものが多い。
- ▶症状　陰嚢部から鼠径部にかけての激痛や陰嚢部腫脹，悪心・嘔吐がある。
- ▶診断　精巣の場合は，単なる挫傷か破裂かの鑑別が重要で，超音波などを用いて診断する。精巣上体は挫傷であることがほとんどである。
- ▶治療　挫傷なら保存的治療（局所の安静や挙上，冷罨）でよいが，破裂が疑われる場合には修復術が必要である。

8. 遊走腎

- ▶原因　先天的なものであり，原因は不明である。

- ▶ 症状　腰背部の鈍痛や血尿などがある。
- ▶ 診断　X線検査で行う。立位での腎臓の位置が椎体の 1.5 倍以上下垂する状態をいう。
- ▶ 治療　症状が強いときは，腎固定術などが施行されることがあるが，多くは無治療で，経過観察のみである。

XVII 腎・泌尿器の形態異常・先天異常

A 腎・尿路の形態異常

1. 腎臓の先天異常

1 腎の数と大きさの異常

- ▶ 腎無発生　腎臓の完全欠損であり，両側の場合，死産あるいは，生後すぐに死亡する。
- ▶ 腎低形成　大きさが正常の半分以下の腎臓。
- ▶ 腎異形成　肉眼的には腎低形成と同じであるが，組織学的に原始集合管異所性軟骨形成を認める。

2 変位腎

　胎生期に腎臓は骨盤内から腰部へと上昇し，同時に前面を向いていた腎盂が内側を向くように回転する。その上昇の異常により，種々の変位腎が生じる。骨盤腎は，上昇不全の結果，骨盤内に腎臓がとどまるものをいう。

3 回転異常

　腎茎部が腎臓の内側に来ないで，腎臓の前面に来るものである。

4 融合腎

　融合腎（図 4-53）は，両側腎の下極が，脊柱および腹部大血管の前で峡部により融合し，馬蹄形をなしたものである。峡部離断術や腎盂形成術が行われることがある。

5 囊胞性腎疾患

　本章 - XV「囊胞性腎疾患」を参照とする。

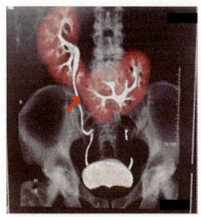

左右の腎臓が融合している（→）。

図4-53 融合腎（CT・ウログラフィー）

2. 腎盂・尿管の先天異常

1 重複腎盂尿管

　それぞれの腎盂（上腎盂と下腎盂）に連なる尿管が，そのまま独立して膀胱に開口する完全型と，途中で1本の尿管となる不完全型（図4-54）とがある。完全型の場合は，上腎盂からの尿管は，下腎盂からの尿管に比べ下方で膀胱に開口する（ワイゲルト-マイヤーの法則）。

2 下大静脈後尿管

　下大静脈の発生異常により，右尿管が，下大静脈の後方を迂回して走行するようになっているものである（図4-55）。

3 腎盂尿管移行部狭窄

　腎盂尿管移行部における壁自体の構造異常や，異常血管の圧迫などの理由により生じるものと考えられており，小児の水腎症の原因疾患として重要である。腎盂形成術を行う場合がある。

4 膀胱尿管逆流

　膀胱内の尿が尿管に逆流する現象であり，尿管膀胱移行部の逆流防止機構の不全により生じる。腎盂腎炎の原因疾患として重要なものである。保存的療法のほか，逆流防止術などの外科的治療も行われる。

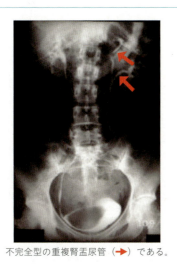
不完全型の重複腎盂尿管（→）である。
図4-54 不完全重複腎盂尿管

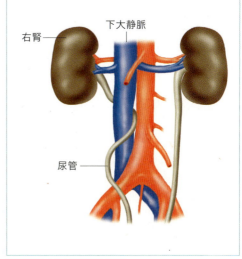
図4-55 下大静脈後尿管

5 尿管異所開口

尿管が膀胱三角部以外に開口することをいう。男性では，膀胱頸部や前立腺部尿道，精嚢，精管に開口し，尿道括約筋の上部であるため，尿失禁をきたさない。女性では，膀胱頸部や尿道，腟，腟前庭，子宮，卵管に開口し，腟や腟前庭に開口する場合には，尿失禁をきたす。腎機能が残存していれば，尿管膀胱新吻合術が行われる。

6 尿管瘤

尿管の開口部が針穴状に小さく，尿管下端が囊状に拡張する。尿路通過障害のために，尿管拡張や水腎症，尿路感染症が起きる。腎機能が残存していれば，尿管瘤切開術や尿管膀胱新吻合術が行われる。

7 巨大尿管

尿管が拡張した状態である。先天性巨大尿管は尿管膀胱移行部狭窄や下部尿管蠕動不全，膀胱尿管逆流によって発生する。後天的には種々の原因で発生する。

3. 膀胱の先天異常

1 膀胱憩室

先天性のものは，尿管が膀胱を通過する部位にある。膀胱憩室の多くは後天性のものであり，下部尿路通過障害に起因する。

2 膀胱外反症

尿生殖洞の腹側部と腹壁筋肉の完全欠損により，膀胱後壁が，下腹部に露出する。尿管口が露出し，持続的な尿失禁がみられる。腹壁膀胱再建術や尿路変更術が行われる。

3 尿膜管遺残

発生段階で，膀胱頂部と臍の間には尿膜管が形成されるが，正常では胎生5か月くらいまでにこの尿膜管は閉鎖し，正中臍索となる。しかし，何らかの要因で尿膜管が閉鎖せず残存してしまうのが本症である。尿膜管遺残のある膀胱頂部からは，尿膜管がんが発生することがある。

B 男性生殖器の形態異常

1. 尿道の先天異常

1 尿道下裂

外尿道口が正常よりも近位に位置する。しばしば，停留精巣・二分陰囊などの奇形を合併する。余剰包皮を用いた尿道形成術が行われる。

2 尿道上裂

男児は，尿道が陰茎の背面に開口しているが，発生の最終段階で腹側の融合が起こらず，亀頭部に外尿道口が開口しない状態である。治療は，尿道形成と括約筋の再建である。

3 尿道弁

尿道の一部に弁様構造が認められ，排尿困難の原因となっていることがある。弁の部位により，前部尿道弁あるいは後部尿道弁といわれる。前部尿道弁の尿道憩室は，一般の尿道憩室と同一疾患とされている。後部尿道弁は，男児の下部尿路通過障害の代表的な疾患として重要である。

2. 陰茎および陰囊の先天異常

1 矮小陰茎

年齢に対して明らかに発育不良な陰茎を，**矮小陰茎**（図4-56）という。典型的には視床下部・下垂体系の障害を伴う疾患でみられる。男性ホルモン補充療法などが行われる。陰茎の大きさは十分にあるが，皮下脂肪に埋没して矮小陰茎のようにみえる場合は，埋没陰

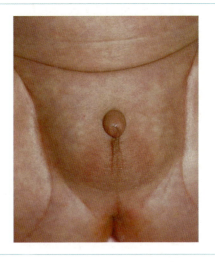
図4-56 矮小陰茎

茎といい矮小陰茎とは区別する。

2 包茎

陰茎の亀頭が，包皮に覆われている状態をいう。包皮輪に余裕があり亀頭の露出が可能な場合を仮性包茎，包皮輪が狭小で亀頭が露出できない場合を真性包茎という。小児の場合，初診時に真性包茎様にみえても，成長とともに軽快することもある。亀頭包皮炎を繰り返す，亀頭を露出できない，露出した際に陰茎が絞扼されるような場合は，手術（背面切開や環状切除）を行う。

3. 精巣の異常，位置の異常

胎生期に腹腔上部に発生した精巣はしだいに下降し，鼠径管を形成しながら陰囊内に入る。**停留精巣**とは，この途上で下降が停止しているものである。停留精巣の場合，精巣の温度環境が通常よりも高温となるため，造精機能が障害されることがある。また，悪性腫瘍の発生が通常より高率であるといわれているため，精巣固定術や精巣摘除術が行われる。

C 性分化疾患

性分化は，胎生期に男女共通の未分化性腺から，Y染色体に存在する精巣決定因子の作用により決定する。精巣決定因子がない場合は卵巣になる。精巣から分泌される男性ホルモンは，ウォルフ（Wolf）管を分化させ，精巣上体と精囊，精管が発達してくる。精巣からは，ミュラー（Muller）管抑制物質も分泌され，ミュラー管が退縮する。女性の場合，ミュラー管から卵管や子宮，腟上部が発達してくる。また外性器原基から陰核や小陰唇，大陰唇が発達してくる。

性分化異常は，染色体構成をもとにした分類が広く用いられるため，本書では，（染色体数，性染色体構成）として記載した。

1. 性染色体異常に伴う性分化異常症

1　ターナー（Turner）症候群

低身長や翼状頸，外反肘，性腺発育不全などの特徴をもつ。女性性器をもち，染色体は，X染色体が1つ欠損していることが多い（45, XO）。

2　クラインフェルター（Kleinfelter）症候群

思春期遅発や精巣萎縮，無精子，女性化乳房などを呈する。男性性器をもち，染色体は，X染色体が過剰となっている（47, XXY）。

2. 46, XY性分化異常症

1　性腺分化異常

染色体は（46, XY）であるが精巣の分化がみられず，内・外性器とも女性型となる。

2　アンドロゲン合成障害・作用異常

外性器の男性化が阻害され，中間型の外性器を示す（程度は様々である）。

3. 46, XX性分化異常症

1　46, 卵精巣性性分化異常症

同一個体に精巣組織と卵巣組織を同時にもつものをいう。

2　アンドロゲン過剰症

染色体は（46, XX）で，卵巣形成は正常であるが，男性ホルモン効果の過剰により外陰部の男性化を呈する。

XVIII　男性の性・生殖器に関する疾患

1. 男性不妊症

▶病態・原因　避妊をしない通常の性行為を1年以上行ったにもかかわらず，自然妊娠に

至らない場合を不妊症という。不妊症の原因が，男性側のみに存在するものが約20％，男女両方に存在するものが約30％，残りの50％は女性側のみに存在するとされている。男性不妊症では，造精機能障害（乏精子症や無精子症）が大半を占め，その多くは，原因が特定されない特発性である。

▶ **診断** 問診，身体所見，ホルモン検査などの血液検査，精液検査などにより行われる（第3章-Ⅱ-H「性・生殖機能検査」参照）。

▶ **治療** 不妊症の診察や治療では，女性の婦人科受診の有無も重要となる。また，不妊症では，カップルの年齢や環境も考慮しながら治療を進める必要がある。

①薬物療法：特発性造精機能障害に対してビタミン製剤や漢方薬，カリクレイン製剤などが使われるが，現状ではまだ効果を証明されたものは少ない。

②内分泌療法：低ゴナドトロピン性性腺機能低下症に対してゴナドトロピン補充療法（ゴナドトロピン製剤間欠投与）が行われる。

③生殖補助療法：最近，生殖補助技術の進歩により，非閉塞性無精子症患者でも挙児が期待できるようになっている。閉塞性無精子症では通常，局所麻酔下で陰嚢皮膚を小切開して精巣内精子採取を行うが，非閉塞性無精子症は精巣内の造精機能が不均一であるので，顕微鏡下精巣内精子採取が行われるようになっている。採取した精巣内精子を使って，**顕微授精**（卵細胞質内精子注入法）を行う。

④外科療法：精索静脈瘤の手術では，原因となる静脈瘤を結紮することで静脈の逆流やうっ滞を改善させる。近年では腹腔鏡下で行うことが多い。停留精巣の場合は，造精機能の低下を避けるため，2歳前後までに精巣固定術を行う。精路・精管の閉塞・狭窄疾患に対しては，閉塞狭窄部の精路再建術を行う。

2. 男性性機能障害

1 勃起障害

勃起障害（erectile dysfunction：**ED**）は，満足な性行為を行うために十分な勃起が得られないか，勃起を維持できない状態で，それが少なくとも3か月以上持続する状態である。

▶ **分類** EDはその原因から以下のように分類される。

①心因性（機能性）ED：勃起機能そのものは正常であるが，性交ができない状態で，主たる原因が精神的な要素やパートナーとの関係にある。

②器質性ED：血管性や神経性，解剖性，内分泌性に分類され，リスクファクターには加齢や喫煙，高血圧，糖尿病，脂質異常症，うつ症状，睡眠時無呼吸症候群，薬剤などがある。たとえば，糖尿病性EDに関しては**糖尿病性自律神経障害**（神経性）や動脈硬化（血管性）などが影響し，単一の要因というより複数の要因でEDを発症していることが多い。

③混合性ED：心因性と器質性が混在した状態。

▶ **診断** 問診，国際勃起機能スコア（international index of erectile function：IIEF），身体所見，ホルモン検査などの血液検査などにより行われる（第3章-Ⅱ-H「性・生殖機能検査」参照）。

▶ **治療** 以下の治療法がある。

①心因性EDに対する治療：患者とパートナーの教育とカウンセリングを行う。薬物療法も併用し，うつ病などを合併している場合は精神科などにて専門的治療を行う。

②器質性EDに対する治療：基礎疾患や生活習慣が原因として考えられる場合には，基礎疾患の治療や生活習慣の改善指導を行う。若年者の外傷後の動脈性EDに対しては，動脈バイパス術を行う。低テストステロン（内分泌性）EDに対してはテストステロン補充療法を行うが，これは前立腺がん患者には禁忌である。

③薬物療法：ホスホジエステラーゼ5阻害薬の投与を行う。代表的なものにシルデナフィルクエン酸塩（バイアグラ®）があり，性的刺激に反応して起こる陰茎海綿体平滑筋の弛緩を促進し勃起させる。ただし，ニトログリセリン併用は禁忌であるので，患者の服薬状況を確認する必要がある。

④局所療法：薬物療法が無効であった場合に，プロスタグランジンE1の陰茎海綿体注射や陰圧式勃起補助具を使用する。

⑤外科的治療：あらゆる治療が無効な場合に，陰茎海綿体内プロステーシスを挿入する方法がある。

2　射精障害

　射精障害には，自慰・腟内射精とも不能な逆行性射精，腟内射精のみの不能，射精までの時間の異常（早漏・遅漏），オルガズム（極致感）の欠如，射精時の頭痛，射精痛がある。治療として対症療法や様々な薬物療法が試されているが，治療に難渋することが多い。

3　持続勃起症

　持続勃起症は比較的まれな疾患で，性欲や性的刺激に関係なく，意図しない勃起が長時間続く状態である。病態から虚血性と非虚血性に分類される。虚血性は白血病や鎌状赤血球症などの全身疾患，過量のホスホジエステラーゼ5阻害薬，特発性などにより発症し，陰茎海綿体内の血流がほとんどなくなるので，速やかな治療が必要である。非虚血性の原因の多くは会陰部の打撲で海綿体動脈の流入がコントロール不良となり，陰茎海綿体内の血流が増加することにより発症する。経過観察し，自然に軽快することも少なくない。

4　ペイロニー病

　ペイロニー（Peyronie）病は，陰茎海綿体白膜が線維化し，板状の硬結性病変を形成するもので，勃起時の疼痛や陰茎の変形，屈曲変化を起こす。治療はいまだに有効な保存的治療法はなく，長期間病変に変化がみられない場合は外科的治療を検討する。

3. 加齢男性性腺機能低下症

▶ **病態**　加齢男性性腺機能低下症（late-onset hypogonadism syndrome；LOH 症候群）は，男性ホルモン（テストステロン）の低下により出現する症状症候群である。テストステロンは筋肉や脂肪，骨，脳，心血管などの様々な臓器に作用し，加齢によってテストステロンが低下することにより，筋力の低下や脂肪の増加，骨密度の低下，うつ，心血管系疾患の増加などを引き起こす。

▶ **診断**　主に自覚症状の評価と血中テストステロン測定で行う。

①自覚症状の評価：自覚症状は身体症状（関節・筋肉症状や発汗，ほてり，睡眠障害，記憶力・集中力の低下，肉体的消耗感など）・精神症状（落胆や抑うつ，いらだち，不安，神経過敏，生気消失，疲労感など）・性症状（性欲低下や勃起障害，射精感の消失など）に分かれ，AMS（aging males' syndromes）スコア（表 4-18）によって評価する。

②血中テストステロンの測定：テストステロンは，血中では性ホルモン結合グロブリンとの結合型（35～75%），アルブミンとの結合型（25～65%），遊離型（1～2%）として存在する。日本人男性の場合，遊離型テストステロンが加齢とともに有意に減少するため，わが国では LOH 症候群の診断には遊離型テストステロンが使用されている。

③そのほか：外陰部の視診や触診，血液一般検査，ホルモン検査（黄体形成ホルモンや卵胞刺激ホルモン，プロラクチンなど），前立腺特異抗原（PSA）検査などを行う。

表 4-18　LOH 症候群の問診票（AMS スコア）
以下のそれぞれの質問について，一番よくあてはまるものに印（☑）をつけてください。

	なし 1	軽い 2	中程度 3	重い 4	非常に重い 5
1. 総合的に調子が思わしくない	☐	☐	☐	☐	☐
2. 関節や筋肉の痛み	☐	☐	☐	☐	☐
3. ひどい発汗	☐	☐	☐	☐	☐
4. 睡眠の悩み	☐	☐	☐	☐	☐
5. よく眠くなる，しばしば疲れを感じる	☐	☐	☐	☐	☐
6. いらいらする	☐	☐	☐	☐	☐
7. 神経質になった	☐	☐	☐	☐	☐
8. 不安感	☐	☐	☐	☐	☐
9. からだの疲労や行動力の減退	☐	☐	☐	☐	☐
10. 筋力の低下	☐	☐	☐	☐	☐
11. 憂うつな気分	☐	☐	☐	☐	☐
12.「人生の山は通り過ぎた」と感じる	☐	☐	☐	☐	☐
13. 力尽きた，どん底にいると感じる	☐	☐	☐	☐	☐
14. ひげの伸びが遅くなった	☐	☐	☐	☐	☐
15. 性的能力の衰え	☐	☐	☐	☐	☐
16. 早朝勃起（朝立ち）の回数の減少	☐	☐	☐	☐	☐
17. 性欲の低下	☐	☐	☐	☐	☐

▶ **治療** LOH 症状および徴候を有する 40 歳以上の男性で，血中テストステロン値が低下していれば，男性ホルモン（アンドロゲン）補充療法の適応となる。ただし，前立腺がんや PSA 高値，多血症などには男性ホルモン補充療法は禁忌である。性症状が強い場合は ED 治療薬（ホスホジエステラーゼ 5 阻害薬）を投与し，精神症状が強い場合は精神神経科や心療内科にて抗うつ薬や抗不安薬を投与する。

4. 精巣水瘤（陰嚢水腫）

▶ **概念** 精巣は精巣固有鞘膜に覆われるが，この鞘膜腔に漿液が貯留したものが精巣水瘤である。無症状で患部は透光性があり，ペンライトの光を当てると透けて見える。一見したところ精巣水瘤と同様にみえる精液瘤*という疾患があるので，鑑別には注意する。
▶ **診断** 超音波検査が非常に有用であり，腫大した陰嚢内容が液体であることを確認できればよい。
▶ **治療** 乳幼児の精巣水瘤の多くは，自然治癒するので，経過観察でよい。成人の場合は，穿刺吸引するが，再発する場合は，手術を行うこともある。

5. 精索静脈瘤

▶ **概念** 静脈系の機能異常により起こる静脈瘤で，健常男性の 5 〜 15％ にみられ，左側に多い（図 4-57）。ほとんど無症状で経過しているが，思春期を過ぎると左陰嚢部の不快感や鈍痛を訴えることもある。また男性不妊症の原因となることもあり，その検査の際に発見されることもある。

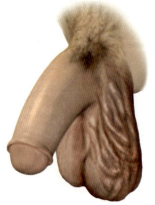

ヘビ状に拡張した血管が陰嚢皮膚をとおして確認できる．

図 4-57 精索静脈瘤

---

* **精液瘤**：精巣上体もしくは精索周囲に精液が貯留したもので，穿刺により精液を含んだ乳白色の液体が得られる。治療は，精巣水瘤と同様に穿刺または手術になる。

- ▶ 診断　触診やエコー検査で診断される。
- ▶ 治療　症状を認める場合は，静脈を結紮(けっさつ)する手術を行うこともある。

6. 精巣捻転症（精索捻転症）

- ▶ 概念　精索がねじれて精巣に血流障害を生じ，虚血や梗塞をきたす疾患である。
- ▶ 原因　先天的に精巣とそれを包んだ鞘膜との固定が不十分であり，鞘膜内で精巣自体が捻転して起こる。
- ▶ 症状　突然の陰嚢痛と陰嚢腫脹(しゅちょう)により発症する。小児の場合は，腹痛が主訴のことも多く，消化器疾患と誤診される場合もあるので，注意が必要である。
- ▶ 治療　本疾患を疑い，用手整復を試みても成功しない場合は，速やかに手術が必要である。捻転後4時間後には虚血による壊死(えし)に陥り，萎縮するといわれている（図4-58）。手術は，陰嚢を切開し，回転した精巣を元に戻し固定する。対側も捻転をきたすことが多いため，同時に固定する。

7. 血精液症

- ▶ 概念　精液に血液が混入する状態である。
- ▶ 原因　前立腺または精囊(せいのう)に起因すると考えられるが，多くの場合は，原因不明である。
- ▶ 症状　血液の混入は，1回限りの場合や数か月持続する場合もあるが，自然止血する。泌尿器科でよく行われる前立腺生検後に血精液症をきたすことが多い。
- ▶ 治療　原因不明の場合は，経過観察で十分である。

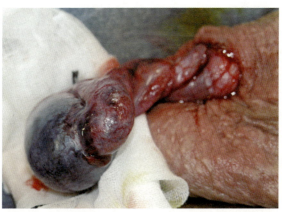

陰嚢皮膚を切開し陰嚢から精巣を脱転したところ。精索が720°ねじれて精巣の血流が途絶え，黒く変色している。

図4-58　精巣捻転症の手術所見

Column 精巣下降時の異常による疾患

精巣は胎生後期に，後腹膜腔より鼠径部をとおり，陰嚢まで下降してくる。この過程のどこに異常があるかで，以下のように疾患が変わってくる。

①正常状態：精巣は自然下降してくる際に腹膜の一部を伴って下降し，鞘状突起，鞘膜腔を形成する。鞘状突起は，精巣下降に伴い，精巣周囲の鞘膜腔を残して閉鎖する。これが正常の状態である。

②交通性精巣水瘤（交通性陰囊水腫）：鞘状突起の閉鎖が不十分であり，腹膜と交通したままで陰囊に腹水が流入するものである。陰囊は，圧迫することで大きさが変わったり，日によって大きさが異なったりすることも多い。

③鼠径ヘルニア：鞘状突起の交通が広く，大網や腸が，陰囊まで脱出してくる状態をいう。

④単純性精巣水瘤（単純性陰囊水腫）：精巣周囲の鞘膜腔のみが過大で，液体がたまる状態である。成人の精巣水瘤のほとんどがこれにあたる。

⑤精索水瘤（精索水腫）：鞘状突起が閉鎖するときに一部が残り，精索周囲に液体が貯留したものをいう。

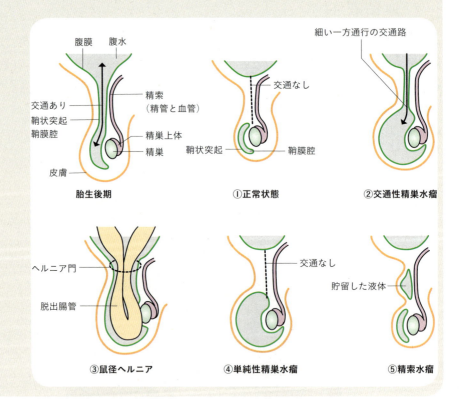

国家試験問題

1 Aさん（42歳, 男性, 会社員）は, 1人で暮らしている。毎日, たばこを20本吸い, 缶ビールを3本飲んでいた。Aさんは週末にラグビーをした後, 帰りに焼肉を食べるのを楽しみにしている。高尿酸血症で治療を受けることになり, 尿酸排泄促進薬が処方された。缶ビールを1本に減らしたが, 尿酸値が高い状態が続いている。身長172cm, 体重67kg。その他の血液検査データに異常はない。
Aさんへの生活指導で最も適切なのはどれか。 (104回PM53)

1. 禁煙
2. 体重の減量
3. 過度な運動の回避
4. たんぱく質摂取の禁止

2 過活動膀胱の説明で正しいのはどれか。 (105回AM48)

1. 尿意切迫感がある。
2. 失禁することはない。
3. 水分を制限して治療する。
4. 50歳代の有病率が最も高い。

▶答えは巻末

女性生殖器

女性生殖器

第1章

女性生殖器の構造と機能

この章では

- 女性生殖器の部位の名称と機能を理解する。
- 女性ホルモンの種類とその生理作用について理解する。
- 月経周期自動性の機序について理解する。
- 性の分化・発育の過程やしくみを理解する。

I 女性生殖器の構造

女性の生殖器は外性器と内性器からなる。女性の生殖器の構造には，幼児期，学童期，思春期，成熟期，更年期，老年期の各期で多少の変化はあるが，ここでは精神的にも身体的にも完成された成熟期の女性の生殖器の構造について述べる。

A 外性器の構造

　外性器（外部生殖器）(external genitalia) は，生殖器のうち外部に現れている部分であり，**外陰**（vulva）ともいう。恥丘，大陰唇，小陰唇，腟前庭，会陰からなる。腟前庭は左右の小陰唇に囲まれた部分で，陰核，外尿道口，処女膜（腟入口）などがある（図 1-1）。
　なお，乳房も補助外性器とみなされる。

1. 恥丘

　恥丘（mons pubis）は，腹壁の下端，恥骨結合の前上方の皮下脂肪に富んで膨隆した部分で，陰阜ともいわれる。思春期になると**陰毛**が発生し，その分布は底辺を上に向けた二等辺三角形となるのが一般的である。陰毛の発育は，副腎や卵巣から分泌される少量の男性ホルモンの働きに大きく左右される。男性ホルモン分泌が亢進していると，陰毛の分布は男性型の菱形となる。

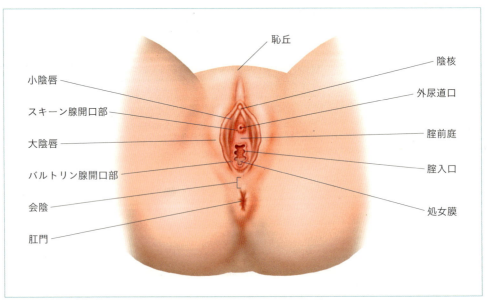

図 1-1　外性器（外陰）

2. 大陰唇

大陰唇（labium majus）は，恥丘から会陰に至る左右の皮下脂肪に富む皮膚が隆起した部分で，色素沈着が強く暗褐色を呈し，皮脂腺や汗腺が多数存在する。左右の大陰唇の間を**陰門**（陰裂）という。左右の大陰唇は，前方では**前陰唇交連**により，また後方では**後陰唇交連**により，互いに結合する。

3. 小陰唇

小陰唇（labium minus）は，左右の大陰唇の内側にある弁状の皮膚の襞で，多数の皮脂腺がある。陰毛の発生はなく，皮下脂肪は少ない。外側は陰唇間溝で大陰唇との境をなし，内側は明瞭な境なく連続的に腟前庭に移行する。左右の小陰唇が前方で相接する部分は**陰核包皮**と**陰核小帯**の2葉に分かれ，外尿道口の前方にある陰核を頭巾のように取り囲んでいる。後方の相接する部分は**陰唇小帯**を形成する。

4. 腟前庭

腟前庭（vestibulum vaginae）は，左右の小陰唇の間に囲まれた凹んだ部分で，前方に陰核と外尿道口が，やや後方に腟入口が存在する。後述のスキーン腺，バルトリン腺の開口部がそれぞれ左右に存在する。

5. 外尿道口

陰核の後方，腟入口の前方に，外尿道口（external urethral orifice）が開口する。外尿道口の左右にスキーン腺の導管が開口する。

6. バルトリン腺

バルトリン腺（Bartholin's gland）は，腟前庭の後方左右に存在する大豆大の腺で，小陰唇の内側に開口する。特に性的興奮により乳白色の希薄な粘液を分泌し，腟を潤滑にさせる。

7. 陰核

陰核（clitoris）は，男性の陰茎に相当し，恥骨と坐骨恥骨枝の下端から吊り下がっている2つの勃起性の海綿体で結合した基部と，膨張部つまり男性の亀頭に当たる部分の2つからなる。左右の小陰唇に包まれ，陰核亀頭のみわずかに露出する。陰核は全長約20mm，幅約6～7mmの大きさで，神経が豊富に分布している。前庭球と同様に海綿体を形成するが，この海綿体は内陰部動脈から血液の供給を受けており，性的興奮によってそれを取り巻く筋肉の収縮が起こると静脈血の流出が阻止され，血液が強く充満して膨張し，緊張する。その結果，知覚神経の末梢は刺激に対して極めて敏感となり，性的快感が

I 女性生殖器の構造

もたらされることになる。

8. 処女膜

処女膜（hymen）は腟入口に存在する薄い粘膜で，中央に腟口が開く。その形態，厚さ，強靱度は個人により差があり，厚く強靱なものもある。初回の性交により破れるのが一般的であるが，手淫などによっても破れることがあるため，処女膜の形態から処女性を決定するのは困難である。

9. 会陰

会陰（perineum）は，後陰唇交連から肛門までの間をいい，皮膚は薄く発毛はない。

B 内性器の構造

生殖器のうち，深部にあり，外部に現れていない部分を内性器（内部生殖器）（internal genitalia）といい，腟，子宮，卵管，卵巣がこれに相当する（図1-2, 3）。

1. 腟

1 腟の構造

腟（vagina）は処女膜からやや後上方に連続して子宮に達する器官で，その上部は広く**腟円蓋**（vaginal fornix）を形成し，その中央に子宮腟部が突出している。子宮腟部の前後左右を，それぞれ前腟円蓋，後腟円蓋，側腟円蓋という。特に，後腟円蓋は広く深い。

腟管の長さは，成熟女性では約7～8cm，後壁は前壁より1～2cm長い。通常の状態では前後の腟壁は互いに接触しており，腟腔の横断面はH字形を示す。腟は性交時には

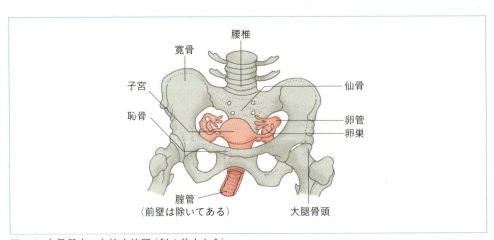

図1-2 小骨盤内の女性内性器（斜め前方から）

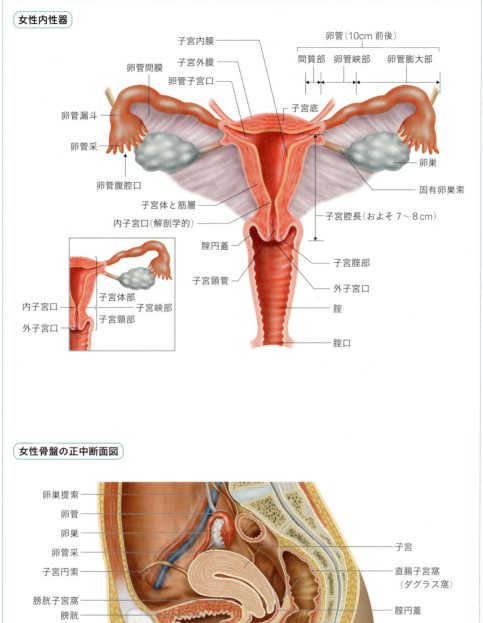

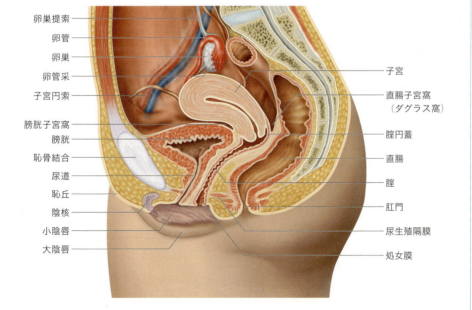

図 1-3 女性内性器

適度に伸展し，陰茎の挿入を容易にする。また，分娩時には胎児が十分に通過し得るほど広く伸展する。

2 腟の自浄作用とその機序

▶**腟の自浄作用**　腟内には**デーデルライン**（Döderlein）**腟桿**（杵）**菌**とよばれる**グラム陽性桿菌**が多数存在し，病原性細菌の侵入を防いでいる。これを，**腟の自浄作用**とよんでいる。

　腟の表面を覆う粘膜細胞は，エストロゲンの作用でグリコーゲンを生成する。デーデルライン腟桿菌はグリコーゲンを栄養源として分裂増殖しながら，同時にグリコーゲンを乳酸に変える。この乳酸により，健康な腟内は強い酸性（pH4.0 前後）に保たれている。

▶**腟の感染防止機序**　腟内がたとえば性交により精液でアルカリ性に変わっても，乳酸により，急速にもとの酸性の状態に戻る。また，仮に少数の病原体が侵入しても，このデーデルライン腟桿菌の作用によって，病原体の発育は抑制される。これが，腟の感染防止機序である。

　一般に妊娠時には腟の清浄度が高く，月経時には腟酸度が低下して自浄作用が衰え，外来菌の侵入する機会が増えるため，腟の清浄度は低くなる。また，卵巣が未発達な幼児や卵巣機能の消失した閉経後の女性は，腟の自浄作用がないため腟炎を起こしやすい。閉経期以降の女性に生じた腟炎は，**老人性腟炎**または**萎縮性腟炎**とよばれている。

2. 子宮

1 子宮の構造

　子宮（uterus）は，骨盤腔の中央で膀胱と直腸の間に位置する。形は前後に扁平な逆さの西洋梨形である。大きさは鶏卵大，全長は 7～8cm であり，上部の最も広い部分の幅は約 5cm，厚さは約 2.5cm である。

　子宮の上端を**子宮底**（fundus）という。子宮の壁は平滑筋の厚い筋肉の層からできている。子宮は内子宮口を境に，**子宮体部**と**子宮頸部**とその境界の**子宮峡部**に分けられ，子宮体部，子宮頸部の内腔をそれぞれ**子宮腔**，**子宮頸管**とよんでいる。

❶**子宮体部**

　子宮体部（uterine body）は，子宮の上方 2/3 を占める部分で，内腔は狭い空洞となっている。子宮体部は筋層が特によく発達し，妊娠により筋線維はさらに増殖・伸展し，胎児の発育に応じて増大する。分娩時に胎児を娩出する力，すなわち陣痛は，この子宮体部の筋肉の収縮によるものである。

❷**子宮頸部**

　子宮体部に続く下方 1/3 の部分を，子宮頸部（uterine cervix）という。

❸**子宮峡部**

　形態的な子宮頸部と子宮体部の境界（解剖学的内子宮口）と，組織学的な子宮内膜腺と子

宮頸管腺との境界（組織学的内子宮口）の間の部分を，**子宮峡部**（isthmus）という。

❹ 子宮腟部

子宮頸部のうち，腟腔に突出している部分を，**子宮腟部**（ectocervix）という。

❺ 子宮腔

子宮腔（uterine cavity）は，下方に向かう細長い逆三角形を呈し，上方の両側は卵管腔に連続する。下方は内子宮口を境に**子宮頸管**に連続し，腟腔に向かって開口する部分は**外子宮口**とよばれる。

外子宮口は未産婦では点状または小円形，経産婦では横裂となり，外子宮口の前唇と後唇が区別される。

受精卵は子宮腔の中で子宮内膜に着床し，その後は胎盤を介して母体から栄養物や酸素を摂取し，老廃物を排泄して発育する。分娩時には，**陣痛**により，胎児は子宮腔から子宮頸管ならびに腟腔を通過して娩出される。

❻ 子宮内膜

子宮腔の内面は腺組織に富む**子宮内膜**（endometrium）で覆われている。この内膜は，ホルモンの作用により月経周期に従って周期的変化を繰り返す。

❼ 子宮外膜

子宮体部の全表面は骨盤腹膜の一部で覆われ，これを**子宮外膜**（perimetrium）または**子宮漿膜**という。子宮前壁の子宮外膜が，折り返して膀胱を覆う膀胱腹膜に移行する部位を**膀胱子宮窩**（vesicouterine pouch）という。一方，子宮後壁の子宮外膜が直腸前壁を覆う腹膜に移行する部位は，深く骨盤底に達するくぼみを形成しており，これを**直腸子宮窩**，あるいは**ダグラス窩**（Douglas pouch）とよぶ。

2　子宮の支持装置

子宮の位置は，結合組織や血管，漿膜などからなる靱帯とよばれる組織で保持されている。子宮に直接つながる靱帯には，子宮広靱帯（子宮広間膜あるいは子宮広皺襞ともよばれる），子宮円靱帯（子宮円索），基靱帯，仙骨子宮靱帯，膀胱子宮靱帯などがある。

3　子宮の生理的位置（図1-4）

❶ 子宮の前傾前屈

子宮は，直立の姿勢のときには，子宮の縦軸と腟の縦軸とは70〜100度の角度をなしており，子宮は全体として前方に傾斜している。これを**子宮の前傾**という。

また，子宮体部は前方に屈曲して，子宮頸部との間に100〜130度の角度をなす。これを**子宮の前屈**という。すなわち，子宮は生理的には**前傾前屈**の位置形態をとる。

❷ 子宮の後傾後屈

前傾前屈は子宮の位置形態のすべてではない。これとはまったく逆の位置形態，すなわち**後傾後屈**を示す女性も少なくない。炎症などのために骨盤腔後壁と強度の癒着をきたし

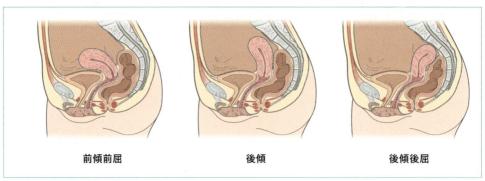

図 1-4 子宮の生理的位置

た結果，後傾後屈を示す場合は別として，大部分の子宮の後傾後屈は，決して異常ではなく正常な位置形態の一つと考えられている。

3. 卵管

1 卵管の構造

卵管（fallopian tube または oviduct）は，子宮底の両側，卵管角から子宮広間膜内の上部を通って腹腔に向かう左右 1 対の蛇行状に彎曲する，長さ 10cm 前後の細い粘膜性の管である。直径は約 4mm，腹腔の開口部 10 〜 15mm は漏斗状で，その端は"ぎざぎざ"した形状となっている。その形からラッパ管，あるいは卵を運ぶ役目であるところから**輸卵管**などともよばれている。

卵管は部位により，間質部（子宮部），卵管峡部，卵管膨大部，漏斗部の 4 部位に分けられる。**間質部**は卵管の子宮腔への開口部から始まって子宮壁内を走る最も細い部分で，**卵管峡部**は子宮壁を出てから最初の狭い部分，**卵管膨大部**は卵管峡部に続く比較的広い部分，**漏斗部**は卵管膨大部に続く卵管の腹腔端で漏斗状をなし，その先端は多数の房状の構造からなる卵管采が存在する。

2 卵管の機能

卵巣から月に 1 回排出される卵は，卵管采の働きで卵管内に取り入れられる。一方，腟内に射出された精液中の精子は，子宮頸管，子宮腔を上昇し，さらに卵管内に入って卵管膨大部に達する。

受精は，通常この卵管膨大部で行われ，受精した妊卵は卵管粘膜の線毛上皮の働きで子宮腔内に送られ，次いで子宮内膜に着床すると妊娠が成立する。

4. 卵巣

1 卵巣の構造

卵巣（ovary）は，子宮の左右両側で卵管の後下方に卵管に抱かれるような形で子宮広間膜の後葉に付着しており，大部分は腹腔内に露出している。大きさは母指頭大，長さ3〜4cm，幅2cm，厚さ1cmの扁平楕円形の器官で表面は凹凸があり，灰白色を呈する。子宮広間膜付着部を**卵巣門**といい，ここから卵巣血管が卵巣内に進入する。

卵巣の表面は単層円柱上皮の胚上皮で包まれ，その下に結合組織からなる白膜がある。卵巣の切断面で白膜の下の表面に近い部分を皮質，中心部を髄質という。皮質には種々の発育段階にある多数の**卵胞**がある。新生児期で4万〜8万，学童期で約2万，思春期で約1万6000の卵胞が存在するといわれるが，個人差が大きい。卵胞は胎生期以後には新生されることはなく，また思春期後に発育増大するのはごく少数で，大部分はしだいに閉鎖，退行し消失する。成熟期女性の卵巣皮質にみられる卵胞は，最も初期の卵胞すなわち原始卵胞，発育卵胞，および少数の成熟卵胞である。

2 卵巣の支持装置

卵巣の支持装置としては，子宮と卵巣とを結ぶ卵巣固有靱帯（固有卵巣索），卵巣と骨盤を結ぶ骨盤漏斗靱帯（卵巣提索，卵巣動静脈が走る），卵巣と子宮広間膜後葉とを連絡する卵巣間膜がある。

3 成熟期女性の卵巣内での変化（図1-5，6）

❶卵胞の発育・成熟

原始卵胞は胚上皮に由来し，1個の原始卵を1層の卵胞上皮が取り囲んでいる。

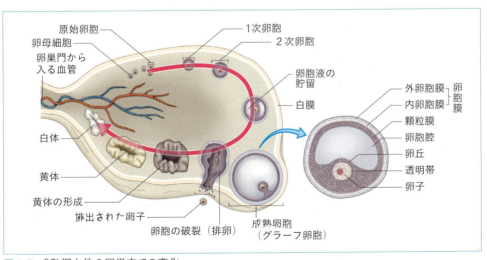

図1-5 成熟期女性の卵巣内での変化

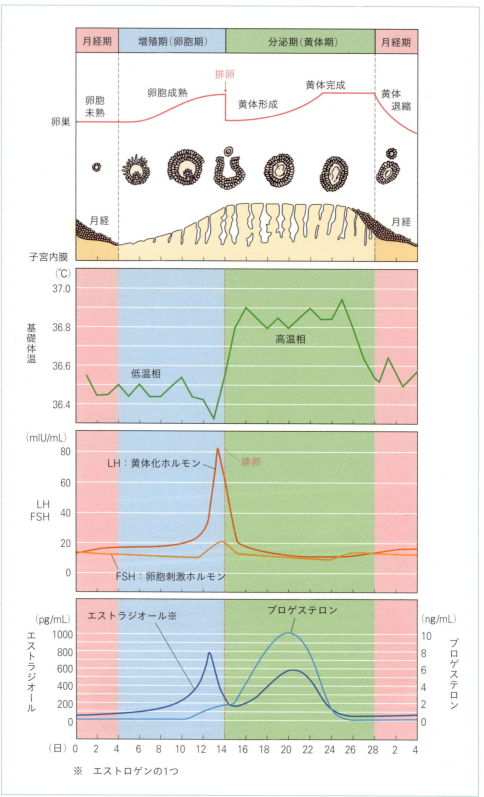

図 1-6 排卵ならびに月経発来の機序

成長期になると，一部の卵胞の卵胞上皮はしだいに増殖して多層となり，中に卵胞液が出現して卵胞はしだいに肥大する。卵細胞も漸次成長し，卵胞上皮からなる放射状冠で囲まれ，発育増大した卵胞は全体が嚢胞状となって卵巣表面に接近し，ついには表面から半球状に膨隆する。これを**成熟卵胞**または**グラーフ（Graaf）卵胞**といい，卵胞上皮は増殖して顆粒膜となり，成熟卵はこれら顆粒膜細胞群に取り囲まれて偏在し，卵胞腔は卵胞液により満たされる。また，卵胞の周囲は結合組織からなる内外2層の卵胞膜（莢膜）によって取り囲まれている。なお，エストロゲンは，これら顆粒膜細胞および莢膜内層（内莢膜細胞）で産生され分泌されている。

❷排卵

　成熟卵胞がさらに発育すると卵胞は破裂し，卵は卵胞液とともに排出される。これを**排卵（ovulation）**という。一度に排卵される卵は通常1個であるが，まれに2個以上のことがある。

❸黄体の形成・退行

　排卵後の卵胞の顆粒膜細胞は細胞質内にルテインという黄色の脂質を多量に含み，**黄体**となって黄体ホルモン（プロゲステロン）を分泌するが，やがて退行して白体となる。排卵後，妊娠が成立すると，黄体は妊娠黄体となって増大し，主にプロゲステロンを分泌し妊娠の維持に働く。出産までは機能を発揮し続けるが，出産後は退行して白体となる。

　このようにして，成熟期女性の卵巣実質内では，絶えず，卵胞の発育・成熟，排卵，黄体形成・退行という一連の周期的変化が繰り返されている。

C 骨盤底の構造

　骨盤底は骨盤腔の下部を閉鎖してその底となる部分で，骨盤隔膜，尿生殖隔膜の筋肉およびそれらの腱膜板とその最外層を形成する小筋群からなる。これらの骨盤底筋（図1-7）

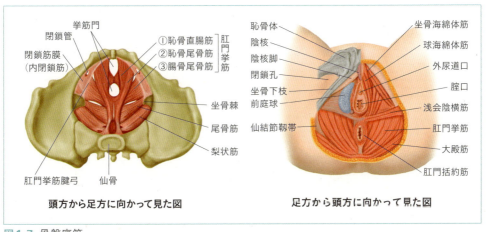

図1-7　骨盤底筋

I　女性生殖器の構造

はいずれも骨盤下口の閉鎖装置として働き，骨盤内臓器を正常位置に支持して，その下垂，脱出を防いでいる。分娩損傷などによりその機能が障害されると，子宮，腟，膀胱，直腸などの脱垂をきたす。

D 乳房（乳腺）の構造

1. 乳房

1 乳房の発育

男性のからだと女性のからだの大きな違いの一つは，乳房である。幼児期から学童期にかけての女性のからだは男性のからだと変わりはないが，学童期の終わり頃になると，卵巣から分泌される**エストロゲン**の作用によって乳腺がしだいに発育する。まず乳管が発育し，盛んに枝分かれする。やがて初経が発来し，月経が周期的に繰り返されるようになると，エストロゲンだけでなく，**プロゲステロン**の作用も加わり，思春期女性の乳房は，乳管のみでなく乳腺腔も発育し，さらにはこれを厚い脂肪の層が覆って，成熟期女性の乳房が完成する（図1-8）。

2 乳房の構造

成熟した女性の乳房は，乳頭，乳輪および乳腺体からなる（図1-9）。乳房の中心の丸い褐色の部分を**乳輪**とよび，日本人での直径は 2 〜 4cm 程度で，妊娠時には増大する。この乳輪の辺縁部には 20 前後の乳輪腺（モントゴメリー腺）が認められるが，これは特殊な**アポクリン汗腺**である。乳輪の中心に**乳頭**，いわゆる"ちくび"があり，ここに授乳時に乳汁が分泌される細い乳管が 15 〜 20 本ほど開口している。

乳汁の導管である**乳管**は，乳頭の直下でいったん膨大し，乳管洞をつくる。その先は再び細くなり，樹枝状に細かく分岐して最後には乳汁を産生，分泌する**腺房**に終わる。女性の乳腺は腺房が集まって小葉を形成し，小葉が多数集まって**腺葉**を形成する。女性の乳腺

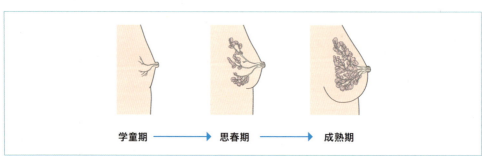

図 1-8 乳房の発達

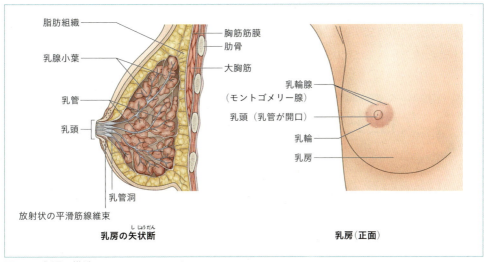

図 1-9 乳房の構造

は 15 〜 20 の腺葉からなり，これは前から見て乳頭を中心に放射状に配列している。それぞれの乳腺葉の間には結合組織性の隔壁が存在する。乳房の触診の際，ゴリゴリした硬いものが触れるのはこれである。このような乳腺葉が多数集合した乳腺の上を脂肪組織が覆って，乳房となる。

2. 副乳

産褥 3 〜 4 日目，乳房が緊満し，本格的な乳汁分泌が開始する頃，しばしば腋窩にしこりが触れ，リンパ節の腫脹と間違えることがある。これは**副乳**といい，乳頭が存在する場合もある。ヒト以外の哺乳動物が多くの乳房を有することからも理解できるように，人類の進化の名残といわれ，図 1-10 に示すように，乳線（ミルクライン）上にいくつもの副

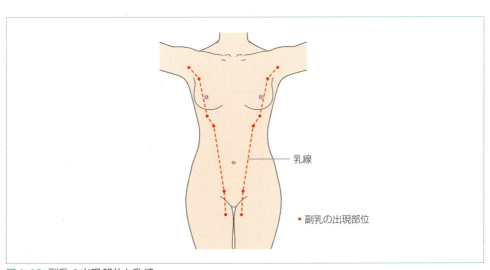

図 1-10 副乳の出現部位と乳線

乳を有する人もおり，一般に乳汁分泌の良好な女性に多いといわれる。平常は気がつくことは少なく，産褥時に初めて腫脹して存在を知るものが大部分である。2〜3日間冷罨法を行うことにより腫脹は消失する。

II 女性生殖器の機能

女性の一生はホルモンによって支配されているといっても過言ではない。女性としての生命活動の根源をなす排卵をはじめ，月経の発来，妊娠の成立，妊娠の維持，分娩，産褥，さらに授乳といった一連の生殖現象は，すべてホルモンの調節下で行われている。

A 女性ホルモンと機能

からだの中の臓器から特殊な化学物質が直接血液中に分泌され，これがほかの組織ないし器官に至って，微量でありながらその生理現象に大きな影響を与えるとき，その物質を**ホルモン**という。この言葉の語源はギリシャ語の"hormao（刺激する）"に由来する。ホルモンを分泌する器官を**内分泌器官（内分泌腺）**という。内分泌に対して一定の排泄管をとおして汗，乳汁，消化液などを分泌することを**外分泌**という。

1. 末梢内分泌腺の種類とそのホルモンの生理作用

脳以外に存在し，女性の種々の生理機能を維持するために必要な内分泌腺の主なものは，卵巣，副腎，甲状腺，副甲状腺，膵臓などで，**末梢内分泌腺**とよばれる。それぞれ表1-1に示すようなホルモンを分泌している。

内分泌腺から分泌されたこれらのホルモンは，①たんぱくと結合し，そのホルモンと密接な関係にある各臓器（標的臓器*）に血液やリンパによって運ばれ，②標的細胞に存在する特異的な**受容体（レセプター）**と結合し，それぞれ固有の生理作用を発揮する。③ホルモンは時として抗体に捕獲されて不活性化される（図1-11）。

2. 卵巣ホルモン

卵巣から分泌される主なホルモンは**エストロゲン**および**プロゲステロン**であり，いずれもステロイド核を有するため，**性ステロイド**（sex steroid）または**性ステロイドホルモン**（sex steroid hormone）とよばれている。

このエストロゲンおよびプロゲステロンは副腎皮質からも分泌され，また，男性化作用

＊**標的臓器**：一般にある作用源（放射線や化学物質，たとえばホルモン）について，その主な作用を受ける臓器をいう。たとえば，性ホルモンにおける標的臓器は生殖器系である。

表1-1 末梢内分泌腺の種類とその生理作用

内分泌器官		ホルモンの種類	生理作用
卵巣	卵胞	卵胞ホルモン（エストロゲン）	女性生殖器を刺激して，女性の第2次性徴を出現させる
	黄体	黄体ホルモン（プロゲステロン）	エストロゲンの作用した後に子宮などに作用して妊娠性変化を生じさせる 妊娠子宮に作用して妊娠維持作用を示す
副腎	髄質	副腎髄質ホルモン（アドレナリンその他）	交感神経の刺激と同様の作用を示す
	皮質	副腎皮質ホルモン（コルチゾールその他）	抗炎症作用がある。そのほか糖分やたんぱく質などの物質代謝を調節したり，塩分や水の代謝に重要な役割を果たす
甲状腺		甲状腺ホルモン（チロキシン）	酵素の消費を増大させるなど，生体のあらゆる代謝に著明な影響を与える
副甲状腺		副甲状腺ホルモン（パラソルモン）	生体のカルシウム，マグネシウム，リンなどの代謝を調節する
膵臓		インスリン	糖代謝に影響を与え，血糖を降下させる

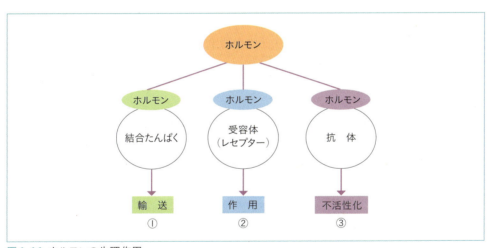

図1-11 ホルモンの生理作用

の強い**アンドロゲン**（androgen）も卵巣から少量ながら分泌されているので，エストロゲンとプロゲステロンを卵巣ホルモンまたは**女性ホルモン**，アンドロゲンを**男性ホルモン**とよぶのは適切ではない面もあるが，便宜上しばしば用いられている。

1 エストロゲン

▶ **代表的なエストロゲンと産生器官**　エストロゲン（estrogen）は主として卵胞から分泌されるため，**卵胞ホルモン**ともいわれる。その代表的なものが，エストロン（E_1），エストラジオール（E_2），エストリオール（E_3）の3つである。主な産生部位は，卵巣の内莢膜細胞，顆粒膜細胞，黄体細胞であるが，そのほか胎盤，副腎皮質，精巣などでも産生さ

れる。
- ▶ **働き** 性器に対しては，子宮筋の発育，子宮内膜の増殖，頸管粘液の分泌亢進，腟上皮の角化形成，乳房の発育肥大，第2次性徴の発現などの作用を有する。エストロゲンのうちエストラジオールが最も生物学的活性が強い。

2 プロゲステロン

- ▶ **産生器官** プロゲステロン（progesterone）は主として黄体細胞から分泌されるため，**黄体ホルモン**ともいわれる。近年，プロゲステロンと同じ生物活性のある物質が多く合成されており，これらを総称してプロゲスチン，プロゲストーゲン，ゲスターゲンなどとよんでいる。プロゲステロンは黄体細胞のほか，内莢膜細胞，胎盤，副腎皮質などで産生される。
- ▶ **働き** 主として子宮に作用し，子宮内膜の分泌期相への変化や脱落膜様変化*を起こす。また，視床下部の体温中枢に作用して，体温上昇作用を示し，基礎体温の高温相を形成する。

3 アンドロゲン

アンドロゲン（androgen）は主として男性の精巣（睾丸）の間質細胞から分泌され，男性の第2次性徴の発現や，男らしさを形成することから**男性ホルモン**ともよばれる。生物学的活性の最も強いものが，**テストステロン**（testosterone）である。女性でも卵巣，副腎皮質などから分泌され，このホルモンが病的に大量分泌されると，顔面や四肢の多毛，痤瘡（にきび）の出現，陰核の肥大，音声の低音化など，いわゆる**男性化**が起こる。

3. 末梢内分泌腺の調節機序

卵巣，副腎皮質，甲状腺など，いわゆる末梢内分泌腺からのホルモン分泌は，すべて脳の底部に存在する**下垂体**から分泌される別のホルモンによって調節されている。

4. 下垂体ホルモンの種類とその生理作用

下垂体は脳の一部で，トルコ鞍という骨の凹みに突出しているわずか0.5gくらいの小指頭大の内分泌腺である。下垂体はさらに前葉，中葉，後葉の3つに分かれ，**表1-2**に示すように多種のたんぱく性ホルモンを分泌し，特に前葉からは，末梢内分泌腺におけるホルモンの産生ならびに放出を刺激するホルモンが分泌されている。

5. 下垂体機能の調節機序

下垂体ホルモンの特異な生理作用から，かつて下垂体は"末梢内分泌腺を動かすモー

＊**脱落膜様変化**：妊娠に際し，子宮内膜間質が増殖・肥大して厚く柔らかく変化したものを脱落膜とよぶ。程度は軽いが，非妊娠時に同様の形態変化がみられる場合を指す。

表 1-2 下垂体ホルモンの種類とその生理作用

分泌部位	分泌されるホルモン		主な生理作用
前葉 (腺葉)	性腺刺激ホルモン	卵胞刺激ホルモン (follicle stimulating hormone；FSH)	女性の場合には卵巣に作用して卵胞を成熟させ，エストロゲンを分泌させる。男性の場合は精巣（睾丸）に作用して精子形成を促進させる
		黄体形成ホルモン (luteinizing hormone；LH)	成熟卵胞に作用して排卵を誘発し，黄体を形成させ，プロゲステロンを分泌させる。男性では精巣の間質細胞に作用して男性ホルモン（アンドロゲン）を分泌させる
	副腎皮質刺激ホルモン (ACTH)		副腎皮質に作用して副腎皮質ホルモンの生成・分泌を促進させる
	甲状腺刺激ホルモン (TSH)		甲状腺に作用して甲状腺ホルモンの生成・分泌を促進させる
	成長ホルモン（GH）		発育成長を促進する
	乳腺刺激ホルモン (プロラクチン)		乳腺に作用して乳汁分泌を促進させる
中葉	メラニン細胞刺激ホルモン (MSH)		両生類やは虫類のメラニン細胞に作用して皮膚の色を変化させる。ヒトにおける作用は不明
後葉 (神経葉)	抗利尿ホルモン (バソプレシン)		尿は腎臓の尿細管で水分が再吸収されて濃縮されるが，この水分再吸収を調節する
	オキシトシン		子宮筋に作用して子宮を収縮させる。分娩の際に重要。乳腺に作用して乳管を収縮させ射乳現象を起こさせる。授乳の際に働く

ターである"といわれていた。しかし，その後の研究で，下垂体の機能は，さらに上位の脳，特に間脳の一部である**視床下部**によって支配され，調節されていることが明らかにされた（図 1-12）。

1 下垂体後葉と脳との関係

下垂体後葉と脳との間には神経線維が存在する。**後葉ホルモン（バソプレシンとオキシトシン）**は視床下部の視束上核という神経細胞の中で産生され，神経の軸索の中を流れて後葉に達し，必要に応じて血中に放出される。すなわち後葉ホルモンは脳の一部で産生される神経分泌物そのものといえる。

2 下垂体前葉と脳との関係

下垂体前葉は，後葉と異なり，脳との間に神経線維による連絡はなく，その代わりに**下垂体門脈**という特殊な血管が存在する。この血管は間脳の底部に始まり，下垂体茎部の中を下降して下垂体前葉に終わっている。すなわち，視床下部のある特定の神経細胞で産生される特殊な物質は，視床下部底部の下垂体門脈起始部に吸収され，下垂体門脈内を血液とともに運ばれて前葉内に達し，その部分の前葉細胞に働いて前葉ホルモンの産生および放出を調節している。この特殊な物質は，**視床下部性前葉ホルモン放出ホルモン**とよばれている。

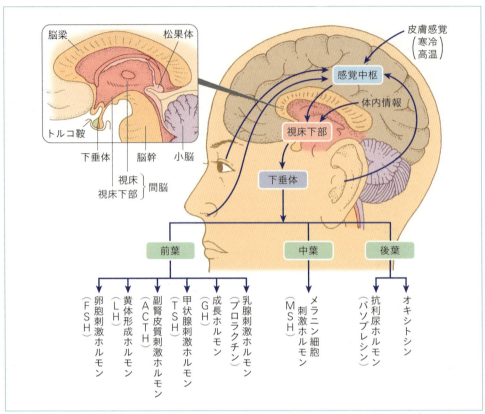

図 1-12 下垂体におけるホルモンの分泌

3 | 前葉ホルモンと放出ホルモン

　前葉ホルモンには，**性腺刺激ホルモン**（卵胞刺激ホルモン［**FSH**］および黄体形成ホルモン［**LH**］），**副腎皮質刺激ホルモン（ACTH），甲状腺刺激ホルモン（TSH），成長ホルモン（GH），乳腺刺激ホルモン**（prolactin，プロラクチン）などがあるが，そのおのおのに対し，それぞれ異なった放出ホルモン（前葉ホルモン放出ホルモン）が存在している．ただし，プロラクチンに対するホルモンだけは刺激ではなく，逆に抑制的な作用が主体とされている．これらはそれぞれ FSH 放出ホルモン（FSH-releasing hormone；FSH-RH），LH 放出ホルモン（LH-RH），ACTH 放出ホルモン（CRH），TSH 放出ホルモン（TRH），成長ホルモン放出ホルモン（GRH），プロラクチン抑制ホルモン（prolactin inhibiting hormone；PIH）とよばれている．

　これら前葉ホルモン放出ホルモンは，その化学構造がしだいに明らかにされ，たとえばLH-RH の構造は，（Pyro）・Glu-His-Trp-Ser-Tyr-Gly-Leu-Arg-Pro-Gly-NH2 で，10 個のアミノ酸からなるデカペプチドであり，人工的に合成も可能で，臨床医学の面で新しい薬剤として疾患の診断や治療に広く用いられている．なお FSH-RH の構造は明らかにされていないが，LH-RH と同一であるとする考えが有力で，これを **GnRH**（ゴナドトロピン放出ホルモン）とよんでいる．

6. ホルモン分泌の自動制御

　下垂体の機能を統御するさらに高位の中枢が，間脳の視床下部にあることはすでに述べた。それでは脳は，いかなる機序で下垂体前葉ホルモンの産生ないし放出を調節しているのであろうか。

1　受容装置

　脳における極めて巧妙な調節機序は，末梢内分泌腺から分泌されるホルモンの脳に対する逆調節によって成立している。

　脳には血液中のホルモン濃度を感知する特殊なレセプターがあり，たとえば，末梢内分泌腺ホルモンの一つである副腎皮質ホルモン（cortisol）の血中濃度が低下すれば，脳は直ちにそれを感じ取って副腎皮質刺激ホルモン放出ホルモン（CRH）を多量に前葉に送り，下垂体前葉での副腎皮質刺激ホルモン（ACTH）の産生・分泌を促進させる。その結果，副腎での副腎皮質ホルモンの分泌は亢進し，血中濃度は上昇する。

　逆に，副腎皮質ホルモンの血中濃度が上昇し過ぎたときは，脳のレセプターがこれを感知して視床下部での副腎皮質刺激ホルモン放出ホルモン（CRH）の産生・放出を抑制する。このように，常に適当な一定量のホルモン分泌を保持するように働いている。

2　逆調節

　生体内でのこのようなホルモン分泌の調節機序は，あたかも冷蔵庫の温度調節と同じ原理であり，脳は温度調節器（サーモスタット）の役目を果たしているといえる。こうした現象を，末梢内分泌腺ホルモンの**逆調節**（**フィードバック**，feed back）といい，この現象により末梢内分泌腺ホルモンの分泌は自動制御されている（図1-13）。後述する月経周期の自動性も，卵巣から分泌される卵巣ステロイドホルモンのフィードバック作用により営まれている。

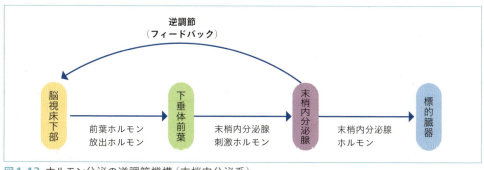

図1-13　ホルモン分泌の逆調節機構（末梢内分泌系）

B 月経の生理と機能

　月経とは一定の周期で規則正しく反復する生理的な子宮出血をいい，子宮内膜からの出血である．月経は思春期に始まりいわゆる閉経期まで，妊娠，産褥，授乳期，また特別の疾患の場合を除いて，成熟期の全期間において，常に周期的に反復する．

　先に述べたように月経の発来は，卵巣ステロイドホルモンの子宮内膜に対する作用で，卵巣ステロイドホルモンの分泌は，ほかの内分泌腺の調節と同様に，脳の一部である間脳の視床下部に存在するいわゆる**性中枢**の働きにより調節されている．

1. 排卵ならびに月経発来の機序

　月経そのものは子宮内膜からの出血であるが，この出血は，卵巣から分泌される**エストロゲン**と**プロゲステロン**の子宮内膜に対する作用によってもたらされる（図1-6）．

1 排卵の機序

❶卵胞の成熟と排卵
　下垂体前葉から分泌される**卵胞刺激ホルモン**（FSH）の作用で卵胞が成熟していくと，卵巣から多量のエストロゲンが分泌される．このエストロゲンは子宮内膜に作用し，内膜は増殖して肥厚し，子宮腺も発育迂曲する（**増殖期内膜**）．次いで下垂体前葉から黄体形成ホルモン（LH）が分泌され，卵胞刺激ホルモンによって十分に発育した成熟卵胞に作用して排卵を起こさせる．

❷黄体の形成
　排卵後の卵胞内には卵胞壁である顆粒膜の細胞層が襞状に突出し，さらに莢膜層も増殖して黄体細胞となり，卵胞内を満たして**黄体**を形成する．この黄体からは多量のプロゲステロンと少量のエストロゲンが分泌される．エストロゲンにより増殖した子宮の増殖期内膜がプロゲステロンの作用を受けると，内膜はさらに肥厚し，子宮腺はさらに迂曲して分泌活動が盛んとなり，分泌物は腺腔に排出される（**分泌期内膜**）．

2 月経の機序

　排卵後形成される黄体は2～3日で成熟期となり，その後は開花期を10～12日間持続するが，やがて退行期となり黄体細胞は変性，縮小し，ついには**白体**となる．このような黄体の萎縮に一致してホルモンの分泌活動も停止する．すなわち，エストロゲンおよびプロゲステロンのホルモン作用が消失した**分泌期内膜**においては，内膜を養うコイル状細動脈に循環障害をきたして内膜機能層が壊死に陥り，基底層を残し剝脱する．同時に充血し怒張した毛細血管は破れて出血が始まる．剝脱した内膜は細片となり，血液とともに腟腔へ，さらに外陰へと流出する．これが**月経**である（**剝脱期内膜**）．内膜の排出が終わると，

腺も血管も平常の状態に戻り，出血も止まる．内膜剝脱後，内膜は基底層から再生し増殖する（**再生期内膜**）．

▶ **月経周期の発来**　このように子宮内膜においては，増殖期，分泌期，剝脱期，再生期という周期的変動を繰り返して月経周期が発来するが，これらの直接の原因は卵巣における卵胞の発育，卵胞の成熟，排卵，黄体形成，黄体萎縮（白体）という形態的変化に伴う卵巣ステロイドホルモン分泌の周期的変動によるものである．換言すれば，月経はエストロゲンおよびプロゲステロンの**消退出血**＊であるといえる．

2. 月経周期自動性の機序

▶ **月経の周期性の成立**　先に述べたように月経は，卵巣機能の変化に対応して子宮内膜が変化を示すことによって起こる．この卵巣機能の変化は，下垂体前葉から分泌される2種の**性腺刺激ホルモン**（FSHおよびLH）によってもたらされるが，これのみでは月経の周期性は成立せず，ただ1回のみの排卵，そして月経に終わる．月経は月にほぼ1回，自動的に繰り返されるが，この月経の周期性こそ，既述の卵巣ホルモンの性中枢への逆調節（フィードバック）によって成立する．

　エストロゲンは子宮内膜に作用して内膜を増殖させると同時に，視床下部にある性中枢にも作用する．血中のエストロゲンがある濃度以上になったことを感知した性中枢は，多量のLH-RHを急速に下垂体前葉に送り，下垂体前葉からLHが多量に放出される．FSHの作用により，すでに十分に成熟した成熟卵胞はこのLHの作用を受けて卵を排出する（図1-14）．

▶ **月経周期の自動性の成立**　このように，視床下部におけるLH-RHの産生と放出の調節は，卵巣ステロイドホルモンの脳に対する**フィードバック作用**によって行われている．黄体が機能を停止すると月経が発来するが，同時にエストロゲンおよびプロゲステロンの血中からの消失を感知した性中枢は，再びLH-RHの産生・放出を開始する．これに

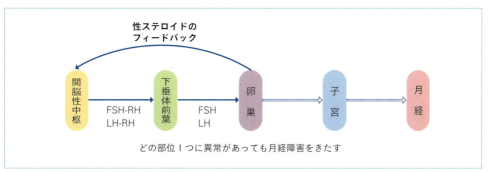

図1-14　月経の周期性が成立する要因

＊**消退出血**：エストロゲンまたはプロゲステロンの血中濃度の低下ないし消失による刺激で，子宮内膜が剝脱し出血する現象．エストロゲン消退出血，プロゲステロン消退出血，エストロゲン-プロゲステロン同時消退出血の3種がある．正常月経はこの3番目の機序によるもの．

より前葉からのFSH分泌は再開，さらに卵巣での新たな卵胞の成熟，エストロゲンの分泌を開始する。このように成熟女性の体内では，**視床下部**（性中枢），**下垂体前葉**，**卵巣**の3者が機能的な環（性機能環）を形成し，これが約1か月という周期で作動することによって月経周期の自動性が成立している。

3. 排卵と月経の関係（オギノ説）

排卵後に形成される黄体の生命，すなわちプロゲステロンの分泌活動の期間（黄体期）には個人差はなく，どの女性でも15～16日とされている。換言すれば，排卵が起これば，その15～16日後には必ず月経が発来するといえる。

月経周期の長い女性は卵胞期が普通より長く，一方，周期の短い女性は卵胞期が普通より短く，排卵後月経が発来するまでの黄体期は一般には無関係といえる。これが**オギノ説**であり，この事実は避妊に応用されている（本章-Ⅰ-B-4「卵巣」参照）。

4. 基礎体温とホルモン

基礎体温（basal body temperature；**BBT**）とは筋肉運動，食事，精神作用などのまったくない，心身ともに安静な状態で測定した体温のことで，同一条件下における新陳代謝を基礎代謝とよぶのと同様である。

ルーベンシュタイン（Rubenstein）は1937年，女性の基礎体温が月経周期の時期によって変動し，この変動は卵巣周期と一定の関連性のあることを見いだした。すなわち，毎朝覚醒時，直ちに主として口腔内体温（覚醒時体温といい，真の基礎体温に代用する）を測定し，その値を一定の用紙に記入する。約1か月間の月経周期の体温曲線（この曲線を基礎体温曲線という）を作成すれば，周期の前半は低温期，後半は高温期を示し，この2相間には，0.3～0.5℃の差があって明らかに区別できる（図1-15）。低温期から高温期への移行には1～2日の上昇期があり，また上昇期前にわずかな体温陥落を認めることが多く，この時期から上昇期にかけて排卵が起こるといわれている。この排卵後の基礎体温の上昇は，排卵後に形成される黄体から分泌されるプロゲステロンの体温中枢に対する作用と考えられている。したがって，もし基礎体温曲線が1相性の場合には，排卵が起こらなかったことを示している。すなわち，基礎体温の測定は，排卵の有無を確かめる容易かつ確実な方法といえる。

5. 月経の生理

月経周期や月経の持続日数，さらに月経時の出血量などは，生理的にも相当の変動があり，また年齢によって生理的と考えられる値にもかなりの幅があるために，生理的変動と病的異常とを明確に区別することは容易ではない。そこで生理的月経なるものを様々な面から分析・検討し，ある1つの定義を設け，この条件が満たされないものを月経異常とし，治療の対象としているのが現在の診療の実態である。

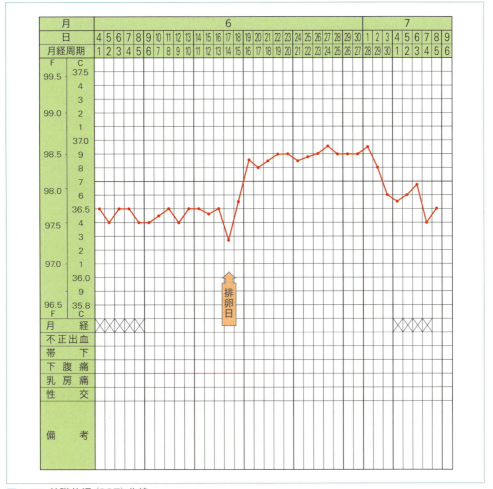

図 1-15 基礎体温（BBT）曲線

1 月経周期

　月経が開始した日から，次の月経が開始する前日までの日数を月経周期という。生理的にもかなりの変動があり，さらに同一個人でも毎回必ずしも一定とは限らず，むしろ周期ごとに多少日数に差があるのが大部分である。

❶周期日数の分布

　わが国の女性を対象とした松本の統計によると，正常成熟女性（20〜39歳）700名の2万周期にわたる周期日数の分布にはかなりの変動があり，その平均日数は30.37日，中央80％の占める範囲を正常とすると，25〜35日が正常である。また，同一個人の2周期間の周期日数の差は，±1日の範囲に入るものが全体の1/3以下，±2日でも1/2以下であり，±3日が61.3％，±5日でようやく77.3％である。すなわち今回の月経周期と次回の月経周期との間に5日の差があってもそれはまったく正常月経周期といえ，1週間ほどのずれがあったとしても決して病的とはいえない。

❷ 正常月経周期

　日本産科婦人科学会では，日本人女性の正常月経周期は 25 〜 38 日，同一女性におけるその変動幅は 6 日以内と定義している。

　ただし，この数値は，20 〜 30 歳代の正常成熟女性の場合であって，19 歳以下の若年女性や，45 歳以上の更年期に近い女性では，生理的にも月経周期は不整になりがちで，たとえ 25 〜 38 日の周期をはずれても異常とはいえない。このように，生理的月経周期の幅はかなり広いものと考えてよい。

　なお，月経周期が生理的範囲を超えて長期となる場合，これを**希発月経**（oligomenorrhea）といい，逆に異常に短期の場合，これを**頻発月経**（polymenorrhea）とよんでいる。

2 ｜ 月経の持続日数

　月経の持続日数の正常範囲は，3 〜 7 日とされている。したがって，これが 2 日以内のものを**過短月経**，8 日以上のものを**過長月経**とよび，いずれも月経持続日数の異常とされているが，これが直ちに病的意義をもつとは限らないことは，月経周期の異常の場合とまったく同様である（第 2 章-Ⅱ-C「月経持続日数の異常」参照）。

3 ｜ 経血量

　月経時の出血量も，個人によりかなりの差がある。月経用のナプキンで経血量を測定した統計によると，月経全期間をとおして 35 〜 130 mL（平均 60 mL）でかなりの幅が認められている。また，月経開始後 12 〜 24 時間の出血が最も多く，次が 24 〜 36 時間，次いで最初の 12 時間という順であることが知られている。一般に月経用のナプキンを 1 日数回交換するくらいの経血量は生理的といえ，これが 1 回で十分という女性は異常に少な過ぎるといえる（**過少月経**［hypomenorrhea］）。一方，ナプキンの交換時に，常に血液の塊が混じるような日が 2 日以上も続く場合，あるいは月経の 4 日目以降になってもなお凝血の混じる日があるような女性は異常に多過ぎるといえる（**過多月経**［hypermenorrhea］）（第 2 章-Ⅱ-D「月経血量の異常」参照）。

4 ｜ 随伴症状

　月経という女性特有の生理現象には，いろいろな随伴症状があるのが一般的である。たとえば月経前や月経時には，感情の不安定，注意力の散漫，記憶力の減退，頭痛，眠気，また全身的な浮腫感，下痢，便秘などの消化器症状，さらには下腹部痛，腰痛などの月経痛（algomenorrhea）を訴える。これらの症状が軽度のものは生理的といえるが，明らかに日常の生活や仕事に障害となるような場合にのみ異常（**月経困難症**［dysmenorrhea］，および**月経前症候群**［月経前緊張症，premenstrual syndrome ; **PMS**］）と考えるべきであろう（第 2 章-Ⅱ-F「月経随伴症状」参照）。

III 性の分化・発育

1. ヒトの染色体構成

遺伝の担い手である遺伝子は，**デオキシリボ核酸**（DNA）という物質からなり，ヒトのからだを構成する1個1個の細胞の核の中で，染色体の上に配列されている。この染色体は，ヒトでは46本で2本ずつが対をなし，このうち44本すなわち22対の染色体を**常染色体**といい，残りの2本の染色体を**性染色体**という。性の決定に関する染色体はこの性染色体であり，女性では2本ともX染色体で，男性ではX染色体とY染色体で構成される（図1-16，17）。

2. 性の決定

新しい個体の出発は精子と卵子の結合，すなわち受精に始まるが，その際に構成された性染色体の組み合わせにより男女の性が決定される（図1-18）。

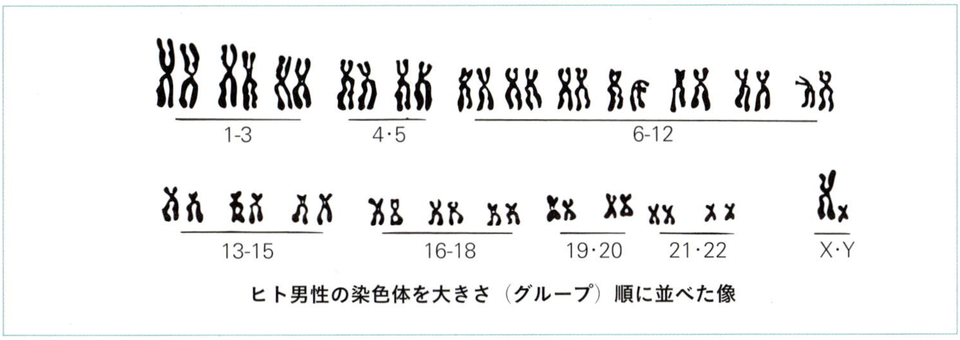

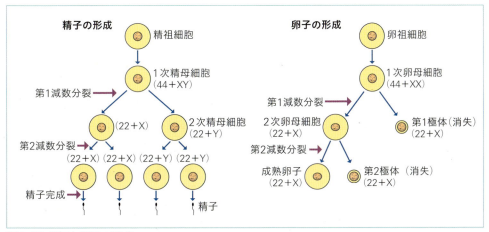

図 1-16 ヒトの染色体

図 1-17 精子と卵子の形成

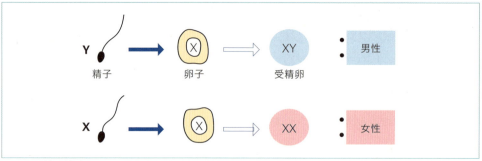

図 1-18 性の決定

3. 性分化の過程

　受精以後は，それぞれの個体が決定された性の方向に分化・発育し，ついには心身ともに成熟した男女が完成される。すなわち，この過程は**遺伝的性**（染色体の性）に始まり，**性腺の性**，**身体的性**（性器の性）を経て**機能的性**（視床下部の性）に至る（図 1-19）。この性の分化・発育の過程に何らかの障害因子が加わると，その性分化は正常の方向から逸脱し，その結果として種々の性器発育異常症や性機能異常症が発現する。

4. 性腺の分化

　初めは男女両性まったく同一である**性腺原基**（未分化性腺）は，胎齢が進むに従って男女間で異なった分化を示す。すなわち，未分化な性腺原基において，男性（XY）では，髄質が発展して精巣（睾丸）が形成され，一方，女性（XX）では，皮質が発展して卵巣が形成されていく。

1　性腺分化の開始時期

　この未分化性腺の精巣への分化は，胎児体長が 14 〜 16mm の時期，すなわち胎生 6 〜

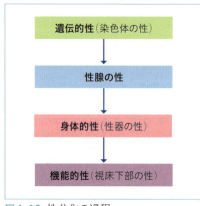

図 1-19 性分化の過程

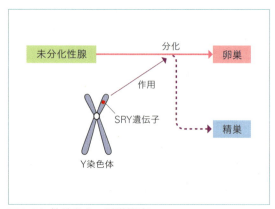

図 1-20 性腺分化の誘導機序

7週頃であり，髄質の中に細胞の集団が索状に配列し，やがて精細胞への分化が開始する。男性ホルモン（アンドロゲン）を分泌する間質細胞の分化は胎生の8週，体長が30mmくらいの時期である。これに対して未分化性腺から卵巣への分化は精巣のそれより約2週間遅れて始まり，顆粒膜細胞や生殖細胞など皮質を構成する細胞群が著明に増殖拡大して，卵巣が形成される。

2 性腺分化のしくみ

これら性腺分化を誘導する機序や因子については長い間不明のままであった。しかし，分子生物学の発展により，性染色体の構造が遺伝子レベルで研究されるようになり，ついに**精巣決定因子**（testis determining factor；TDF）がY染色体の短腕の遠位端に近い部分に局在することが明らかにされ，本来卵巣形成へ方向づけられている未分化性腺に作用してその遺伝的傾きを転じ，精巣形成へと方向づけをするとした。このY染色体特異的な精巣決定因子は，その後，塩基配列なども決定され，**SRY**（sex determining region Y）**遺伝子**と命名され，SRY遺伝子が存在すると未分化性腺は精巣に，欠損していると卵巣に分化することが明らかとなった（図1-20）。

5. 性管の分化

性管分化の過程を知ることは婦人科的内分泌疾患，特に半陰陽などの性分化の障害，性転換などを分析し，理解するうえで極めて重要である。

1 性管の分化の過程

性腺の分化に引き続き，胎生10週頃になると性管すなわち内性器の分化が開始される。性管もその発生の時点にあっては男女間で区別はない。男女両胎児とも，性管の発生（胎生6週頃）は，まず**ウォルフ**（Wolff）**管**の出現に始まる。次いで7週に入るとその両外側に**ミュラー**（Müller）**管**が出現し，8〜9週にあっては男女両性ともにウォルフ管とミュラー管が共存する時期が続く（図1-21）。

しかし，この状態も胎生10週までであって，やがて男性胎児ではミュラー管は退化し，ウォルフ管が残存して発育する。一方，女性胎児にあってはまったく逆にウォルフ管が退化し，ミュラー管が残存して発育する。この男女両性における性管の分化は胎生12週頃に完了する。

2 性管分化の誘導因子

❶ Jost（ヨスト）の効果

性管の分化には胎児の精巣が極めて重要な役割を担っており，一方，卵巣は何らの役割も担っていない。すなわちウォルフ管の残存・発育には精巣の存在を絶対に必要とし，精巣をもたない女性胎児ではウォルフ管は退化し，残ったミュラー管が発育して女性の内性

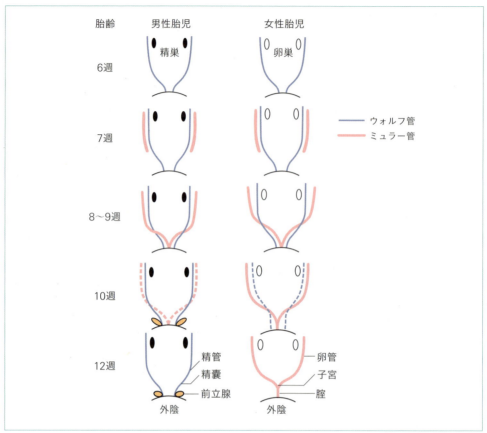

図 1-21 ヒトの性管の分化の過程

器が形成される。この性管分化の誘導因子は精巣から分泌される**男性ホルモン**（アンドロゲン）であるとされており，この誘導機序はすべての動物に共通で，これを**ヨストの効果**とよんでいる（表 1-3）。

❷ミュラー管抑制因子

正常な性管の分化にはこの男性ホルモンのほかに，胎児精巣のセルトリ細胞由来の**ミュラー管抑制因子**の存在が必要であることがわかっている。その性状はまだ明らかではないが，分子量 20 万前後の糖たんぱくであると考えられている。すなわち，男性胎児にあっては，精巣から分泌されるアンドロゲンがウォルフ管の残存・発育に作用し，一方，ミュラー管抑制因子がミュラー管の退化に作用して，男性としての正常な性管の分化を実現する。

表 1-3 ヨストの効果

胎生初期における性腺の摘除	性分化の方向
オス（男性）・精巣摘除 ⟶	メス（女性）型分化発育
メス（女性）・卵巣摘除 ⟶	メス（女性）型分化発育

一方，女性胎児では精巣が存在しないためにこれら2つの誘導因子，すなわちアンドロゲンおよびミュラー管抑制因子は存在せず，ウォルフ管は退化・消失，ミュラー管が残存・発育して，子宮，卵管，腟が形成される。

6. 外性器の分化

1 生殖結節と生殖隆起

　胎生7週頃までは中性期ともいい，生殖結節と生殖隆起*という2つの隆起の形成が行われる。やがて性管の分化が進むにつれ，外性器も男女間で異なった発育を示す。

2 腟管の形成

　女性では，胎生11週頃には生殖結節の後方に存在する尿生殖洞は，ミュラー管の末端部である子宮腟管と充実性の組織板（洞腟球）によって隔てられているが，やがて開通して腟管が形成される。すなわち腟の上部1/3はミュラー管由来，下部2/3は尿生殖洞由来ということになる（図1-22）。

7. 視床下部の機能的性分化

　男女間の性機能において最も著明な差異は，女性が排卵・月経という周期性のある性機能を示すのに対し，男性にはこのような周期性が認められないことである。換言すれば，脳の視床下部に存在するいわゆる性中枢の機能が，男性では非周期性であるのに対し，女性では周期性であるといえよう。この視床下部性機能も，本来は男女ともに女性型，すな

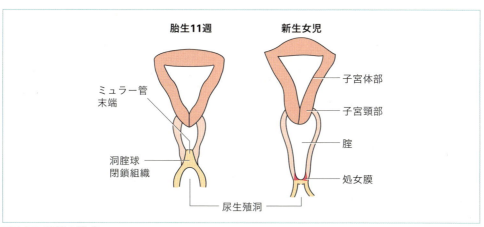

図1-22 腟管の形成

＊**生殖結節と生殖隆起**：外生殖器の発生過程において排泄口周辺に形成される原基。生殖結節は生殖茎ともよばれ，後に男子では陰茎に，女子では陰核に分化する。また，生殖隆起は生殖堤ともいい，後に男子では陰嚢に，女子では恥丘および大陰唇となる。

表1-4 視床下部の機能的性分化に関するバラクロウ（Barraclough）の実験成績（1961）

	生後の処置	視床下部性機能
新生仔 ♂	生後48時間以内 精巣摘除 →	メス型 周期性
新生仔 ♀	生後5日以内 アンドロゲン投与 →	オス型 非周期性

わち周期性を潜在的に有するが，男性は精巣から分泌される男性ホルモン（アンドロゲン）により男性型，すなわち非周期性に転換されるのではないかということが，種々の動物実験（表1-4）から推定されている。ただ，ヒトにおいてその分化の時期が，ラットなどにみられるように出生直後にあるのか，それとも胎生期にあるのかは，今日なお結論は得られていない。

8. 思春期前後における性の発育

　小児期は卵巣の機能がほとんど休止している時期である。それが思春期前になると，卵胞刺激ホルモン（FSH）の分泌が活発になり，その刺激でエストロゲン分泌も急増し，副腎皮質から分泌されるアンドロゲンとともに，第2次性徴の出現に重要な役割を果たす。図1-23は小児期から思春期への卵巣と子宮の重量の変化を示したホフマン（Hoffman）の調査である。

1　第2次性徴の出現

　思春期前にはからだに何らの変化も認めない女性にも，思春期が近くなると種々の第2次性徴が出現してくる。その最初の徴候は乳頭の突出肥大で，早い場合は8～9歳頃に

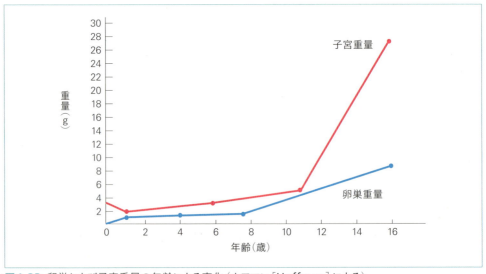

図1-23　卵巣および子宮重量の年齢による変化（ホフマン[Hoffman]による）

表1-5 第2次性徴の発現する過程

時期	身体的変化
少女期	特に変わりはない
思春期前	乳頭の突出（早い場合は8～9歳），陰毛の発生（10～11歳）
思春期（Ⅰ） （11～12歳）	乳房の発育，陰唇の肥大
思春期（Ⅱ） （12～13歳）	乳房の肥大，腋毛の発生，陰毛中等度，初経の発来
思春期（Ⅲ） （14～15歳）	乳房，陰毛，外性器は成人型に近づく 月経周期が確立される

認められる。その後の思春期における第2次性徴の出現過程はおおよそ表1-5に示すような経過をとる。もちろん，これはあくまでも性の発育過程の平均であり，個人により，人種により，また家族や住居などの環境によってもかなりの差が認められる。

2　初経の発来

　初経はほかの第2次性徴とは異なり，その発来は極めて明瞭で，思春期女性の発育過程を知る重要な指標となる。わが国の女性の初経発来年齢は時代によって変化しており，厚生労働省の研究班の2008（平成20）年の全国調査報告では12歳2か月で，1961（昭和36）年の調査に比較して1年以上も早くなっている。この初経の早発傾向は日本だけではなく外国でも認められており，おそらく衛生や栄養の改善で女性のからだの発育が全般的に向上したためと考えられている。

国家試験問題

1　女性の骨盤腔内器官について腹側から背側への配列で正しいのはどれか。

（106回 PM65）

1. 尿　道 —— 肛門管 —— 腟
2. 腟 ——— 尿　道 —— 肛門管
3. 肛門管 —— 腟 ——— 尿　道
4. 尿　道 —— 腟 ——— 肛門管
5. 腟 ——— 肛門管 —— 尿　道

▶答えは巻末

Ⅲ　性の分化・発育

女性生殖器

第2章 女性生殖器疾患の症状と病態生理

この章では

- 性徴異常の種類と症状，性徴異常のみられる疾患について理解する。
- 月経異常に関連する疾患の種類と症状について理解する。
- 帯下の種類と病的帯下について理解する。
- 性器出血，疼痛，排尿障害，下腹部膨隆，外陰部瘙痒感，自律神経症状，発熱などの特徴について理解する。

女性のからだに何らかの病気や異常が存在した場合には，性徴や月経の異常，帯下の増加，性器出血など婦人科に特有な症状をはじめとして，下腹部痛，排尿障害，腫瘤，発熱など多くの症状が認められる。

I 性徴の異常

性の分化ならびに発育の過程に何らかの障害が生じると，その障害の程度や時期によって種々のタイプの異常な性徴を示す個体（性機能異常症）が発現する。

性分化の異常による性機能異常症

1. 性腺形成の障害による性発育異常症（性腺形成異常症）

1 性腺形成異常症の分類

性発育異常，すなわち性腺形成の異常は，その程度に応じて次の2つに大別できる。
❶**性腺無形成症**：性腺形成のまったく認められないもの。
❷**性腺形成不全症**：性腺の形成は認められるが，発育障害のあるもの。
また，それぞれ性染色体の異常の有無により次の2つに大別できる。
①性染色体に異常のない性腺形成異常症
②性染色体の異常を伴う性腺形成異常症

2 性腺形成異常症の疾患例

性染色体の異常を伴う性腺形成異常症の代表的疾患として，クラインフェルター症候群（XXY）およびターナー症候群（XO）がある。これらの疾患における性染色体異常の発生は，生殖細胞形成期における不分離現象が原因とされている（図2-1）。

ターナー症候群の患者は，原発無月経を主訴として外来を訪れることが多く，一般に身長が低く，翼状頸（首のまわりの皮膚がたるんでいるためにひだができる），楯状胸（肩や胸の幅が広い），外反肘，知能障害，色覚異常の合併が多い（図2-2）。性染色体の構成はXOでY染色体を有せず，性腺は痕跡的である。したがって，性管ならびに外性器の分化は女性型を示し，身体的性は女性であるが，卵巣が欠如しているため第2次性徴の発現を認めない（図2-3）。

2. 性管分化の障害による性発育異常症

性染色体に異常がなく（XY），精巣も形成され，たとえ男性ホルモン（アンドロゲン）の

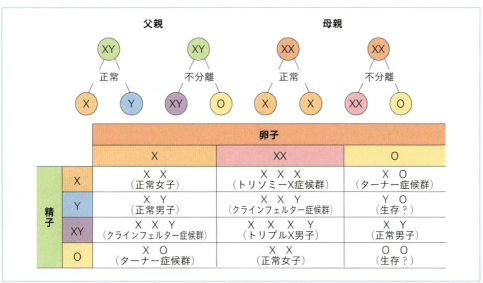

図 2-1 生殖細胞形成期における性染色体の不分離現象および異常受精卵の性染色体構成

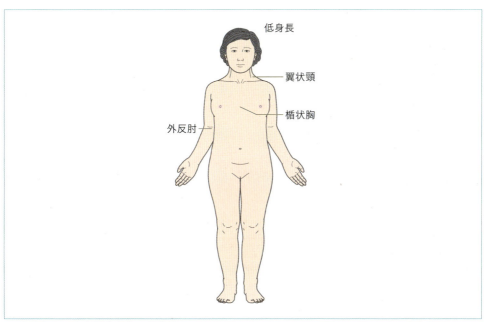

図 2-2 ターナー症候群患者の特徴

分泌を認めても，アンドロゲン・レセプターの先天的な欠損ないし異常があるとアンドロゲンとしてのホルモン作用は発現されない（図 1-11 参照）。すなわち性管分化の男性型発育への誘導因子としての作用を発揮できないために，第 1 次性徴はすべて女性型へと分化発育し，いわゆる **精巣（睾丸）性女性化症**（testicular feminization）となる。性腺無形成症の一つである **精巣（睾丸）無形成症** の場合にも，当然性管の分化は女性型となる。両者を併せて **XY 女性**（XY female）ともいう（図 2-4）。

I 性徴の異常　　277

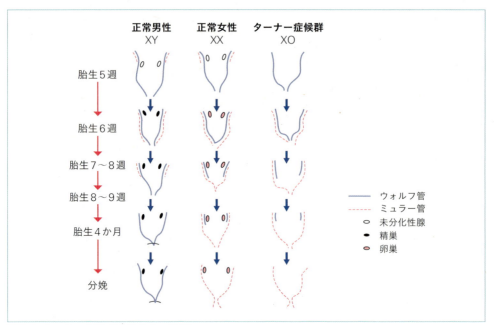

図 2-3　ターナー症候群の性分化の過程

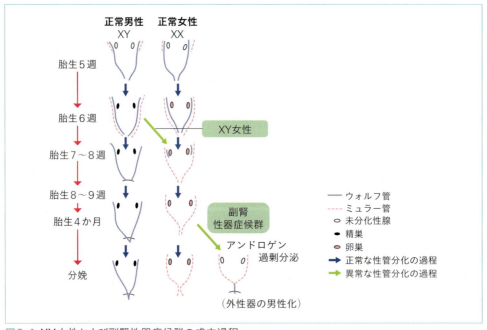

図 2-4　XY 女性および副腎性器症候群の成立過程

　精巣（睾丸）性女性化症は，染色体構成が 44XY（男性型）であるにもかかわらず，身体的性はまったくの女性である．外性器も完全な女性型であり，恥毛は少ないかあるいは欠如する．ミュラー管抑制因子は胎児期に精巣から分泌されるため，子宮および卵管の発生は抑止され欠如する．腟もミュラー管由来の上部 1/3 は欠損し，尿生殖洞由来の下部 2/3

のみ存在し盲端に終わる。これを男性腟とよんでいる。性腺は精巣で，腹腔あるいは鼠径管内に存在する。この精巣からは正常男性とほぼ同じレベルのアンドロゲンが分泌されているが，一方でかなりのエストロゲンも分泌されているため，身体的性は女性型発育を示す。

3. 性管発育の障害による性発育異常症

性管分化の完了後に，過剰の男性ホルモンの影響を受けると，女性外性器の男性化が生じる。流産・早産防止のための合成プロゲストーゲンの内服や注射，あるいは**副腎性器症候群**（副腎皮質過形成症）などでみられる。

副腎性器症候群は，胎児副腎皮質における副腎皮質ホルモン生合成に必要な酵素の先天的異常（欠乏あるいは欠如）のために，ステロイドの生合成が副腎皮質ホルモンの方向に進まず，アンドロゲン生成の方向に進むことによって生じる。酵素異常の程度により，女児において無月経，子宮萎縮，陰核肥大，乳房縮小，および筋肉増大，多毛，禿頭症（頭が禿げること），痤瘡（にきび），および声の低音化など，種々の男性化徴候が認められる（図2-4）。

B 性発育（第2次性徴）の異常による性機能異常症

第2次性徴が平均年齢よりも早く，あるいは遅く出現することがある。これを**性早熟**（早発思春期）あるいは**性遅熟**（遅発思春期）といい，この言葉は初経の発来とは無関係に用いられている。

1. 性早熟（早発思春期）

8歳以下の女性で乳頭の突出や乳房の発育など第2次性徴の出現をみた場合には，異常な早期の性成熟の所見とみてよいであろう。

性早熟を病態生理の立場からみた場合，真性性早熟（中枢性）と仮性性早熟（内分泌性）の2群に大別される。

1 真性性早熟（中枢性あるいは脳性）

間脳・下垂体系，すなわち性上位部の機能が異常に早期に活動を開始し，前葉ゴナドトロピンを分泌するため，卵巣ホルモンの早期分泌をきたすため，第2次性徴が早期に出現する。

この群に属するものとして最も多いのが**特発性**（体質性）**性早熟**で，真性性早熟の約80％を占める。正常の思春期発来の機序が，不明な原因によって早期に機能活動を開始することによって発症する。

2 仮性性早熟（内分泌性）

性腺または副腎皮質からの性ホルモンの異常分泌により，第 2 次性徴が早期に出現することがある．また，ほかの第 2 次性徴をまったく欠き，腋毛，陰毛のみが，あるいは乳房の発育のみが早期に出現することもある．前者を**早発性毛発生**，後者を**早発乳房肥大**といい，ホルモン感受性の局所的な異常亢進によるものと考えられている．

2. 性遅熟（遅発思春期）

外見上，特別な変化を認めない女性で，13 歳以降になっても乳腺の発育がみられず，あるいは，たとえ乳房の発育を認めても 5 年以上にわたり初経の発来をみない場合には，性遅熟と考えてよい．大別して性上位部（間脳・下垂体系）の障害と卵巣の発育障害に基づく性成熟不全症の 2 群に分けることができる．

1 性上位部の機能障害による性遅熟

間脳・下垂体系の原発性機能不全によるもので，汎下垂体機能低下症，特発性間脳・下垂体性小人症，ゴナドトロピン単独欠損症などの疾患がある．

2 卵巣の発育障害による性遅熟

原発性卵巣機能低下によるもので，染色体異常による性腺形成不全症（ターナー症候群［XO］，トリソミーX 症候群［XXX］など）や，染色体異常を伴わない性腺形成不全症（性腺無形成症，卵巣形成不全症など）がある．

II 月経の異常

女性生殖器疾患において最も多い訴えは，**月経の異常**である．排卵現象は女性にとって最も本質的な生命活動の根源であり，その異常は直ちに月経の周期や持続などに，極めて具体的な形となって現れる．

第 1 章 - II - B - 5「月経の生理」で述べたように，月経の生理的変動と病的月経異常とを明確に区別することは容易ではない．しかし，正常月経の生理的範囲は，20 〜 30 歳代の正常成熟女性で 25 〜 38 日以内の月経周期，毎回の変動は 6 日以内，その持続日数は 3 〜 7 日，月経時の出血量は全期間を通じて 35 〜 130mL 以内で，月経時に日常の生活に差し支えるような随伴症状のないものを，一応生理的な正常月経と定義している（日本産科婦人科学会）．

そこで，これらの条件が満たされないものを月経の異常とする．月経の異常には初経発来年齢の異常，周期の異常，持続日数の異常，経血量の異常，随伴症状の異常，無排卵性

表2-1 月経の異常

月経周期の異常	無月経	原発無月経
		続発無月経
	希発月経	
	頻発月経	
	不正周期	
月経持続日数の異常	過短月経	
	過長月経	

月経血量の異常	過少月経	
	過多月経	
排卵の異常	無排卵性月経	
月経随伴症状の異常	月経前症候群	
	月経困難症	

月経などがある（表2-1）。しかし，これらは単独にみられることは少なく，2つまたはそれ以上の異常が重なるのが普通である。

A 初経発来年齢の異常

第1章-Ⅲ-8-2「初経の発来」で述べたように，わが国の女性における初経の発来年齢の平均は12歳2か月であるが，異常に早期に，あるいは遅れて初経が発来することがある。これらはしばしば性早熟，あるいは性遅熟の女性の第2次性徴の異常に一致して認められる。

1. 早発月経

体質的（特発性）なものと，器質的なものとがある。異常に早期に初経の発来をみるだけでなく，その後も排卵性の月経周期を繰り返し，妊娠の可能性も十分ある。

仮性早発月経は，卵巣腫瘍（莢膜細胞腫や顆粒膜細胞腫）のようなエストロゲンを産生する腫瘍が発生したために子宮出血を起こすもので，排卵性の月経周期は認めない。

2. 晩発月経

わが国の女性の初経発来年齢の平均は12歳2か月であり，15歳頃までにはほとんどの女性に初経の発来をみる。しかし，まれに17～18歳頃になって初めて初経の発来をみるものがあり，これを**晩発月経**という。

晩発月経のその後の月経周期は，正常に初経の発来をみたものと同じく正順であり，妊孕性*にも異常を認めないのが一般的である。ただ，16歳頃の時点で初経の発来をみないものには，晩発月経と原発無月経とが混在することになる。なお，その場合の取り扱い方については，次のB-1「原発無月経」を参照されたい。

---

* **妊孕性**：受胎能力のこと。精子と卵子が結合，すなわち受精が行われ，これが子宮内に着床し，新たな生命体をつくることができる能力をいう。

B 月経周期の異常

無月経（amenorrhea）は，月経周期異常の最も極端な場合をいう。このうち，思春期に入り，18歳過ぎになっても初経の発来をみないものを**原発無月経**といい，これに対し，過去に1度でも月経をみた後，一定期間月経をみないものを**続発無月経**という。もちろん妊娠中や産褥期の女性，あるいは更年期以降の女性の生理的無月経は除く。

1. 原発無月経

前述したように，遅くとも15歳頃までには初経をみるのが大多数であり，16歳になっても初経をみないものは初経の遅延と考えられる。すなわち，16歳の時点では晩発月経と原発無月経の両者が混在することになる。初経を指標とした場合には，18歳までに約99％の女性で初経の発来をみているので，この年齢に達してもなお初経の発来をみないものを**原発無月経**と定義している。

原発無月経の原因別分類を**表2-2**に示す。

1 間脳・下垂体系の異常による原発無月経

間脳・下垂体系の原発性機能不全によるもので，ホルモン的には低ゴナドトロピン性卵巣機能低下症に属する。これには，汎下垂体機能低下症，特発性下垂体性小人症，ゴナドトロピン単独欠損症，下垂体性巨人症，フレーリッヒ症候群（特有な脂肪沈着による肥満と性器発育不全を主徴とする）などの疾患があげられる。

表2-2 原発無月経の原因別分類

視床下部（性中枢）・下垂体前葉系の異常		
性腺の異常	卵巣の異常	形成不全，発育遅延
		小児期の障害
	染色体の異常	ターナー症候群
		精巣性女性化症
		クラインフェルター症候群
性器の異常	処女膜の異常	処女膜閉鎖
	腟の異常	腟閉鎖
		腟欠損
	子宮の異常	子宮の欠損
		子宮の発育不全
		結核性子宮内膜炎
副腎性器症候群		
甲状腺機能異常		

2 性腺の異常による原発無月経

卵巣の先天的な形成不全や発育遅延があると，間脳・下垂体系の機能活動が開始されても卵巣がこれに反応せず，初経の発来をみることはない。ホルモン的には閉経後の女性に似た**高ゴナドトロピン性卵巣機能低下症**の形をとる。

3 染色体の異常による原発無月経

性染色体の構成に異常があると，性腺（せいせん）の形成に障害をきたしたり（ターナー症候群），性管の分化に障害をきたしたり（精巣［睾丸（こうがん）］性女性化症）して，生後の性成熟過程にも異常をきたし，たとえ思春期に至っても初経の発来を認めないばかりか，その後も月経周期は出現せず，原発無月経となる。

4 性器の異常による原発無月経

原発無月経の原因としては性器の異常が最も多い。これには，処女膜の異常，腟（ちつ）の異常，子宮の異常の3つがあるが，前2者によるものは，ともに経血の流出障害に基づく無月経（見せかけの無月経）である。

❶ 見せかけの無月経（潜伏月経）

処女膜閉鎖，腟閉鎖，腟欠損などの異常が存在すると，思春期になり卵巣や子宮の機能は正常に開始しても，経血の排出が不可能で初経の発来を認めないことがある。また，毎月の月経血は閉鎖部よりも上方の腟腔（ちつくう）内にたまり，濃縮した流動性の血腫（けっしゅ）を形成する（**腟留血症**（りゅうけつ））。腟は伸展して小児頭大にもなることがあり，膀胱（ぼうこう）を圧迫して排尿障害を招いたり，直腸を圧迫して頑固な便秘を招いたりすることもある。さらに放置すれば**子宮留血症**をつくる（図4-3 参照）。

思春期に入った初経発来年齢の女性が，3～4週間の間隔を置いて下腹部深部に鈍痛を訴え，悪心（おしん）・嘔吐（おうと），頭痛，時に発熱などの症状を訴えた際には，一応，処女膜閉鎖や腟の異常による**潜伏月経**（せんぷく）を疑う必要がある。この異常のなかで最も軽度なのが処女膜閉鎖で，処女膜穿刺（せんし）または切開で完全に治癒（ちゆ）し，何の障害も残らない。しかし，これも放置すれば腟留血症，子宮留血症，卵管留血症と，しだいに障害部位は上行（じょうこう）し，たとえ治療を行ったとしても後に妊孕性（にんよう）などに大きな障害を残すことも少なくない（第4章-Ⅱ「外陰の疾患」参照）。

❷ 子宮性無月経

子宮が先天的に欠如していたり，たとえ存在していても子宮内膜が結核などで傷害されたり，あるいは高度の子宮発育不全などがあると原発無月経となる。基礎体温を測定すれば2相性で，その診断は比較的容易である。

5 初経遅延の取り扱い

前述の理由から，16歳を過ぎても初経をみない女性は，産婦人科的検査を受ける必要

がある．特にからだの発育や第2次性徴の出現は正常であるのに，初経の発来のみを認めない女性の場合には，見せかけの無月経をまず疑ってみる必要がある．

2. 続発無月経

1 原因別頻度

　以前あった月経が3か月以上にわたって停止した場合を，**続発無月経**とよんでいる．月経周期の成立するしくみからも明らかなように，間脳（視床下部），下垂体前葉，卵巣，子宮のいずれか1つに障害があっても月経の周期は乱れ，無月経となることがある（**図1-14**参照）．また，この月経周期を成立させる性機能系に影響を与えるからだの中の種々の変化，あるいは外部からの変化も月経周期に大きく影響を及ぼす．

　月経周期に影響する因子は数多くあり，その原因により**表2-3**のように分類される．

2 間脳・下垂体性無月経（中枢性無月経）

　間脳・下垂体系という，性上位部の障害による無月経である．

❶ストレス性無月経

　間脳（視床下部）の異常によるものとしては，続発無月経のなかで頻度が最も高い**ストレス性無月経**がある．入学，転居，拘禁，驚き，恐怖，不安，失恋，肉親の不幸などの精神的ストレスによって，視床下部の性中枢における LH-RH の産生・放出が障害されることによって無月経となるもので，従来，環境性無月経，拘禁性無月経，戦時無月経などとよばれていたものはこのカテゴリーに属する．

❷体重減少性無月経

　視床下部の機能障害による続発無月経の一つのタイプとして，診療の場でしばしば遭遇し，注目されているものに**体重減少性無月経**がある．これは美容上の目的で節食（ダイエット）し，体重を減少させた結果，無月経となったもので，1年以内に5kg以上あるいは元の体重の10％以上減量させた場合に生じやすい．20歳前後の若年女性にみられ，体重減少率は約20％が最も多い．無月経の程度は軽症の第1度無月経が約20％であるのに対し，重症の第2度無月経が約80％の多数を占める（無月経の程度については第3章-Ⅱ-K-4-1「▶プロゲステロンテスト（Pテスト）」参照）．第2度無月経は治療に抵抗性があり，さらに，たとえ体重の回復をみた後でもなお無月経が持続する例が多いのが治療上大きな問題である．いずれにしても，本症の治療に際してはホルモン療法の実施に先立って，患者に対し，食

表2-3 続発無月経の原因別分類

❶間脳・下垂体性無月経	❺甲状腺性無月経
❷卵巣性無月経	❻代謝性無月経
❸子宮性無月経	❼医原性無月経
❹副腎性無月経	

表2-4 体重減少性無月経と神経性食思不振症による無月経の比較

	体重減少性無月経	神経性食思不振症
動機	本人の意思による美容上などの理由	体重／体型へのゆがんだ認識，体重増加への極端な恐怖，やせ願望
病識	あり	なし
食行動	減食	異常な食行動（不食，大食，隠れ食い）
年齢	20歳前後	30歳以下，多くは15〜20歳
体重	−10％以上の減少，多くは−20％以下	標準体重の−20％以上
月経	無月経，多くは第2度無月経	無月経
器質的異常	なし	なし

事指導による標準体重への回復を第一義的に考慮すべきであることを強調する必要がある。

❸ 神経性食思不振症による無月経

神経性食思不振症は異常に細い体型を理想として減食する疾患で，視床下部に異常をきたし，無月経は必発の症状である。前述の体重減少性無月経との比較を表2-4に示した。

❹ 乳汁漏出性無月経症候群

ラジオイムノアッセイの開発により血中のプロラクチン濃度が微量測定できるようになり，**高プロラクチン血症**に基づく**乳汁漏出性無月経症候群**の存在が注目されるようになった。従来，産後の生理的乳汁分泌性無月経の病的延長として指摘されていたキアリ－フロンメル（Chiari-Frommel）症候群，あるいは，妊娠とは関係なく，しかも下垂体腫瘍の存在がなくて乳汁漏出性無月経の続くアルゴンツ－デルカスティロ（Argonz-del Castillo）症候群などは，いずれもこれに属するものである。

この**高プロラクチン血症性乳汁漏出性無月経症候群**には，そのほか下垂体腫瘍（マクロ・アデノーム，macro-adenoma，およびマイクロ・アデノーム，micro-adenoma），甲状腺機能低下症，薬剤服用（フェノチアジン，三環系抗うつ薬などの中枢神経系薬剤，レセルピンなどの降圧薬，スルピリドなどの胃腸薬および経口避妊薬）によるものなどがあり，内外の報告では，続発無月経患者の20％前後はこの高プロラクチン血症に基づくものとされている。

また，高プロラクチン血症がみられない場合でも乳汁漏出や無月経がみられるものがあり，これらの症例は**潜在性高プロラクチン血症**とよばれており，その診断のためにはTRH負荷試験を実施する必要がある（第3章−Ⅱ−K−4「間脳・下垂体・卵巣系機能検査」参照）。

❺ そのほかの下垂体性無月経

そのほか，下垂体前葉の異常による無月経として代表的なものに**シモンズ（Simonds）病，シーハン（Sheehan）症候群**があり，前者は下垂体の腫瘍や炎症による，後者は分娩時の大出血に基づく下垂体壊死による下垂体機能の低下が原因とされている。これらにあっては無月経以外に，ほかの下垂体前葉ホルモンの分泌障害に基づく症状が出現する。

また，下垂体前葉の好塩基性細胞腺腫による**クッシング（Cushing）病**（図2-5）では，無月経のほか，副腎皮質刺激ホルモン（ACTH）の過剰分泌による副腎皮質機能の異常亢進の

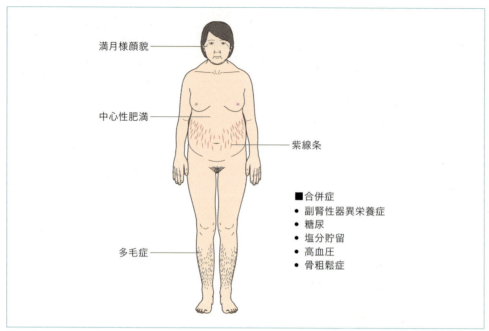

図 2-5 クッシング病

ための症状，すなわち肥満，高血圧，筋肉の衰弱，皮膚の線状（急激に皮膚が伸展され，皮膚の繊維組織が破壊されることにより生じる数本のすじ）などが認められる。

3 卵巣性無月経

閉経後の無月経は，卵巣の老化により，ゴナドトロピンの刺激に対し反応しなくなったために生じるもので，高ゴナドトロピン性卵巣機能低下症（本節-B-1-2「性腺の異常による原発無月経」参照）の典型例ともいえる。

また，卵巣の腫瘍，炎症，特に悪性腫瘍やホルモン産生腫瘍（セルトリ-ライディッヒ細胞腫；Sertoli-Leydig cell tumor，類副腎腫瘍ではアンドロゲンを分泌する）で無月経となることもある。**スタイン-レーベンタール**（Stein-Leventhal）**症候群**とは，多嚢胞性卵巣（polycystic ovary；PCO［図 2-6］）とよばれる卵巣の白膜肥厚および囊胞性肥大をきたし，無月経，不妊症などを主訴とする疾患で，卵巣のアンドロゲン過剰産生のためしばしば男性型発毛を認める。

4 子宮性無月経

子宮を摘出すれば当然，無月経となる。そのほか，子宮腔の病的癒着（アッシャーマン症候群，Asherman syndrome），内膜の結核，過度の搔爬による内膜の萎縮などにおいて無月経となる。

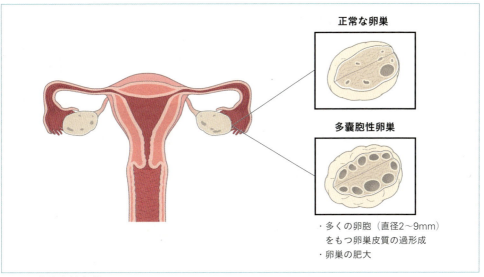

図2-6 多嚢胞性卵巣

5 | 副腎性無月経

副腎皮質の腫瘍，過形成などでクッシング病とまったく同じ症状をきたすものをクッシング症候群とよぶが，この際にも無月経や性器萎縮を伴う。

6 | 甲状腺性無月経

甲状腺機能亢進症（バセドウ病）や機能低下症（粘液水腫）においても，しばしば無月経となる。

7 | 代謝性無月経

糖尿病の際に無月経となることがある。そのほか，全身疾患も無月経の原因となる。

8 | 医原性無月経

ホルモンの内服や注射によって無月経をきたすことがある。性機能系の自動性に影響を及ぼす結果であり，代表的なものに経口避妊薬（ピル）服用後の無月経があげられる。

C 月経持続日数の異常

1. 過短月経

月経の持続日数が3日に満たないものを過短月経という。子宮発育不全や卵巣機能不全の場合にしばしば認められる。

2. 過長月経

過長月経とは8日以上も月経が持続するものを指し、多くは黄体機能不全によるものである。

D 月経血量の異常

1. 過少月経

過少月経（hypomenorrhea）は経血量の極度に少ないもので、希発月経や過短月経の際に多く認められる。すなわち無排卵性の場合、あるいは高度の子宮発育不全症の場合に多い。

2. 過多月経

過多月経（hypermenorrhea）は経血量が異常に多く、時に凝血が混じる。また、月経時以外の子宮出血を伴うこともある。

子宮筋腫、子宮内膜炎、子宮筋層炎、子宮内膜症、子宮肥大症など子宮に器質的変化のある場合に、しばしば過多月経を訴える。特に中年期以後のもので、周期ごとに症状の増悪する過多月経では、子宮筋腫の発生が強く疑われ、特に粘膜下筋腫では月経時以外の子宮出血を認めることも少なくない。

E 無排卵性月経

無排卵性月経はLH分泌の障害によるエストロゲン消退出血であり、基礎体温は無排卵のため1相性、月経前の子宮内膜でも常に増殖期像を呈し、不妊症の原因の一つとなる。しかし、ホルモン療法に比較的よく反応し、排卵誘発は容易である。

F 月経随伴症状

月経という女性特有の生理現象には、様々な随伴症状があるのが一般的である。しかし、これも程度が強く日常生活にも障害をきたすようになると治療の対象となる。月経前症候群（月経前緊張症）と月経困難症の2つに分類されている。

1. 月経前症候群（月経前緊張症）

1 主な症状

月経前 14 〜 10 日に始まり月経直前に最高に達し，月経が始まると同時に軽快，あるいは消失する種々の症状を伴う全身的な症候群を**月経前症候群**（premenstrual syndrome：PMS）または**月経前緊張症**（premenstrual tension）といい，人によって精神的要素の著明な場合と，身体的要素の著明な場合とがある。訴える症状は表 2-5 のとおり極めて多彩である。このうち全身的な違和感は後に述べる月経困難症的な性格のもので，月経痛に先がけてそれに移行する一種の準備状態とみなすこともできる。したがって，月経が近づくにつれてその出現率は増加する。

これに対し，ほかの症状は，黄体機能の最盛期，すなわち月経開始の 1 週間ほど前に最も顕著となる。また，出現頻度では精神神経症状が最も多いが，精神病質的な異常は認められない。

2 社会的背景

月経前症候群の発生頻度は全女性の 30 〜 80％にも及ぶ。非常に多くの女性が何らかの症状を有することになる。デリケートでメンタルな活動をする職業に就いている人やスポーツ選手などにとっては，本症は特に大きな影響を及ぼす。女性の社会進出が一般的になっている状況のなかで，その多くがこの症状のために周期的に不安定な状態に置かれ，集中力が低下しやすくなるとすれば，それは個人の問題にとどまらず，周囲に及ぼす影響は看過できない。本症が社会にもたらす問題は極めて大きいといえる。

3 治療

月経前症候群の原因がまだ完全に明らかにされておらず，発症に大きな役割を担うと推定される黄体ホルモンの拮抗薬がない今日では，対症療法に頼らざるを得ないが，利尿薬や鎮静・鎮痛薬が処方され，かなりの治療効果が得られている。また，排卵がなければ月経前症候群もないとされることから GnRH アゴニスト（GnRH 受容体に作動する薬剤で，反復

表 2-5 月経前症候群の主な症状

精神神経症状	不安，焦燥，憂うつ，頭痛，嗜眠，不眠，めまい
違和感	倦怠感，腰痛，下腹痛，肩こり
乳房症状	乳房痛，乳房緊満感
消化器症状	悪心・嘔吐，便秘，下痢
血管運動神経症状	のぼせ，冷感
水代謝障害症状	浮腫感，乏尿，体重増加
そのほかの症状	嗄声，口内炎，眼の充血，にきび

投与により性機能低下状態をつくり出す）や経口避妊薬（ピル）による排卵抑制が奏効するとの報告がなされている。一方，抗精神病薬の一つである選択的セロトニン再取り込み阻害薬（SSRI）が有効であるとして，これを処方する例が増えている。

2. 月経困難症

月経困難症（dysmenorrhea）は，月経時に出現する下腹部の疼痛，すなわち**月経痛**（algomenorrhea）を主としたものである。月経痛を起こす原因は決して単一なものではないが，器質性月経困難症および機能性月経困難症と，大きく2つに分けてよんでいる。

1　器質性月経困難症

月経困難症を引き起こす器質性疾患としては小骨盤腔内の種々の炎症性疾患，たとえば子宮付属器炎，骨盤腹膜炎，子宮傍（結合）組織炎などによる癒着，子宮頸管炎による子宮口の狭窄，子宮筋腫，子宮の位置異常，子宮発育不全，子宮内膜症などがある。しかし，こうした器質性疾患が存在しても月経痛を訴えない場合もあり，これらが唯一の原因とは考えられない。

2　機能性月経困難症

一般に機能性月経困難症は，無排卵性月経では起こらず，排卵性月経にのみ起こるといわれている。その発症機序については不明であるが，何らかのホルモンの不均衡により，子宮内膜血管系の攣縮を起こし，これが疼痛の原因になると考えられている。月経痛は精神的要因も大きく作用し，一般に神経質で精神的に不安定な女性に多くみられる。一種の子宮のノイローゼであると考える説もあり，疼痛に対して異常に過敏になっているため，月経時に起こる骨盤内臓器の変化が正常の変化であるにもかかわらず，病的と判断し，それを疼痛として感じると説明されている。

一般に機能的な原因による月経痛の特徴は，若い年代から始まり，年を経てもその程度は変わらず，月経の直前あるいは月経の初日にだけ現れることが多い。

3　治療

器質性月経困難症では，原因となっている器質性疾患を取り除くことにある。炎症性癒着や子宮内膜症の場合には，必ずしも手術の対象とはならず，特に後者ではホルモン療法が時に著明な効果を現す。

一方，機能性月経困難症に対しては，主としてホルモン療法が行われる。無排卵性月経は月経痛を伴わないことから，エストロゲン，プロゲストーゲンの合剤の内服による排卵抑制療法が好んで用いられているが，効果の多くは治療期間中に限られているという欠点がある。疼痛に対して鎮痛薬を用いることは，原因療法ではないのでできるだけ避けるべきであろう。しかし，原疾患の不明なものに対しては，ある程度の使用もやむを得ない。

III 帯下

1 定義

　帯下（leukorrhea, vaginal discharge）は"**おりもの**"あるいは"**こしけ**"ともいい，女性生殖器からの分泌物が増加し，腟口外に流出して外陰部をぬらし，これを自覚したりあるいは不快に感じたりする程度になったものをいう。女性生殖器関連では最も訴えの多い症状の一つである。帯下感は各人の自覚によるもので，帯下感の有無または強弱は，実際の帯下の量の多寡とは必ずしも一致しない。

2 病態生理

　月経周期に対応し，特に排卵期にピークとなる少量の分泌物は，すべての成熟女性に認められ，卵巣機能が正常かつ円滑に行われていることの証拠ともいえる。これを**生理的帯下**とよぶ。種々の原因により，性状や量に変化がみられる。帯下は，次の部位から分泌される。

❶腟前庭
　腟前庭には，汗腺，皮脂腺，バルトリン腺などから種々の分泌物が分泌される。特に性的興奮時などに増量し，帯下感として自覚される。

❷腟
　腟粘膜に分泌腺はなく，ただ腟壁の血管やリンパ管の濾出液があるのみで，これに子宮頸管や子宮体部からの分泌液が混ざって腟分泌物となる。

❸子宮頸管
　子宮頸管からの分泌物は通常，透明な卵白に似た粘液で，わずかにアルカリ性で，分泌量は卵巣からのホルモンの影響を受けて著明に変動する。卵胞期にはしだいに増量し，排卵期にピークに達し，黄体期に再び減じて月経に至る。

❹子宮内膜
　正常の子宮内膜からの分泌液は透明である。月経時やその前後に増量し，また，分娩後の産褥期にも子宮体部からの大量の分泌液を認める。

❺卵管
　卵管粘膜の分泌腺から透明な分泌液が分泌される。

3 原因疾患

　帯下は，生殖器の機能的変化，特にホルモンによる影響を受け，生理的にも増減するが，生殖器の腫瘍，炎症，感染症（トリコモナス腟炎，腟カンジダ症など）により増量し，性状にも変化がみられる。これを**病的帯下**とよぶ。

4 分類・程度

帯下はその発生機序により，生理的帯下と病的帯下に分類されるが，性状からは，次のように分類される。

❶白帯下
白帯下は無色透明で，粘液性を有し，時に白血球，腟上皮が混ざって白色あるいは淡黄色を呈する。子宮内膜または頸管からの分泌物で必ずしも病的ではない。

❷水様性帯下
帯下は卵巣から分泌される女性ホルモンの影響で量や性状に変化が起こり，生理的に水っぽい水様性帯下となることがある。子宮頸管腺の過形成や子宮頸部，子宮体部，卵管のがん（腺がん）などでも水様性の帯下をみる場合がある。

❸黄帯下
黄帯下は白血球や細菌が多量に混入したために生じるもので，感染あるいは腫瘍が推定される。純膿性で黄緑色を呈する帯下は，急性淋病の特徴とされている。腟内異物（タンポンなど）による帯下の増加も決して珍しいものではなく，短期間で悪臭を伴う膿性帯下の原因となる。

❹血性帯下
血性帯下は性器出血あるいは出血が混在した帯下で，月経時以外は病的と考えられる。

5 治療・対処法

自覚的な帯下は個人差が大きく，生理的か病的かの区別は容易ではない。この場合，帯下の増加に伴う随伴症状や帯下の性状が参考となる。自覚症状として，外陰の瘙痒感，疼痛，排尿痛などがあれば，当然治療の対象となる。また，帯下の性状が，黄帯下や血性帯下は病的とみなされる。トリコモナス腟炎や腟カンジダ症の場合，特徴的な帯下の性状により推測可能であるが，確実に鑑別するには分泌物の顕微鏡検査，培養検査，子宮頸部や子宮体部の細胞診が必要である。これにより，病原性微生物や悪性腫瘍細胞などを見いだせば診断は確実となり，治療が検討される。

IV 性器出血

1 定義

腟や子宮などからの出血を**性器出血**（genital bleeding）といい，婦人科疾患の症状として最も重要である。月経も性器出血の一種ではあるものの，これは生理的なものであり，これ以外の性器出血はすべて病的である。また，赤色，褐色，ピンク色の帯下は，すべて

性器出血に含まれる。

2 病態生理

月経は，ホルモンの周期的変化により生じる子宮内膜の剝離（はくり）による性器出血であるが，ホルモンの異常に伴う出血，妊娠に関連した出血，炎症や外傷による血管の破綻（はたん），腫瘍表面血管からの出血などによって，病的な性器出血が生じ得る。

3 原因疾患

非妊娠時に性器出血の原因となる主な疾患を，出血部位別に図2-7に示す。

4 分類・程度

性器出血の分類として，前項の原因疾患による分類，出血部位による分類のほかに，随伴症状や出血時期などの特徴によっても分類可能である。

❶ **下腹部痛を伴う性器出血**

多くは妊娠に関係のある出血で，流産・早産，異所性妊娠，胞状奇胎（ほうじょうきたい）などがある。

❷ **下腹部痛を伴わない性器出血**

非妊娠時の性器出血の多くは，下腹部痛を伴わない。図2-7にあげたような良性，悪性の多くの疾患があるが，なかでも**機能性子宮出血**＊が（第4章-Ⅳ-D「機能性子宮出血」参照）最も多い。出血量，出血開始の時期，出血の持続などは様々である。

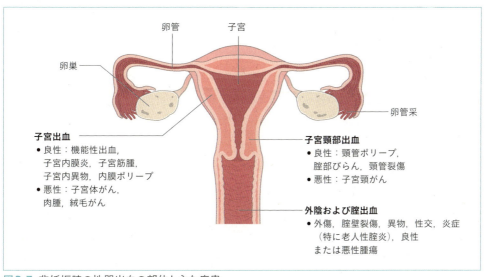

図2-7 非妊娠時の性器出血の部位と主な疾患

＊ **機能性子宮出血**：子宮と卵管に腫瘍性または炎症性病変などの器質的病変がないときに起こる，子宮内膜からの異常出血状態をいう。多くは性ホルモンの異常によって起こると考えられるが，子宮内膜の反応性の異常によっても起こり得る。

Ⅳ 性器出血

❸ 月経痛，月経過多を伴う性器出血

子宮筋腫や子宮腺筋症などは，多くの場合，月経痛や月経過多の形で発症し，比較的まれである月経時以外の性器出血を伴うこともある。

❹ 予定月経後の性器出血

予定の時期に月経が発来せず，遅れて月経様性器出血をみた場合，最も多いのが流産である。そのほかに，異所性妊娠，胞状奇胎などの異常妊娠や機能性子宮出血がある。

❺ 胞状奇胎治療後の性器出血

胞状奇胎治療後に性器出血がみられた場合，注意しなくてはならないのが，奇胎の残存，侵入奇胎，絨毛がんの発生である。

❻ 接触出血

性交直後あるいは翌朝，少量の性器出血をみた場合，この出血は**接触出血**とよばれる。子宮頸がんの初期症状として，また，子宮腟部びらん，頸管ポリープ，筋腫分娩などの症状としてもみられる。

❼ 月経遷延

子宮体がんでは，しばしば月経の遷延（長引くこと）という形で性器出血がみられる。また，子宮筋腫，子宮腺筋症などでも，発生した部位によって，あるいは進行した例では，月経が遷延し，性器出血が続くことがある。

V 疼痛

1 定義

疼痛（pain）は，帯下，性器出血とともに婦人科疾患の3大症状といわれる。婦人科疾患における疼痛には，腹側の痛みである**下腹部痛**（abdominal pain）と背側の痛みである**腰痛**（lumbago）がある。

2 病態生理，原因疾患

婦人科疾患における疼痛は，月経に伴う月経痛のほか，骨盤内の炎症性疾患，感染，腫瘍による周囲臓器や神経の圧迫，腫瘍の変性・感染・血流障害・破裂，異所性妊娠，子宮頸管および腟の狭窄・閉鎖による分泌物の貯留・感染，子宮内膜症，うっ血，腫瘍の圧迫や分娩後の骨盤関節の変形など，多彩な原因，病態により生じる。

婦人科疾患以外にも，消化器系の疾患，尿路系の疾患，整形外科的疾患によっても疼痛は生じ得るため，月経との関連も含めて，発症時期，痛みの性質，程度や持続時間，部位，腹膜刺激症状の有無などを確認して鑑別診断を行うと同時に，原因疾患に応じた適切な治療を検討する必要がある。

3 分類・程度

❶ 下腹部痛

疝痛*，牽引痛，緊張痛，放散痛*などが激痛，鈍痛となって生じ得る。また，痛みの現れ方によって，発作的な痛み，間欠的な痛み，持続的な痛み，拍動性の痛みなどがある。

(1) 突発性激痛

突発性激痛の原因には，急性卵管炎，急性骨盤腹膜炎，異所性妊娠，卵巣嚢腫の茎捻転，子宮穿孔などがある。炎症性疾患の場合には，悪寒戦慄とともに発熱を伴う。

(2) 間欠性疼痛

間欠性疼痛は，流産・早産，子宮内異物，粘膜下筋腫，子宮筋層炎などでみられる。

(3) 月経時，運動時，性交時に増悪する鈍痛

月経時，運動時，性交時に増悪する鈍痛がみられるのは，子宮，子宮付属器，骨盤腹膜などの慢性炎症や子宮内膜症で癒着やうっ血を伴うときである。

(4) 排便時に増悪する鈍痛

異所性妊娠の破裂などでダグラス窩に血液の貯留を認めるとき，あるいは子宮内膜症で病変がダグラス窩に及ぶときに，排便時に肛門に放散する疼痛を認める。

(5) 月経痛

月経痛がある場合，若年女性では子宮内膜症，中年女性では子宮内膜症や子宮腺筋症，子宮筋腫が疑われる。また，初経発来年齢にある，初経前の周期的下腹部痛（月経モリミナ）の場合には，処女膜や腟閉鎖による腟留血症，子宮留血症を疑う必要がある。

❷ 腰痛

■婦人科疾患による腰痛

1）血液循環障害による場合

骨盤内に慢性炎症が存在すると，結合組織の癒着，硬化，線維化を生じて静脈のうっ血をきたし，周囲の交感神経を圧迫して腰痛の原因となる。また，卵巣嚢腫や子宮筋腫などでも静脈の機械的圧迫からうっ血を起こし，腰痛の原因となり得る。

2）分娩障害による場合

分娩時の軟部組織の損傷や腰仙関節の過度の離開，あるいは尾骨の脱臼や変形をきたしたときなど，分娩後長く続く腰痛を訴える。

3）骨盤内悪性腫瘍による場合

子宮頸がん，子宮体がん，卵巣がんなど悪性腫瘍の末期では，骨盤内の神経を圧迫したり障害したりして，激しい腰痛を訴える。

---

* 疝痛：腹部の中空臓器や管状臓器の壁となっている平滑筋の痙攣によって起こる痛み。
* 放散痛：原因臓器以外の場所から発生しているように感じられる痛み。各臓器の疾患により，それぞれ特有の放散痛がある。

VI 排尿障害

1 定義

排尿に関する障害全般を，**排尿障害**（dysuria）と総称する。

2 病態生理，原因疾患

様々な病態，原因により排尿障害を生じる。膀胱や尿道の炎症，感染，骨盤内腫瘍や妊娠子宮による膀胱の圧迫，腫瘍の浸潤，子宮頸がんなどの手術に伴う神経損傷，神経麻痺，尿路系の損傷，尿路系の腫瘍などが原因となって生じる。病態を把握し，原因に応じた治療の検討が必要である。

3 分類・程度

❶ 頻尿と残尿感

頻尿と残尿感は，膀胱炎や尿道炎の主な症状である。頻尿は，腫瘍や妊娠子宮による膀胱の圧迫，子宮脱，膀胱脱に伴う膀胱の変形による拡張障害などでもみられる。

❷ 排尿痛

膀胱炎や尿道炎では，頻尿とともに排尿痛を訴える。膀胱炎では排尿終了時，尿道炎では排尿開始時に痛みを生じる。

❸ 排尿困難

排尿困難は，子宮頸がんで広汎子宮全摘除術を受けた後にしばしば認められる。そのほか，尿道の狭窄，尿道息肉腫（女性の外尿道口に生じるポリープ状の小腫瘤でカルンクラともよばれる），膀胱結石や尿道結石などの異物の場合，また子宮脱や膀胱脱，さらに子宮筋腫などで尿道が圧迫された場合にも排尿困難が認められる。完全に排尿が障害された状態を**尿閉**とよぶ。

❹ 尿失禁

自分の意志とは関係なく尿が漏れてしまう状態を，**尿失禁**（incontinence）とよぶ。手術や異常分娩の後，がんの進行した場合などで，尿瘻ができると尿失禁となる。

神経障害による排尿困難では，膀胱から尿があふれるように漏れて失禁となる。これを**溢流性尿失禁**（overflow incontinence）という。また，膀胱括約筋に麻痺があると尿が不随意に漏れるが，麻痺はなくても，年齢に伴う括約筋力の低下があると，咳，くしゃみ，腹圧，運動などで尿が漏れやすい。これを**腹圧性尿失禁**（stress incontinence）といい，重度の場合には治療を要する。

VII 下腹部膨隆

1 定義

下腹部が膨らみ隆起した状態を，**下腹部膨隆**とよぶ。

2 病態生理・原因疾患

　下腹部膨隆は，肥満の際の脂肪沈着により，また，便秘や腸閉塞に伴う腸管内ガスの充満などにより認められる。そのほか，良性，悪性を問わず巨大な下腹部腫瘤や，妊娠子宮，また，悪性腫瘍や炎症が原因の多量の腹水貯留や異所性妊娠破裂などで著明な腹腔内血液貯留をきたした場合に，下腹部が膨隆する。

VIII 外陰部瘙痒感

1 定義

外陰部にかゆみ（瘙痒）を感じる症状を，**外陰部瘙痒感**とよぶ。

2 病態生理・原因疾患

　外陰部瘙痒感は，局所的な炎症，感染，腫瘍性疾患により，また全身的な疾患の一つの症状として発生する。外陰部瘙痒感の主な原因は，表 2-6 に示すとおりである。とりわけ頻度が高いのは，**外陰・腟カンジダ症**および**トリコモナス腟炎**で，ほかに非特異性外陰腟炎，妊娠時の帯下増加，老人性外陰腟炎などの頻度が高い。

表 2-6 外陰部瘙痒感の原因

局所的障害によるもの	全身的疾患によるもの
・外陰・腟カンジダ症 ・トリコモナス腟炎 ・非特異性外陰腟炎 ・妊娠時の帯下の増加 ・老人性外陰腟炎 ・寄生虫 ・慢性湿疹 ・外陰白斑症（ロイコプラキー） ・外陰がん ・摩擦疹	・ホルモン異常 ・糖尿病 ・皮膚炎 ・薬剤アレルギー ・原因不明の瘙痒感（真性瘙痒症）

3 分類・程度

❶ 局所的障害による外陰部瘙痒感

外陰部は帯下や月経血あるいは尿などにより常に湿潤し，また，排便時にも汚染されやすい．一方，性的刺激による影響も強く，かゆみの原因となる病的変化が起こりやすい．

一般に，トリコモナス腟炎では瘙痒感（そうようかん）の程度は軽度であるが，腟入口部のヒリヒリした痛みを感じることが多い．一方，外陰・腟カンジダ症では，かゆみの程度は概して激しく，炎症が強い場合には痛みを伴う．

❷ 全身的疾患による外陰部瘙痒感

糖尿病患者は代謝障害のため，一般に皮膚の抵抗力が弱く，外界の刺激で外陰部に湿疹に似た変化を起こし，かゆみを訴える．また，糖尿が外陰部をぬらすため，カンジダの感染を容易にする．外陰部のかゆみが，逆に糖尿病発見の契機となることもある．

❸ 原因不明の瘙痒感（真性瘙痒症）

特別な局所的変化，全身的な原因がないのに外陰部の瘙痒感を訴えることがある．特に精神的に興奮したり，夜間布団の中で温まったり，あるいは衣服の摩擦などによって強いかゆみを感じる．精神的な因子，特に夫婦間の不和，不満足な性生活なども関係するといわれる．

4 治療・対処法

治療の原則は，まず原因を特定し，それに適した治療を行う．原因療法とともに局所に軟膏を塗布する．一般的注意として重要なことは，局所の清潔と，できるだけ乾燥を心がけること，刺激を避けることである．

局所を搔（か）くことは，さらなる刺激となって瘙痒感を増悪（ぞうあく）する悪循環に陥ることとなり，局所の症状はさらに悪化してしまう．

IX 自律神経症状

1 定義

自律神経症状は，主に自律神経の乱れ（自律神経失調）により生じる症状で，訴えは強いが主観的で多岐にわたり，客観的所見に乏しいのが特徴である．**不定愁訴**（ふていしゅうそ）ともよばれる．

2 病態生理・原因疾患

精神的ストレス，過労，怪我などの肉体的ストレス，不快な音や光，温度などの身体的ストレス，睡眠不足，更年期障害などが原因で発生し得る．

3 分類・程度

具体的な症状としては，全身倦怠感，頭痛，肩こり，手足のしびれ，動悸，不整脈，めまい，不眠，胸やけをはじめ，胃痛，胃もたれ，下痢，便秘などの消化器症状などがあげられる。

4 治療・対処法

ストレスを取り除き，十分な休養をとることが重要で，症状が強い場合には症状に応じた対症療法を行う。更年期障害では，ホルモン補充療法なども考慮される。

X 発熱

1 定義

通常の体温は 36.5℃程度であるが，体温が 37.5℃以上となった場合を，**発熱**または**熱発**（fever）とよぶ。

2 病態生理

体温は，体温調節中枢によりほぼ一定に維持されているが，感染などを原因とした炎症により，体温調節中枢の設定が高くなった場合に発熱が生じる。

3 原因疾患

婦人科領域で発熱の原因となる疾患としては，子宮内膜炎，子宮筋層炎，子宮付属器炎，骨盤内感染，骨盤死腔炎，骨盤腹膜炎などがあげられる。そのほか，手術後の炎症，創部感染，尿路感染，中心静脈栄養カテーテルの感染などが原因となり得る。

4 治療・対処法

原因に応じた治療が必要となる。膿瘍あるいは感染を疑う異物（カテーテルなど）が存在する場合には，摘出あるいはドレナージを考慮する。膿瘍が存在しない場合，あるいは摘出，ドレナージ処置後は適切な抗菌薬の投与を行う。解熱薬（消炎鎮痛薬）の投与は，見かけ上発熱をなくして感染をわかりにくくしてしまうため，むやみに行わない。

国家試験問題

1 以下の症状とその説明の組み合わせで，不適切なものを1つ選べ。

予想問題

1. 過短月経 ────── 月経の持続日数が8日に満たないもの
2. 過少月経 ────── 経血量の極度に少ないもの
3. 過長月経 ────── 8日以上も月経が持続するもの
4. 過多月経 ────── 経血量が異常に多いもの

▶答えは巻末

女性生殖器

第3章 女性生殖器疾患にかかわる診察・検査・治療

この章では

- 婦人科の診察方法とその目的を理解する。
- 婦人科における検査の種類と目的,方法を理解する。
- 女性生殖器疾患の治療で用いられるホルモン療法の種類と目的,使用するホルモン薬を理解する。
- 女性生殖器の感染症に対する化学療法について理解する。
- 女性生殖器の悪性腫瘍に対する化学療法および放射線療法について理解する。
- 手術療法の適応となる女性生殖器疾患と手術の種類について理解する。

I 診察

問診

1 問診の内容

　問診とは，診断の参考とするため，病状や経過などの質問をすることを指す．婦人科の問診に際しては，常に患者の羞恥心を刺激しないようにして，患者の訴えを十分に聞き出すように注意が必要である．羞恥心から虚偽の回答をしたり，あるいは必要なことを話さなかったりする場合が少なくないからである．問診が診断の第一歩であることはどの診療科も共通しているが，特に婦人科疾患では，問診のみでおおよそ診断がつくような場合がまれではないため，診察法のなかで問診の占める位置は極めて大きい．

　診療に先立ち，問診票を用いてあらかじめ質問に対する回答を記入してもらうと，効率も良く，より適切な情報が得られる（図3-1）．問診と前後して，血圧，脈拍などを測定，身長，体重は自己申告あるいは測定をして，記録することが多い．

　以下に主な問診項目をあげる．

2 主訴

　患者が訴える症状のうちの，主要なものを**主訴**（chief complaint）とよび，病院に来院した症状あるいは目的などが該当する．婦人科では，性器出血，帯下，下腹部痛，下腹部腫瘤，月経困難，月経不順，不妊，健康診断での異常指摘などが多い．

3 現病歴

　現在の主訴やそのほかの症状が，いつから，どのように始まり，どのような経過をたどったか，前医でどのような検査，治療を受けたのかなどが**現病歴**（present illness）に該当する．同じ主訴であっても，現病歴によっては鑑別診断（想定する診断，区別すべき診断など）や治療方針が異なる場合があるため，十分に問診を行う必要がある．

4 既往歴

　過去に罹患した，あるいは現在罹患中の疾患，発症年齢，治療内容，治療施設などが**既往歴**（past history）に該当し，手術の有無，化学療法や放射線治療の既往，輸血の既往なども確認する．特に産婦人科領域の既往歴は，現病との関連も考えられるため，確認が必要である．また，薬剤や造影剤に対するアレルギー，喘息，花粉症，アトピーの有無なども重要な問診項目である．

お名前 _____　　　　　　　　　　　　　年齢（　　　　）
　　　　　　身長（　　）cm　　体重（　　）kg　　職業（　　　　　）

Ⅰ　どうなさいましたか
1. 月経が止まった
2. 月経の異常
3. 月経と違った出血
4. おりものが多い
　　（赤，ピンク，褐色，黄色，白）
5. 妊娠の診察
6. おなかが痛い
7. 腰が痛い
8. しこり（おなか，陰部，乳房）
9. 尿が近い
10. 排尿のとき痛む
11. 熱がある
12. どこかで子宮筋腫と言われた
13. どこかで卵巣がはれていると言われた
14. 陰部がかゆい，痛い
15. がんの検査
16. 子どもができない
17. 性生活の相談
18. 避妊の方法を知りたい
19. 性病の心配
20. そのほかの理由で（　　　　　　　　）

Ⅱ　家族のなかに何か特別な病気の人はいますか
　　いる　　いない　　（遺伝病，高血圧，糖尿病，がん，そのほか）

Ⅲ　ご主人について
　①年齢（　　）歳　職業（　　　　　）　　②健康ですか　はい　いいえ
　③今までにかかった病気は（　　　　　）（　　　　　）

Ⅳ　あなたが今までにかかった主な病気，受けた手術について（婦人科以外も含めて）
　①病気になったり手術を受けたことがありますか　　　　　　　　　はい　　いいえ
　②主な病気は
　　　（　　　　　）（　　）歳のとき，（　　　　　）（　　）歳のとき
　③手術は
　　　（　　　　　）（　　）歳のとき，（　　　　　）（　　）歳のとき
　④アレルギー体質はありますか　　　　　　　　　　　　　　　　　はい　　いいえ
　⑤今まで使った薬や注射で副作用を起こしたことはありますか　　　はい　　いいえ
　⑥輸血を受けたことはありますか　　　　　　　　　　　　　　　　はい　　いいえ

Ⅴ　あなたの月経について
　①初めて月経をみた年齢（　　）歳（小・中学　　年）
　　閉経になった年齢　　（　　）歳
　②最後の月経はいつでしたか　　　　　その前の月経はいつでしたか
　　　　年　　月　　日から　　日間　　　　年　　月　　日から　　日間
　③月経は　順調（　　）日型　　不順
　④月経は何日くらい続きますか（　　）日間
　⑤月経の量は　　多い　普通　少ない，血の塊は　　出る　出ない
　⑥月経のとき痛みますか　はい（下腹部・腰・頭）（強い・中位・弱い）　いいえ

Ⅵ　あなたの結婚，妊娠，分娩について
　①結婚している（　　）歳←結婚した年齢　　していない
　　　　結婚したことはあるが，いまは独り
　　　　同棲中，婚約中
　②性交（セックス）の経験はありますか　　　　　　　　　　　　　はい　　いいえ
　③妊娠したことのある方は次にお答えください．
　　　人工妊娠中絶（　）回　　胞状奇胎（ぶどうっ子）（　）回
　　　自然流産　　（　）回　　異所性妊娠（子宮外妊娠）（　）回
　　　分娩　　　　（　）回（正常：　回　異常：　回）

図 3-1　婦人科問診票の例

5 家族歴

　父母，祖父母，兄弟，姉妹，子どもなどの既往歴や生死などが，**家族歴**（family history）に該当する。疾患によっては，遺伝的要因や環境的要因が関与しており，家族歴の聴取は疾患を疑う契機となり得る。婦人科腫瘍のうち，卵巣がんや子宮体がんの一部は遺伝的要因での発症が知られており，家族のなかで悪性腫瘍の有無を確認することは重要である。遺伝的要因が疑われる場合には，さらに詳しく家族歴の聴取が必要となる場合もある。

6 社会歴，生活像

　上記項目のほか，月経歴，結婚・離婚歴，妊娠・分娩歴，喫煙歴，飲酒歴，健診や検診の受診歴，職歴などを問診により確認する必要がある。

B 婦人科診察

1. 外診（視診・触診）

　外診（external examination）は，乳房および下腹部，妊娠子宮などの検診，特に産科婦人科として必要な診察を一定の順序に従って，身体外部から行うことをいう。通常，患者を仰臥位にし，腹部視診の際は両脚を伸展させ，触診の際は両脚を股関節および膝関節で屈曲させる。不必要な露出を避けるため，掛け布などを利用する。

2. 腟鏡診

　腟鏡診（speculum examination，図3-2）とは，**腟鏡**（speculum）によって腟腔を開き，子宮腟部を露出して，腟，子宮腟部ならびに外子宮口およびその周辺の状態を視診するものである。外子宮口からの分泌物および腟腔内容物の量と性状，出血などを観察し，さらにトリコモナス，カンジダ，がん細胞などの検出の目的で腟分泌物を採取したり，腟や子宮の細胞診および組織診用検体（本章-Ⅱ-C「細胞診（スメア）」参照）を採取したりする。腟鏡診は後述する内診に伴い，必ず実施する診察法である。

　腟鏡には次のような種類がある（図3-3）。通常，内診の際はクスコ式腟鏡を用いるが，腟式手術などの際は，腟腔をより広く展開できるジモン式腟鏡や固定腟鏡を用いることが多い。

1 クスコ式腟鏡

　クスコ式腟鏡（Cusco's speculum）は，連結式2弁腟鏡ともいわれ，アヒルの嘴状の形をしている。大（L）・中（M）・小（S）・極小（SS）・極極小（SSS）など種々の大きさがあり，使用対象となる患者の状態によって適切なものを選ぶ。腟鏡挿入時に痛みがあると，その

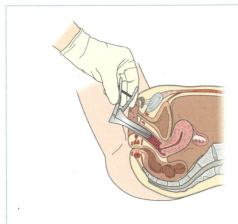
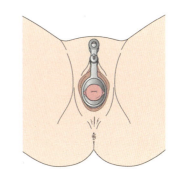

腟鏡を挿入する　　　　挿入した腟鏡を開き，子宮
　　　　　　　　　　　腟部を露出させたところ

図3-2　腟鏡診

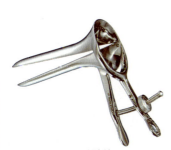

クスコ式腟鏡
写真提供／アトムメディカル株式会社

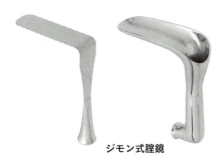

ジモン式腟鏡
写真提供／株式会社ナミキ・メディカルインストゥルメンツ

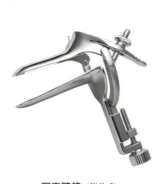

固定腟鏡（桜井式）
写真提供／アトムメディカル株式会社

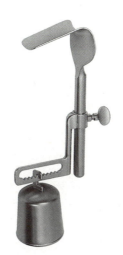

手術用おもり付腟鏡
写真提供／
アトムメディカル株式会社

図3-3　様々な腟鏡

Ⅰ　診察

後の内診時に腹壁に力が入ってしまい，所見をとるのが困難となってしまうため，配慮が必要である．クスコ式腟鏡の大きさを選択する際のおおよその目安は，次のとおりである．

大：妊婦，産婦，褥婦，多産婦
中：初妊婦，経産婦
小：未妊婦，高齢者
極小，極極小：未妊婦，未婚者，処女膜を有する者

2　ジモン式腟鏡

ジモン式腟鏡（Simon's speculum）は，2弁すなわち前葉と後葉の2葉からなり，前葉は平板，後葉は弁状（溝状）で腟後壁に当てる．後葉として，おもりを付けてその重みで位置を固定できる手術用のおもり付腟鏡も用いられる．

3　固定腟鏡（桜井式）

固定腟鏡（桜井式）とは，幅が広く，長さの短い，特殊な連結式2弁腟鏡で，腟腔で固定できるようにしたものである．保持者がおらず術者1人で腟式手術を行う場合などに用いる．

3. 内診（双合診）

婦人科診察法でいう**内診**（internal examination）は，一般に**双合診**（bimanual examination，図3-4）で，女性性器の診察を行う婦人科特有の診察法である．まず，示指または示指と中指の2本を内指として腟内深くに挿入し，外手を恥骨結合上部の腹壁上に当て，両者協力して腟，子宮，卵巣，そのほかの内性器の状態を検診する（**腟腹壁双合診**）．ただし，処女膜の存在する患者に対しては，一般に内指を肛門から直腸に挿入し，腹壁上の外手と双合して内性器の状態を触診する（**直腸腹壁双合診**）．

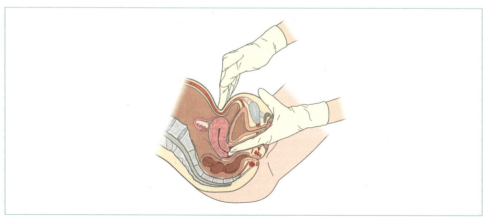

図3-4　双合診（腟腹壁双合診）

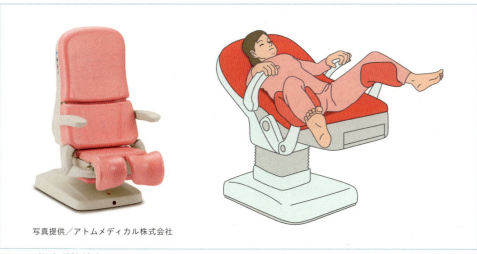

写真提供/アトムメディカル株式会社

図3-5　婦人科検診台

1　患者の体位

　内診は，ベッドまたは寝床の上で，両脚を強く屈曲させ開かせた位置でも行えるが，通常，婦人科検診台（図3-5）を用いて砕石位で行う。

　砕石位は，仰臥して股関節，膝を軽く屈曲し，股関節を外転して股間を十分に開いた体位である（図3-5）。腟式手術や分娩時には，膝が殿部より前方にくるくらいに股関節の屈曲を強くして行う。

2　内診時の注意

❶排尿

　診察直前に患者に排尿を促し，膀胱を完全に空虚にしておくことは，非常に重要である。膀胱に尿が充満していると，卵巣嚢腫やそのほかの疾患と誤診することがあるだけでなく，下腹部の緊張のため詳細な内診所見がとりにくいためである。しかし内診後，妊娠テストなどのため尿を必要とすることもあるため，事前に尿の一部を尿コップに採取しておくと好都合である。ただし，細菌学的検査を行う可能性がある場合は，導尿が必要であるため，診察前の排尿は避ける。

❷不安感の除去ならびに緊張の緩和

　内診に先立って，患者に羞恥心を抱かせないようにし，また不安感を取り除くことも重要である。特に初めて内診を受ける患者に対しては，その方法や必要性，注意などについて十分な説明をすることが望ましい。また，内診中は股間を十分に開いてもらい，腹壁を弛緩させるため，両手は胸の上に置き，口を軽く開いて静かに深呼吸をするよう促す。

❸内診時の感染予防

　患者の内診にあたっては，患者および医療従事者の感染の防止に十分に留意し，ディス

I　診察　　307

ポーザブル（使い捨て）手袋の使用による患者ごとの手袋の交換はもちろん，手指，器具の洗浄・滅菌，診察後の消毒などを実施する。

4. 直腸診

　直腸診（rectal examination）では，示指を肛門から静かに直腸内に深く挿入し，骨盤結合組織やダグラス窩の状態を触診する。同時に他手を腹壁上から圧入し，腟腹壁双合診と同様に，子宮および付属器などを触診する（**直腸腹壁双合診**）。子宮の後方にある腫瘍，癒着，骨盤結合組織の炎症，子宮傍組織へのがん浸潤の程度などを知る。内診が不可能な場合に，内診の代用として行う場合もある。

II 検査

子宮消息子検診

　子宮消息子検診法（sounding）は，**子宮消息子**（子宮ゾンデ，uterine sound）（図3-6）を子

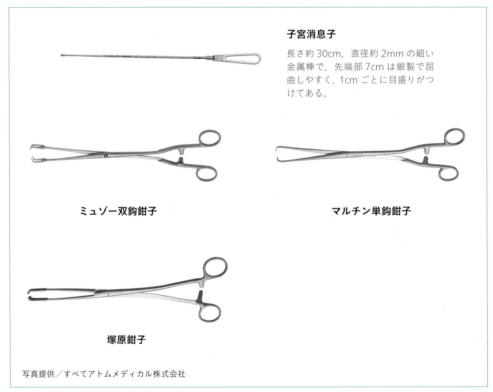

図3-6　子宮消息子検診法で用いる器具

宮腔内に入れて，子宮腔の長さ（約7.0〜7.5cm）および腔の状況を探知する方法である。あらかじめ双合診で子宮口の位置，子宮の向き，大きさなどを確認し，腟鏡で子宮腟部を露出，腟腔内を消毒液で洗浄後，さらに外子宮口周囲を消毒する。子宮腟部をミュゾー双鉤鉗子，マルチン単鉤鉗子または塚原鉗子で固定する。次いで子宮消息子の先端を適宜弯曲させ，子宮腔の方向に一致させて，これを外陰，腟壁に触れないように注意して外子宮口から静かに子宮腔内に入れ，さらに進めて子宮底にまで達するようにする。

B 診査穿刺法（ダグラス窩穿刺）

- ▶ **概要** 診査穿刺法（ダグラス窩穿刺）とは，ダグラス窩に対して後腟円蓋から穿刺し，吸引した骨盤腔内の液の性状を見て診断の補助とする検査である（図3-7）。**異所性妊娠（子宮外妊娠）**時の腹腔内出血の有無の診断や，骨盤腹膜炎時の**ダグラス窩膿瘍**の診断に用いられる。ただし，経腟超音波の普及により，有用性は限定的である。

- ▶ **方法** まず，腟の消毒を厳重に行い，腟鏡により後腟円蓋を十分に露出する。ミュゾー双鉤鉗子などで子宮腟部後唇をはさんで固定し，これを前方に引くと後腟円蓋はさらに広く露出し緊張する。次いで，長い穿刺針を注射器筒に付けたもので，正中線上において腟壁を穿刺してダグラス窩の穿刺液を吸引する。穿刺液は，肉眼的，顕微鏡的，あるいは培養法によってさらに精査する（暗赤色で流動性の血液である場合には，異所性妊娠の有力な診断根拠となる）。

- ▶ **注意点** 診査穿刺で，上記疾患の存在が否定されても，検査後，直ちに歩行することは好ましくない。できれば10〜15分間安静横臥を保ち，異常がないことを確認したうえで退室するのが望ましい。

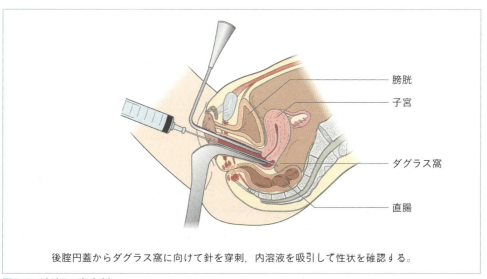

後腟円蓋からダグラス窩に向けて針を穿刺，内溶液を吸引して性状を確認する。

図3-7 ダグラス窩穿刺

C 細胞診（スメア）

　細胞診（スメア，smear）は，採取した腟内容物（子宮腟部や頸管の細胞，あるいは子宮内膜細胞）をスライドガラス上に塗抹し，エタノール固定をした後，染色して標本を作製し，顕微鏡で観察（鏡検）することにより，がん細胞などを発見することを目的とする。

1. 子宮頸がんに対する細胞診

- ▶ **概要**　子宮頸がんに対する細胞診では，その好発部位である扁平円柱上皮境界から十分な量の細胞を採取し，診断に用いる。採取器具として，綿棒，スパーテル（ヘラ），サイトブラシプラス，サーベックスブラシなどがあり，目的の採取部位などを考慮して器具を選択する（図3-8）。
- ▶ **方法**　細胞の採取は，内診，腟洗浄に先行して腟鏡診の際に行う。採取後，細胞をスライドガラス上に薄く均等に塗抹し，乾燥を防ぐため，速やかに固定液内で細胞を固定する。血液が標本に含まれると，観察が困難となるため，できるだけ月経中は避けることが望ましい。
- ▶ **近年の動向**　近年，採取した細胞を専用の保存液バイアルに回収し細胞浮遊液として保存した後，専用の機器を用いて細胞診標本を作製する液状検体細胞診（Liquid-based cytology；LBC）が普及しつつある。この方法は，従来法に比べて不適正標本を減少でき，同一検体で後述のHPV検査も可能となるという利点がある。

2. 子宮体がんに対する細胞診

- ▶ **概要**　子宮体がんに対する細胞診は，器具を子宮腔内に挿入し，内膜細胞を採取することにより，診断に用いる検査である。採取器具として，エンドサーチ，ウテロブラシ，増淵式吸引器などが用いられる（図3-9）。

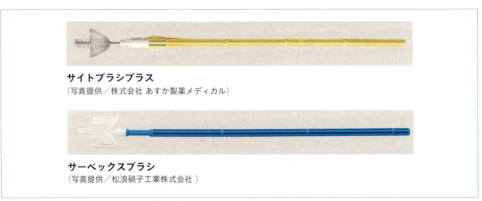

サイトブラシプラス
（写真提供／株式会社 あすか製薬メディカル）

サーベックスブラシ
（写真提供／松浪硝子工業株式会社）

図3-8 子宮頸がんに対する細胞採取器具の例

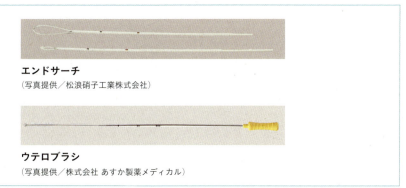

図3-9 子宮体がんに対する細胞採取器具の例

▶ **方法** まず，内診や経腟超音波により子宮の大きさや位置を確認した後，外子宮口および腟腔内を消毒し，器具を子宮腔内に挿入して，内膜細胞を採取する。器具挿入が困難な場合には，マルチン鉗子などで子宮腟部を把持・牽引し，再度挿入を試みる。

▶ **注意点** 子宮腔内への器具の挿入は，未産婦や未妊婦，高齢者などでは疼痛を伴うため，十分な配慮が必要である。また，感染，まれに子宮穿孔などの合併症が生じる可能性があり，十分な注意が必要である。

3. 細胞診のクラス分類

日本産婦人科医会による子宮頸部細胞診のクラス分類を表3-1に示す。近年，アメリカを中心に用いられている新しい分類である「ベセスダシステム2001」を用いることが推奨されている（表3-2）。

また，子宮内膜の細胞診には，陰性，疑陽性，陽性の3段階の分類が用いられている（表3-3）。近年では具体的な病理診断を推定した診断が推奨されているが，まだ普及には至っていない。

表3-1 子宮頸部細胞診　日母分類

判定		細胞所見	推定病変
クラスI		異型細胞を認めない	正常上皮
クラスII		異型細胞を認めるが良性である	良性異型上皮 　炎症性異型上皮など
クラスIII		悪性を疑うが断定できない	異形成
	IIIa	悪性を少し疑う	軽度・中等度異形成 　5％程度にがんが検出される
	IIIb	悪性をかなり疑う	高度異形成 　50％程度にがんが検出される
クラスIV		極めて強く悪性を疑う	上皮内がん
クラスV		悪性	浸潤がん（微小浸潤がんを含む）

出典／片渕秀隆，田代浩徳：細胞診の読み方，日本産科婦人科学会雑誌，59（4）：N-63，2007．

表3-2 ベセスダシステムによる細胞診結果報告様式

結果		略語	推定される病理診断	従来のクラス分類	英語表記	運用または取扱い
扁平上皮系	①陰性	NILM	非腫瘍性所見, 炎症	Ⅰ, Ⅱ	Negative for intraepithelial lesion or malignancy	異常なし:定期検査
	②意義不明な異型扁平上皮細胞	ASC-US	軽度扁平上皮内病変疑い	Ⅱ-Ⅲa	Atypical squamous cells of undetermined significance (ASC-US)	要精密検査: ① HPV検査による判定が望ましい。 陰性:1年後に細胞診, HPV併用検査 陽性:コルポ, 生検 ② HPV検査非施行 6か月以内細胞診検査
	③HSILを除外できない異型扁平上皮細胞	ASC-H	高度扁平上皮内病変疑い	Ⅲa-b	Atypical squamous cells cannot exclude HSIL (ASC-H)	要精密検査:コルポ, 生検
	④軽度扁平上皮内病変	LSIL	HPV感染 軽度異形成	Ⅲa	Low grade squamous intraepithelial lesion	
	⑤高度扁平上皮内病変	HSIL	中等度異形成 高度異形成 上皮内がん	Ⅲa Ⅲb Ⅳ	High grade squamous intraepithelial lesion	
	⑥扁平上皮がん	SCC	扁平上皮がん	Ⅴ	Squamous cell carcinoma	
腺細胞系	⑦異型腺細胞	AGC	腺異型または腺がん疑い	Ⅲ	Atypical glandular cells	要精密検査:コルポ, 生検, 頸管および内膜細胞診または組織診
	⑧上皮内腺がん	AIS	上皮内腺がん	Ⅳ	Adenocarcinoma in situ	
	⑨腺がん	Adenocarcinoma	腺がん	Ⅴ	Adenocarcinoma	
	⑩その他の悪性腫瘍	other malig.	その他の悪性腫瘍	Ⅴ	Other malignant neoplasms	要精密検査:病変検索

出典/日本産婦人科医会:ベセスダシステム2001準拠子宮頸部細胞診報告様式の実際, 一部改変.

表3-3 子宮内膜細胞診 判定基準

判定	細胞所見	推定病変
陰性	細胞異型ならびに構造異型を認めない。腺管構造が性周期に一致している	正常内膜 5%程度にがんが検出される
疑陽性	細胞異型ならびに構造異型がみられるが, 腺がん由来と決定的にいえる細胞が認められない	炎症性変化などの非腫瘍性病変 子宮内膜増殖症, がん, 肉腫 10%程度にがんが検出される
陽性	がん由来と判定される細胞がみられる	子宮内膜のがん 80%程度にがんが検出される

出典/片渕秀隆, 田代浩徳:細胞診の読み方, 日本産科婦人科学会雑誌, 59(4):N-63, 2007.

D 組織学的検査（組織診）

1. 子宮頸部，腟部の生検（子宮頸部，腟部組織診）

子宮頸部，腟部の生検（バイオプシー，biopsy）は，子宮頸部や腟部に病変（がん，ポリープなど）があるとき，その一部を切除して作成した組織標本を用いて，鏡検診断する方法である。病変の切除には，特殊な診査切除器（図3-10）を用いることもある。

2. 内膜搔爬術（子宮内膜組織診）

内膜搔爬術（endometrial curettage）は，子宮内膜に子宮体がん，絨毛がんなどの疑いがあるとき，あるいは子宮内膜の異常，周期性変化，異所性妊娠時の変化，絨毛の残存などを検査する目的で行われる。

ゾンデ様の細い**有窓鋭匙**（**キュレット**，curette，図3-11 上）をもって内膜を一部搔き取り（fractional curettage），組織標本を作成して鏡検診断する方法と，診査搔爬の前に，あらかじめ**ヘガール頸管拡張器**（No.1～No.10くらい，図3-12）などを用いて子宮頸管を拡大し，太いキュレット（鋭匙または鈍匙）（図3-11 下）を用いて子宮内膜を全面搔爬（total

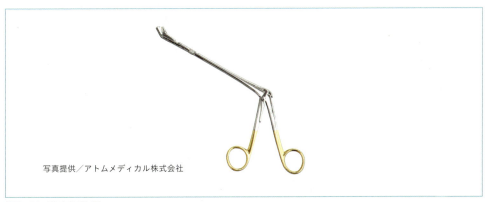

写真提供／アトムメディカル株式会社

図3-10 診査切除器

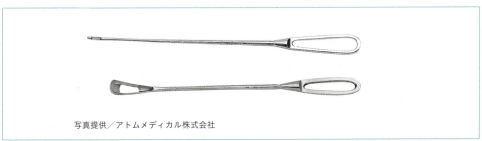

写真提供／アトムメディカル株式会社

図3-11 キュレット

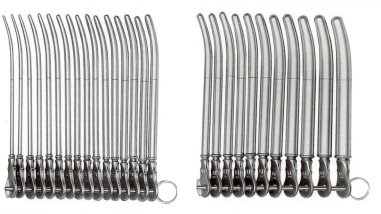
写真提供／アトムメディカル株式会社

図3-12 ヘガール頸管拡張器

curettage）し診断する場合がある。なお，ヘガール頸管拡張器を用いた急速な頸管拡張や内膜の全面搔爬は，疼痛が強いため，通常，麻酔下で行われる。

E 分泌物の細菌学的検査

慢性感染症，内膜炎，頸管炎，腟炎などの場合，腟内分泌物を対象として，細菌学的検査を行う。

1. 一般細菌検査

一般細菌のうち，頸管および腟から見いだされる頻度が高いのは，レンサ球菌，ブドウ球菌，双球菌，大腸菌，腸球菌などである。

分泌物を採取用滅菌綿棒を用いて採取し，スライドガラスに塗抹し，染色して顕微鏡で観察する。菌種の同定や抗菌薬の感受性の検査には，培養検査を行う。

2. トリコモナス検出法

トリコモナス（Trichomonas）は，腟炎の原因菌としてしばしば認められる。通常，新鮮な腟分泌物の鏡検により，活発に動いているトリコモナス原虫を検出する。腟トリコモナス培養検査も可能である。

3. カンジダ検出法

カンジダは真菌の一種で，トリコモナスと並んで腟炎の主要な起炎菌である。腟分泌物を採取し，スライドガラス上に滴下した生理食塩水に混ぜ，カバーガラスで覆い，直ちに鏡検を行う。楕円形，棍棒状の分芽胞子や偽菌糸体を証明すれば診断は容易である。鏡検

が困難な場合には，**水野・高田培地**を用いて培養する。感染の有無は2～3日後に判定できる。カンジダには多くの種類があるが，カンジダ・アルビカンス（*Candida albicans*）がカンジダ腟炎の原因菌として知られている。

4. クラミジア検出法

クラミジア頸管炎は，性感染症の一つとして重要な疾患である。クラミジア・トラコマチス（Chlamydia trachomatis）感染によるもので，ほとんどが無症候性である。**PCR**（polymerase chain reaction）**法**や**SDA**（strand displacement amplification）**法**とよばれる遺伝子増幅法を用いた検査や，ハイブリッド・キャプチャー（hybrid capture；HC）とよばれる，遺伝子増幅をせずに遺伝子を検出する方法などが用いられる。

5. 淋菌検出法

淋菌性頸管炎はクラミジアと同様に増加しつつあり，これも無症候性であることが多い。淋菌（Neisseria gonorrhoeae）の検出には，PCRによる遺伝子増幅検査が用いられていたが，この検査法では偽陽性が多い（特異性が低い）ことが問題となった。最近開発されたSDA法とよばれる遺伝子増幅検出法は，淋菌を特異的に検出できる検査法として有用である。また，クラミジアも同時に検出できる点でも有用である。

クラミジア，淋菌検体の採取に際しては，まず子宮頸管から分泌物を取り除き，綿棒を外子宮口から1～2cm挿入し，頸管細胞をこすり取り，これを検査に用いる。

F HPV検査

▶ **概要** 子宮頸がんの原因として，HPV（human papillomavirus，ヒトパピローマウイルス）のうち16型，18型，52型，58型などのハイリスクHPV感染が知られている。HPV検査は，局所のHPV感染の有無を調べる検査である。現時点でHPV感染の有効な治療法はないものの，ハイリスクHPV感染があると，子宮頸部病変の発症，進展リスクが高くなることが知られている。

▶ **方法** 子宮頸部LBC検体と同様に採取した検体を用いて，PCR法で遺伝子を増幅する方法，あるいは増幅せずにハイリスクHPVを検出する方法などが用いられる。

▶ **近年の動向** 子宮頸がん検診において，子宮頸部の細胞診と併用してHPV検査が行われる場合がある。子宮頸がん検診において，細胞診とHPV検査を併用した場合の検査方針を図3-13に示す。

G 内視鏡検査

内視鏡検査法（endoscopy）とは，特殊な光学器具を用いて子宮腟部の拡大鏡診を行った

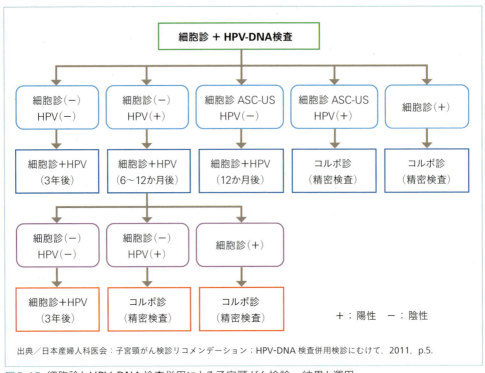

図3-13 細胞診とHPV-DNA検査併用による子宮頸がん検診—結果と運用

り，子宮腔内の状態を観察したり，あるいは経腹壁的に骨盤内臓器の状態を検査する方法で，コルポスコピー，ヒステロスコピー，ラパロスコピーなどがある。

1. 腟拡大鏡検査（コルポスコピー）

▶ **定義・概要**　コルポスコピー（colposcopy）は，コルポスコープ（腟拡大鏡）とよばれる

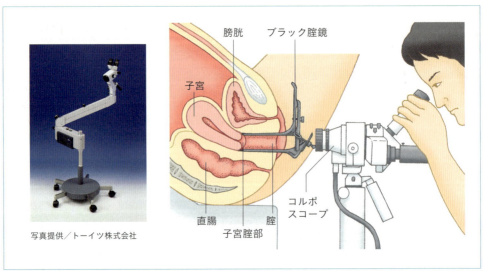

図3-14 コルポスコープとコルポスコピー

双眼式の拡大鏡を使用し，子宮腟部を5〜40倍くらいに拡大して観察する方法である（図3-14）。3%酢酸を子宮腟部に塗布後，血管の収縮による子宮腟部の色調の変化，形態，凹凸面，血管の走行などを観察し，病変の有無や程度を判別することが可能である。前がん病変や初期がんの発見において，細胞診，組織診とともに重要な検査法である。

▶方法　腟内の粘液をぬぐい取り，子宮腟部に綿球で3%酢酸を30秒程度押しつけた後，子宮腟部をコルポスコープで観察する。緑色のフィルターを通して観察することにより，より明瞭に血管像が観察可能となる。コルポスコピーを行う際は，光の反射を抑えるため，ブラック腟鏡（黒いメッキで非光沢とした腟鏡）がしばしば用いられる。

2. 子宮鏡検査（ヒステロスコピー）

子宮鏡検査（ヒステロスコピー，hysteroscopy）は，ヒステロスコープとよばれる光学器具を経腟的に子宮腔内に挿入して子宮腔内を観察する方法である。子宮内膜の状態，剝離面や出血の状態，異常隆起の有無などを観察する。

3. 腹腔鏡検査（ラパロスコピー）

腹腔鏡検査（ラパロスコピー，laparoscopy）は，経腹的にラパロスコープ（腹腔鏡）とよばれる器具を挿入し骨盤内臓器などを観察する方法である。必要に応じ子宮腔内に挿入した器具を操作して子宮を移動させ，卵巣や卵管など目的とする部位の観察を行う。（図3-15）

腹腔鏡は，器具の開発・改良，さらに操作手技の進歩によって，骨盤内臓器の観察にとどまらず，子宮筋腫・卵巣囊腫・異所性妊娠手術など，いわゆる腹腔鏡下手術（本章-Ⅲ-E「手術療法」参照）が実施されるようになり，開腹手術に比べて患者への侵襲が小さい点などから好まれている。近年では，初期の子宮頸がんや子宮体がんに対する手術も腹腔鏡下に行われるようになってきている。

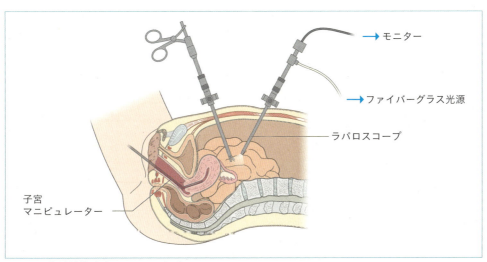

図3-15　腹腔鏡検査（ラパロスコピー）

Ⅱ　検査

H 卵管疎通性検査

女性不妊症の原因のうち，最も重要なものは卵管の疎通性の障害である．疎通性の検査法としては，卵管通気法，通水法，通色素法，子宮卵管造影法などがある．

1. 卵管通気法（ルビンテスト）

卵管通気法は，創始者の名をとって**ルビンテスト**（Rubin's test）ともよばれる．外子宮口から，一定圧のもとに一定の流速で炭酸ガスを子宮腔内に送る．卵管に疎通性があればブクブクという音やシューという音を聴取できる．この際の圧力の変化を記録したものをキモグラフとよんでいる．キモグラフは，正常型，攣縮型，癒着型，狭窄型，閉鎖型などのパターンに分類されており，卵管の疎通性のみでなく，卵管の機能もある程度推定することができる（図3-16）．

2. 卵管通水法および卵管通色素法

卵管通水法（hydrotubation）は，加温生理食塩水を外子宮口から子宮腔内に注入して卵管の疎通性を検査する方法であり，**卵管通色素法**（chromotubation）は，色素剤のインジゴカルミンを注入する方法である．卵管通色素法において，もし卵管が開通していれば，色素液は腹腔内に流出し，さらに腹膜面から吸収され，腎臓から尿中に排出される．したがって色素液注入後，経時的に尿を採取し，尿中の色素の排出状態を観察すれば，卵管の疎通性を知ることができる．

3. 子宮卵管造影法

子宮卵管造影法（hysterosalpingography）は，造影剤を子宮腔内に注入し，これが卵管を経

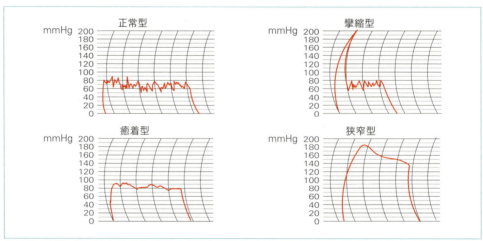

図3-16 卵管通気法による圧力変化の曲線（キモグラフ）例

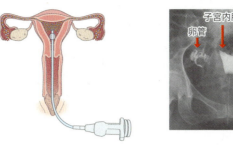
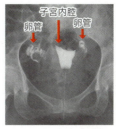
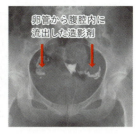

造影剤注入法

子宮の中に造影剤を注入して子宮の状態や卵管の通り具合をみる検査。
子宮腔内に挿入したバルーンカテーテルに注射器で造影剤を注入する。

子宮卵管造影 X 線像

X 線撮影にて，まず子宮内腔，両側の卵管が描出され（左），その後，腹腔内に流出した造影剤が描写される（右）。子宮の位置，形状，内腔の腫瘤の有無，左右卵管の状態，疎通性を画像で確認することができる。

図 3-17 子宮卵管造影法

て腹腔に流出する像を X 線撮影する方法である（図 3-17）。卵管の疎通性のみならず，卵管腔の形，閉鎖の部位，攣縮の有無，さらに子宮頸管や子宮腔の形などもみることができる。不妊症患者の診察に欠くことのできない検査法であり，これを実施した後に，妊娠の成立をみる例が少なくない。子宮卵管造影法の施行時期は，**月経終了後 2 ～ 3 日頃から 1 週間**くらいの間になるように設定する。

I 腫瘍マーカー

悪性腫瘍には多くの種類があるが，その腫瘍に特徴的な物質を産生する場合がある。そのような物質のうち，血液中あるいは尿中で測定可能で，臨床的に有用な物質を**腫瘍マーカー**とよぶ。悪性腫瘍の全症例で陽性となるわけではなく，悪性腫瘍以外で陽性となる場合もあるが，悪性腫瘍の診断，治療効果判定，再発の診断などの補助的検査として用いられる。代表的な腫瘍マーカーとして，上皮性卵巣がんに対する CA125，CA19-9，CEA，子宮頸部扁平上皮がんに対する SCC，絨毛性疾患に対する hCG，β-hCG などが知られている。表 3-4 に女性生殖器悪性腫瘍と関連する主な腫瘍マーカーを示す。

J 画像検査

1. 超音波断層検査

1 原理

超音波とは，1 秒間に 2 万回（2 万 Hz）以上の振動数を有する音波のことをいう。可聴

表3-4 女性生殖器悪性腫瘍と関連する主な腫瘍マーカー

腫瘍マーカー	卵巣悪性腫瘍			子宮悪性腫瘍			絨毛性疾患	その他の悪性疾患，良性疾患，関連する症状など
	上皮性	胚細胞性	性索間質性	頸がん	体がん	肉腫		
CA125	◎				○			子宮内膜症，胸水，腹水，胸膜炎，腹膜炎，月経中，妊娠中など
CA19-9	○			○	○			膵がん，膵炎，胆道がん，胆管炎，消化器がん，成熟奇形腫（良性卵巣腫瘍），子宮内膜症など
CEA	○			○	○			消化器がん，胆管がん，肺がん，多量喫煙など
SLX	○							肺がん，膵がんなど
αFP		◎						肝臓がん，肝硬変，肝炎，胎児奇形など
hCG，β-hCG		○					◎	妊娠，胃がん，精巣がんなど
LDH		○				○		肝障害，心筋梗塞，腎不全，溶血性疾患，変性子宮筋腫など
エストロゲン			○					不正出血，女性化徴候出現
テストステロン			○					男性化徴候出現
SCC				◎				肺がん，食道がん，腟がん，外陰がん，皮膚がん，アトピー性皮膚炎など

◎：特異的に上昇が見られるマーカー，○：特異的ではないが上昇することがあるマーカー

音（20～2万Hz）よりも高い周波数であり，ヒトの耳では感知できない。これを生体内に投射すると直線的に進み，組織構造の異なった境界線で反射波を生じる。この反射波によって，組織構造が再現された断層像が描ける。この方法を**超音波断層法**（ultrasonography）という。この断層像は生体断面の縮図を表すものとみてよい。

2 特徴

❶ドップラー法と断層法

医用電子装置には，1～10MHz（1MHzは100万Hz）の超高周波が使用される。これには，比較的弱い超音波を持続的に発射する**ドップラー法**と，断続的に超音波を発射するパルス波を用いる**断層法**とがある。ドップラー法の目的は，目標物の運動を検知して解析することである。一方，断層法は，目標物の生体構造を描写して解析する目的で用いられる。

❷超音波断層法のしくみ

超音波を発射するプローブ（探触子）*を，患者の腹壁（**経腹超音波**），あるいは腟内の腟円蓋や子宮腟部（**経腟超音波**）に密着して移動させると，体内臓器境界面の反射である輝点が次々とその輪郭を形づくり，骨盤内断面像が完成する。これをモニター画面で観察する。また，これは記録することも可能である。

* **超音波プローブ**：超音波を発生するとともに，はね返ってきた超音波を探知するセンサーの役割をする部品。平行の超音波を発生するリニア型，扇状に広がる超音波を発生するコンベックス型，セクタ型などのタイプがあり，用途や使用部位により使い分けられる。

3 利用

❶産科婦人科での利用

超音波断層法の特徴を生かし，婦人科では，下腹部ないし骨盤内の腫瘤の有無，腫瘤の位置・大きさ・形状の判定，腫瘤の臓器診断，腫瘤内容が囊胞性か充実性＊かの判定，また，産科領域では子宮内胎児の存在，胎児の心拍動の観察，胎盤の位置の確認，子宮頸管長の測定などに広く用いられている（図3-18）。骨盤内臓器の観察には，特に経腟超音波が有用である。

❷不妊症治療への応用

超音波断層法の応用によって，卵胞発育の観察が可能となった。特に体外受精に用いる卵の超音波ガイド下での採卵など，超音波断層法の不妊症治療に果たす役割は極めて大きいといえる。

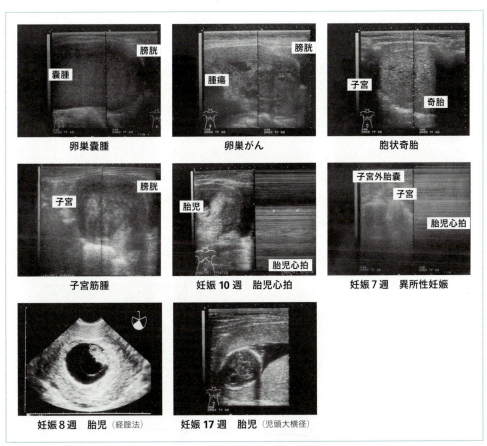

図3-18 超音波断層法による映像

＊**囊胞性と充実性**：腫瘍のうち，液体成分で構成される場合を囊胞性，組織や凝血などの塊で構成される場合を充実性とよぶ。悪性腫瘍では，囊胞性と充実性が混在するか充実性主体の場合が多い。

2. CT検査

CT（computed tomography，コンピューター断層撮影）検査は，産科婦人科領域において重要な検査法である。CTスキャンでは，X線源と検出器が対向したまま連動して，人体の周囲を180〜360度回転していく。放射されたX線は，検出器に到達するまでにヒトの体幹が介在すると，その内部臓器の性質に応じた吸収を受ける。この吸収を受けた後の透過X線の強度分布をコンピューターで処理して画像の再構成を行い，体幹を輪切りにした横断画像を得る方法である。単純X線撮影法では得られない組織や臓器の性質，またその広がりが，わずかなX線吸収の差で検出され画像として明確に表現される。近年，X線源と検出器がらせん状に高速に回転するヘリカルCTや，検出器の複数列化技術により，撮影時間の短縮や解像度の向上が得られている。また，データ処理により，横断画像のみでなく，鮮明な縦断画像の構築も可能となっている。

子宮頸がん，子宮体がん，卵巣がんなどの婦人科悪性腫瘍の診断，がんの広がり，リンパ節転移の有無の確認，そのほか子宮筋腫，子宮内膜症，絨毛性疾患などの診断法として，患者に対する侵襲の少ない有用な検査法である（図3-19）。

3. MRI検査

MRI（magnetic resonance imaging，核磁気共鳴画像）は，X線撮影やCT検査のようにX線を使うことなく，磁気を利用して，体内の水素原子の量と，水素原子の存在のしかたを検査し，からだの内部の様子を画像化する検査である。撮影条件の異なるT1，T2強調画像などが用いられる。T1強調画像では，脂肪や高たんぱくの液が強調され（白く映る），水や空気，骨，血流は黒く映る。T2強調画像では，水や脂肪は白く映り，空気や骨，血流は黒く映る。血腫は時間経過により異なるが，亜急性の血腫ではT1，T2強調画像とも

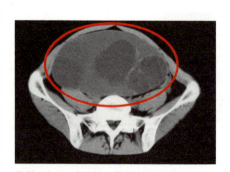

腹部に大きな多房性の嚢胞性腫瘍を認める。

図3-19 卵巣の漿液性嚢胞腺がんのCT像

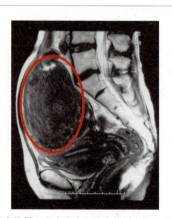

子宮後壁から突出する子宮筋腫を認める。

図3-20 子宮筋腫のMRI像

白く映る。線維組織はT1, T2強調画像とも中等度の信号を示す。T1, T2強調画像によって，脂肪，子宮内膜，子宮筋はそれぞれ特徴ある所見を呈し，子宮筋腫と腺筋症との鑑別に有用である。また，卵巣腫瘍は比較的小さなものでも検出可能で，腫瘤の性状，病巣の広がりを知るうえで有用である。一方，腫瘍内部の充実性部分の存在は，悪性の可能性を示唆する所見である。さらに，子宮頸がん，子宮体がんについては子宮筋層への浸潤の深さ，子宮傍結合組織や膀胱，直腸への浸潤の有無に有用な情報を与える（図3-20）。

4. PET検査

PET（positron emission tomography，ポジトロン断層撮影法）検査は，特殊な放射性同位元素を用いた核医学検査である。従来の形態画像検査では得られなかったがん組織の代謝情報が評価でき，悪性腫瘍で糖代謝活性の亢進した病変の検出が可能である。また，CT検査やMRI検査と異なり，一度に全身の撮影が行えることも特徴である。近年，PET検査とCT検査を組み合わせた，PET-CT検査も普及しており，機能画像と形態画像の融合によって高い診断上の有用性が得られている（図3-21）。

婦人科領域においては，子宮頸がん，子宮体がん，卵巣がんなど悪性腫瘍の確定した症例において，転移病巣，再発病巣，リンパ節転移の検出などに用いられている。

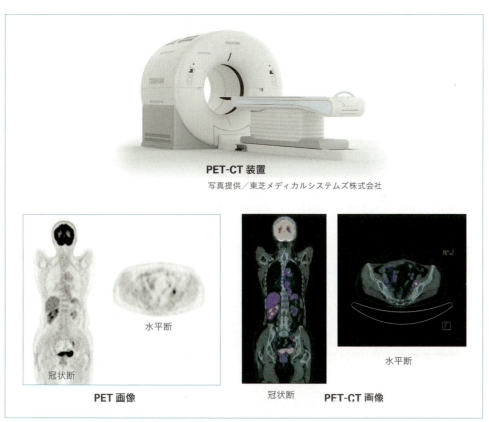

図3-21 PET-CT装置と左骨盤内リンパ節転移（再発）のPET画像とPET-CT画像

5. 骨盤内血管造影検査

▶ **目的** 骨盤内血管造影法（pelvic angiography）には，**動脈造影法**（arteriography）と**静脈造影法**（phlebography）とがあるが，産科婦人科領域では主として前者が用いられる。これを実施することによって，子宮および卵巣の腫瘍，絨毛がんの局所所見の診断に有用な所見が得られる。特に，侵入胞状奇胎や絨毛がんで病巣が子宮壁筋層内に存在する場合，内診所見ではまったく不明であるが，動脈造影法の所見で特異な血管形態像から，その部位や進行程度を推定することができ，手術の適否の診断に役立つ（第4章-IV-H「絨毛性疾患」参照）。しかし，絨毛性疾患の頻度の減少や，前述のCT，MRIなどの検査法の発達により，近年では用いられることは少ない。

▶ **方法** まず経皮的に直接股動脈に穿刺針を刺入し，ガイドワイヤーを通じてカテーテルを挿入する。そして，これを大動脈分岐部付近まで達するように進める。次いで造影剤を注入し，骨盤部X線の連続撮影を行う。

K 内分泌検査

1. 基礎体温測定

基礎体温（basal body temperature；BBT）の意義や測定方法，卵巣周期との関連性についてはすでに述べた（第1章-II-B-4「基礎体温とホルモン」参照）。基礎体温の測定は，婦人科内分泌検査法として卵巣機能を知るうえで極めて重要な検査法の一つであり，臨床での応用も幅広い。基礎体温測定の目的を以下にあげる。

1 排卵の有無を知る

基礎体温を測定することにより，排卵の有無およびその時期を知ることが可能である（図3-22 a）。

2 避妊

卵の受精能力は，普通，排卵後24時間とされている。次回月経予定日からさかのぼって，推定される排卵日前後に何らかの受胎調整法を実施して避妊を行う方法を**オギノ式避妊法**とよんでいる。

3 適切な性交時期の確認

妊娠成立の機会は排卵前の卵胞期，しかも排卵期に近ければ近いほど，その成功率が高いことが知られている。種々の検査で異常所見の見いだせない不妊夫婦では，その時期を選んで性交の機会をもてば，妊娠成立の機会も増える。

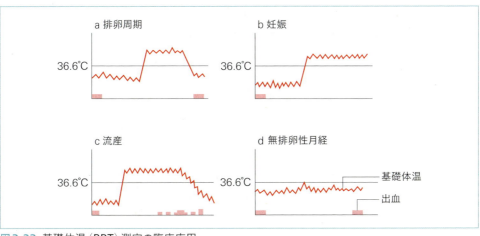

図 3-22 基礎体温（BBT）測定の臨床応用

4 妊娠の早期診断

妊娠が成立すると妊娠黄体に移行し，プロゲステロンの分泌活動は続き，基礎体温は引き続き高温相を示す（図 3-22 b）。高温相が 20 日以上も続くようであれば，まず妊娠は確実と考えてよい。

5 流産の予知

妊娠が成立すると高温相が持続するが，この高温相は約 3 か月間持続し，妊娠 4 か月の末頃から漸次低下し，そのまま分娩まで続く。もしも妊娠 3 か月以内に基礎体温が低下するような傾向を呈するならば，自然流産の可能性がある（図 3-22 c）。

6 無排卵性月経の診断

正常の生理的な月経は，エストロゲンとプロゲステロンの作用によって生じる分泌期内膜からの消退出血であることはすでに述べた。しかし卵胞は増大し，エストロゲンを分泌はするが排卵は起こらず，したがって子宮内膜も増殖期から分泌期に変化しない場合がある。

この場合，排卵し得なかった卵胞はやがて機能を失い，エストロゲン分泌も停止するので，増殖期内膜の栄養は遮断され，やがて内膜は剝離して月経が出現する。これを**無排卵性月経**といい，通常の排卵を伴う月経に比較して一般に周期は短く，月経の量や持続も少なく，基礎体温曲線は 1 相性である（図 3-22 d）。排卵がないため妊娠することはなく，したがって，不妊症の患者に対する種々の検査をしているうちに発見されることが多い。

2. 子宮頸管粘液検査

1 検査の目的

子宮頸管粘液(cervical mucus：CM)の性状は卵巣ホルモンの活動状態をよく反映するため，種々の月経異常や不妊症患者の診断・治療に際し，子宮頸管粘液の検査がしばしば行われる。

2 検査の方法

腟鏡挿入後，子宮腟部を露出，外子宮口周囲を乾燥綿球で清拭し，次いで針をはずしたツベルクリン注射器(1mLの細長い注射器)の先端を頸管内に挿入して頸管粘液を吸引採取する。

3 検査項目

- ▶ **視診**　量，色調，透明度を肉眼で観察する。月経直後は，量はわずかで黄色を呈し混濁不透明であるが，その後，しだいに増量して白色不透明となり，排卵期に著増して300mm³以上，希薄，卵白様，透明となる。これが月経周期中間期の帯下感の原因である。排卵後はしだいに減り，白色，不透明となり，月経前には白濁し，量も極めてわずかとなる。
- ▶ **粘稠性と牽糸性**　粘液の少量をスライドガラスに採り，濾紙あるいはつま楊枝の一端をこれに付着させて静かに引き上げる。生じる粘液の糸が切れるまでの最大距離(mm)をもって牽糸性の値とする。牽糸性は排卵期に最大となり，粘稠性とは逆比例する。
- ▶ **結晶形成検査**　頸管粘液の1滴をスライドガラスに滴下し，軽く広げ，室温で自然乾燥させた後，鏡検する。判定は図3-23のように記す。

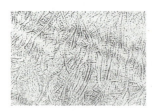
結晶形成(+)

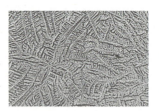
結晶形成(++)

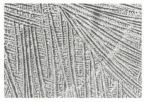
結晶形成(+++)

(+++)陽性：定型的なシダ状ないしシュロ葉状結晶を認める。
(++)陽性：非定型的な樹枝状模様を呈する。
(+)陽性：小型苔状あるいは星状模様のみ認める。
(-)陰性：結晶像を認めない。

写真出典／武谷雄二ほか監：プリンシプル産科婦人科学1 婦人科編，第3版，メジカルビュー社，2014，p.184．

図3-23 子宮頸管粘液のシダ状結晶形成の判定

排卵期にはエストロゲンの著増により頸管粘液内の塩化ナトリウム（NaCl）量が増加し，同時にムコ多糖体も増量することから，シダ状結晶を形成する。この現象を用いて排卵期の推定が可能である。

3. ホルモン測定法

1 卵巣ステロイドホルモン

卵巣ステロイドホルモンのエストロゲン（エストロン E_1，エストラジオール E_2，エストリオール E_3），プロゲステロン，テストステロンなどの血中濃度はいずれも，放射性免疫測定法（radio-immuno-assay：RIA）によって測定される。

RIA法は主に ^{131}I または ^{135}I を標識したホルモンと，そのホルモンに対する抗体との結合比が，反応液に加える標識しないホルモンの量によって変化するのを利用した方法である。

▶ **エストロゲン** 正常月経周期女性の血中エストラジオール（E_2）濃度は表3-5のとおりである。黄体形成ホルモン（LH）の濃度が最大となる2日くらい前に，先行してE_2は最大（150〜400pg/mL）となる。閉経期では低値となり，更年期症状の出現と深く関係する。

▶ **プロゲステロン** 正常月経周期女性の血中プロゲステロン濃度は表3-5のとおりである。排卵前の変動は小さく，LH濃度がピークを越え減少した後の黄体最盛期に急激に持続的に増加する。

▶ **テストステロン** RIA法により測定する。正常月経周期女性の血中テストステロン濃度は10〜60ng/mLである。男性化卵巣腫瘍や先天性副腎過形成症などで高値を示す。

2 下垂体前葉ホルモン

▶ **卵胞刺激ホルモン** 卵胞刺激ホルモン（FSH）は，下垂体前葉から分泌される分子量約3万3000の糖たんぱくで，αおよびβサブユニットからなる。卵胞の成熟促進およびエストロゲンやプロゲステロンの分泌を促進させる。性腺機能異常において，その原因が視床下部・下垂体，性腺のいずれにあるかを鑑別するためにLH-RHを負荷して，FSH（とLH）の変動をみるLH-RH負荷試験が行われる。

表3-5 卵巣ステロイドホルモンの血中濃度（正常月経周期女性）

	エストラジオール（pg/mL）	プロゲステロン（ng/mL）
卵胞期	前期 35〜150 後期 39〜370	1.7以下
排卵期	68〜180	4.9以下
黄体期	50〜140	0.2〜31.6

表3-6 血中FSHおよびLHの濃度（正常月経周期および閉経期）

	FSH（mIU/mL）	LH（mIU/mL）
卵胞期	5.2〜14.4	1.8〜7.6
排卵期	5.1〜14.8	5.6〜34.9
黄体期	2.0〜8.4	1.0〜7.8
閉経期	20.2〜113.3	8.7〜38.0

血中濃度の測定は，RIA 固相法による．血中濃度の推移を表 3-6 に示す．

▶ **黄体形成ホルモン** 黄体形成ホルモン（LH）は下垂体前葉から分泌される分子量約 2 万 6000 の糖たんぱくで，α および β サブユニットからなる．分泌は視床下部の LH-RH により促進される．FSH と同じく LH-RH 負荷試験の評価にその測定値は有用である．血中濃度の測定は RIA 固相法による．血中濃度を表 3-6 に示す．

▶ **プロラクチン** プロラクチン（prolactin）は 198 個のアミノ酸からなる分子量約 2 万 2000 のポリペプチドホルモンである．乳汁漏出性無月経症候群患者や高プロラクチン血症，下垂体腺腫などの診断に必須の検査である．検査は RIA 固相法による．正常月経周期女性の血中基準値は 1.4 〜 14.6ng/mL である．

3 ヒト絨毛性ゴナドトロピン

ヒト絨毛性ゴナドトロピン（human chorionic gonadotropin；hCG）は胎盤から分泌される分子量約 3 万 6000 の糖たんぱくである．α と β サブユニットからなり，α サブユニットは LH，FSH と同じで，β サブユニットも LH と相同性を示す．このため，hCG の測定では，LH との交差が問題であったが，hCG にのみ存在する β サブユニットのカルボキシル末端ペプチド（carboxyl-terminal peptide）に対するモノクローナル抗体を用いることにより，LH と交差しない測定法が開発された．hCG の測定は妊娠の早期診断，流産，異所性妊娠の補助診断，絨毛性疾患の診断・治療効果および寛解の判定，異所性 hCG 産

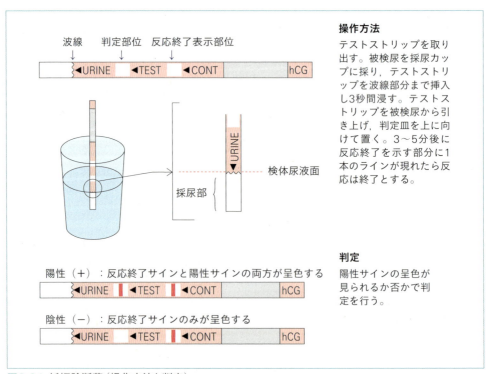

図 3-24 妊娠診断薬（操作方法と判定）

生腫瘍の腫瘍マーカーとして用いられている。

▶ **妊娠診断薬（尿中 hCG 検出用キット）** 尿中 hCG 検出用キットが妊娠診断薬（図 3-24）として市販され，一般に広く利用されている。金コロイド標識抗体（抗 hCG マウスポリクローナル抗体）を用いたイムノクロマト法によって尿中 hCG を検出するもので，感度は製品により若干異なるが，20〜25 IU/L の標準 hCG 溶液を用いて試験を行ったときに陽性を示すように調整されている。正常妊娠の場合には妊娠 3 週（最終月経初日より計算）の中間から後半にかけて陽性を示すように調整されている。

4. 間脳・下垂体・卵巣系機能検査

間脳（視床下部）・下垂体・卵巣系の機能異常は排卵障害の原因となる。無月経をはじめ月経異常の治療に際して，異常の部位ならびにその程度を知ることは極めて重要である。

1　クッパーマン方式によるホルモン負荷試験

間脳（視床下部）・下垂体・卵巣系の障害部位の診断に古くから用いられているのが**クッパーマン（Kupperman）方式**による**ホルモン負荷試験**（図 3-25）である。プロゲステロンテスト，エストロゲン・プロゲステロンテスト，ゴナドトロピンテストの 3 段階からなるホルモン負荷試験（クッパーマン方式）によって，障害部位が性上位部か卵巣か，それとも子宮自体にあるのかを鑑別することができる。

▶ **プロゲステロンテスト（P テスト）** 障害部位を診断するために，まず最初に行われるのが黄体ホルモンの負荷試験，いわゆる **P テスト**である。これは，プロゲステロンが子宮内膜に作用するにはエストロゲンのプライミング（priming，前処置的役割）を必要とし，プロゲステロンはエストロゲンによって増殖した内膜にのみ作用して分泌期変化を起こさ

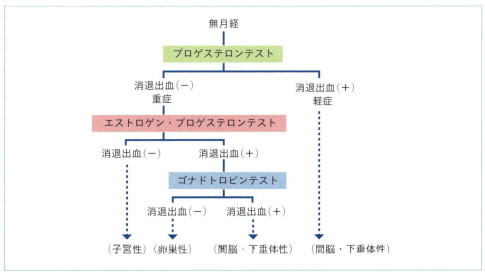

図 3-25　クッパーマン方式によるホルモン負荷試験

せるという，子宮内膜の特異な反応態度を応用したものである。

検査は図3-26のように実施する。Pテストにより消退出血をみた場合は，間脳・下垂体系に何らかの軽度の機能失調が生じ，そのためにLHの分泌不全をきたした無月経と考えられる。これによりゴナドトロピンの分泌障害がLHのみなのか，あるいはFSHもともに障害されているのかを推定することができる。前者を**第1度無月経**（軽症無月経），後者を**第2度無月経**（重症無月経）とよび，治療の難易度にも関係し，重要な機能検査法といえる。

▶ **エストロゲン・プロゲステロンテスト（E・Pテスト）（図3-27）** E・Pテストにより初めて消退出血をみる症例は比較的重症の部類に属し，**第2度無月経**とよばれる。性上位部の障害がかなり高度で，FSH，LH両者の分泌不全があるか，あるいは卵巣自体に障害があってゴナドトロピンにまったく反応しないものが含まれる。これに対し，E・Pテスト陰性例は，生体内のホルモン分泌能は正常であるが，子宮内膜そのものに病的変化が存在し，ホルモンに反応することの不可能な**子宮性無月経**である。

▶ **ゴナドトロピンテスト（hMG*・hCGテスト）（図3-28）** E・Pテストで初めて陽性となる第2度無月経の場合は，障害部位が性上位部にあるのか，卵巣にあるのかを明らかにする

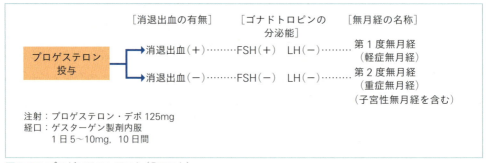

図3-26 プロゲステロンテスト（Pテスト）

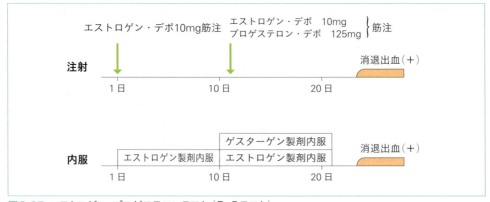

図3-27 エストロゲン・プロゲステロンテスト（E・Pテスト）

＊**hMG**：ヒト閉経期尿性ゴナドトロピン（human menopausal gonadotropin）。

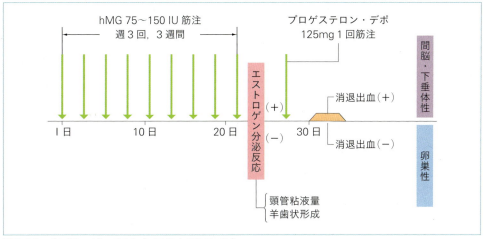

図3-28 ゴナドトロピンテスト（hMG・hCGテスト）

必要がある。この鑑別はゴナドトロピンテストによる。このテストにより消退出血（＋），排卵（＋）は，性上位部に比較的高度の障害のある間脳・下垂体性無月経で，ホルモン的には**低ゴナドトロピン性卵巣機能低下症**である。一方，陰性例は卵巣自体にかなり高度の排卵障害のある無月経で，ホルモン的には**高ゴナドトロピン性卵巣機能低下症**といえる。

2 クロミッド・テスト

クロミフェンクエン酸塩（クロミッド®）は，内因性エストロゲンが一定レベル以上にある無排卵症の排卵誘発に有効とされている薬剤である。クロミッド・テストとは，クロミフェンクエン酸塩を1日50〜150mg，5日間投与するテストである。したがってPテスト陽性の第1度無月経症のうち，クロミッド・テスト陽性例は，間脳・下垂体系の軽度の機能失調に由来する無月経症で，ホルモン的にはゴナドトロピン分泌も卵巣ステロイドホルモン分泌も，ほぼ正常範囲に近く存在するものと推定される。

これに対し，クロミッド・テスト陰性例は，性上位部の機能失調はかなり高度であり，むしろ第2度無月経に近く，ゴナドトロピン療法の対象となる。

3 LH-RHテスト

月経周期異常，特に無月経患者において，性機能障害が視床下部性か，下垂体性かを鑑別するうえで，**LH-RHテスト**は非常に重要である。

▶ **LH-RHテストのしくみ**　LH-RHは視床下部で産生され，下垂体門脈によって前葉に運ばれ，前葉におけるゴナドトロピンの産生・分泌を調節するホルモンであるが，最近では合成も可能となり，試薬として市販されている。これを正常成熟女性に100μg注射すると下垂体からのLH放出は急速に促進され，血中LH値は上昇して30分後には極

値に達し，注射前の約5倍となる。一方，FSHは徐々に増加して注射前の約1.5倍となる。

▶ **LH-RHテストの評価**　原発性卵巣機能不全症では，血中LH，FSHともに注射前にすでに高値であり，LH-RHに対する反応も著明である。また，下垂体機能障害例では血中LH，FSHは注射前低値であり，LH-RH注射後でもこれに反応しない。しかし視床下部の機能障害例では，注射前は下垂体性と同じく血中LH，FSHはともに低値であるが，注射後はこれに反応して血中値は上昇する。

また，多囊胞性卵巣（PCO）の無月経の場合には，投与前のFSHの基礎値は正常または低値であるのに対し，LHは逆に高値（20〜50mIU/mL）を示し，LH-RH負荷後も両者はともに良好な反応を示す（表3-7，図3-29）。

表3-7 LH-RHテストの成績とその評価

	基礎レベル		反応	無月経の種類
	FSH 5〜15mIU/mL	LH 10〜20mIU/mL		
I	正 またはやや低	正 またはやや低	良好	視床下部性
II	低	低	不良	下垂体性
III	高	高	良好	卵巣性
IV	正 またはやや低	高	良好	多囊胞性卵巣（PCO）性

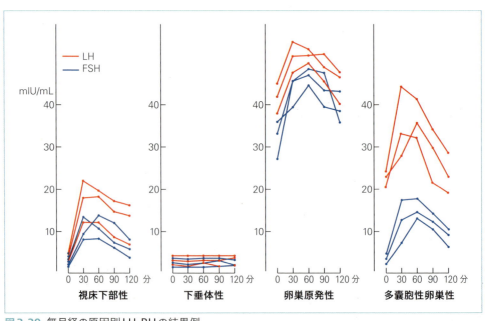

図3-29　無月経の原因別LH-RHの結果例

4 | TRHテスト

▶ **TRHテストの目的**　排卵障害あるいは乳汁漏出症を主訴とする患者の約20％に**高プロラクチン血症**が認められることが，プロラクチンの測定によって明らかにされている。その一部は，下垂体腺腫によるものとされているが，無排卵症の発症機序については不明な点が多い。血中プロラクチンの基準値は14ng/mL以下であり，高プロラクチン血症は15ng/mL以上とするものが多い。また，高プロラクチン血症がみられない場合でも乳汁漏出や無月経がみられるものがあり，これら**潜在性高プロラクチン血症**の診断にはTRH（甲状腺刺激ホルモン[TSH]放出ホルモン）の負荷試験が必要である。

▶ **TRHテストの手法と診断**　一般に，TRHテストはLH-RHテストと同時に行う。実施法としてはTRHを500μg静脈内注射し，投与前，投与後15分，30分，60分に採血し，血中プロラクチン濃度を測定する。投与前プロラクチン濃度が15ng/mL以上の場合は**高プロラクチン血症**，投与前プロラクチン濃度が正常で，投与後最高値が80ng/mL以上を示す場合には**潜在性高プロラクチン血症**と診断される。なお，高プロラクチン血症の場合，15～50ng/mLでは機能性高プロラクチン血症，50ng/mL以上では下垂体腺腫の可能性があり，特に100ng/mL以上の場合には腺腫の存在はほぼ確実と考えてよい。

III　治療

A　婦人科的一般治療

1. 腟洗浄法

俗に**腟洗**とよばれる治療法である。外陰部や腟内を洗浄することにより，腟内の分泌物や血液そのほかを除去する目的で行う。腟炎や頸管炎などで帯下の増加を訴える患者に対しては，外来の日常診療で薬剤の挿入前に必ず腟洗を実施する。また，経腟的手術や子宮内操作に際して，腟内消毒に先駆けて腟洗を行っている。

この際，洗浄液としては0.025％逆性石けん液などを38～40℃に温めて，1回に200mL前後使用する。

2. 腟錠

腟内に挿入して使用する薬剤を腟錠とよんでいる。腟内に挿入されると体温により溶解し，局所の粘膜に作用する。主として腟炎の治療薬として用いられる。抗カンジダ薬のクロトリマゾール（エンペシド®腟錠），オキシコナゾール（オキナゾール®腟錠），ミコナゾール

（フロリード®腟錠），抗トリコモナス薬のメトロニダゾール（フラジール®腟錠），抗菌薬のクロラムフェニコール（クロマイ®腟錠），ホルモン含有薬のエストリオール（ホーリン®腟錠）などがある。

3. 腟タンポン

薬剤を一定時間局所に作用させる目的で，ガーゼまたは綿球に薬剤を付けて腟内に充填する**薬用タンポン**と，子宮腟部の組織診そのほかで出血を認める場合に圧迫に用いる**止血タンポン**などがある。また，腟錠の脱出，分泌物や出血の流出を防ぎ，衣類の汚染を防止する目的でもしばしば用いられる。

方法としては，まず腟鏡を用いて局所（多くは子宮腟部）を露出させた後に清拭し，タンポンを挿入する。タンポンが外子宮口付近にとどまるように，静かに腟鏡，長鑷子の順で抜去する。この際，タンポンの糸が外陰部に出ていることを確認する。

挿入したタンポンは，通常 2 ～ 4 時間後に患者自身に抜去させる。タンポンの抜去を忘れると，感染をきたし，さらには内性器全体の急性炎症の原因となるので，忘れずに指導すべきである。特に高齢者などの場合には，家族ないしは付き添いの人にもその旨を告げるほうがよい。

B ホルモン療法

"女性の一生はホルモンによって支配されている"といわれるように，女性生殖器疾患に対するホルモン療法は極めて重要である。対象としては，間脳・下垂体・卵巣系の機能障害による月経異常，すなわち無月経，無排卵性月経，機能性出血，卵巣機能不全，卵巣欠落症，更年期障害，子宮内膜症など多くの疾患ないし症状があげられる。以下に婦人科領域で用いられるホルモン療法の種類と方法について述べる。

1. 排卵誘発法

器質的障害の明らかなものは別として，大部分の続発性無月経に対しては，ホルモン製剤の投与による人工的な排卵誘発が治療の主体となる。特に既婚女性は不妊という問題とも直接結びつき，排卵誘発を目的としたホルモン療法は極めて重要である。

排卵誘発法として行われている方法は数多くあるが，実際の臨床場面では，図 3-30 に示すようなクッパーマン方式の変法によって治療を進めている。これは無月経患者の病態生理の解明，ひいては障害部位の診断に有用であるのみならず，それがそのまま排卵誘発に結びつくので，無月経の治療として最も合理的な方法である。

1 カウフマン療法

カウフマン療法とは，エストロゲン製剤とプロゲステロン製剤を周期的に投与する方法

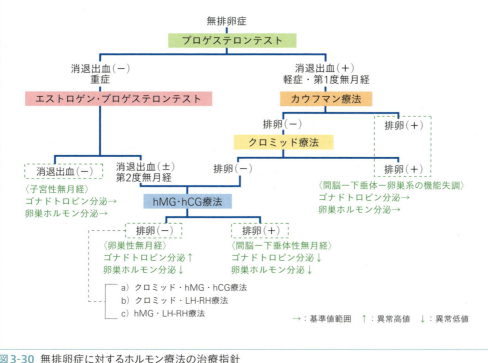

図3-30 無排卵症に対するホルモン療法の治療指針

である．内服の場合には，経口エストロゲン薬（主にE1：プレマリン®）を1日1錠21日間服用，服用開始12日目から経口プロゲステロン薬（MPA：ヒスロン®，プロベラ®またはジドロゲステロン：デュファストン®）を10日間，併用服用する．筋肉内注射の場合には，エストロゲンデポ薬（E2：ペラニンデポー®，プロギノン・デポー®）を筋肉内注射，10日後にエストロゲン・プロゲステロンデポ薬（EP合剤：ルテスデポー®）を筋肉内注射する．

一般に，排卵誘発の困難な**卵巣性無月経**（早発閉経などの高ゴナドトロピン性卵巣機能低下症など）の症例にホルモン補充療法として用いられる．そのほか各種の長期にわたる無月経症例，たとえば中度無月経症例に対し，まず1～2周期実施した後に排卵誘発を試みることが，有効性を高める手段として推奨されている．

2 クロミッド療法

クロミッド®（クロミフェンクエン酸塩，clomiphene citrate）は合成化学物質であり，P（プロゲステロン）テスト陽性の**第1度無月経**および**無排卵性月経**が投与の対象となる．消退出血または無排卵月経周期の5日目から1日1～3錠，5日間服用させる．第1度無月経や無排卵周期症での排卵誘発率は70～80％，妊娠率は20％程度とされている．クロミフェンよりも排卵作用は弱いが，セキソビッド®（シクロフェニル）を1日2～6錠を7日間服用する**セキソビッド療法**も同様の目的で用いられる．

3 ゴナドトロピン療法（hMG・hCG療法）

- **ゴナドトロピン製剤の特徴・適応** ゴナドトロピンそのものの化学構造はいまだ明らかにされていないが，一種のたんぱく性ホルモンである．従来から，**ヒト閉経期尿性ゴナドトロピン**（human menopausal gonadotropin；hMG，主としてFSH活性，一部LH活性を有する）が用いられたが，その後LH作用のほとんど含まれないpure FSH製剤が登場し，また，遺伝子組換えヒト卵胞刺激ホルモンが新しく開発され，強力なFSH作用を有するゴナドトロピン製剤として排卵誘発の面で使用されている．一方，LH作用を有するゴナドトロピン製剤としては，従来から**ヒト絨毛性ゴナドトロピン**（hCG）が使用されている．現在入手可能なゴナドトロピン製剤を**表 3-8**に示す．

　下垂体性無月経など重度の排卵障害（第2度無月経）で，ほかに不妊要因のない挙児希望者が適応となる．また，クロミッド療法やセキソビッド療法など，ほかの治療法が無効な多囊胞性卵巣や視床下部性無月経も投与の対象となる．

- **投与方法** 経腟超音波断層法を用いた卵胞のモニタリングにより，hMGからhCGへの切り替えは，頸管粘液量0.3mL以上，シダ状結晶形成（+++）で，主席卵胞の3方向平均直径16～18mmに達した時点とするなどの方法が用いられている．

- **排卵および妊娠率** ゴナドトロピン療法による排卵率は第1度無月経で90％以上，第2度無月経で60％以上であり，妊娠率も25～40％である．

- **有害作用** ゴナドトロピン療法は効果が優れている反面，**卵巣過剰刺激症候群**（ovarian hyperstimulation syndrome；OHSS）が15～25％，**多胎妊娠**が20％程度発生しており，極めてまれではあるが重篤な有害作用症例も報告されている．症例の選択に際しては患者の理解を十分に得ておく必要がある．たとえば15mmを超える卵胞が3個以上，あるいは14mm以上の卵胞が5個以上の場合は多胎妊娠の予防のためhCGへの切り替えを直ちに中止するなど，管理上細心の注意が必要である．

- **卵巣過剰刺激症候群** ゴナドトロピン療法により多数の卵胞が発育した結果，卵巣腫大，腹水あるいは胸水貯留，血液濃縮および循環血液量の減少をきたした状態を，卵巣過剰

表3-8　日本で発売されているゴナドトロピン製剤

	ヒト閉経期尿性ゴナドトロピン（hMG）	FSH製剤	ヒト絨毛性ゴナドトロピン（hCG）
ホルモン作用	主としてFSH作用	FSH作用	主としてLH作用
商品名	HMGテイゾー® HMG「フェリング」 HMG「F」	〈pure FSH製剤〉 フォリルモン®P ゴナピュール® 〈遺伝子組み換えFSH製剤〉 フォリスチム® ゴナールエフ®	HCGモチダ ゴナトロピン HCG「F」 〈遺伝子組み換えhCG〉 「オビドレル」

刺激症候群という。腫大した卵巣から分泌される何らかの液性因子により，毛細血管の透過性が亢進すると考えられている。その結果，血管内から水分だけが漏出して腹腔内に貯留し腹水が産生される一方，血管内の血液は濃縮する。複数の卵胞が発育した結果，卵巣からは大量のエストロゲンが分泌され，血液凝固能が亢進する。このため，血栓症の高リスク群となり，まれではあるが肺塞栓による死亡例も報告されている。

ヘマトクリット値の上昇，アンチトロンビン（AT）の減少（産生が亢進したトロンビンに結合して消費されるため）と，トロンビン-AT複合体（TAT）の増加，腎血流量減少による高カリウム血症をきたす。OHSSに対しては，アルブミンの補充により血液の浸透圧を維持し，水分の血管外への漏出を防ぐとともに，低用量ドパミン療法により腎血流量を増加させるのが一般的な治療法である。

4 ドパミン受容体作動薬（ブロモクリプチン）療法

高プロラクチン血症に基づく無排卵症のうち，下垂体腺腫によるものは外科的処置が必要であるが，その存在が除外されたものに対しては麦角アルカロイドの誘導体である**ブロモクリプチン**（ブロモクリプチン［パーロデル®］，テルグリド［テルロン®］）の投与が奏効する。一般に最初は1日1錠，2～3日ごとに1錠ずつ増量し，1日の維持量は2～3錠とする。排卵誘発率は40～70%である。

5 続発無月経に対する早期治療開始の必要性

続発無月経は，当然のことながらその初期の段階では第1度無月経である。しかし，多くの症例の臨床観察から，この状態を1年以上放置すると難治性の第2度無月経に移行する。したがって続発無月経の治療は，排卵誘発が比較的容易な1年以内に治療を始めるべきであり，また，1回排卵誘発に成功したからといってそのまま放置することなく，たとえ未婚女性でも，少なくとも半年ないし1年に2～3回は引き続き排卵誘発を試みるべきである。

2. 黄体機能不全に対する療法

基礎体温の高温期が12日未満，排卵日から月経開始日までが8日以内，黄体期中期の血中プロゲステロン値が10ng/mL未満など，卵巣の黄体機能が不完全と考えられる黄体機能不全症に対しては，合成黄体ホルモン製剤（ジドロゲステロン：デュファストン®5～10mg/日）を7～10日間経口投与するか，hCGを排卵後2～3日目から3000～5000単位を7～10日間連日注射する。

3. ホルモン補充療法

1 ホルモン補充療法の効果

ホルモン補充療法（hormone replacement therapy；HRT）とは，中高年女性における卵巣機能の低下，主にエストロゲン産生能の低下による種々の特徴的な自覚・他覚症状発現の予防ないし治療を目的に行われるホルモン療法のことをいい，特に近年，QOLの面からも注目を集めるようになった。ほてり，のぼせなどの更年期以後の女性にみられる血管運動神経症状に対して奏効するほか，骨粗鬆症，高コレステロール血症，アルツハイマー病の予防にも有効とされている。ホルモン補充に際して，エストロゲンのみを投与すると不正性器出血をみたり，子宮体がんの発生率が増加したりすることが明らかになり，今日ではこれに黄体ホルモンを併用することが推奨されている。

2 エストロゲンの投与方法

経口投与法としては，結合型エストロゲン（主にE1：プレマリン®）を1日1錠，メドロキシプロゲステロン酢酸エステル（MPA：プロベラ®）を2日に1錠の併用投与が一般に行われている。なお，経皮吸収エストロゲン薬（E2）としてエストラーナテープ®の貼布製剤も用いられている。これらのホルモン補充療法は更年期障害に対する治療法としてのみならず，エストロゲンによる骨量増加効果やコレステロール減少作用を期待し，長期間にわたって行われるようになった。

このHRTの長期継続に関し，アメリカのWHI（Women's Health Initiative）は，乳がんの相対危険度が約1.3倍上昇するという結果を報告した。しかし，この乳がんリスクの上昇は女性1万人に対し対照群30名，HRT群が38名と8名の増加であること，対象者が平均62歳という高齢者であること，さらにアジア系が少なく，かつ肥満者が多いことなど，わが国の現状と一致しない点が少なくないことが指摘されている。加えて，わが国の厚生労働省の研究班の報告では，日本人女性を対象としたHRTによる乳がんリスクの上昇は認められていない。しかし，いずれにしてもHRTの実施に際しては，乳がんの定期検診を実施することが望まれる。

4. 月経移動

旅行，スポーツ，そのほかの理由により月経の時期を移動させる必要がある場合に，性ステロイド薬を用いて月経の周期を調節することが行われている。月経の移動方法には，月経開始を遅らせる方法と，月経開始を早める方法がある。このうち早める方法は投与の開始時期が限られ失敗も多いため，通常は遅らせる方法が選択されている。遅らせるためには，予定月経の少なくとも3日前，できれば5日前からエストロゲンとプロゲステロンの混合製剤（EP合剤：プラノバール®，ソフィア-C®）を必要な期間投与する。月経を長期間

（1週間以上）遅らせる場合には，途中で出血が始まる場合がまれにあるが，その際には内服量を倍量に増加させる．服用を中止すると2〜4日程度で月経が始まる．次の月経周期は出血開始を第1日目として，従来どおり卵胞は発育，排卵し，月経が発来する．

5. 子宮内膜症に対するホルモン療法（偽閉経療法）

最近，罹患女性の著明な増加が認められる子宮内膜症に対する治療法には，ホルモン療法と手術療法の2法がある．症状の種類やその程度により，そのいずれかが行われているが，一般的には，まずホルモン療法が試みられ，それが無効な場合に手術療法が行われている．ホルモン療法には，経口避妊薬，ダナゾール（ボンゾール®）やジェノゲスト（ディナゲスト®）による偽妊娠療法，GnRH誘導体による偽閉経療法などの方法がある．

1 経口避妊薬

経口避妊薬は，後述する合成の卵胞ホルモン（エストロゲン）および黄体ホルモン（プロゲスチン）の合剤である．継続的に服用することにより卵胞発育や黄体形成が抑制され，内因性のエストロゲンとプロゲステロンの周期的な変動が抑制される．この結果，子宮内膜と同様の特性をもつ異所性内膜組織（すなわち子宮内膜症病巣）の増殖も抑制される．低用量エストロゲン・プロゲスチン（EP）配合薬であるルナベル配合錠LD®／ルナベル配合錠ULD®およびヤーズ®は，「経口避妊薬」としては保険適応が認められていないが，避妊を目的としない「月経困難症治療薬」として保険適応が認められている．低用量EP配合薬は，子宮内膜症治療における第1選択薬の一つと位置づけられている．効果発現までには少し時間がかかる．

2 合成黄体ホルモンによる偽妊娠療法

従来，子宮内膜症病巣に直接作用する治療法として，合成黄体ホルモンによる偽妊娠療法が一般に行われてきた．これを最低半年間くらい持続投与することにより，排卵を抑制し，無月経状態とした．その後，新しい合成黄体ホルモン製剤であるダナゾール（ボンゾール®）が開発され，優れた治療効果のあるところから広く用いられるようになった．

通常，本製剤200〜400mg/日を4〜5か月間の長期にわたって連続経口投与する．投与中は下垂体性ゴナドトロピンの分泌が抑制されるため，無排卵，無月経となる．内膜症の病巣組織は萎縮壊死となり，自然に体内に吸収される．これにより妊孕性を回復する例がしばしば認められるようになった．なお，有害作用として肝機能異常，体重増加，にきび，多毛などが報告されている．これらは主として，ダナゾールのもつ男性ホルモン作用によると考えられている．

近年，男性ホルモン作用の少ない合成黄体ホルモン製剤としてジェノゲスト（ディナゲスト®）が開発された．ダナゾールに比べ有害作用が少なく，長期間の投与が可能である．内膜症病巣に対する作用が強いため効果発現が早い．子宮内膜症治療における第1選択薬

の一つである．不正出血が少量ながら長く続くことが欠点である．

3 GnRH誘導体による偽閉経療法

❶ GnRH誘導体と治療への応用

　下垂体前葉ホルモンの産生ないし分泌を調節する視床下部性の神経ホルモン（視床下部性前葉ホルモン放出ホルモン）は，今日ではその化学構造も明らかとなり（10個のアミノ酸からなるデカペプタイド．第1章-Ⅱ-A-5「下垂体機能の調節機序」参照），合成も可能で，特に前葉ゴナドトロピン分泌機能の検査薬として用いられている（本章-Ⅱ-K-4「間脳・下垂体・卵巣系機能検査」参照）．

　さらに，この視床下部性GnRHの誘導体（GnRHアゴニスト）も2,3開発されている．これらGnRHアゴニストはGnRHと比較して下垂体のGnRH受容体との親和性が強く，かつ安定であるため，投与初期には一過性にゴナドトロピンおよび性ホルモンの分泌を刺激する．

　これを反復投与すると下垂体のGnRH受容体が連続的に刺激され，その結果，受容体数が極度に減少する（ダウンレギュレーション）．このため，下垂体の感受性が低下し，ゴナドトロピンおよび性ホルモンの産生・分泌は完全に抑制される．

　この作用を応用して，GnRHアゴニストは子宮内膜症に対する保存療法の新しい治療薬として汎用されている．投与中，患者のホルモン環境は閉経後女性のそれと同じようになり，その結果として，子宮内膜症病巣の縮小・消失が期待される．

❷ 治療方法

　GnRHアゴニスト製剤としては，鼻腔噴霧薬としてスプレキュア®点鼻液，ナサニール®点鼻液が，また，注射薬としては，リュープリン®，ゾラデックス®（ともに4週に1回皮下注射）がある．

　治療期間は通常6か月間としている．ただし，GnRHアゴニストによる偽閉経療法の有害作用として，のぼせ，ほてりなどの更年期障害様症状が高頻度に発生する．また，長期使用により骨塩低下がみられることがあるので注意が必要である．これらの有害作用で継続投与が困難である場合には，軽減のためのホルモン（主にE1：プレマリン®0.625mg/日＋MPA：プロベラ®2.5mg/日を連日投与）を追加併用する．これを，アドバック療法とよんでいる．

6. 子宮筋腫に対するホルモン療法

　子宮筋腫の治療は原則として手術療法が主体となるが，子宮筋腫がホルモン依存性腫瘍であることから，手術前に筋腫を縮小して手術を容易にしたり，過多月経を抑えて貧血を改善したりする目的で，子宮内膜症に対するのと同じGnRH誘導体（GnRHアゴニスト）が用いられる．この薬剤の筋腫縮小効果は高く，治療開始から2〜3か月で最大の縮小（平均50％）が得られる．しかし，中止すると2〜3か月で月経周期が回復し，3〜6か月で

元の大きさに戻る例が認められる。

　子宮筋腫を有する閉経直前の患者が手術を回避する目的で GnRH アゴニストを投与しながら閉経を待つ，いわゆる閉経逃げ込み療法を希望する例がある。50 歳以降で 1 ～ 2 年後に閉経を迎えると思われる患者（血中 FSH 値が 30mIU/mL 以上）が対象となるが，筋腫が極端に大きい例や，粘膜下筋腫の例には慎重に選択する。

7. 経口避妊薬（低用量ピル）

　1960（昭和 35）年，アメリカで世界最初の経口避妊薬（低用量ピル，oral contraceptive；OC）が発売され，その避妊効果がほぼ 100％ ということから，またたく間に世界の多くの女性が服用するところとなった。その後，剤形や投与形式，ホルモン含有量などに多くの改良が加えられ，今日では低用量ピルが世界で広く使用されている。

1 ピルの組成と種類

　ピル（表 3-9）は合成卵胞ホルモン（エストロゲン）と合成黄体ホルモン（プロゲストーゲン）の合剤で，特にエストロゲンの含有量が 50μg 以下のものを**低用量ピル**とよんでいる。主にプロゲストーゲンの種類と含有量の違いにより「第 1 世代」「第 2 世代」「第 3 世代」に分けられ，最近では「第 4 世代」とよばれる超低用量ピルも市販されている。ピルは 28 日間で 1 服用周期となっており，21 錠タイプは 1 日 1 錠を 21 日間連続して服用，次の 7 日間は休薬する。28 錠タイプは休薬期間を置かず，ホルモンが入っていない錠剤（プラセボ）を 7 日間加えることで 28 日間連続して服用し，引き続き次のシートに移行する。また，この 1 服用周期をとおして含有ホルモン配合量が変化しないものを**1 相性ピル**とよぶ。一方，2 種類のホルモン配合量を 1 服用周期中に段階的に変化させたものを**段階的ピ**

表 3-9 日本で発売されている経口避妊薬（OC 低用量ピル）の組成と種類

世代	型	商品名	錠数	エストロゲン含有量/錠	プロゲストーゲン含有量/錠
第 1 世代	1 相性	ルナベル配合錠 LD*	21 錠	EE 35μg	NET 1mg
	1 相性	ルナベル配合錠 ULD*	21 錠	EE 20μg	NET 1mg
	2 相性	シンフェーズ T-28	28 錠	EE 35μg	NET 0.5，1mg
第 2 世代	3 相性	アンジュ 21，28	21 錠 or 28 錠	EE 30，40，30μg	LNG 50，75，125μg
	3 相性	ラベルフィーユ 21，28	21 錠 or 28 錠	EE 30，40，30μg	LNG 50，75，125μg
	3 相性	トリキュラー錠 21，28	21 錠 or 28 錠	EE 30，40，30μg	LNG 50，75，125μg
第 3 世代	1 相性	マーベロン 21，28	21 錠 or 28 錠	EE 30μg	DSG 150μg
	1 相性	ファボワール 21，28	21 錠 or 28 錠	EE 30μg	DSG 150μg
第 4 世代	1 相性	ヤーズ配合錠*	28 錠	EE 20μg	DRSP 3mg

EE：エチニルエストラジオール，NET：ノルエチステロン，DSG：デソゲストレル，LNG：レボノルゲストレル，DRSP：ドロスピレノン
*ルナベル配合錠 LD と ULD，ヤーズ配合錠は月経困難症で保険適応となっている。

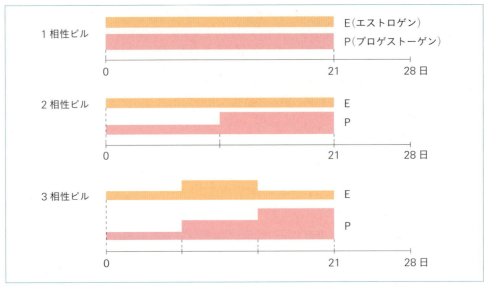

図 3-31 混合型低用量ピルの種類

ルとよび，これには 2 段階に変化する 2 相性ピル，3 段階に変化する 3 相性ピルの 2 つのタイプがある（図 3-31）。

2　ピルの作用機序

▶ **排卵抑制**　ピルを服用すると，視床下部，下垂体系に作用して FSH や LH の分泌を抑制し，卵巣での卵子の成長が抑えられ，排卵が起こらなくなる。
▶ **頸管粘液の変化**　子宮頸管粘液の性状を変化させ，精子の子宮腔内への上昇を障害する。
▶ **子宮内膜の変化**　子宮内膜には月経直後から合成黄体ホルモンが作用するため，内膜組織は非定型的分泌像となり，たとえ排卵抑制に失敗し受精卵が子宮に移動しても着床できなくなる。

　　　　　　　　　　　＊　　　＊　　　＊

以上，ピルの避妊機序は排卵抑制が主たるものであるが，さらに頸管因子，内膜因子がこれに加わって，避妊効果はほとんど 100％となる。

3　ピル服用時の注意

服用開始前および 6～12 か月間隔で，血液一般，肝機能検査，出血・凝固系検査，乳がん・子宮体がんのスクリーニングなどの検査を適宜行う。なお，35 歳以上の女性で 1 日 15 本以上の喫煙者は禁忌である。

4　ピルの副効用

多年にわたる大規模な疫学的調査の結果，ピル服用に伴う健康上の利点が明らかにされている。すなわち，月経困難症，過多月経，月経不順など月経障害の改善，子宮内膜症の

予防，婦人科悪性腫瘍（子宮内膜がんおよび卵巣がん）の発症率の低下，骨盤内炎症性疾患の予防，異所性妊娠の防止など，服用による利点が指摘されており，現在ピルは近代的避妊法としての地位を確立するに至ったといえる。

8. 緊急避妊薬（アフターピル）

　性交後，一定時間内に服用すれば避妊効果が得られるとする避妊法がある。性交前に服用を続ける低用量ピルと異なり，コンドームが破れた，腟内で脱落したなどという理由で望まない妊娠が予想される場合に，母体保護の観点から使用される。また，この緊急避妊法には，性犯罪に遭遇した女性被害者の救済という深刻なニーズもある。

　方法としては，機能性子宮出血や月経困難症の治療薬として使用されている中用量ピル（プラノバール配合錠®）を，性交後72時間以内に2錠，その12時間後にさらに2錠服用するヤッペ法と，性交後72時間以内にノルレボ®錠2錠を1回のみ内服する方法がある。プラノバール®は避妊目的には保険適応外であるが，ノルレボ®を用いた避妊法は緊急避妊法として保険適応されている。

　両者とも75％以上の避妊効果が期待されるが，予定月経が遅延した場合には，妊娠の可能性が否定できないので，妊娠診断薬などで確認する必要がある。

C 化学療法

　化学療法（chemotherapy）としては，婦人科感染症に対する化学療法と，婦人科悪性腫瘍に対する化学療法の2つに大別できる。いずれの場合にも重要なことは，生体，病原菌あるいは悪性腫瘍細胞，化学療法薬の3者の相互関係であり，最も効果的な組み合わせを選択して治療を行うことである。

1. 婦人科感染症に対する化学療法

1 化学療法の対象となる感染症

　婦人科感染症に対する化学療法の対象となる主要な疾患としては，子宮内感染，子宮付属器炎，傍結合織炎，クラミジア感染，バルトリン腺炎，膀胱炎，淋菌性尿道炎，腟炎，梅毒や手術後の感染症，外陰ヘルペスなどがあげられる。

2 感染症化学療法薬の種類

　婦人科領域の感染症の原因菌は主として，細菌，真菌，原虫，ウイルスに分けられ，それぞれ抗菌薬，抗真菌薬，抗原虫薬，抗ウイルス薬を用いた化学療法が行われる。抗菌薬は，その作用機序により，細胞壁合成阻害薬，たんぱく合成阻害薬，核酸合成阻害薬，葉酸合成阻害薬，細胞膜透過性障害薬などに分類される。また，抗菌薬は，微生物から抽出

した化学物質からなる抗菌性抗生物質，スルファニルアミド誘導体の化学療法薬であるサルファ薬，ニューキノロン系の合成抗菌薬などに分類される。表 3-10 に，婦人科関連で使用される主な抗菌薬，抗真菌薬，抗原虫薬，抗ウイルス薬の一覧を示す。

❶抗菌薬
(1) 細胞壁合成阻害薬

ペニシリン系，セフェム系，カルバペネム系，ペネム系，グリコペプチド系，ホスホマイシン系薬剤が代表的薬剤である。

(2) たんぱく合成阻害薬

アミドグリコシド系，テトラサイクリン系，マクロライド系，リンコマイシン系，クロラムフェニコール系薬剤があげられる。

(3) 核酸合成阻害薬

ニューキノロン系薬剤が代表薬剤としてあげられる。

(4) 葉酸合成阻害薬

サルファ薬などがこの作用機序で働く。

(5) 細胞膜透過性障害薬

ポリペプチド系薬剤があげられる。

❷抗真菌薬

婦人科関連では，カンジダ感染症に対する薬剤（表 3-10 の抗真菌薬）が用いられる。

❸抗原虫薬

婦人科関連では，トリコモナス原虫に対する薬剤（表 3-10 の抗原虫薬）が用いられる。

❹抗ウイルス薬

婦人科関連では，抗ヘルペス薬（表 3-10 の抗ウイルス薬の前 4 薬）があげられる。ほかに，HPV 感染により生じる尖圭コンジローマ治療薬としてイミキモドがある。

3 抗菌療法の原則

抗菌薬を用いる際は，まず起炎菌を決定し，その感受性，耐性を調べ，なるべく抗菌スペクトル*の広い薬剤を用いることが原則である。

適切な抗菌薬とは，菌の感受性を考慮して十分な抗菌力を有し，感染部位への移行が良いものを指す。しかし，臨床の場では必ずしも起炎菌が判明しないまま，治療を始めなければならないことが多い。その場合は，感染部位，症状，重篤度などを考慮して抗菌薬を選択することになる。感染症の治療では，早期に抗菌薬の投与を開始することが良好な予後につながることが多い。

＊**抗菌スペクトル**：特定の化学療法薬や抗菌薬の抗菌力について，病原微生物のどんな種類にどのくらい有効かを図表にして示したもの。各化合物が有効であることを期待できる病原微生物の種類を知ることができる。

表 3-10 種類別の主な婦人科感染症化学療法薬

化学療法薬の種類	おもな薬剤（一般名）
抗菌薬	
ペニシリン系	ペニシリンG（PCG），アンピシリン（ABPC），アンピシリン/クロキサシリン（ABPC/MCIPC），スルバクタム/アンピシリン（SBT/ABPC），バカンピシリン（BAPC），アモキシシリン（AMPC），アモキシシリン/クラブラン酸（AMPC/CVA），ピペラシリン（PIPC），タゾバクタム/ピペラシリン（TAZ/PIPC），スルタミシリン（SBTPC）
セフェム系	セファロチン（CET），セファゾリン（CEZ），セフォチアム（CTM），セフォタキシム（CTX），セフォペラゾン（CPZ），スルバクタム/セフォペラゾン（SBT/CPZ），セフメノキシム（CMX），セフタジジム（CAZ），セフトリアキソン（CTRX），セフォジジム（CDZM），セフピロム（CPR），セフェピム（CFPM），セフォゾプラン（CZOP），セフメタゾール（CMZ），セフミノクス（CMNX），ラタモキセフ（LMOX），フロモキセフ（FMOX） セファレキシン（CEX），セファクロル（CCL），セフロキサジン（CXD），セフロキシムアキセチル（CXM-AX），セフォチアムヘキセチル（CTM-HE），セフィキシム（CFIX），セフテラムピボキシル（CFTM-PI），セフポドキシムプロキセチル（CPDX-PR），セフジニル（CFDN），セフチブテン（CETB），セフジトレンピボキシル（CDTR-PI），セフカペンピボキシル（CFPN-PI）
カルバペネム系	イミペネム/シラスタチン（IPM/CS），パニペネム/ベタミプロン（PAPM/BP），メロペネム（MEPM），ビアペネム（BIPM），ドリペネム（DRPM），テビペネムピボキシル（TBPM-PI）
ペネム系	ファロペネム（FRPM）
グリコペプチド系	バンコマイシン（VCM）
ホスホマイシン系	ホスホマイシン（FOM）
アミドグリコシド系	カナマイシン（KM），アミカシン（AMK），トブラマイシン（TOB），ジベカシン（DKB），アルベカシン（ABK），ゲンタマイシン（GM），イセパマイシン（ISP），リボスタマイシン（RSM），ストレプトマイシン（SM），フラジオマイシン（FRM），スペクチノマイシン（SPCM）
テトラサイクリン系	オキシテトラサイクリン（OTC），テトラサイクリン（TC），デメチルクロルテトラサイクリン（DMCTC），ドキシサイクリン（DOXY），ミノサイクリン（MINO），チゲサイクリン（TGC）
マクロライド系	エリスロマイシン（EM），クラリスロマイシン（CAM），ロキシスロマイシン（RXM），アジスロマイシン（AZM），ジョサマイシン（JM），スピラマイシン（SPM），
リンコマイシン系	リンコマイシン（LCM），クリンダマイシン（CLDM）
クロラムフェニコール系	クロラムフェニコール（CP）
ニューキノロン系	ノルフロキサシン（NFLX），オフロキサシン（OFLX），レボフロキサシン（LVFX），シプロフロキサシン（CPFX），ロメフロキサシン（LFLX），トスフロキサシン（TFLX），ガチフロキサシン（GFLX），パズフロキサシン（PZFX），プルリフロキサシン（PUFX），モキシフロキサシン（MFLX），ガレノキサシン（GRNX），シタフロキサシン（STFX），ナジフロキサシン（NDFX）
サルファ薬	スルファメトキサゾール/トリメトプリム（ST），スルファジメトキシン（SDMX）
ポリペプチド系	コリスチン（CL），ポリミキシンB（PLB），バシトラシン（BC）
抗真菌薬	アムホテリシンB（AMPH-B），ナイスタチン（NYS），ミカファンギン（MCFG），カスポファンギン（CPFG），ミコナゾール（MCZ），フルコナゾール（FLCZ），ホスフルコナゾール（F-FLCZ），イトラコナゾール（ITCZ），ボリコナゾール（VRCZ），フルシトシン（5-FC），クロトリマゾール（Clotrimazole），イソコナゾール（Isoconazole），オキシコナゾール（OCZ）
抗原虫薬	メトロニダゾール（MNZ），チニダゾール（TNZ）
抗ウイルス薬	アシクロビル（ACV），バラシクロビル（VACV），ビダラビン（Ara-A），ファムシクロビル（FCV），イミキモド（imiquimod）

4 抗菌療法の有害作用

　抗菌薬が原因の有害作用として，肝毒性，腎毒性，アレルギー，末梢神経障害，中枢神経障害，耳毒性，血液凝固障害が知られている。抗菌薬の種類により発生しやすい有害作用に特徴がある。一般に肝臓で代謝される薬剤は肝毒性，腎臓で代謝される薬剤は腎毒性が生じやすい。ペニシリン系，セフェム系，カルバペネム系は重篤な有害作用は少ないが，痙攣などの中枢神経障害が報告されている。セフェム系では腎毒性，血液凝固障害が問題となることもある。グリコペプチド系やアミノグリコシド系ではめまい，ふらつき，運動失調，耳鳴り，聴力障害などの耳毒性や腎毒性が知られている。マクロライド系では，悪心・嘔吐，下痢などの消化器症状や肝障害が重要である。ニューキノロン系では消化器症状や頭痛，めまい，痙攣などの中枢神経障害が知られている。

2. 婦人科悪性腫瘍に対する化学療法（抗腫瘍療法）

1 抗腫瘍療法の分類

　婦人科領域における悪性腫瘍に対する有用な治療方法の一つとして化学療法（抗腫瘍療法）があげられる。子宮頸がん，子宮体がん，卵巣がん，外陰がん，子宮肉腫，絨毛性疾患などの性器悪性腫瘍が対象となる。これらの悪性腫瘍に対する化学療法には，種々の薬剤が用いられるが，対象疾患によって効果が期待される薬剤は異なっている（表3-11）。近年，婦人科領域の悪性腫瘍に対して分子標的薬が導入され，悪性腫瘍に対する化学療法の効果の改善が期待されている。

　また，化学療法薬の投与の目的には，手術後に寛解導入目的に行う化学療法，寛解後の維持を目的とした化学療法，手術前に腫瘍の縮小を目的に行う化学療法，再発に対する化

表3-11　婦人科悪性腫瘍に使用される化学療法薬

化学療法薬の種類	主な薬剤（一般名）
アルキル化薬	イフォスファミド（IFM），サイクロフォスファミド（CPM），ダカルバジン（DTIC），トラベクテジン（ET-743）
代謝拮抗薬	テガフール（TGF），テガフールウラシル（UFT），テガフールギメラシルオテラシルカリウム（TS1），ドキシフルリジン（5DFUR），ヒドロキシカルバミド（HU），フルオロウラシル（5FU），メトトレキセート（MTX）
抗がん性抗生物質	ドキソルビシン（ADM），エピルビシン（EPI），ピラルビシン（THP），リポソーマルドキソルビシン（PLD），ブレオマイシン（BLM），ペプレオマイシン（PEP），アクチノマイシン D（ActD），マイトマイシン C（MMC）
植物アルカロイド	イリノテカン（CPT），ノギテカン（NGT），エトポシド（ETP），パクリタキセル（PTX），ドセタキセル（DTX），ビンクリスチン（VCR），ビンブラスチン（VLB），エリブリン（eribulin）
白金（プラチナ）製剤	シスプラチン（CDDP），カルボプラチン（CBDCA），ネダプラチン（CDGP）
分子標的薬	ベマシズマブ（Bev），パゾパニブ（pazopanib）
ホルモン剤	タモキシフェン（TAM），メドロキシプロゲステロン酢酸エステル（MPA）

学療法など種々の目的があり，投与経路にも，経口投与，経静脈投与，経動脈投与，腹腔内投与など種々の投与方法がある。さらに，投与間隔にも，薬剤の種類やその組み合わせにより，毎週，2週ごと，3週ごと，4週ごとなどの投与法がある。

2 薬剤の種類

❶アルキル化薬

DNA にアルキル基とよばれる原子の塊を付着させ，DNA の二重鎖を強く結合して複製を阻害することによってがん細胞の増殖を抑制する薬剤。

❷代謝拮抗薬

核酸の材料となる物質と化学構造が似ている物質で，DNA の合成を阻害することによってがん細胞の増殖を抑制する薬剤。

❸抗がん性抗生物質

微生物などから抽出した抗腫瘍作用をもつ化学物質で，がん細胞の細胞膜を破壊したり，DNA または RNA の複製・合成を阻害したりすることにより，がん細胞の増殖を抑制する薬剤。

❹植物アルカロイド

様々な植物から抽出した化学物質で，細胞内に存在する微小管に作用したり，DNA 複製に関与する酵素を阻害したりして，がん細胞の増殖を抑制・死滅させる薬剤。

❺白金（プラチナ）製剤

貴金属として知られるプラチナと別の物質が結合した化学物質で，がん細胞内部で DNA や細胞内のたんぱくと結びつき，DNA 鎖を架橋することで，複製を阻害し，がん細胞を死滅させる薬剤。

❻分子標的薬

がん細胞に特異的にあるいは過剰発現しているたんぱく分子や，がん細胞に栄養を補給する血管の新生にかかわる分子を標的とし，これらの作用を阻害することで，がん細胞の増殖を抑制する薬剤。

❼ホルモン剤

性ホルモン受容体を有する悪性腫瘍に対して，性ホルモンの働きによってがん細胞の増殖を抑える薬剤。

3 使用法

❶多剤併用療法および単剤療法

▶ **多剤併用**　女性生殖器がんに対する抗悪性腫瘍療法では，一般に**多剤併用療法**が行われる。その根拠としては，①作用機序の異なる薬剤を併用することで，相乗効果あるいは相加効果が期待できる，②耐性細胞の出現の防止あるいは出現の遅延を期待できる，③有害作用の質の相違により，薬剤の耐用量を高く設定できる，などが考えられる。これ

らのことから，シスプラチン（CDDP）とパクリタキセル（PTX），ドキソルビシン（ADM）とシスプラチン（CDDP），カルボプラチン（CBDCA）とパクリタキセル（PTX）などの併用療法が，子宮頸がん，子宮体がん，卵巣がんの初回化学療法として実施され，有効性が認められている。

▶ **単剤** すでに化学療法を行った後の再発例では，治療の目的が緩和や延命となることもあり，治療の有害作用を軽減するために単剤での化学療法が行われる。また，絨毛性疾患のような高感受性の腫瘍では，単剤による治療（メトトレキサート［MTX］やアクチノマイシンD［ActD］）でも，十分に効果が期待できるため，初回治療では逆に単剤による治療が行われ，無効例ではより強力な多剤併用療法が行われる。

❷術後化学療法

女性生殖器がんの摘出手術後に行われる化学療法を，**術後化学療法**（postoperative chemotherapy）とよぶ。目的により，明らかに腫瘍の残存がある場合に，腫瘍を縮小して寛解に導く**寛解導入化学療法**と，腫瘍細胞が残存する可能性がある場合に，残存腫瘍を根絶し，完全な治癒を期待する術後の**補助化学療法**（adjuvant chemotherapy）に分けられる。最近では，両者を合わせて**初回化学療法**（first-line chemotherapy）の用語が用いられている。

術後化学療法は，特に卵巣がんや子宮体がんを対象として，その有効性を示すエビデンス（科学的根拠）が得られており，今日では標準的治療法として確立されている。子宮頸がんに対しても術後化学療法が行われる場合があるが，標準的治療法としては確立されていない。

❸術前化学療法

術前化学療法（neoadjuvant chemotherapy：NAC）は，抗がん剤への感受性の高いがん腫の進行症例に対し，手術前に行う化学療法である。術前化学療法により，腫瘍の縮小が得られれば，手術もより容易かつ根治的に実施可能である。また，たとえ画像診断などで見つからないような微小の転移が存在しても，これを根絶することが期待できる。

子宮頸がんに対しては，手術療法に先行して本法を行う有用性を支持する報告と，有用性が見いだせなかったとする報告があるが，総じて有効と考えられている。ただし，（後述する）標準治療である同時併用化学放射線療法との比較での有用性に関して結論は得られていない。卵巣がんに対しては，手術先行の標準治療と比較して，ほぼ同等の治療成績と手術における合併症や輸血の頻度の減少などが示されており，有用な治療法として認知されつつある。

❹腹腔内化学療法

女性生殖器がん，特に卵巣がんでは，初期から腹腔内に病巣が播種する可能性が高く，がん性腹膜炎を併発することがまれではない。このような病態を想起し，術後，できるだけ高濃度の薬剤を腫瘍に接触させ，治療効果を高める目的で，腹腔内に薬剤を注入する専用のポートを留置したうえで，腹腔内へ抗がん剤を繰り返し投与する**腹腔内化学療法**（intraperitoneal chemotherapy）が行われている。薬剤としては，白金製剤のカルボプラチ

ン（CBDCA）やシスプラチン（CDDP）が用いられる。腹腔内化学療法の有効性を示す報告は複数認められるが，標準治療には至っておらず，現在なお臨床効果が検討されている。

4 | 有害作用

　女性生殖器がんに対する治療法には，手術療法，放射線療法，化学療法などがあるが，化学療法の占める位置は年々その重要性を増してきている。抗悪性腫瘍薬は多種類にわたり，その作用機序も様々であり，悪性腫瘍の種類や進行期によって適切な薬剤が選択される。

　これら抗悪性腫瘍薬には，それぞれの薬剤に特徴的な，悪心・嘔吐，下痢，脱毛，骨髄抑制，腎機能障害，末梢神経障害，心毒性など，種々の有害作用が認められる。使用される薬剤で起こり得る有害作用の把握とその対策は極めて重要であり，定期的な血液および生化学検査は必須である。特に近年導入された分子標的薬のベバシズマブ（Bevacizumab）では，消化管穿孔，瘻孔形成，血栓塞栓症，創傷治癒障害，高血圧，たんぱく尿など，これまでの化学療法薬のみとは異なった有害作用が発現するため，厳重な注意が必要である。

D 放射線療法および同時併用化学放射線療法

　X線，電子線などによる放射線療法は，女性生殖器の悪性腫瘍，特に子宮頸がんの主たる治療法として，あるいは術後の補助療法としても極めて重要な位置を占めている。主に骨盤全体に外部から照射する全骨盤外照射（whole pelvis；WP）や，子宮腔内および腟内に器具を挿入して内側から照射する腔内照射（remote after loading system；RALS）などが行われる。

▶ **同時併用化学放射線療法**　近年，抗がん剤のもつ，放射線の効果を増強する増感作用を期待した治療法として，**同時併用化学放射線療法**（concurrent chemoradiotherapy；CCRT）が行われている。子宮頸がんのうち局所で進行したIB2期からIVA期に対して，放射線治療を単独で行った場合と比べてCCRTでは3割程度死亡のリスクを減らすことが複数の報告で示されている。また，子宮頸がんIA2期，IB期，IIA期を対象に広汎子宮全摘出術を実施した後，補助療法として放射線療法のみを実施した場合と比べて，CCRTを実施した場合には，再発および死亡のリスクが約半分になったという報告もみられる。放射線に併用する薬剤は，臨床研究ではフルオロウラシル（5-FU）とシスプラチン（CDDP）の併用，あるいはCDDP単剤が使用されたが，日本での臨床では，主としてCDDP単剤が用いられている。

▶ **IMRT**　また，放射線療法としては，全骨盤外照射による消化管への有害作用を軽減する目的で，血管やリンパ節の位置をCTで確認し，目的とする照射部位を定め，照射量をコンピューター制御して消化管への影響を軽減する**IMRT**（intensity modulated radiation therapy，強度変調放射線治療）が，術後照射を中心に導入されつつある。

E 手術療法

1. 手術の種類

　婦人科手術には，疾患を根本的に除去して再発を起こさないようにする**根治手術**と，主として疾患の症状を除去することを目的とする**姑息（保存）手術**，そして診断を目的とする**診査手術**がある。

　手術の種類には，経腹的に手術を行う**腹式**（abdominal）**手術**と，経腟的に行う**腟式**（vaginal）**手術**とがある。

　近年，腹腔鏡で手術を行う腹腔鏡下手術が普及しつつあり，一部の施設ではロボットを操作して行う手術も導入されている。器具の開発，手術手技の進歩などから，腹腔鏡下手術は応用範囲も広がり，初期の子宮体がんや子宮頸がんに対する手術は，保険診療あるいは高度先進医療として行われている。患者への手術侵襲の少ない点が大きな特徴で，今後，実施件数も増加していくと考えられる。

1 主な腹式手術

腹式手術では，主として以下の術式を，単独あるいは組み合わせて行う（図 3-32）。

- 子宮腟上部切断術（supra vaginal hysterectomy）（近年ほとんど施行されない）
- 子宮筋腫核出術（enucleation）
- 単純子宮全摘出術（total abdominal hysterectomy）
- 準広汎子宮全摘出術（abdominal modified radical hysterectomy）
- 広汎子宮全摘出術（abdominal radical hysterectomy）
- 広汎子宮頸部切除術（abdominal radical trachelectomy）
- 卵巣囊腫核出術（enucleation）
- 付属器切除術（salpingo-oophorectomy）
  片側（unilateral），右側（right），左側（left），両側（bilateral）
- 骨盤リンパ節郭清術（pelvic lymphadenectomy）
- 傍大動脈リンパ節郭清術（para-aortic lymphadenectomy）
- 大網切除術（omentectomy）
- 卵管形成術（salpingoplasty）

2 主な腟式手術

主な腟式手術には以下のものがある。

- 外陰局所切除術（local resection）
- 根治的外陰切除術（radical local resection）

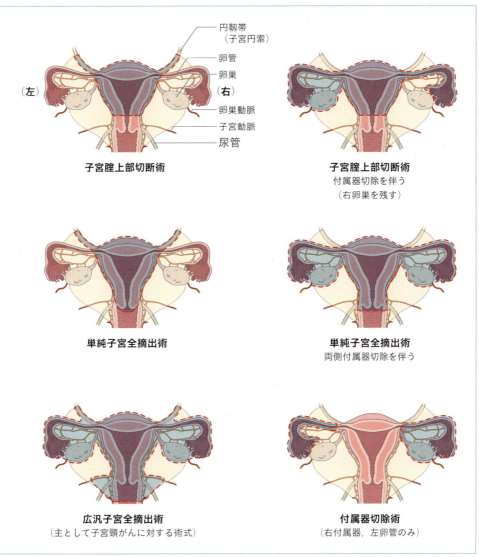

図3-32 婦人科腹式手術の種類とその摘出範囲（子宮後方から）

- 単純外陰切除術（simple vulvectomy）
- 広汎外陰切除術（radical vulvectomy）
- 子宮脱，腟脱手術（腟壁縫合術，中央腟閉鎖術，マンチェスター手術，肛門挙筋縫合術）
- バルトリン腺囊胞摘出術（cystectomy）
- バルトリン腺囊胞開窓術（造袋術）（marsupialization）
- 子宮頸部円錐切除術（conization）（図3-33）
- 子宮内膜全面搔爬術（total curettage）
- 腟式卵管結紮術（腟式マドレーネル［Madlener］手術）
- 腟式子宮全摘出術（vaginal total hysterectomy）

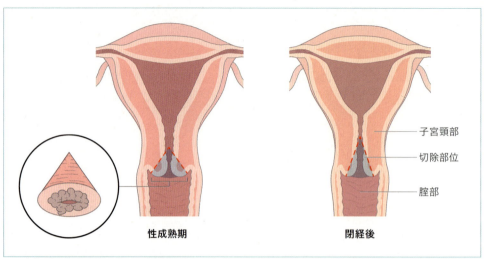

図3-33 円錐切除術とその切除範囲

3 主な腹腔鏡下手術

　腹式手術の多くは，腹腔鏡下あるいは腹腔鏡と腟式の併用でも可能であるが，腹腔鏡下に行われる手術として，ほかに以下のものがあげられる。
- 卵管不妊の治療：癒着剝離術，卵管開口術
- 卵巣出血の止血
- 異所性妊娠根治手術
- 子宮内膜症凝固，焼灼
- 卵巣囊腫内容吸引，切除術（付属器切除術）
- 卵管結紮術

2. 手術時の麻酔

　婦人科手術の麻酔は，腟式の小手術では腰椎麻酔（腰麻）や静脈麻酔（静麻）で行われるが，腹式の手術や，腟式でも外陰がんなどの手術では，気管挿管による全身麻酔が用いられる。ただし，緊急手術などで，麻酔医の参加が不可能な場合などには，単純子宮全摘や付属器切除程度の腹式手術では，腰麻で行うことも可能である。

　腰麻は下腹部の手術には腸管の排出もなく便利だが，特に血圧下降による虚脱（急激に起こる末梢循環障害）の危険があるので，それに十分に対処し得る状態で実施する必要がある。また，腰麻や静麻では効き過ぎにより呼吸停止をきたす場合があり，呼吸状態に十分な注意が必要である。

国家試験問題

1 以下の検査と目的の組み合わせで、不適切なものを1つ選べ。 （予想問題）

1. 腟鏡診 ──── 子宮腟部・外子宮口などの状態の確認
2. 内診 ──── 内性器の状態の確認
3. 子宮内膜組織診 ──── HPV感染の有無の確認
4. 超音波断層法 ──── 下腹部・骨盤内の腫瘤の有無の確認

▶答えは巻末

女性生殖器

第4章

女性生殖器の疾患と診療

この章では

● 女性生殖器疾患の原因・症状・治療について理解する。

国家試験出題基準掲載疾患

子宮内膜症｜子宮筋腫｜子宮頸がん｜子宮体がん（子宮内膜がん）｜
卵巣腫瘍（新生物）｜更年期障害

I 感染症

性感染症

　性感染症（sexually transmitted diseases；STD，または sexually transmitted infections；STI）とは，性行為あるいは類似の行為によって感染する諸疾患の総称である。従来の梅毒，淋病などのいわゆる性病に加えて，性行為によって感染する疾患が増加しつつある。特に1980年代以降，男性同性愛者の間で流行し始めた**後天性免疫不全症候群**（acquired immunodeficiency syndrome；AIDS，エイズ）は，致死的重篤疾患として知られているが，この疾患も性感染症の一つである。

　性感染症に含まれる数多くの感染症の病原体を大別すると，細菌，クラミジア，ウイルス，マイコプラズマ，真菌，原虫，寄生虫に分けられる（表4-1）。

1. 淋病（淋菌感染症）

▶ **原因・症状**　淋病（gonorrhoeae）は，グラム陰性球菌である淋菌（*Neisseria gonorrhoeae*）を病原体とする性感染症の一つである。感染機会後7日以内に，男性では排尿痛と排膿を，女性では膿性帯下の増加や外陰部発赤をみる。女性の場合，子宮頸管炎が大部分であり，バルトリン腺に感染をきたし，この時期に受診する者もいる。しかし，上行感染をきたし，子宮体部炎，骨盤内感染，全身性播種性淋菌感染を起こして重篤な症状を呈する例もまれにある。

▶ **診断**　診断は淋菌の確認による。検査は遺伝子検出を目的としたSDA法が，特異性も

表4-1 性感染症の病原体の種類と疾患

病原体	疾患
細菌	◎淋病 ◎梅毒 ◎軟性下疳
クラミジア	◎鼠径リンパ肉芽腫症（第四性病） 非淋菌性尿道炎，子宮頸管炎
ウイルス	外陰ヘルペス，尖圭コンジローマ，A型・B型ウイルス性肝炎，サイトメガロウイルス感染症，後天性免疫不全症候群（AIDS）
マイコプラズマ	非淋菌性尿道炎，子宮頸管炎
真菌（カンジダ）	外陰・腟カンジダ症
原虫（トリコモナス）	腟トリコモナス症
寄生虫	毛じらみ症，疥癬

注：◎はいわゆる性病とよばれている疾患。

感受性も高い（第3章-Ⅱ-E-5「淋菌検出法」参照）。治療後，菌が消失せず再発しても帯下などの自覚症状の発現が遅いため，治療終了時の検査から7日後，さらに次回月経の終了後に再度確認することが大切である。

▶ **治療** ペニシリン系，テトラサイクリン系，ニューキロノン系，セフェム系などの薬剤が用いられるが，近年耐性菌が増加している。セフトリアキソン（CTRX，ロセフィン®）やスペクチノマイシン（SPCM，トロビシン®）の注射薬，アジスロマイシン（AZM，ジスロマック®）の経口薬はいまだ耐性菌が少ない。なお，パートナーに対する診察と治療も必要である。

2. 梅毒

▶ **原因・症状** 梅毒（syphilis）は，**梅毒トレポネーマ**（*Treponema pallidum*）を病原体とする性感染症の一つである。感染約3週間後（第1期，初期）に感染部位（腟壁，腟前庭，大小陰唇）に無痛性初期硬結を生じ，やがて潰瘍化して**硬性下疳**となり，鼠径リンパ節の腫脹を伴う。さらに3か月後（第2期）に，**斑状梅毒疹**（バラ疹）あるいは**丘疹性梅毒疹**（扁平コンジローム）をみる。3年以降（第3期）には結節あるいはゴム腫の発生，10年を過ぎる（第4期）と中枢神経系，心血管系にまで病変が及ぶ。第1期および第2期を**早期梅毒**といい，第3期以降を**晩期梅毒**という。ペニシリンをはじめとした各種抗菌薬の出現により，晩期梅毒の症例は激減した。

▶ **診断** 梅毒の診断は，臨床症状，梅毒トレポネーマの検出，梅毒血清反応および病理組織所見による。

一般に，第1期にあっては，潰瘍により採取した漿液を，墨汁，パーカーインクで染色し顕微鏡直視下に菌を同定するか，あるいはPCR（polymerase chain reaction）法による遺伝子診断を行う。

第2期にあっては，血清学的診断が行われる。非特異的反応として，緒方法，ガラス板法，凝集法，RPR（rapid plasma reagin）法などのSTS（serological test for syphilis，梅毒血清試験）法があり，スクリーニングおよび治療効果の判定に有用である。また，特異的反応として，FTA-ABS（fluorescent treponemal antibody-absorption，蛍光トレポネーマ抗体吸収試験），TPHA（Treponema pallidum hemagglutination test，トレポネーマ・パリズム感作赤血球凝集試験）があり，確定診断に有用である。

▶ **治療** 治療は，ペニシリンの注射（PCG，ペニシリンGカリウム®）や，アンピシリン（ABPC，ビクシリン®），アモキシシリン（AMPC，パセトシン®，サワシリン®），ミノサイクリン（MINO，ミノマイシン®），スピラマイシン（SPM，アセチルスピラマイシン®）などの内服による。

治療に際し，当面の患者が治療の適応であるか否かを正しく判断することは実地上極めて重要なことで，病期，治療歴，STS抗体価などを考慮して慎重に決定する。まず，**生物学的偽陽性**＊（biological false positive；BFP）を除外する。また，活動性のないもの（FTA-ABS，TPHA陽性でも，緒方法×40以下，ガラス板法×4以下）は，経過観察でよい。

Ⅰ 感染症

一般に，第1期梅毒で2〜4週間，第2期梅毒で4〜8週間，治療を続ける必要がある。

3. 軟性下疳

▶ **原因・症状** 軟性下疳（chancroid）は，軟性下疳菌（Haemophilus ducreyi）を病原体とする性感染症である。感染1週間以内に外陰部に多数の膿疱が生じ，潰瘍化して，強い疼痛を伴い，鼠径リンパ節も腫脹する。東南アジア，アフリカなどの熱帯，亜熱帯地方に多く発生している。日本では海外で感染してきた患者がみられる程度で，頻度は低い。通常，男性に多くみられる。

▶ **診断** 特徴的な症状から，視診や触診にて診断可能である。確定診断としては，鏡検や検体の培養を行い，グラム陰性連鎖状桿菌を検出する方法があるが，成功率は高くない。

▶ **治療** 耐性菌も報告されているが，テトラサイクリン系薬剤，マクロライド系ないしセフェム系薬剤が奏効する。アジスロマイシン（AZM，ジスロマック®），セフトリアキソン（CTRX，ロセフィン®），シプロフロキサシン（CPFX，シプロキサン®），エリスロマイシン（EM，エリスロシン®）などが推奨されている。

4. クラミジア感染症

▶ **原因** クラミジア・トラコマチス（*Chlamydia trachomatis*）は，細菌とウイルスの中間の大きさの細菌で，トラコーマとよばれる眼疾患の病原体として知られている。このクラミジア・トラコマチスには，いくつかのタイプがあり，鼠径リンパ肉芽腫症，性器クラミジア感染症（chlamydia）（男性では尿道炎，前立腺炎，女性では子宮頸管炎や子宮付属器炎を起こす）の起炎菌となり，いずれも性行為によって感染する。そのほか，垂直感染によって新生児に結膜炎や間質性肺炎を引き起こす。

▶ **症状**

- **鼠径リンパ肉芽腫症**（lymphogranuloma inguinale）（第四性病）

  性病性リンパ肉芽腫症ともいわれ，感染2週間後，陰部に小さなびらんが生じ，さらに2週間後，鼠径リンパ節が腫脹，化膿するとともに，発熱などの全身症状をみる。

- **子宮頸管炎，付属器炎**

  子宮頸管上皮に感染しても無症状のことが多く，時に膿性帯下の増量や少量の性器出血を認める程度である。しかし，上行感染をきたし，子宮筋層炎，付属器炎，さらに骨盤腹膜炎などの骨盤内炎症性疾患（PID）へと進展すると，下腹部痛や発熱などがみられ，治癒後も卵管閉塞，卵管留水症のために不妊症の原因となる。上腹部に進展して，フィッツ・ヒュー・カーティス症候群（Fitz-Hugh-Curtis Syndrome）とよばれる肝周囲炎をきたすことも知られている。

＊ **生物学的偽陽性**：梅毒に特異的な検査ではないために5〜20%で生じるSTS法の偽陽性反応を指す。

- ▶診断　**抗原検査法**としては，頸管粘膜を擦過して得たサンプルに含まれる細胞内クラミジアの有無を，遺伝子検出法（第3章-Ⅱ-E-4「クラミジア検出法」参照）によって検出する。
　　　また，血中抗体検査法では，初感染時には，まずIgM抗体が1週間以内に上昇し，2か月以内に消失するため初感染の指標に，IgA抗体は初感染と再感染時に約2週間で上昇し，6か月で消失するため活動性を示す指標に，IgG抗体は約1か月後から上昇し，数年間持続するため既往感染の指標となる。

- ▶治療　アジスロマイシン（AZM，ジスロマック®）1000 mgを1回，または1日1回500 mgを3日間，あるいはクラリスロマイシン（CAM，クラリス®，クラリシッド®）1日400 mg（1日2回に分服）の7日間投与を行う。パートナーも同時に治療することが重要である。

5. 尖圭コンジローマ

- ▶原因・症状　尖圭コンジローマ（condyloma acuminatum）は，**ヒトパピローマウイルス**（*human papillomavirus*；HPV）6型，11型の感染により生じる外陰皮膚あるいは粘膜の鶏冠状，花菜状の乳頭腫である。感染機会後2～3か月間の潜伏期間があり，発症の確率は60％以上といわれている。

- ▶診断　特徴的な形態により，HPV検査を行わなくても視診や触診で診断可能である。

- ▶治療　外科的切除（レーザー切除），電気焼灼，薬剤（イミキモド［imiquimod，ベセルナクリーム®］5％，フルオロウラシル［5-FU，5-FU®軟膏］，ブレオマイシン［BLM，ブレオS®軟膏］）の塗布などが行われる。

- ▶子宮頸がんとの関連　なお，子宮頸部の異形成や子宮頸がんからHPVが高率に同定され，HPVが単に尖圭コンジローマだけでなく，**子宮頸がんの発生**（本章-Ⅳ-G-1「子宮頸がん」参照）にも深い関連があることが知られている。特にHPV16型および18型などのハイリスクとよばれる型が検出された場合には，将来悪性化の可能性があり，慎重な対応が必要である。

6. 性器ヘルペス

- ▶原因　性器ヘルペス（herpes）は，単純疱疹ウイルス（*herpes simplex virus*；HSV）の感染により発症する。HSVには1型と2型とがあり，性器ヘルペスは主に2型による。

- ▶症状　主として性交による感染の約1週間後，発熱とともに陰部に小水疱が多数発生，やがて破れてびらん，ないし潰瘍を形成し，灼熱感や激しい疼痛を訴える。約1か月で乾燥，痂皮*をつくって治癒する。しばしば再発を繰り返す。

- ▶診断　臨床症状からも判断可能であるが，病巣の細胞診標本におけるウイルス性巨細胞の検出，感染細胞からのPCR法によるDNA検出，初感染においては血清IgG抗体の上昇，IgM抗体の出現などで診断される。

＊**痂皮**：いわゆるかさぶた。創傷あるいは潰瘍部分の表層に形成される線維素，白血球，凝固した滲出液および壊死組織が相合して固まったもの。

▶ **治療** 抗ウイルス薬として，アシクロビル（ACV，ゾビラックス®）1回400mgを，1日5回，5日間，またはバラシクロビル塩酸塩（VACV，バルトレックス®）1回500mgを，1日2回，5日間（初感染型性器ヘルペスは10日間まで）の内服による全身療法，あるいはビダラビン（Ara-A，アラセナ-A®軟膏）による局所療法などが用いられ，好成績を得ている。

7. 後天性免疫不全症候群（AIDS）

▶ **原因** 1980年代に，アメリカで同性愛の男性がカリニ肺炎（現ニューモシスチス肺炎）あるいはカポジ肉腫により死亡する例が報告され，その基盤に細胞性免疫不全の存在が認められ，エイズ（Acquired Immunodeficiency Syndrome；AIDS）と命名された。その後，本症がHIV（human immunodeficiency virus）を病原体とする性感染症（STD）の一つであることが明らかにされた。

感染経路としては**性行為**（異性，同性）のほか，**血液感染**（HIVを含む血液製剤，輸血，麻薬の注射器の回し打ち），**母子感染**が知られている。無治療の場合，HIV感染妊婦から児への感染率は約30%であるが，妊娠初期に感染がわかり，適切な対策をとることができれば児への感染率は1%以下に低下するといわれている。

▶ **症状** 感染後2〜4週くらいの急性期にウイルスは体内で増殖し，発熱・咽頭痛・倦怠感・下痢など，かぜやインフルエンザに似た症状や，筋肉痛，皮疹などが出現する。急性期を過ぎると，無症状の時期が数年から10年ほど続き，免疫力が低下すると寝汗や急激な体重減少などがみられ，帯状疱疹や口腔カンジダ症などに易感染性となる。さらに免疫力が低下すると，**日和見感染**，悪性腫瘍，脳神経障害，細菌感染などの種々の病気を発症するに至る。

▶ **診断** 酵素免疫抗体法（EIA），イムノクロマトグラフィー法（Immuno-chromatography，IC法），凝集法（particle agglutination，PA法）によってHIV抗体がスクリーニングされる。陽性の場合は，ウェスタンブロット（Western blot）法による抗体確認検査やPCR法，NAT（nucleic acid amplification test）法などの核酸増幅検査が行われる。

▶ **治療** 薬剤に対する抵抗性（耐性）が生じることを予防するため，作用機序の異なる抗HIV薬剤を3〜4種類併用して投与する治療が主流となっている。これによりHIV感染者の予後は改善しているが，HIVを消滅させることは不可能とされており，一生涯治療を継続する必要がある。

8. 外陰・腟カンジダ症

▶ **原因** カンジダ症（candida）は，真菌の一種であるカンジダ・アルビカンス（*Candida albicans*）（図4-1）の感染によって，外陰と腟に同時に起こることが多く，一般に**外陰・腟カンジダ症**とよばれている。

カンジダ・アルビカンスは常在菌の一つであるが，その異常増殖により発症する。妊婦をはじめ，抗菌薬の大量使用，糖尿病合併の女性に発症しやすい。

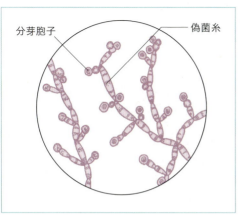

図 4-1 カンジダの拡大

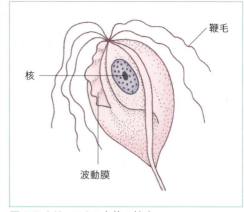

図 4-2 トリコモナス虫体の拡大

▶ **症状** 外陰部の激しい瘙痒感が主症状で，急性期には外陰部は腫脹し，慢性化すると外陰の皮膚は乾いて肥厚し，カサカサとなる。白い酒粕様，ヨーグルト状の帯下が特徴で，一部は腟入口，小陰唇，大陰唇にかさぶたのように張り付く。

▶ **診断** 第3章-Ⅱ-E-3「カンジダ検出法」参照。

▶ **治療** 抗真菌薬である，クロトリマゾール（Clotrimazole，エンペシド®），ミコナゾール（MCZ，フロリード®），イソコナゾール（Isoconazole，アデスタン®），オキシコナゾール（OCZ，オキナゾール®）などの腟錠と軟膏が有効であるが，再発しやすい。菌の培養によって効果を確認しながら，完治するまで治療を続ける必要がある。また，本症も性感染症の一つであるため，パートナーに対する治療も考慮する必要がある。

9. トリコモナス腟炎（腟トリコモナス症）

▶ **原因** トリコモナス（trichomonas）腟炎は，主として性交による腟トリコモナス原虫（図4-2）（Trichomonas vaginalis）の感染によって起こる。感染しても必ずしも発病するわけではなく，健康女性の腟内にもまれにトリコモナスが認められる。男性では感染しても発病することはまれであり，トリコモナスは無症状のまま尿道内に潜伏する。トリコモナスの感染は性交が重要な要因であり，性感染症の一つとされている。

▶ **症状** トリコモナス腟炎に罹患すると，まず帯下の増加を認める。帯下の性状は淡黄色膿様で粘り気はない。しばしば細かい泡が生じ（泡沫状），特有の臭気がある。同時に外陰部の瘙痒感やヒリヒリするような痛みを訴える。時に排尿痛や排尿時の不快感を訴えることもある。

▶ **診断** 第3章-Ⅱ-E-2「トリコモナス検出法」参照。

▶ **治療** 治療はメトロニダゾール（MNZ，フラジール®），チニダゾール（TNZ，チニダゾール®）などの腟錠の挿入を約2週間続ける。症状が消失しても不完全な治療を行った場合は，再発を繰り返すことが多い。腟錠とともに内服錠（フラジール®内服錠やチニダゾール®内服錠）を併用して1日2回，14日間服薬することも行われる。パートナー間での感染による

Ⅰ 感染症

再発（**ピンポン感染**）を防ぐために，パートナーにも同様の内服錠を用いる。

また，ほかの性感染症との重複感染を考慮し，同時治療あるいは追加治療についても検討が必要である。

B 性器結核

▶ **原因** 性器結核（tuberculosis）は，続発性に生じた性器の結核菌（*Mycobacterium tuberculosis*）感染で，女性より男性に多くみられる。結核の治療法の著しい進歩によって，肺結核は減少しており，2次的発症である性器結核も明らかに減少している。

女性性器結核では，主として血行性に肺から子宮，卵巣，卵管に感染をきたす。結核菌は結核結節とよばれる病巣をつくり，周囲の組織に癒着を生じる原因となる。性器においても腫瘤を形成し，子宮内腔・卵管の狭窄や癒着が起こり，不妊症，下腹部痛，腰痛などの症状が出現する。

▶ **診断** 胸部レントゲンあるいはツベルクリン反応で結核であることを確認し，さらに性器病巣の細胞診や組織診による結核病巣の証明，月経血の培養による結核菌の確認などが診断確定の決め手となる。

▶ **治療** 治療は抗結核薬による化学療法が中心となり，リファンピシン（RFP）＋イソニアジド（INH）＋ピラジナミド（PZA）に，エタンブトール（EB）またはストレプトマイシン（SM）を加えた4剤併用療法が用いられる。子宮内腔および卵管の癒着については，外科的に剝離が行われる場合もある。

II 外陰の疾患

1. 外陰炎

▶ **原因** 外陰炎（vulvitis）とは，微生物（トリコモナスおよびカンジダ），化学的刺激，機械的刺激，エストロゲンの低下，全身疾患（糖尿病）などが原因となり，外陰や大腿部に湿疹様皮膚炎を起こすものをいう。汗をかきやすい夏，特に肥満者に多い。

▶ **治療** 局所を清潔にし，軟膏を塗布して刺激から守り，皮膚を乾燥させるように心がける。

2. 外陰・腟カンジダ症

本章－I－A－8「外陰・腟カンジダ症」参照。

3. ベーチェット病（粘膜皮膚眼症候群）

▶ **原因** ベーチェット（Behçet）病の原因はいまだに不明で，遺伝的要因と環境要因の関与が疑われており，遺伝的素因のある症例で発生する一種のアレルギー性ないし自己免疫性疾患とも考えられている。

▶ **症状** ベーチェット病は，口腔粘膜の再発性アフタ性潰瘍，外陰部潰瘍，皮膚症状，眼症状の4つを主症状とする慢性の全身性炎症性疾患で，個々の症状が消失と再発を繰り返すのが特徴の一つとなっている。ほかに，副症状として，関節炎，消化器症状，神経症状，血管炎症状などが知られている。

ベーチェット病の不全型と考えられている疾患に，**急性外陰潰瘍**（acute ulcer of the vulva）がある。若い女性に好発する原因不明の疾患で，主に小陰唇や会陰，時に腟壁，子宮腟部に小さな潰瘍が発生し，強い疼痛と多くは発熱を伴う。自然治癒の傾向があるが，月経周期に関連して再発を繰り返す場合もある。

▶ **治療** 今日なお有効にして確実な根治的治療法はなく，対症療法が行われている。

4. 外陰白斑症，外陰萎縮症

▶ **原因，症状** 外陰白斑症（vulvar leukoplakia）および外陰萎縮症（vulvar atrophy）は，外陰部の皮膚の一部が脱色し，白い斑紋となるもので，合わせて**外陰ジストロフィー**（vulvar dystrophy）とよばれている。皮脂腺や汗腺が喪失するため乾燥し，カサカサとなって強いかゆみを感じる。時には疼痛や灼熱感を生じることもある。多くはエストロゲン分泌の消失した更年期以後の女性にみられ，一部は外陰がんの前駆状態ともみなされている。外陰表層の細胞の角化の異常や，ケラチンの増加，メラニンの脱出，栄養障害などが発症に関与すると考えられるが，はっきりした原因は不明である。

5. バルトリン腺嚢胞

▶ **原因** バルトリン腺は，通常，小さくて触知不能であるが，小陰唇の内側に開口する排泄口が何らかの原因で閉鎖すると，分泌される粘液の貯留によって触知可能なほど腫大し，バルトリン腺嚢胞（Bartholin cyst）となる。

▶ **治療** 不快なほど大きくなれば，嚢胞を手術的に摘出するか，開窓術を行う。

6. バルトリン腺炎

▶ **原因，症状** バルトリン腺炎（Bartholinitis）は，淋菌，化膿菌，大腸菌などがバルトリン腺に感染することにより発症し，熱感や圧痛を生じる。開口部が閉鎖し膿が貯留した場合，あるいはもともと形成されていた嚢胞に感染した場合には，バルトリン腺膿瘍*

＊**膿瘍**：組織の壊死によってできた膿が局所的に集まったもの。形成部位によって特殊な名称がついており，たとえば，毛囊あるいはその付属器官を中心とする膿瘍を癤，これが多数集合しているものを癰という。

Ⅱ 外陰の疾患

を形成し，発熱，発赤，激しい疼痛などを伴う。
- ▶ **治療** 抗菌薬の投与と同時に局所を切開して排膿する。

7. 尖圭コンジローマ

本章-Ⅰ-A-5「尖圭コンジローマ」参照。

8. 外陰がん

- ▶ **症状，特徴** 外陰がん（vulvar cancer）は，子宮体がん，子宮頸がん，卵巣がんに次いで多い性器がんで，全体の3～4%を占め，50歳以上の年齢に多い。一部の外陰がんでは，子宮頸がんの原因とされるHPVとの関連が指摘されている。
  初期には外陰に小さな腫瘤が生じ，一部が潰瘍化するが，ほとんど自覚症状はない。治癒しにくく，しだいに大きさを増す。やがて鼠径部のリンパ節腫脹（転移）をきたす。腫瘍の大きさ，浸潤の深さ，腟，尿道，肛門への広がり，リンパ節転移の状態，遠隔転移の有無により，臨床進行期が決定される。組織学的には90%以上が扁平上皮がんであるが，腺がんや悪性黒色腫も発生することがある。腺がんはバルトリン腺からも生じることが知られている。

- ▶ **治療** 従来，両側の鼠径リンパ節郭清および広汎性外陰全摘術が行われていたが，近年は病巣の局在に応じて根治的外陰切除術（病巣の周囲皮膚最低1cmおよび皮下組織を切除）なども行われる。広汎外陰切除後には，QOL維持のため，形成外科の協力のもとに皮弁を行うこともある。術後，進行例には化学療法や放射線療法が行われる。外陰がんの術後5年生存率は，扁平上皮がんで約50%，腺がんで約30%とされている。

9. 発育・発達の異常

1 処女膜閉鎖

- ▶ **原因** 処女膜閉鎖（atresia hymenalis）（鎖陰）とは，先天性に処女膜の開口部の欠如した比較的まれな性器奇形である。経血が腟外に排出されないため，初経は発来せず，腟留血症，子宮留血症，次いで卵管留血症を形成する。このように腟からの出血がみられない月経を**潜伏月経**とよんでいる（図4-3）。長期間にわたって経血が貯留すると下腹部は膨満し，月経のたびに周期的下腹部痛を訴えるようになる。これを**月経モリミナ**（menstrual molimina）という。

- ▶ **治療** 処女膜を切開し，貯留した経血を流出させる。

2 陰核肥大

副腎性器症候群にみられる先天性アンドロゲン過剰や，妊娠初期に流産予防に母体に用いられたホルモン剤の影響で，陰核の肥大がみられる場合がある。

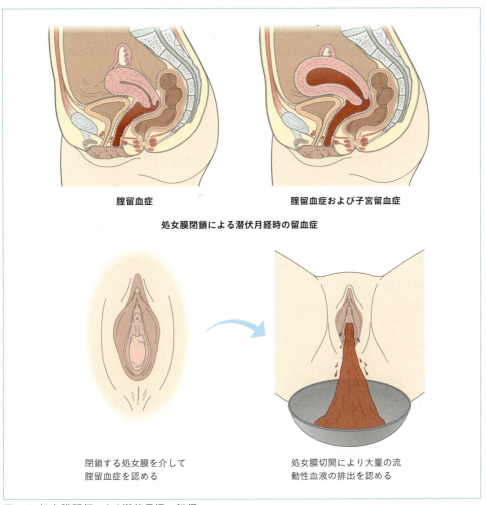

図4-3 処女膜閉鎖による潜伏月経の転帰

3 その他

低エストロゲンによる発育異常，炎症による陰唇癒着などがあげられる。

III 腟の疾患

腟の疾患の主たるものは，**腟炎**（vaginitis, colpitis）である。これは病原体が腟に感染して生じるものであるが，腟は病原体が感染する機会が多いわりに，腟炎の頻度はあまり高くない。これは，腟自体に感染を防ぎ，腟を清潔に保つための特殊な生理作用が備わっているためで，これを**腟の自浄作用**とよんでいる（第 1 章-I-B-1「腟」参照）。

A 腟炎

1. トリコモナス腟炎（腟トリコモナス症）

本章-Ⅰ-A-9「トリコモナス腟炎（腟トリコモナス症）」参照。

2. カンジダ腟炎（腟カンジダ症）

本章-Ⅰ-A-8「外陰・腟カンジダ症」参照。

3. 非特異性腟炎

▶ **原因・症状** トリコモナス，カンジダおよび淋菌以外の菌の感染による腟炎を非特異性腟炎（nonspecific vaginitis）という。レンサ球菌やブドウ球菌などの化膿菌，あるいは大腸菌が原因と考えられている。臭気のある，黄色や緑色の膿性の帯下が主な症状であるが，トリコモナス腟炎などに比較して帯下の量は少ない。また，外陰部の変化や瘙痒感なども一般に軽度である。

4. 老人性腟炎

▶ **原因** 閉経後の女性では卵巣からのエストロゲン分泌が低下，消失しているため，腟の自浄作用（第1章-Ⅰ-B-1「腟」参照）は衰え，腟の抵抗性が減弱する。これにより，大腸菌などが感染し腟炎をきたしやすい。これを，老人性腟炎（senile vaginitis）あるいは**萎縮性腟炎**（atrophic vaginitis）とよぶ。

▶ **症状** 腟粘膜の萎縮により腟粘膜に斑状の発赤や粘膜下出血を認め，帯下の増加や少量の出血をみる場合もあり，子宮がんではないかと来院する例が少なくない。

▶ **治療** エストリオールの腟坐薬（E3，ホーリン®腟錠）および数種類のエストロゲン様物質を含むエストロゲン薬（結合型エストロゲン薬［主にE1，プレマリン®］）の内服が好んで用いられ，病状は比較的容易に消失する。

B 腟損傷

1. 分娩時の腟損傷

多くは会陰裂傷に伴う腟下部の裂傷で，大量の出血をきたし，急性貧血の原因となる。分娩後，直ちに縫合する。

2. 性交による腟損傷

初回性交による処女膜損傷は生理的現象で，軽度の疼痛と少量の出血をみるにすぎないが，極めてまれに，深い裂傷により縫合を必要とする場合もある。最も多いのが産褥中の性交，あるいは粗暴な性交によるもので，多くは腟の上部，腟円蓋に裂傷をきたす。止血縫合と感染防止を必要とする。

C 腟瘻

腟あるいは隣接臓器の損傷によって，腟管と隣接臓器（膀胱，尿道，直腸，小腸など）との間に交通孔，すなわち瘻孔（fistula）が発生する。これを腟瘻という。分娩時の損傷，婦人科手術時の損傷や放射線照射によるものが多い。外科的に瘻孔を閉鎖するか，あるいは瘻孔をそのままとし，尿路変向または人工肛門によって瘻孔部への尿便の通過を防止し，瘻孔部の安静を図る。

D 腟の腫瘍

1. 良性腫瘍

腟の良性腫瘍には，腟嚢腫，扁平上皮乳頭腫，尖圭コンジローマ，ポリープ，平滑筋腫，線維腫，子宮内膜症などがある。尖圭コンジローマは，本章－Ⅰ－A－5「尖圭コンジローマ」で述べた治療を行う。ほかは，症状などを認めるようであれば摘出術を行う。

2. 悪性腫瘍

1 腟がん

- ▶ **特徴** 腟悪性腫瘍は女性性器悪性腫瘍の1～2%のまれな疾患で，その大部分を腟がんが占めている。主として70歳以上の高齢者に発生する。病変が外子宮口にも及ぶ場合には子宮頸がん，外陰に及ぶ場合には外陰がんに分類すると定義されている。大部分が扁平上皮がんで，一部に腺がんが認められる。
- ▶ **原因** 子宮頸がん同様，HPVの関与が指摘されている。欧米では，胎児期に母体に投与されたホルモン剤（日本では使用されていない）が原因で発生する明細胞がん（腺がんの一つ）も知られている。
- ▶ **症状** 主な症状は性器出血であるが，帯下，異物感などがみられることもある。
- ▶ **治療** 腟円蓋近辺の病巣であれば，子宮頸がんと同様の広汎子宮全摘，外陰近くの病巣であれば，外陰がんと同様の根治的外陰切除が行われる場合もある。いずれにも該当し

ない場合には，放射線治療が中心となる．初期の病変であれば腔内照射，浸潤病変であれば腔内照射と骨盤外照射が行われる．
▶ **転移性腟がん**　原発性の腟がん，子宮頸がんの直接浸潤のほかに，腟は子宮体がんや絨毛がんの転移好発部位の一つであり，しばしば転移性のがんが認められる．

E 腟の発生・発育の異常

腟の発生・発育の異常には，腟横中隔，腟縦中隔，腟閉鎖，腟欠損などがある．治療としては，切開術，あるいは腟形成術，造腟術を行う．

1 腟横中隔

尿生殖洞とミュラー（Müller）管の癒合障害により生じる．腟上部 1/3 の部位に多い．処女膜閉鎖と同様の症状を呈する．治療も同様で，中隔の切開を行う．

2 腟縦中隔

左右のミュラー管の癒合不全により生じる．同じ原因で中隔子宮や双角子宮などの子宮の奇形を合併することもある．

3 腟閉鎖

処女膜閉鎖と腟欠損の中間的な状態で，腟の一部が欠損して閉鎖する．腟上部が存在し，腟下部が欠損，閉鎖することが多い．処女膜閉鎖と同様の症状で，切開ドレナージを行う．

4 腟欠損

ミュラー管の発育障害により腟を欠損する．多くは子宮の欠損も伴う．原発性無月経となるが，多くは卵巣が正常でホルモン的に異常はないため，外性器の発育に異常は認めない．

IV 子宮の疾患

A 子宮の位置，形態の異常

1. 子宮後転症（子宮後傾後屈）

▶ **概要**　正常な子宮は，前方に傾くと同時に前方に屈曲する**前傾前屈**（anteversioflexio；AVF）の形をとる．これに対し，子宮が後方に傾くと同時に後方に屈曲しているものを

後傾後屈（retroversioflexio；RVF）という（図1-4参照）。大部分のものは無症状であり，病的意義はほとんどない。

従来，子宮後傾後屈は月経困難症や腰痛，さらに不妊症の原因として重要視され，矯正手術なども行われていたが，今日では独立した疾患，治療対象とは考えられていない。

▶ **原因** 体質的と考えられる後傾後屈以外に，子宮内膜症，子宮付属器炎，骨盤腹膜炎などが原因で，子宮が後方の臓器と癒着すると，2次的に子宮後傾後屈が発生する。この場合には，しばしば不妊症を伴う。しかしこの場合でも，不妊の原因は同時に存在する卵管の通過性障害などであるため，子宮後屈に対する矯正手術の適応とはならない。

2. 子宮下垂および子宮脱

▶ **概要** 子宮は，種々の靱帯や骨盤底筋群によって骨盤内で一定位置に維持されているが，骨盤底筋群の支持機能の障害によって，子宮の下降が生じる。子宮の下降程度は様々で，子宮頸部が両坐骨棘を結ぶ線より下降しているが，いまだ腟内にあるものを**子宮下垂**（descensus uteri），腟外にまで脱出したものを**子宮脱**（prolapsus uteri）という（図4-4）。

▶ **原因** 原因としては，分娩時の骨盤底筋群の損傷など腹圧による刺激が重要視されており，多産婦，立ち仕事や農作業の従事者などに多く認められる。

▶ **診断** 子宮の下降程度は，立位と臥位，腹圧の有無などで変動するため，診断時は子宮頸部を把持，牽引して下降度を判定する。

▶ **症状** 子宮の下垂感，下腹部不快感などがある。入浴時，排尿時，排便時などに腟入口部に腫瘤を触知し気づく。

子宮脱垂が高度となると，歩行困難など日常生活にも支障をきたす。また，子宮の脱垂には通常，腟の脱垂を伴う。腟の前壁が脱垂しているものを**膀胱脱**（cystocele），後壁が脱垂しているものを**直腸脱**（rectocele）という。このため，しばしば排尿・排便障害をきたす。脱出した子宮が乾燥したり，潰瘍，出血，感染，帯下の増加などを生じたり

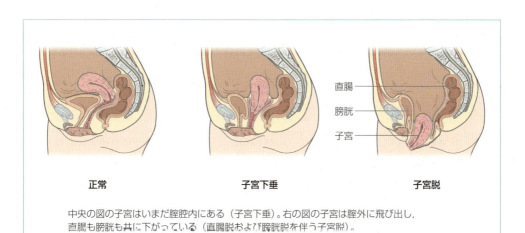

図4-4 子宮下垂と子宮脱

中央の図の子宮はいまだ腟腔内にある（子宮下垂）。右の図の子宮は腟外に飛び出し，直腸も膀胱も共に下がっている（直腸脱および膀胱脱を伴う子宮脱）。

Ⅳ 子宮の疾患

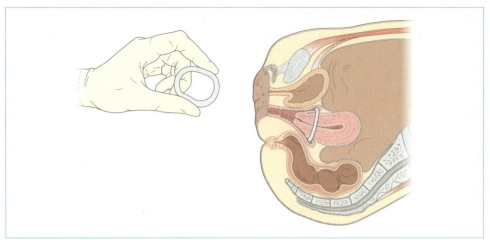

図4-5 ペッサリーの挿入による子宮脱垂の防止

することもある。

▶ **治療** 手術療法にはいくつかの方法が用いられる。一つは中央腟閉鎖術（ルフォール[Le Fort]手術）で，前後壁の腟壁粘膜を剝離して，子宮頸部を挙上しつつ前後壁を縫合閉鎖する方法で，手術侵襲が少なく，高齢者で性交の機会のない場合に行われる。一方，骨盤底の筋肉や腟壁を縫縮・補強し，子宮の脱垂を防ぐとともに子宮を上方に挙上する手術も行われ，この場合は術後の性交が可能となる。この際，脱垂している子宮を腟式手術で腟から摘出する方法もしばしば行われている。また，骨盤臓器の支持組織を網状のメッシュを用いて手術的に補強する TVM（tension free vaginal mesh）手術なども泌尿器科を中心に行われるようになっている。さらに，メッシュを用いて腟を仙骨に固定する手術を腹腔鏡下に行う腹腔鏡下仙骨腟固定術なども近年導入されている。

　手術を希望しない，あるいは困難な患者に対しては，保存療法としてペッサリー（pessary）が用いられる（図4-5）。ペッサリーを挿入した場合，それが腟内異物となって，帯下の増加や腟壁・子宮腟部にびらんが生じる例が少なくない。ペッサリーは，少なくとも2～3か月に1回は新しいものと交換，あるいは洗浄するようにし，また，クロラムフェニコール腟錠（CP, クロマイ®腟錠），エストリオール（E3, ホーリン®腟錠）を必要に応じて併用する。

3. 子宮内反症

　子宮の内膜面が反転して裏返しになった状態を，**子宮内反症**（uterine inversion）という。非常にまれな状態であるが，主として産褥時に発生する。胎盤剝離前の臍帯の牽引，癒着胎盤，臍帯巻絡*などによって生じ，高度の疼痛と多量の出血を生じショック状態に陥る。緊急的な手術的処置を必要とする。

＊ **臍帯巻絡**：臍帯が胎児の頸部・四肢または軀幹などに巻き付いた状態をいう。臍帯巻絡は過長臍帯や胎児の過度の運動によって生じる。

B 子宮の炎症

1. 子宮頸部の炎症

▶ **概念・原因**　子宮頸内膜，子宮腟部・頸部筋層など子宮頸部に起こる炎症を総称して，**子宮頸管炎**（uterine cervicitis）という。子宮頸管炎の主要起炎菌は，淋菌，クラミジア，ブドウ球菌，大腸菌，レンサ球菌などで，性交および流産や分娩による頸管損傷や子宮頸部への手術操作後などに起こりやすい。

▶ **症状**　帯下が著明に増加し，軽度の下腹部痛や腰痛を訴えるものもある。膀胱三角部への炎症の波及によって，頻尿の原因ともなり得る。また，本症が不妊症の原因になることも珍しくない。

▶ **治療**　子宮頸部の炎症は非常に頑固で，治療が困難な例が少なくない。急性症には抗菌薬による化学療法が，慢性症には腟坐薬による化学療法が主として行われる。

2. 子宮体部の炎症

▶ **概念・原因**　病原菌が子宮腔内に侵入し，子宮内膜を侵して**子宮内膜炎**（endometritis），筋層に進んで**子宮筋層炎**（myometritis），さらに子宮表面の漿膜（外膜）に達して**子宮外膜炎**（perimetritis）を起こす。原因はレンサ球菌，ブドウ球菌，大腸菌，嫌気性菌などの腟内からの上行感染である。性交または分娩，流産，腟式手術時などに外部から侵入する。

▶ **症状**　子宮内膜炎には，急性と慢性があるが，血性・膿性帯下の増加，下腹部痛，圧痛，不快感，発熱などがみられる。

▶ **治療**　抗菌薬の投与を行うが，子宮留膿症を認める場合には，ドレナージの併用も効果的である。産褥性のものには，子宮収縮薬の投与を行う。

C 子宮腟部びらん

表面がすり減った状態，浅い潰瘍を形成した状態を，**びらん**とよぶ。子宮腟部に生じるびらんには次の2つの状態がある。

1. 真性びらん

真性びらんとは，子宮腟部の表層粘膜が剝脱し，粘膜下にある部分が表面に露出しているものをいう。子宮頸管炎，ベーチェット病，梅毒，がんなどの際にみられるが，まれである。

2. 仮性（偽性）びらん

▶ **概念**　一般に子宮腟部びらん（erosion）とよばれているものは**仮性びらん**のことで，子宮腟部表面を，重層扁平上皮ではなく円柱上皮が覆っている状態をいう。上皮の欠損はないため，真のびらんではないが，粘膜下組織の血管網が透視されて鮮紅色を呈し，一見，真性びらんに酷似する。

▶ **発生機序**　カウフマン（Kaufmann）らによると，頸管円柱上皮はエストロゲンの作用に著明に反応して増殖し，頸管内に収まりきれず腟腔側に外反し，外子宮口を越えて子宮腟部の表面にまで進出するという説である。母体からのエストロゲンの影響を受ける胎児の出生時には，約30％にびらんを認めるという。5～6歳の女児ではびらんはなく，卵巣からのエストロゲン分泌が開始する8歳頃から再びびらんの出現頻度が増加し，成熟女性，特に妊娠経験のある女性では，ほとんどがびらんを認める。閉経後はしだいに退縮し，消失する（図4-6）。

▶ **症状**　真性，仮性いずれの場合でも頸管粘液の分泌が増し，帯下の増加となる。また，びらん面は易刺激性で，性交の後や排尿，排便の際，時に特別な機会がなくても，少量の出血，血性帯下を認めることもある。

● **腟部びらんと子宮がん**

びらん面の辺縁，すなわち扁平・円柱上皮境界は，子宮頸がんの好発部位とされている。一方，初期子宮頸がんや前がん状態では，肉眼的にびらんとの区別は困難である。このことから，びらんを有する女性のがん検診の重要性が指摘されている。

▶ **治療**　仮性びらん，あるいは症状のない真性びらんであれば，特に治療を必要としない。症状のある真性びらんの場合は，腟洗浄，抗菌薬の入った腟錠の挿入などにより炎症を抑え，上皮の形成を促す。

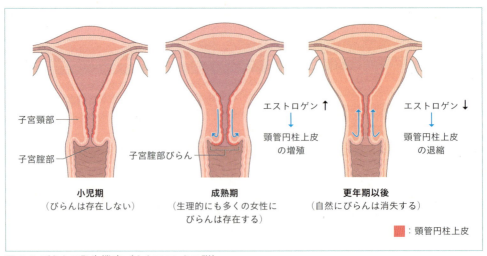

図4-6　びらんの発生機序（カウフマンらの説）

D 機能性子宮出血

1 定義

機能性子宮出血（functional uterine bleeding）は，子宮に器質的疾患がなく，また，出血をきたす血液疾患や全身的疾患もなく起こる子宮の不正出血で，内分泌異常による子宮出血である。

2 病態生理

機能性子宮出血は，卵巣より分泌されるエストロゲンならびにプロゲステロンの消長に対応する子宮内膜の反応であり，その基本的な型として次のものがある。

❶ 消退出血

血中ホルモン量の急激な減少に応じた子宮内膜の剝離に伴う出血を，消退出血（withdrawal bleeding）といい，機能性出血の大部分はこれに属する。

❷ 破綻出血

血中ホルモンレベルが保持されているにもかかわらず出血する場合を，破綻出血（break through bleeding）といい，子宮内膜が血行障害を起こし壊死することで起こる出血をいう。

また，特徴的な機能性出血として，次の出血が知られている。

- **増殖期内膜からの機能性出血**

特異な内膜像を示す機能性出血として，**出血性メトロパチー**（hemorrhagic metropathy）がある。3〜4か月の間隔で，かなり大量の出血を反復するもので，その内膜は特異な腺嚢胞性増殖像を示す。理由は不明であるが，排卵することなく存続する"卵胞の遺存"とされる。間脳・下垂体系の機能変調が本症の背景に存在するものと推定されている。

- **分泌期内膜からの機能性出血**

分泌期内膜からの出血は真正の月経そのものであるが，分泌期像を伴う機能性出血が，**分泌期内膜剝離不全症**（irregular shedding）である。本症は，月経の著しい持続という形で発現する。月経黄体の機能消退に伴うプロゲステロンの急激な減少が起こらず，子宮内膜の剝離が徐々に，あるいは部分的に発来し，その結果出血の増大と延長を生じると考えられている。

3 特徴

機能性出血は，あらゆる有月経年齢の女性に起こるが，初経発来時期や閉経期など，性周期状態の転換期に機能性出血が起こりやすい。間脳・下垂体系の機能転換の円滑さの欠如により，特にこの時期に多発するものと推定される。

4 診断

子宮出血を主訴とする患者で，臨床上，各種の器質的疾患（子宮筋腫，頸管ポリープ，子宮内膜ポリープ，子宮悪性腫瘍など）や出血素因などが証明されない場合に疑いが生じる。さらに，諸検査の結果，流産や子宮内膜炎が除外されれば，一応，機能性出血と診断される。

5 治療

本症の治療は，次の3点を目標として実施される。
①薬物療法または内膜搔爬による出血内膜の除去，止血，②薬物療法による正常月経周期の回復，③増血剤による貧血の改善，である。

E 子宮内膜症

Digest

子宮内膜症

概要	定義	・子宮内膜組織が子宮内壁，子宮筋層以外の部位で発育する疾患
	好発年齢	・性成熟期
	好発部位	・卵巣，骨盤腹膜
	併発疾患	・子宮腺筋症
	病態生理	・腹腔内で着床増殖した子宮内膜組織からの出血により生じる。チョコレート囊腫の形成 ・周囲の臓器との強い癒着
症状		・月経困難症 ・便秘，排便痛，性交痛 ・腰痛，下肢痛 ・不妊症
検査・診断		・手術で病変を確認して確定診断。問診，内診，画像診断，CA125を組み合わせた臨床的診断も行われる。
主な治療法		・薬物療法 ・手術療法

1 定義

子宮内膜症（endometriosis）とは，子宮内膜組織が子宮内壁，子宮筋層以外の部位で発育する疾患をいう。一般に，生理的部位を離れて組織が発育するのは悪性疾患に限られるが，子宮内膜症は良性疾患である。

子宮内膜症は，かつては子宮筋層内に発生する内性子宮内膜症と，子宮外に発生する外性子宮内膜症に大別されていた。最近は，内性子宮内膜症は**子宮腺筋症**（adenomyosis）として，別の疾患として取り扱われるようになった（本節-F-3「子宮腺筋症」参照）。

子宮内膜症は月経のある間（年代，期間）にだけ起こる疾患であり，閉経後は自然に治癒

に向かう。また，妊娠中から産褥期の約1年間は病気の進行は停止し，病状が軽快することも多い。しかし，子宮内膜症が存在すると，周囲臓器との癒着を生じ，卵管の疎通性も障害され，不妊症に至る。子宮内膜症は不妊の原因としても極めて重要な疾患である。

2 病態生理

月経周期に伴い，卵巣ステロイドホルモンの影響で増殖・発育した子宮内膜は，やがて剝離し月経となって子宮外に排出される。子宮内膜症では，これらの出血が子宮外の部位で毎月繰り返され，やがて卵巣に濃縮されたチョコレート色の古い血液の貯留（チョコレート囊腫，chocolate cyst）を形成したり，腹腔内の血液が吸収される過程で周囲の臓器との強い癒着を形成したりする。

3 発生部位

骨盤内のほとんどの部位に生じる。特に発生しやすい部位は，卵巣と子宮，直腸を覆う骨盤腹膜などである（図4-7）。

4 発症機序

体腔上皮の化生説，子宮内膜細胞の移植説，両者を組み合わせた誘導説などが提唱されているが，**サンプソン**（Sampson）の移植説が広く受け入れられている。これは，剝離した子宮内膜（月経血）が卵管を通って腹腔内に散布され，それが着床増殖するためとする説である。また，腹膜外の遠隔部（肺，心外膜，腎臓，臍，そのほか）の発生に関しては，**リンパ行性**あるいは**血行性**に移植されたと考えられている。

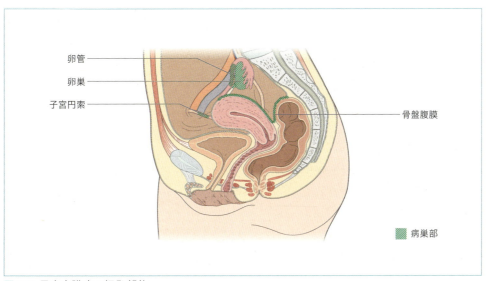

図4-7 子宮内膜症の好発部位

5 症状

❶ 高度の月経困難症

月経とともに出現する下腹部の疼痛で，特に骨盤腹膜や直腸・腟中隔，ダグラス窩に発生した場合，尾骨や肛門の方向に放散する痛みを感じる。症状は徐々に出現する。「以前は月経時でも下腹部の痛みはなかったのに，最近，痛みがしだいに強くなった」というような訴えが一般的である。

❷ 便秘，排便痛，性交痛

内膜症が骨盤腹膜や直腸・腟中隔，ダグラス窩に存在する場合に認められる。

❸ 腰痛，下肢痛

卵巣の子宮内膜症では，卵巣内にチョコレート囊腫が形成される。この場合，多くはほかの部位の子宮内膜症を合併し，S状結腸や直腸などの腸管，子宮後面，骨盤腹膜などと強く癒着する。そのため，腰痛や下肢痛などを訴えるものが多い。

❹ 不妊症

子宮内膜症は不妊の重要な原因であり，患者の75％は不妊症といわれる。また，一度は妊娠しても続発不妊となることが多い。

6 検査・診断

子宮内膜症の診断は，厳密には手術により（腹腔鏡でも可）色素沈着や出血性病変，子宮内膜症性囊胞などを肉眼的に確認するきまりとなっている。しかしながら，必ずしもすべての症例に手術のうえ診断を確定するメリットがあるわけではない。問診による疼痛の詳細の確認，内診による疼痛などの所見の確認，超音波，CT，MRI画像による子宮内膜症性囊胞の診断，腫瘍マーカーCA125などの検査を組み合わせることによる臨床的な診断により，治療開始の是非が検討されている。

7 治療

保存療法と手術療法の2法がある。症状の種類と程度，発生部位と範囲，年齢，将来の妊娠の希望の有無などを参考にして，いずれかを選ぶ。一般的には，まず保存療法であるホルモン療法を試み，それが無効な場合には手術療法を行う。

❶ ホルモン療法

ホルモン療法では完全に治癒させることは困難であり，患者が長期間苦しむ場合が多いので，疾患の本態や治療方針を十分に説明するとともに，精神的なケアにも留意する必要がある（第3章-Ⅲ-B「ホルモン療法」参照）。

❷ 手術療法

ホルモン療法が無効の場合，囊腫を認める場合などに考慮される。手術では病巣の切除，焼灼，蒸散，癒着剝離，子宮周囲の靱帯切断，囊腫の切除術などを行う。妊孕性温存希望

がない場合，根治手術として子宮全摘と両側付属器切除を行う場合もある．囊腫を認める場合，40歳以降では，チョコレート囊腫から卵巣がんが発症するリスクが高くなることが知られており，4cm以上の大きさがあれば，悪性を疑う所見がなくても，またホルモン療法を試みた後でなくても，手術が行われることもある．

F 子宮の良性腫瘍

1. 頸管ポリープ

▶ **概要** 頸管ポリープ（cervical polyp）は，子宮頸管粘膜の一部が過度に増殖して，隆起性の腫瘤を形成したもので，真の腫瘍ではない．茎に相当する部分が細長く伸び，腫瘤の先端は外子宮口から腟内へと下垂する．大きさは種々あるが，大きくなっても指頭大を超えることはほとんどない．

▶ **症状** 腫瘤は柔らかく，表面は赤味を帯び，出血しやすい．月経と月経の間に少量の出血を認めたり，性交後や排尿・排便時に出血したりする場合がある．

▶ **治療** 腫瘤を摘出すればよく，治療は容易で，通常は，無麻酔で外来の診察時に切除あるいは捻除*可能である．悪性ではないが，しばしば再発を認める．子宮頸がんや子宮体がんなどとの鑑別のため，病理組織検査が必要である．

2. 子宮筋腫

Digest

子宮筋腫		
概要	定義	・子宮に発生する平滑筋由来の良性腫瘍．結節状・球状の腫瘍で，多発することが多い．
	頻度	・30歳以上の女性の20%に存在
	好発年齢	・30歳代以降の性成熟期～更年期
	発生部位	・子宮体部，子宮頸部 ・子宮壁との位置関係により漿膜下，筋層内，粘膜下に分類される．
症状		・過多月経 ・月経困難症 ・下腹部腫瘤 ・圧迫症状 ・不正出血，貧血 ・筋腫分娩 ・妊孕性障害

---

* **捻除**：腟内へと下垂するポリープの茎の部分を鉗子などで把持し，数回ねじることによって，鋭利な器具や電気メスなどを用いないで切り取る方法．多少の出血を認めるが，腟内にガーゼを留置して圧迫しておけば，通常，自然に止血する．

診断	・内診，超音波断層法，CT，MRI （子宮体がんや肉腫，卵巣腫瘍との鑑別が重要）
治療法	・手術療法（単純子宮全摘出術，筋腫核出術） ・薬物療法（偽閉経療法） ・子宮動脈塞栓術（UAE） ・集束超音波療法（FUS）

1 定義

子宮筋腫（myoma uteri）は子宮に発生する良性腫瘍で，組織学的には平滑筋由来の腫瘍であり，子宮筋層に大小種々の結節状または球状の腫瘍として発生する。筋腫結節は1個のみの場合もあるが，多くは多発する。

2 頻度

剖検*女性の子宮には筋腫の芽が40〜50%も証明されるという事実は，本症が女性にとって極めて一般的な良性腫瘍であることを示している。30歳以上の女性の20%は子宮筋腫を有するといわれ，婦人科外来患者の5%近くを占めている。臨床的に筋腫と診断された腫瘤が，病理組織学的には肉腫という悪性腫瘍である頻度は，1000例のうち数例である。

3 発生部位

子宮筋腫は，発生部位によって**子宮体部筋腫**と**子宮頸部筋腫**とに大別される。

子宮筋腫は，さらに子宮の表面（漿膜）直下にできる**漿膜下筋腫**，子宮の筋層内にできる**筋層内筋腫**，子宮腔に接してできる**粘膜下筋腫**に分けられる（図4-8）。

4 好発年齢

子宮筋腫発生の原因はいまだ不明であるが，子宮筋層内の幼若な筋細胞から発育することは明らかであり，この発育にはエストロゲンが密接に関与している。したがって，20歳以前の女性にはほとんどみられず，大部分は30歳代以後である。更年期以後に新たに発生することはなく，むしろ縮小傾向となる。すなわち，筋腫の発生と発育，増大は，卵巣からのエストロゲン分泌が盛んな成熟期に限られている。

子宮筋腫は本来，過剰に増殖した筋細胞からなっているが，長い年月の間に種々の2次的変化を起こすことがあり，筋腫の内部が変性し，壊死や液状化をきたす。特に筋腫が増大し，血流が行き届かず栄養障害が生じると，石灰化，ガラス様変性，脂肪変性などを起こす。また，細菌の感染を受けて筋腫が化膿し，膿瘍を形成することもある。

＊**剖検**：死因を決定するあるいは死体にみられる各臓器の病理学的変化を研究する目的で死体を解剖して，その器官を肉眼的および顕微鏡的に調べること。

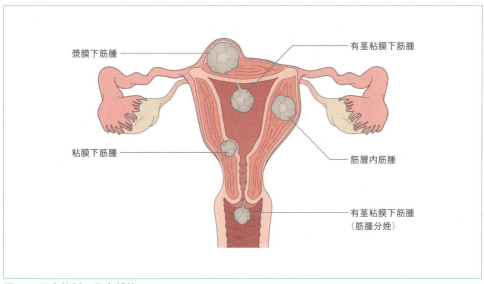

図4-8 子宮筋腫の発生部位

5 症状

　子宮筋腫は，発生部位により症状にかなりの差が認められる。漿膜下筋腫では大きくても無症状のものもあれば，粘膜下筋腫では小さくても過多月経を示す。

❶過多月経
　子宮内膜表面積の拡大により，大多数の例では過多月経となる。粘膜下筋腫，特に筋腫分娩（後述）では筋腫の表面が破れ，月経とは無関係の不正出血も引き起こす。

❷月経困難症
　筋腫が原因となり，月経時の下腹部痛や腰痛を訴えるものがある。粘膜下筋腫で生じやすい。

❸下腹部腫瘤
　筋腫が発育すると，時に下腹部の腫瘤として触知する。まれに成人頭大あるいはそれ以上の大きさに発育して，妊娠子宮のごとく腹部全体を隆起させる。

❹圧迫症状
　筋腫が増大し，骨盤腔内を占めると，腰椎を圧迫して腰痛を起こしたり，直腸を圧迫して便秘となったり，膀胱や尿道の圧迫で排尿障害をきたす（図4-9）。まれには下肢の血行やリンパ流を障害して，下肢に浮腫が認められる。

❺貧血
　過多月経が長期持続すると高度の貧血を起こす。疲れやすく，動悸や息切れを感じる。心臓は肥大し，2次的な変化を生じる。これは**筋腫心**とよばれるが，この変化は貧血によるものとされている。

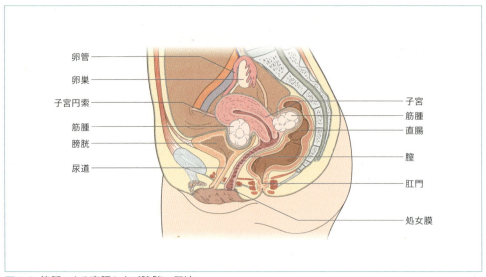

図4-9 筋腫による直腸および膀胱の圧迫

❻ 筋腫分娩

粘膜下筋腫の茎が伸展・延長し，外子宮口から腟腔へ，さらに腟外にまで現れた状態を**筋腫分娩**（myoma delivery）という。表面からは出血しやすく，また，一部の組織は壊死に陥り，一見，悪性腫瘍のように見えることもある。

❼ 発熱

2次的感染が生じて膿瘍を形成すると，発熱し，下腹部に激しい疼痛を感じる。敗血症*や腹膜炎にまで進展することもある。

❽ 妊孕性障害

筋腫による，子宮内腔の変形，卵管間質部や子宮頸管の圧迫・閉塞による通過障害，生理的子宮収縮の異常による精子の移動障害などから，不妊症の原因となり得る。また，内膜の変形をきたす筋腫があると，妊娠しても流産しやすいことが知られている。

6 診断

子宮筋腫の診断は内診により容易である。ただしこの際，子宮体がんと肉腫を否定することが重要である。子宮体がんとの鑑別には，子宮内膜の細胞診や組織診が有力な参考となる。肉腫との鑑別は，腫瘍の病理診断を行わなければ困難であるが，MRI所見が参考となる。時に卵巣腫瘍との鑑別が困難な場合もある。

7 治療

手拳大よりも小さな筋腫で，しかも症状のないものは治療する必要はなく，半年〜1年

＊**敗血症**：体内に感染病巣が形成され，そこから絶えず，あるいは周期的に血流中に病原菌が出ていき，その結果，生じた一連の臨床像をいう。血中に一過性に菌が入っている状態は菌血症とよび，敗血症とは区別される。

に1度の検診で経過を観察する。

❶手術療法

手術は月経困難症や過多月経のあるもの，不妊症や流産の原因と考えられるもの，手挙大以上で腹部膨満や腫瘤感の訴えのもの，発育が速く悪性変化のおそれのあるものなどを対象として行われる。

術式としては，腹式手術，腟式手術があり，単純子宮全摘出術，筋腫核出術などが行われる（図3-32参照）。筋腫核出術は，子宮はそのまま残し，筋腫結節のみを除去する方法で，将来妊娠を希望する場合に行われる。腹腔鏡下の筋腫核出術や，子宮鏡下の粘膜下筋腫切除術も行われる。しかし，筋腫の残存や再発の可能性は否定できない。

❷薬物療法（GnRH誘導体による偽閉経療法）

子宮筋腫がホルモン依存性腫瘍であることから，従来，主として子宮内膜症を対象として用いられていたGnRH誘導体（GnRHアゴニスト，スプレキュア®，ナサニール®などの点鼻薬あるいはリュープリン®注射薬）が，手術前に筋腫を縮小して手術を容易にしたり，過多月経を抑えて貧血を改善したりする目的で使用される。そのほか，閉経直前年齢の患者に対して，手術を回避する目的で使用される（第3章-Ⅲ-B「ホルモン療法」参照）。

❸子宮動脈塞栓術（uterine artery embolization：UAE）

血管造影の技法により行われる，血管内治療の応用である。鼠径部から大腿動脈を穿刺し，カテーテルを挿入，内腸骨動脈から子宮動脈まで進め，一時的な塞栓物質を注入する。その結果，血行路の少ない筋腫核だけが血行障害を起こして縮小し，側副血行路の豊富な正常子宮筋層は障害されない。施行直後から阻血による骨盤痛が数時間続くため，麻酔などの工夫が必要である。まれに感染を起こし，子宮全摘術を要することもある。

❹集束超音波療法（focused ultrasound surgery：FUS）

診断用ではなく，治療用の超音波を筋腫核に集中・集束させ，振動エネルギーを熱エネルギーに変換して筋腫核を焼灼し，壊死に陥らせる方法である。MRIで位置と温度を確認しながら行う。壊死した組織はしだいに体内に吸収される。腹臥位で3～4時間程度で済み，入院も不要であるが，筋腫の位置や大きさなど，適応症例に制限がある。

3. 子宮腺筋症

1 定義

子宮腺筋症（adenomyosis）は，本来子宮の内面に存在する子宮内膜が子宮筋層内で異所性に増殖し，子宮筋層の肥厚，子宮の腫大をきたす病態である。従来，子宮内膜症の一種とされていたが，近年は別疾患として扱われている。

2 頻度

正確な頻度は対象により異なるため不明であるが，摘出子宮の50%以上にみられると

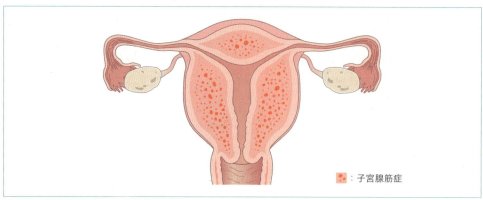

図 4-10 子宮腺筋症の発生部位

の報告もある。子宮内容除去術，筋腫核出術，帝王切開術などの手術既往例や経産婦でリスクが高まるとされている。

3 発生部位

子宮筋層全体の肥厚を認める場合もあるが，前壁や後壁など局所的に肥厚を認める場合もある。通常，正常筋層との境界は不明瞭であるが，境界明瞭な腺筋症も存在する（図 4-10）。

4 好発年齢

原因は不明であるが，子宮内膜が筋層内に陥入して月経周期に伴い増殖すると考えられており，30歳代から40歳前後に発生することが多い。子宮筋腫と同様，閉経後には病変は縮小し，症状も消失していく。

5 症状

❶月経困難症
筋層内での異所性内膜からの出血が疼痛の原因となるが，これに伴う子宮収縮の異常亢進なども疼痛の原因と考えられる。月経時以外にも疼痛が持続する場合もあるが，しばしば併存する子宮内膜症病変の症状との区別は困難である。

❷過多月経
子宮筋層の肥厚，子宮の腫大に伴う内膜面積の拡大により，過多月経を生じる。不正出血の原因となる場合もある。過多月経，不正出血が続けば，貧血の原因ともなり得る。

❸下腹部腫瘤，圧迫症状
子宮筋腫と比べて子宮腺筋症による子宮腫大の程度は限られているが，下腹部腫瘤感や周囲臓器の圧迫症状を認めることがある。

❹妊孕性障害
腺筋症による内膜の圧排，子宮収縮の異常などが不妊症や流産・早産の原因となること

も考えられるが，併存することが多い子宮内膜症や子宮筋腫などが原因となっている可能性も考えられる。

6 診断

症状や内診，画像診断による子宮の腫大などから疑い，最終的には病理診断により確定する。子宮の腫大からは，子宮体がんや子宮筋腫の鑑別が必要となる。子宮体がんの鑑別には，内膜細胞診や組織診が有用である。子宮筋腫との鑑別には，超音波断層法や MRI 検査が用いられるが，特に MRI 検査は有用である。子宮腺筋症と子宮筋腫は，しばしば併存して認められる。

7 治療

症状が軽い場合，経過観察あるいは鎮痛薬による対症療法が可能である。

❶ ホルモン療法

GnRH 誘導体（GnRH アゴニスト，スプレキュア®，ナサニール®などの点鼻薬あるいはリュープリン®注射薬），ダナゾール内服（合成プロゲステロン，ボンゾール®）投与による偽閉経療法により症状の改善が得られるが，治療中止後は再燃する。低用量 EP（エストロゲン，プロゲステロン）製剤のピル，P 製剤のジエノゲスト内服（ジエノゲスト®）が子宮腺筋症の薬物療法として用いられる場合もある。

2014（平成 26）年に，子宮内黄体ホルモン放出システムである避妊器具ミレーナ®が月経困難症，過多月経に保険適応となり，子宮腺筋症にも使用可能である。

❷ 手術療法

最も確実な治療法として，子宮全摘が行われる。状況により，子宮内膜症性囊胞の切除も行われる。境界明瞭な子宮腺筋症では，子宮筋腫と同様の核出術も行われる。

G 子宮の悪性腫瘍

▶ **種類** 子宮に発生する主な悪性腫瘍には，子宮がん，子宮肉腫，絨毛性腫瘍があるが，その大部分は子宮がんである。子宮がんには，子宮頸部に発生する子宮頸がんと，子宮体部に発生する子宮体がんがある（図 4-11）。両者は同じ子宮にできるがんであるが発生部位も原因も異なるため，臨床では区別して取り扱われる。

▶ **統計** 厚生労働省の人口動態統計では，わが国の子宮がん（頸がん，体がん）の年次死亡率は，1950（昭和 25）年に人口 10 万対で 19.7 と胃がんに次いで多かったが，集団検診などにより早期発見される症例が増加したため，しだいに減少し，1993（平成 5）年には 7.0 となった。その後漸増傾向となり，2015（平成 27）年には 10.0 となっている。（図 4-12）。

なお，公益財団法人がん研究振興財団による「がんの統計 2017」では，2013（平成

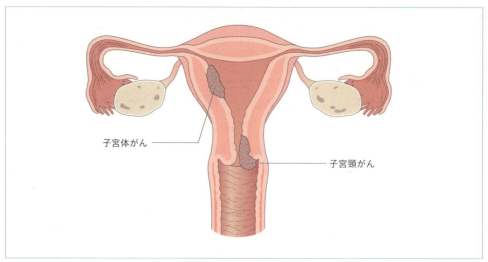

図4-11 子宮頸がんと子宮体がんの発生部位

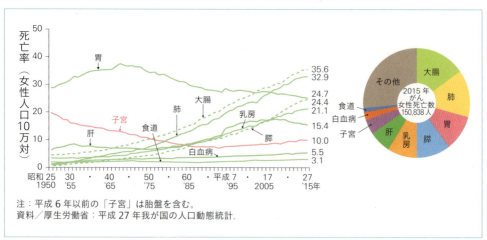

図4-12 女性における主な臓器別がんの年次死亡率

　25)年の女性におけるがんの部位別の罹患数をみると，乳房，大腸，胃，肺，子宮の順である。

　子宮頸がんと子宮体がんの比率は，人種や地域によりかなりの差が認められる。世界的にみて，子宮体がんは北米や欧州に多く，アジアに少ない。わが国の子宮体がんの頻度はアジア諸国と同程度で，欧米諸国よりもかなり低いと考えられていた。しかし，近年日本でも子宮体がんの症例数が増加しつつある。子宮頸部の浸潤がんの減少とも相まって，子宮頸部の浸潤がんと子宮体がんの比は，かつては20：1であったものが，その後子宮体がんが急速に増加し，近年の日本産科婦人科学会腫瘍委員会の報告では，子宮体がんの罹患数は，上皮内がんを除く子宮頸がんの罹患数をやや上回っている。

1. 子宮頸がん

Digest

子宮頸がん

概要	定義	・子宮頸部に発生するがん
	好発年齢	・30〜60歳代の女性に好発し，特に40歳代が最も多い。
	原因	・性行為による，ヒトパピローマウイルス（HPV，特に16型，18型）の感染により発症。
	予防	・ワクチン投与（2価ワクチン，4価ワクチン） ・子宮がん検診
	進行期分類	・大きく分けて，I期〜IV期の4期分類（詳細は表4-3参照）
症状		・初発症状：性器出血（特に性交後の接触出血），帯下の増加
診断		・視診，内診，細胞診，コルポスコピー，組織診，子宮頸部円錐切除などが用いられる。子宮外への浸潤の診断には直腸診も用いられる。
主な治療		・手術療法：進行期により，円錐切除，単純子宮全摘，準広汎子宮全摘±骨盤リンパ節郭清，広汎子宮全摘術などが行われる。 ・放射線療法：主治療として，あるいは手術例の補助療法として用いられる。 ・化学療法：手術不能症例の主治療として，進行症例の術前化学療法，あるいは手術症例の術後補助療法として用いられる場合がある。 ・同時併用化学放射線療法：遠隔転移のない進行症例の主治療として，あるいは手術症例の術後補助療法として用いられる。

1 定義

　子宮頸がん（cervical cancer）は子宮頸部に発生するがんで，組織学的には扁平上皮がんと腺がん*（adenocarcinoma）があるが，大部分は扁平上皮がんである。

2 好発年齢

　日本産科婦人科学会が行った，全国430施設からの2015年治療症例の登録データでは，子宮頸がんは30〜60歳代に好発し，特に40歳代が最も多く，全体の約25%を占める。（表4-2, 図4-13）。近年，若年者における罹患数の増加が問題となっている。

3 原因

❶ ヒトパピローマウイルス

　子宮頸がん組織から**ヒトパピローマウイルス**（human papillomavirus；HPV）16型ゲノムが検出されて以来，多くの研究によりその発がんのしくみが明らかにされ，今日ではHPVが子宮頸がんの原因ウイルスであるとする説が確立されている。このHPVには，子宮頸がんで検出される高リスク型（16型，18型，31型，33型，35型，39型，45型，51型，

＊腺がん：粘液などの液体を分泌する分泌腺を構成する腺上皮細胞から発生するがん。がん細胞が，管腔を囲んで腺様構造を示す。

表4-2 子宮頸がん，子宮体がん患者の年齢別頻度（I〜IV期）

年齢	頸がん（%）	体がん（%）
20 歳未満	0　（ 0.0%）	2　（ 0.0%）
20 歳代	170　（ 2.3%）	63　（ 0.6%）
30 歳代	1397　（18.6%）	406　（ 4.0%）
40 歳代	1904　（25.3%）	1656　（16.4%）
50 歳代	1348　（17.9%）	3019　（29.8%）
60 歳代	1401　（18.6%）	2790　（27.6%）
70 歳代	868　（11.5%）	1635　（16.2%）
80 歳代以上	439　（ 5.8%）	548　（ 5.4%）
合計	7527　（100%）	10119　（100%）

資料／日本産科婦人科学会：2015年患者年報データより作成．

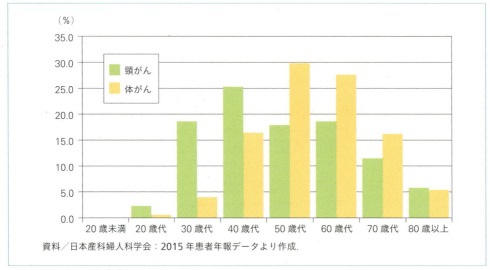

図4-13　子宮がん治療症例の年齢分布

52型, 56型, 58型, 59型, 68型) と，主に尖圭コンジローマの原因となる低リスク型 (6型, 11型) などがある．

　HPVは性行為によって伝播するが，多くの場合は一過性のウイルス増殖（一過性感染）であり，その後は潜伏するか消失する．一部にウイルス増殖が持続することがあり（持続感染），その場合に子宮頸部病変発症のリスクが高くなる．HPVは型により発がんリスクが異なり，高リスク型でも，特に16型，18型はがんへの進展リスクが高いと考えられている．子宮頸がんには，HPVが発がんに関与しないタイプも一部存在することが知られている．

❷性行為による感染

　性交経験のある健常女性の約10%にHPV−DNAが検出され，生殖年齢の20歳代女性では20〜30%，30歳代で10%，40歳代以降で5%が陽性である．性交の低年齢化とパートナーの多数化により，今後，HPV感染が若年層で増加することが予想される．

❸ 子宮頸部上皮内腫瘍と HPV

子宮頸がんの前駆病変（前がん病変）で，子宮頸部の上皮内にとどまる腫瘍を子宮頸部上皮内腫瘍（cervical intraepithelial neoplasia；CIN）とよぶ。子宮頸部正常上皮が HPV により直ちにがん化するわけではない。軽度異形成 CIN1 から中等度異形成 CIN2 を経て高度異形成 CIN3，さらに進んで浸潤がんとなる。大部分は，この異形成の過程で消失する。

HPVワクチンの開発と課題

● 2 価ワクチンと 4 価ワクチン

HPV が子宮頸がんの発がんに深く関与していることが明らかとなって以来，子宮頸がん予防のための HPV ワクチンが製剤化され，わが国においても 2009（平成 21）年と 2011（平成 23）年に 2 種類のワクチンの使用が相次いで認可された。1 つは HPV16 型，18 型を予防する 2 価ワクチン（グラクソ・スミスクライン社）であり，ほかの 1 つは HPV6 型，11 型，16 型，18 型を予防する 4 価ワクチン（MSD 社）である。後者は子宮頸がんのみでなく尖圭コンジローマに対しても有効である。これらの HPV ワクチンの接種がすでに若年女子（11〜12 歳）を対象に広く実施されている先進国では，子宮頸がんの罹患者数が減少傾向にあるという。

● わが国における課題

わが国においては，これら HPV ワクチンの使用には若干の問題点がある。2013（平成 25）年 6 月，HPV ワクチン接種後に重篤な有害作用として，複合性局所疼痛症候群*（CRPS；complex regional pain syndrome）を疑う例が 5 例，（接種部位のみでなく）広範囲に疼痛が及ぶ例が 38 例認められた。厚生労働省は，上記副反応の発生頻度などがより明らかになり，適切な情報提供ができるまでの間，定期接種を積極的に勧奨すべきではないと勧告を行った。ワクチン接種とこの有害作用の因果関係がいまだ明確に解明されておらず，積極的な勧奨再開には至っていない。

この有害作用以外にも問題点があげられる。それは日本における子宮頸がんの HPV16 型と 18 型検出頻度が約 60％ と，欧米よりも有意に低いことである。つまり，欧米ではほとんどの地域で HPV16 型と 18 型の 2 つの感染を阻止できれば，子宮頸がんの 70％ 以上を予防できると推定されているのに対して，日本では，HPV16 型，18 型，52 型，58 型の 4 つのタイプをカバーしないと，子宮頸がんの予防率を 70％ 以上に保持することは不可能だからである。

現時点では HPV16 型，18 型に対応するワクチンのみしか存在しないため，ほかの約 40％ を占める子宮頸がんの発症を阻止するためには，子宮がん検診を継続して実施することが望まれる。

そのほか，ワクチン効果の持続時間は，現在の研究では，抗体の存続が 10 年間までは確認されているが，それ以上の抗体価の持続は今後の検査結果を待つ必要があること，また，細胞診が異常を示すような既感染者は対象外であることなど，現行のワクチンにはいくつかの課題が残されている。

＊ **複合性局所疼痛症候群**：骨折，組織傷害や神経損傷などを契機とし，感覚神経，運動神経，自律神経，免疫系などの病的変化によって発症する慢性疼痛症候群。

このCIN1からCIN3への進展に高リスク型HPVが関与していることが示されている。浸潤子宮頸がんが発症するのは，HPV感染後10〜15年以上経過してからとされている。

4 進行期とその頻度

▶ **進行期分類** 子宮頸がんはほとんどの場合，扁平上皮と円柱上皮の境界（扁平円柱上皮接合部）に近い円柱上皮の側に発生する。ごく初期はがん細胞は上皮の層の中だけにとどまるが，その後しだいに広がっていく。子宮頸がんの進行期は，国際産科婦人科連合（FIGO）によって定められた分類を国際的に用いている。2008（平成20）年の分類を，表4-3に示す。この進行期は，がんの治療方針の決定や予後の推定に有用である。

　進行期の決定のために用いられる検査は，視診，双合診，コルポスコピー，組織生検，子宮鏡，肺および骨のX線検査である。そのほか，膀胱鏡，直腸鏡，排泄性尿路造影（腎盂尿管造影）は必須ではないが使用可能である。リンパ節を除いた遠隔臓器への転移の診断には，CT，MRI検査も許容される。

▶ **頻度** 日本産科婦人科学会の患者年報で，2015（平成27）年に登録された症例の進行期は，Ⅰ期54.6%，Ⅱ期23.7%，Ⅲ期10.9%，Ⅳ期10.9%であった（図4-14）。

　臨床進行期分類別の頻度の年次推移をみると，図4-15のように，1977（昭和52）年には，Ⅰ期約41%，Ⅱ期約32%，Ⅲ期約22%，Ⅳ期約5%であったのが，しだいにⅠ期症例の増加，Ⅱ/Ⅲ期症例の減少を認め，集団検診など早期診断の普及によるものと考えられるが，Ⅳ期症例は残念ながら増加傾向を認めている。

　また，子宮頸がんの年代別進行期分布をみると，Ⅰ期は40歳代でピークを示すが，Ⅱ期以上はいずれもさらに高年の50歳代，60歳代にピークを示している（図4-16）。

5 初期症状

　子宮頸がんの初発症状は，性器出血，特に性交後の接触出血が多い。しかし，初期がんでは無症状のことも多く，出血がみられた時点ですでに進行がんの場合も少なくない。すなわち，初期がんの発見には検診が重要である。

6 晩期症状

　子宮頸がんの進行程度，進行方向，合併症の有無などによって，晩期症状は異なる。

❶ **出血と帯下**
　出血の量は増加し，持続性となる。組織が壊死に陥り腐敗した結果，悪臭を伴う帯下が増加する。

❷ **疼痛**
　がんの浸潤が骨盤壁に達すると，骨盤神経や坐骨神経が刺激され，殿部から大腿部の疼痛を訴える。

表4-3 子宮頸がんの進行期分類（日産婦2011, FIGO2008）

Ⅰ期：がんが子宮頸部に限局するもの（体部浸潤の有無は考慮しない）

ⅠA期：組織学的にのみ診断できる浸潤がん
　ⅠA1期：間質浸潤の深さが3mm以内で，広がりが7mmをこえないもの
　ⅠA2期：間質浸潤の深さが3mmをこえるが5mm以内で，広がりが7mmをこえないもの
ⅠB期：臨床的に明らかな病変が，子宮頸部に限局するもの，または臨床的に明らかではないが，ⅠA期をこえるもの
　ⅠB1期：病巣が4cm以下のもの
　ⅠB2期：病巣が4cmをこえるもの

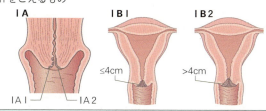

Ⅱ期：がんが子宮頸部をこえて広がっているが，骨盤壁または腟壁下1/3には達していないもの

ⅡA期：腟壁浸潤が認められるが，子宮傍組織浸潤は認められないもの
　ⅡA1期：病巣が4cm以下のもの
　ⅡA2期：病巣が4cmをこえるもの
ⅡB期：子宮傍組織浸潤の認められるもの

 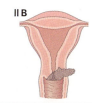

Ⅲ期：がん浸潤が骨盤壁にまで達するもので，腫瘍塊と骨盤壁との間にCancer free spaceを残さない。または，腟壁浸潤が下1/3に達するもの

ⅢA期：腟壁浸潤は下1/3に達するが，子宮傍組織浸潤は骨盤壁にまでは達していないもの
ⅢB期：子宮傍組織浸潤が骨盤壁にまで達しているもの。または明らかな水腎症や無機能腎を認めるもの

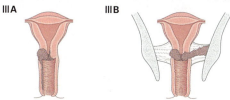

Ⅳ期：がんが小骨盤腔をこえて広がるか，膀胱直腸粘膜を侵すもの

ⅣA期：膀胱，直腸粘膜への浸潤があるもの
ⅣB期：小骨盤腔をこえて広がるもの

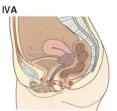 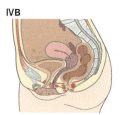

出典／日本産科婦人科学会，日本病理学会編：子宮頸癌取扱い規約 病理編，第4版，金原出版，2017, p10.

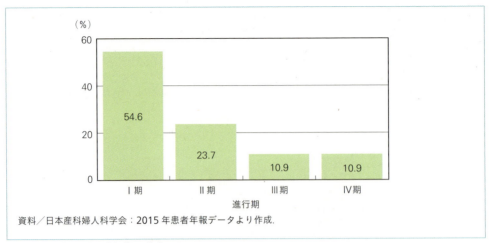

図4-14 子宮頸がん進行期の分布

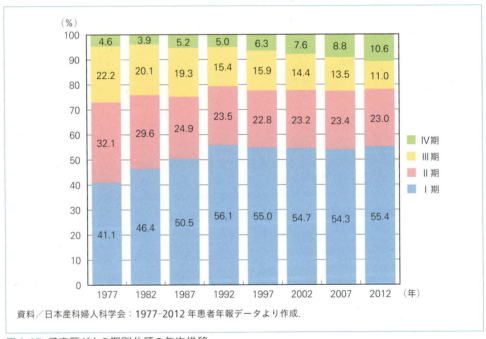

図4-15 子宮頸がんの期別分類の年次推移

❸ **膀胱障害，尿管障害**
膀胱壁が侵されると，血尿や膀胱炎を併発する。また，尿管が侵されると尿の通過障害のために水腎症を起こし，しばしば腎盂炎や腎機能障害を併発する。

❹ **直腸障害**
直腸が侵されると，頑固な下痢や血便をきたす。

❺ **がん悪液質**
末期には全身衰弱をきたし，高度の低たんぱく血症となってがん悪液質*に陥る。

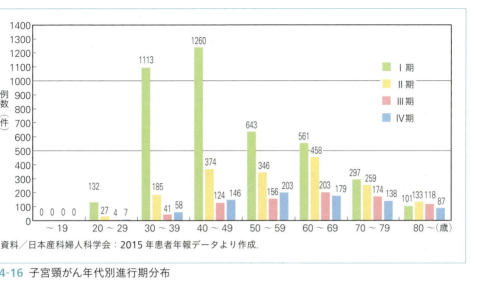

図4-16 子宮頸がん年代別進行期分布

7 診断

ⅠB期以上の子宮頸がんは，内診，直腸診，視診などで診断可能な場合が多いが，前がん状態やⅠA期のような初期がんの場合には見逃されることが多い。これら初期病変の診断は，細胞診，コルポスコピー，組織診などによらなければならない。また，必要に応じて診断目的に円錐切除術を行い，組織学的に診断を確定する。

子宮頸がんを初期の段階で発見し，完全な治療を行うためには，20歳代以上の女性を対象とした検診の普及が重要である。

8 治療方針

がんの進行期を中心に，年齢や全身状態，組織型を考慮して治療方針を決定する。日本産科婦人科学会の2015年症例における進行期別の治療法の分布を表4-4に示した。

表4-4 子宮頸がん進行期別治療法　　　　　　　　　　　　　　　　　　　　　　　（　）内は%

進行期	手術を含む	放射線療法主体	化学療法単独	そのほか	合計
Ⅰ期	3672（89.4）	391（9.5）	2（0）	42（1.0）	4107（100）
うちⅠA期	909（97.0）	5（0.5）	0（0）	23（2.5）	937（100）
Ⅱ期	831（46.6）	927（52.0）	9（0.5）	15（0.8）	1782（100）
Ⅲ期	30（3.7）	773（94.3）	5（0.6）	12（1.5）	820（100）
Ⅳ期	71（8.7）	601（73.5）	111（13.6）	35（4.3）	818（100）
合計	4604（61.2）	2692（35.8）	127（1.7）	104（1.4）	7527（100）

資料／日本産科婦人科学会：2015年患者年報データより作成．

＊**悪液質**：全身状態の著しい衰弱をきたす状態をいう。原因には，悪性腫瘍，バセドウ病，下垂体機能低下症，マラリアなどがあり，全身の衰弱，るいそう，貧血，浮腫を主徴とする。

手術施行例は全体の約61%で最も多く，Ⅰ期症例，特にⅠA期症例は，ほとんどの症例で手術が行われた。手術を行わずに放射線を中心に治療を行った症例は約36%で，Ⅱ期症例の52%，Ⅲ/Ⅳ期症例の大部分は放射線主体の治療であった。Ⅳ期症例では，手術も放射線も行わず化学療法のみを行った症例が多く認められた。化学療法のみを行った症例は全体の約2%を占めていた。

❶ CIN 3

80%以上の症例で円錐切除が行われ，12%で単純子宮全摘が行われている（表4-5）。適切に治療を行うことによって，ほぼ100%治癒が期待できる。

❷ ⅠA1期

従来，ⅠA期に対しては準広汎子宮全摘などが行われていた時代もあったが，近年は縮小手術の傾向で，2015年症例では円錐切除が約42%，単純子宮全摘が約38%施行されていた。準広汎が施行された症例も約16%に認められた。

❸ ⅠA2期

準広汎子宮全摘＋リンパ節郭清が最も多く約40%，次いで広汎子宮全摘が約23%，単純子宮全摘が約11%に施行されていた。

❹ ⅠB1期

この時期のがんには，原則として広汎子宮全摘出術を行う。手術施行例において，深い頸部間質浸潤（およそ1/3以上），骨盤リンパ節転移，子宮傍結合織浸潤，脈管侵襲，大きな腫瘍径（およそ4cm以上）などを認める再発リスクのある群に対しては，術後補助療法として，放射線療法/同時併用化学放射線療法，あるいは化学療法が行われている。手術侵襲に耐えがたい高齢者や，合併症を有する症例においては，放射線を主体とした治療が選択される。

❺ ⅠB2期〜Ⅱ期

この時期のがんには，広汎子宮全摘出術あるいは同時併用化学放射線療法が選択される。

表4-5 CIN 3および子宮頸がんⅠA期症例の治療方法

治療法	CIN 3 例数（%）	ⅠA1期 例数（%）	ⅠA2期 例数（%）	ⅠA期亜分類不明 例数（%）
円錐切除	10720（81.4）	336（41.7）	9（7.0）	7（17.5）
単純全摘	1584（12.0）	303（37.6）	14（10.9）	9（22.5）
単摘＋リンパ節郭清	9（0.1）	11（1.4）	1（0.8）	1（2.5）
準広汎全摘	23（0.2）	74（9.2）	12（9.3）	7（17.5）
準広汎全摘＋リンパ節郭清	5（0.0）	52（6.5）	51（39.5）	6（15.0）
広汎子宮頸部全摘	—	7（0.9）	10（7.8）	0（0.0）
広汎全摘	7（0.1）	16（2.0）	30（23.3）	4（10.0）
放射線療法	7（0.1）	1（0.1）	1（0.8）	6（15.0）
そのほか	817（6.2）	6（0.7）	1（0.8）	0（0.0）
合計	13172	806	129	40

資料／日本産科婦人科学会：2015年患者年報データより作成．

治療成績は手術とほぼ同等と考えられている。手術施行例においては，ほぼ全例が，深い頸部間質浸潤，骨盤リンパ節転移，子宮傍結合織浸潤，脈管侵襲，大きな腫瘍径などの再発リスク因子を有しており，多くの症例でⅠB1期と同様の術後補助療法が行われている。

わが国では，欧米に比して手術を選択する率が高く，2015年症例においてもⅠB2期の79％，Ⅱ期の47％に手術が行われていたが，手術後の放射線治療は合併症が発生しやすいこともあり，近年主治療として最初から化学放射線療法が選択される傾向がみられる。

❻ Ⅲ期〜ⅣA期

Ⅲ期からⅣA期は手術不能と判断され，従来，根治的放射線療法が行われてきたが，腎機能低下などの合併症がない場合は，同時併用化学放射線療法が推奨される。術前化学療法を行い，腫瘍縮小を図った後に手術を行う治療法も試みられているが，有用性は確立していない。

❼ ⅣB期

ⅣB期に対しては，良好な臓器機能が保たれていれば全身化学療法が推奨される。遠隔転移巣が切除可能であるかリンパ節転移のみである場合，あるいは局所の出血の制御のため，手術療法や放射線療法を併用する場合もある。

9 定期検診

がんが完治したか否かは，治療後の経過観察によって初めて判断することができる。再発は治療後1年ないし1年半に最も多く，5年後以降の初再発は極めてまれなことから，治療後5年間を1つの目安として経過観察を行う必要がある。

10 治療成績

日本産科婦人科学会腫瘍登録委員会のデータでは，2010年初回治療症例の5年生存率は，Ⅰ期約92％，Ⅱ期約74％，Ⅲ期52％，Ⅳ期約30％であった（表4-6）。治療成績は，組織型にも関係し，組織型別の5年生存率は，腺がん約76％，そのほかの組織型約58％と，扁平上皮がんの約79％に対して不良であった（表4-7）。

表4-6 子宮頸がん進行期別5年生存割合

進行期	症例数	5年生存	生死不明
Ⅰ期	2418	92.1%	7.1%
Ⅱ期	954	74.2%	7.9%
Ⅲ期	563	52.0%	8.0%
Ⅳ期	374	29.8%	5.3%

資料／日本産科婦人科学会：第58回治療年報（2010年治療症例）データより作成．

表4-7 子宮頸がん組織型別5年生存割合

組織型	症例数	5年生存	生死不明
扁平上皮がん	3222	78.5%	7.8%
腺がん	787	75.8%	6.0%
腺扁平上皮がん	175	83.7%	4.6%
そのほか	125	57.8%	4.0%

資料／日本産科婦人科学会：第58回治療年報（2010年治療症例）データより作成．

2. 子宮体がん（子宮内膜がん）

Digest

子宮体がん（子宮内膜がん）		
概要	定義	・子宮体部内膜から発生するがん
	好発年齢	・50歳代以降
	疫学的事項	・未妊婦，未産婦，糖尿病，肥満，高血圧症例などに多い。
	原因	・プロゲステロンを伴わないエストロゲンへの過剰な曝露が原因で発生する予後良好なタイプと，エストロゲン曝露とは関係なく発生する予後不良なタイプが存在。
	進行期分類	・大きく分けてⅠ期からⅣ期までの4期（詳細は表4-8参照）
症状		・初発症状：不正出血（月経遅延や月経不順，閉経後の出血），帯下の増加
診断		・子宮内膜細胞診，子宮内膜の試験搔爬あるいは全面搔爬による組織診により診断。子宮鏡による観察も有用。 ・超音波，MRIによる子宮内膜の肥厚，子宮腔の腫瘤などで疑う。
主な治療		・手術療法：病気の広がりにより子宮全摘出術（単純，準広汎，広汎）＋両側付属器摘出術（＋大網切除術）＋腹腔細胞診＋後腹膜リンパ節（骨盤および傍大動脈）の生検または郭清 ・放射線療法：高齢や合併症による手術不能例などの場合 ・化学療法：手術不能の進行症例に対して，あるいは手術症例の術後補助療法として用いられる。

1 子宮体がんとは

子宮体がん（子宮内膜がん，endometrial carcinoma）は，子宮体部から発生するがんで，子宮頸がんとは種々の点で異なる。組織学的に子宮頸がんの大多数は扁平上皮がんであるのに対し，子宮体がんの大多数は**腺がん**（adenocarcinoma）で，なかでも類内膜がんが大多数を占める。

2 好発年齢

前掲した表4-2および図4-13に示したように，子宮体がんは50歳代に最も発生頻度が高く（約30%），60歳代（約28%），70歳代，40歳代（各約16%）と続き，30歳代は比較的少ない。また，閉経前，閉経後に分けると，閉経後に圧倒的に多くみられる。

3 疫学的事項

子宮体がんは妊娠・分娩の経験のない未妊婦・未産婦に多くみられ，多産婦には少ない傾向にある。これは，性交，妊娠，分娩と関係の深い子宮頸がんとは対照的である。

子宮体がんは欧米人に多く，特に肥満，糖尿病，高血圧の女性に多く認められる。アメリカでの体がんと頸がんの比は1：1に近いといわれている。わが国でも体がんの増加が認められており，頸がんとほぼ1：1の比率で，やや体がんが上回る頻度となっている。

4　原因

　子宮体がんには，大きく分けて2つのタイプがあることが知られている。1つはプロゲステロンを伴わないエストロゲンへの過剰な曝露（ばくろ）が原因で発生するタイプであり，前がん病変である子宮内膜増殖症や子宮内膜異型増殖症から発生する予後良好なタイプである。もう1つは，増殖症を伴わない萎縮（いしゅく）内膜から，エストロゲン曝露とは関係なく発生する予後不良なタイプである。

　前者のタイプの子宮体がんは，閉経後の女性にエストロゲンを長期間投与すること（ホルモン補充療法，HRT）でも発生がみられるため，間欠的投与あるいはプロゲストーゲンとの併用投与など，投与法の工夫が必要である。ほかに，子宮体がんと大腸がん，胃がん，卵巣がんなどを発症しやすい遺伝性の疾患の存在も知られている。

表4-8　子宮体がんの進行期分類（日産婦2011，FIGO2008）

Ⅰ期：がんが子宮体部に限局するもの	Ⅱ期：がんが頸部間質に浸潤するが，子宮をこえていないもの*
ⅠA期：がんが子宮筋層1/2未満のもの ⅠB期：がんが子宮筋層1/2以上のもの	

Ⅲ期：がんが子宮外に広がるが，小骨盤腔をこえていないもの，または所属リンパ節へ広がるもの
ⅢA期：子宮漿膜ならびに/あるいは付属器を侵すもの ⅢB期：腟ならびに/あるいは子宮傍組織へ広がるもの ⅢC期：骨盤リンパ節ならびに/あるいは傍大動脈リンパ節転移のあるもの 　ⅢC1期：骨盤リンパ節転移陽性のもの 　ⅢC2期：骨盤リンパ節への転移の有無にかかわらず，傍大動脈リンパ節転移陽性のもの

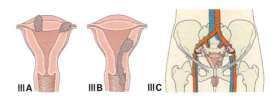

Ⅳ期：がんが小骨盤腔をこえているか，明らかに膀胱ならびに/あるいは腸粘膜を侵すもの，ならびに/あるいは遠隔転移のあるもの
ⅣA期：膀胱ならびに/あるいは腸粘膜浸潤のあるもの ⅣB期：腹腔内ならびに/あるいは鼠径リンパ節転移を含む遠隔転移のあるもの

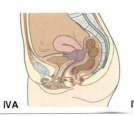
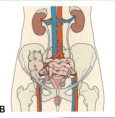

＊腺がん成分の形態や，核の異型度により組織学的異型度をG1-G3に分類する。
＊頸管腺浸潤のみはⅡ期ではなくⅠ期とする。
出典／日本産科婦人科学会，日本病理学会編：子宮体癌取扱い規約 病理編，第4版，金原出版，2017．

5 進行期とその頻度

- ▶ **進行期分類**　子宮体がんの進行期も，子宮頸がんと同じように I 期から IV 期までの 4 期に区別される（表 4-8）。
- ▶ **頻度**　日本産科婦人科学会腫瘍委員会がまとめた，2015（平成 27）年のわが国における子宮体がん患者の進行期分布を図 4-17 に示す。子宮体がんは I 期の初期がんが約 73% と大多数を占め，III / IV 期の進行がんは 21% と少ない。登録を開始した 1983（昭和 58）年以降，進行期別分布の推移には，II 期症例の減少傾向を認めるが，ほかには特定の傾向は認めないようである。年代別の進行期分布（図 4-18）では，いずれの進行期も 50 歳代〜60 歳代がピークとなっている。

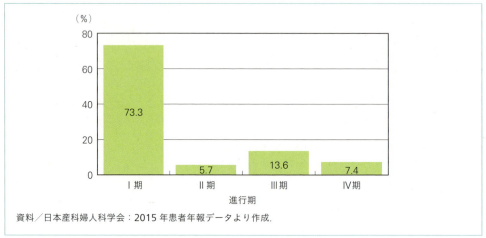

図 4-17　子宮体がん治療患者の進行期分布

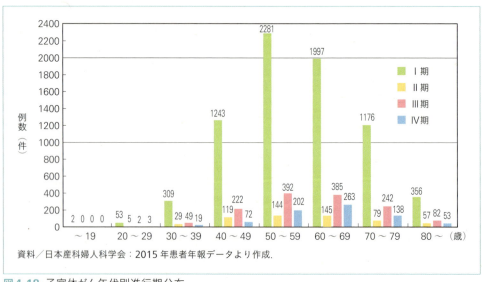

図 4-18　子宮体がん年代別進行期分布

6 症状

不正出血が主症状であるが，子宮頸がんのような接触出血ではなく，月経が長く持続する月経遷延や，月経不順，閉経後の出血として認識されることが多い。そのほか帯下の増加を訴えるものもある。

7 診断

内診や視診によって診断をつけることは困難である。子宮内膜の細胞診で異常所見が認められた場合や，超音波により子宮内腔の腫瘤や，年齢のわりに子宮内膜の肥厚が認められれば，子宮体がんが疑われる。このような場合には，子宮内膜の試験掻爬あるいは全面掻爬による組織検査により診断を確定する。子宮鏡による子宮内腔の観察が有用な場合もある。

8 治療方針

子宮体がんは早期がんが多いこと，放射線や抗がん剤への感受性があまり高くないこと，などから手術療法が第1選択である。しかし，膀胱・直腸浸潤を認める場合，高齢や合併症による手術不能例などの場合には，放射線療法（全骨盤外照射＋腔内照射）や化学療法が選択される。日本産科婦人科学会の2015（平成27）年の症例においても，手術施行例が96%と圧倒的に多く，手術を行わずに放射線療法を行った症例は約1%，化学療法を行った症例は約2%のみであった（表4-9）。

子宮内膜異型増殖症では，単純子宮全摘出術が約61%と最も多く，体内膜全面掻爬が23%，ホルモン療法が約11%に行われていた（表4-10）。妊孕性温存を希望する若年者を除いては，単純子宮全摘が標準治療である。

子宮体がんのⅠ〜Ⅳ期の治療内容を以下に示す。

> ❶ Ⅰ期：術式は，腹式単純子宮全摘出術＋両側付属器摘出術（＋大網切除術）＋腹腔細胞診＋後腹膜リンパ節（骨盤および傍大動脈）の生検または郭清である。2014（平成26）年4月以降，認定された施設においては，腹腔鏡下の手術も保険適応となっている。
> ❷ Ⅱ期：明らかな頸部間質浸潤がある場合，子宮頸がんと区別困難な場合には，準広汎子宮全摘または広汎子宮全摘出術が推奨される。そのほかの術式はⅠ期と同様である。
> ❸ Ⅲ/Ⅳ期：子宮外進展の部位や程度により，子宮の摘出方法や，リンパ節の摘出方法などを適宜検討する必要がある。

術後の臨床病理学的分類により再発高リスク群と考えられる場合，手術に加えて，化学療法の追加が推奨される。再発中リスク群に対しても，再発予防のために同様の追加療法

表4-9 子宮体がん進行期別治療法　　　　　　　　　　　　　　　　　　　　　　　（　）内は％

進行期	手術含む	放射線療法主体	化学療法主体	そのほか	合計
Ⅰ期	7256（97.8）	55（0.7）	90（1.2）	16（0.2）	7417（100）
Ⅱ期	585（97.8）	8（1.4）	0（0）	5（0.9）	578（100）
Ⅲ期	1326（96.5）	24（1.7）	13（0.9）	11（0.8）	1374（100）
Ⅳ期	566（75.5）	36（4.8）	114（15.2）	34（4.5）	750（100）
合計	9713（96.0）	123（1.2）	217（2.1）	66（0.7）	10119（100）

資料／日本産科婦人科学会：2015年患者年報データより作成．

表4-10 子宮内膜異型増殖症治療法分布

治療法	例数	％
体内膜全面搔爬	174	23.0
単純全摘	464	61.3
単摘＋リンパ節郭清	15	2.0
準広汎全摘	4	0.5
準広汎全摘＋リンパ節郭清	3	0.4
広汎全摘	0	0.0
放射線療法	0	0.0
ホルモン療法	85	11.2
そのほか	12	1.6
合計	757	―

資料／日本産科婦人科学会：2015年患者年報データより作成．

が推奨されているが，その有用性についてのエビデンスは十分ではない．

　高分化型類内膜がんで筋層浸潤を認めないⅠA期や，子宮内膜異型増殖症において妊孕性温存を希望する場合は，子宮摘出を避け，高用量の黄体ホルモン（メドロキシプロゲステロン酢酸エステル，ヒスロン®）療法により病変の消失が期待できるが，手術に比べて確実ではないこと，いったん寛解しても再発のリスクが高いことなどを認識しておく必要がある．

　子宮体がんに対する化学療法は，ドキソルビシン（ADM）＋シスプラチン（CDDP）（AP療法）が標準である．近年は卵巣がんに対する標準化学療法として使い慣れているパクリタキセル（PTX）とカルボプラチン（CBDCA）の併用療法（TC療法）が，有害作用が少なくかつ有効であるとして頻用されている．

▶治療成績　日本産科婦人科学会腫瘍登録委員会のデータでは，2010年初回治療症例の5年生存率は，Ⅰ期約94％，Ⅱ期約89％，Ⅲ期74％，Ⅳ期約27％であった（表4-11）．子宮体がんは，Ⅲ期でも高い5年生存率を示しており，Ⅰ期が非常に多いことと合わせて，比較的予後良好な疾患と考えられている．一方で，ホルモン非依存性に発生する漿液性がんや明細胞がん，および癌肉腫などは5年生存率50％～65％程度で，類内膜がんに比べて予後不良である（表4-12）．

3. 子宮肉腫

▶概要　子宮肉腫（uterine sarcoma）は，子宮体部の間葉系組織から発生するまれな腫瘍で，

表 4-11 子宮体がん進行期別 5 年生存割合

進行期	症例数	5 年生存	生死不明
I 期	3148	94.3%	7.6%
II 期	421	88.8%	10.7%
III 期	1072	74.0%	6.8%
IV 期	413	26.6%	6.5%

資料／日本産科婦人科学会：第 58 回治療年報（2010 年治療症例）データより作成．

表 4-12 子宮体がん組織型別 5 年生存割合

組織型	症例数	5 年生存	生死不明
類内膜腺がん G1	2467	95.4%	7.8%
類内膜腺がん G2	1087	87.3%	6.7%
類内膜腺がん G3	518	71.0%	6.9%
漿液性腺がん	239	57.1%	7.9%
明細胞腺がん	126	65.3%	8.7%
癌肉腫	267	51.9%	10.9%
そのほか	350	63.6%	6.9%

資料／日本産科婦人科学会：第 58 回治療年報（2010 年治療症例）データより作成．

子宮体部悪性腫瘍の 3～8% を占める．40～50 歳代の女性に多い．

原発性のものは子宮壁を形成する平滑筋組織から発生する平滑筋肉腫，子宮内膜の結合織から発生する子宮内膜間質肉腫や未分化肉腫が代表的である．上皮性と間葉系腫瘍の混在する癌肉腫は従来肉腫の一組織として扱われていたが，最近の研究により内膜がんの一部が変化して間葉系腫瘍に変化したと考えられ，近年は子宮体がんとして取り扱われる傾向にある．

▶ **症状**　子宮体がんに類似し，不正出血，過多月経をみる．子宮は急速に増大し，腹膜，内臓に転移をきたす．肺，肝臓などにも転移し，悪液質に陥る．

▶ **治療・予後**　腹式単純子宮全摘出術＋両側付属器切除を行う．子宮内膜間質肉腫では後腹膜リンパ節転移の頻度が高いため，骨盤や傍大動脈リンパ節の郭清も考慮される．必要に応じて，抗がん剤あるいは放射線による追加治療，補助療法を行う．

抗がん剤としては，ドキソルビシン（ADM）を中心とした化学療法が行われ，平滑筋肉腫に対しては，ドセタキセル（DTX）とゲムシタビン（GEM）の併用療法，子宮内膜間質肉腫ではプロゲステロン剤（メドロキシプロゲステロン酢酸エステル，ヒスロン®）による治療も行われる．また，再発例に対してはパゾパニブ，トラベクテジン，エリブリンなどの新規薬剤も導入され，予後の延長が期待されるが，子宮肉腫の予後は不良である．

4. 絨毛がん

絨毛がんは，子宮に発生する悪性腫瘍の一つである．次の絨毛性疾患の項で述べる．

H 絨毛性疾患

▶ **発生機序と病態生理**　絨毛性疾患とは，妊娠時に形成される胎盤のもととなる絨毛組織を構成する，**栄養膜細胞**（トロホブラスト）の異常増殖をきたす疾患の総称である．正常の栄養膜細胞は絨毛性と絨毛外性に大別され，絨毛性栄養膜細胞は細胞性栄養膜細胞と合胞体栄養膜細胞からなる．絨毛外性栄養膜は両者の中間型を示し，中間型栄養膜細胞とよばれる．

▶ **発生頻度** 絨毛性疾患は日本をはじめアジア地域に多発し，胞状奇胎の発生頻度でみると，アメリカでは分娩1500～2500に対し1例の発生であるのに対し，日本では高頻度であるといわれている。日本産科婦人科学会の絨毛性疾患地域登録成績によると，日本における絨毛性疾患の頻度は，出生1000当たりの胞状奇胎発生率が1974～1978（昭和49～53）年の5年間平均で2.82であったのに対し，2014（平成26）年は1.79と減少している。また，絨毛がんの発生数は1974～1978（昭和49～53）年の5年間に283例であったのが，2014（平成26）年1年間で13例に減少している。

▶ **分類** 日本産科婦人科学会の「絨毛性疾患取扱い規約第3版（2011）」による絨毛性疾患の臨床的分類は次のようになる。

> Ⅰ：胞状奇胎
> Ⅱ：侵入胞状奇胎
> Ⅲ：絨毛がん
> Ⅳ：胎盤部トロホブラスト腫瘍
> Ⅴ：類上皮性トロホブラスト腫瘍
> Ⅵ：存続絨毛症

1. 胞状奇胎

▶ **定義** 胞状奇胎とは，絨毛における栄養膜細胞の異常増殖と間質の浮腫を特徴とする病変をいう。

▶ **発生機序** 水腫状腫大を示す部分の割合により，全胞状奇胎と部分胞状奇胎に分類される。胞状奇胎は精子と卵子の受精の異常によって起こるが，全胞状奇胎は卵子由来の核（DNA）が消失し精子由来のDNAのみから発生し，部分胞状奇胎は父親由来の精子2つと母親由来の卵子1つが受精した3倍体から発生する。なお，部分胞状奇胎では，多くは胎児成分の共存が認められる。

▶ **症状** 胞状奇胎の症状としては，子宮出血，子宮腫大，悪阻（つわり），妊娠高血圧症候群様症状，卵巣嚢胞などがあげられるが，通常，妊娠10週以降に出現する。超音波断層法により妊娠8週頃までに異常妊娠の診断が可能となっているため，必ずしもこれらの症状を認めるわけではない。

▶ **検査所見** 増殖した栄養膜細胞からhCGが大量に分泌されるため，正常妊娠に比してhCGの異常高値（$1×10^5 ～ 1×10^6$ mIU/mL）を示すことが多い。

▶ **超音波所見** 子宮内腔に特徴的な多数の嚢胞像を認め，比較的容易に診断可能である。全胞状奇胎では胎児像は認めない。

▶ **診断** 従来，胞状奇胎の診断は肉眼所見により行うこととなっていたが，「絨毛性疾患取扱い規約第3版（2011）」では，組織学的に診断を行うことが推奨されている。定義に示す特徴的な所見を認めた場合，胞状奇胎と診断される。

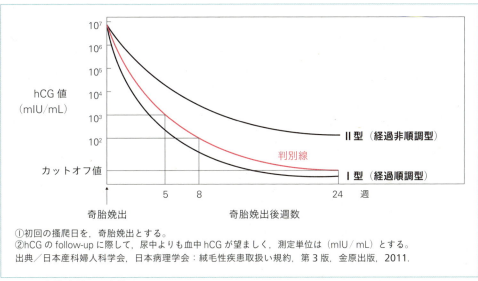

図4-19 胞状奇胎の1次管理

- ▶ **治療** 胎盤鉗子または吸引装置および有窓の鋭匙，鈍匙（キュレット）を用いて，胞状奇胎除去術（子宮内容除去術）を行う。超音波などの画像検査で，遺残が疑われる場合には，1週間後に再度子宮内容除去術を行う。
- ▶ **胞状奇胎娩出後の管理** 胞状奇胎娩出後は，hCGが測定感度以下に低下するまでの1次管理と，測定感度以下になってから続発性疾患の発症を早期に発見するための2次管理が重要となる。1次管理においては，1～2週ごとに血中hCGを測定し，図4-19の判別線を下回っていれば経過順調型，上回れば経過非順調型と判定される。経過非順調型では侵入奇胎の可能性が高いため，全身の検索が必要である。胞状奇胎娩出後の1次管理のなかで，全奇胎の10～20%，部分奇胎の2～4%に侵入奇胎が続発し，2次管理のなかでは全奇胎の1～2%に絨毛がんが発症するとされている。

2. 侵入胞状奇胎

- ▶ **定義** 侵入胞状奇胎とは，胞状奇胎（全奇胎あるいは部分奇胎）絨毛が，子宮筋層あるいは筋層の血管への侵入像を示すものをいう。確定診断は組織学的検査によるが，全奇胎あるいは部分奇胎の区別は行わない。
- ▶ **診断** 侵入胞状奇胎は，通常，胞状奇胎に続発して発症する。1次管理のなかで経過非順調型を示す場合には可能性が高い。画像診断で病巣を検索し，組織学的診断を行う。組織学的診断が困難な場合には，表4-13の絨毛がん判定スコアを用いて臨床的に診断を行う。
- ▶ **画像診断** 超音波断層法，CT，MRI検査で子宮筋層内に奇胎嚢胞像が認められれば診断が可能である。侵入胞状奇胎では，しばしば肺などへの転移を伴うため，全身検索を行うことが重要である。

Ⅳ 子宮の疾患

表4-13 絨毛がん判定スコア

スコア （絨毛がんである可能性）		0 （〜50%）	1 （〜60%）	2 （〜70%）	3 （〜80%）	4 （〜90%）	5 （〜100%）
先行妊娠		胞状奇胎			流産		正期産
潜伏期		<6か月				6か月〜 <3年	3年〜
原発病巣		子宮体部 子宮傍結合織 腟			卵管 卵巣	子宮頸部	骨盤外
転移部位		なし 肺 骨盤内					骨盤外 （肺を除く）
肺転移巣	直径	<20mm			20〜 <30mm		30mm〜
	大小不同性	なし				あり	
	個数	〜20					21〜
hCG値（mIU/mL）		<10⁶	10⁶〜<10⁷		10⁷〜		
基礎体温 （月経周期）		不規則・1相性 （不規則）					2相性 （整調）

合計スコア4点以下：臨床的侵入奇胎，5点以上：臨床的絨毛がん
出典／日本産科婦人科学会，日本病理学会：絨毛性疾患取扱い規約，第3版，金原出版，2011．

▶ **治療** 子宮摘出を行う場合もあるが，化学療法による全身治療が中心である．メトトレキセート（MTX）による単剤療法が主体であるが，アクチノマイシンD（ActD）の単剤療法も行われる．抵抗例にはエトポシド（ETP）や，多剤併用治療なども行われる．化学療法を行うことにより，ほぼ100％の治癒が期待できる．

3. 絨毛がん

▶ **定義** 絨毛がんとは，異型性を示す栄養膜細胞の異常増殖からなる悪性腫瘍である．組織学的には，細胞性，合胞体，中間型の3種の栄養膜細胞由来の腫瘍細胞が混在して，増殖を示し，周囲組織や血管内に浸潤，破壊し，出血，壊死を伴うものをいう．

▶ **分類** 妊娠に由来した**妊娠性絨毛がん**と，妊娠に由来しない**非妊娠性絨毛がん**に分類される．非妊娠性絨毛がんは，胚細胞腫瘍としての絨毛がんと，ほかのがんの分化異常による絨毛がんに分けられる．

▶ **症状** 子宮に病巣がある場合には，不正子宮出血をきたす．時に大量出血をみる場合もあり，患者は高度の貧血に陥る．肺転移によって，咳，血痰，喀血，また，脳転移によって脳溢血のような痙攣や麻痺症状を呈する．そのほか，消化管，腹腔内などの転移病巣での出血を契機に発見されることもある．

▶ **診断** 2次管理以後のhCGの上昇を認めた場合，妊娠を否定することにより絨毛がんを疑うことができる．画像診断で病巣を検索し，組織学的診断を行う．組織学的診断が困難な場合には，表4-13の絨毛がん判定スコアを用いて臨床的に診断を行う．胞状奇胎に限らず，あらゆる妊娠に続発し得るため注意が必要である．hCGを測定しなければ，

絨毛がんを疑うことは困難である。
- **画像診断**　絨毛がんの特徴的な画像所見は，豊富な血流と病巣部の凝血塊の存在である。超音波断層法，CT，MRI 検査などで全身の検索を行う必要がある。
- **治療**　メトトレキセート（MTX），アクチノマイシン D（ActD），エトポシド（ETP）を中心とした多剤併用療法が行われる。化学療法と組み合わせて，子宮の摘出や転移病巣の摘出術が行われる場合もある。絨毛がんは抗がん剤に対する感受性が高く，転移のない絨毛がんではほぼ 100％，転移のある場合も 85〜90％ の寛解が期待できる。

4. 胎盤部トロホブラスト腫瘍

着床部の中間型栄養膜細胞由来の腫瘍細胞の増殖により，子宮に腫瘤を形成する絨毛性疾患である。組織学的には，中間型栄養膜細胞由来の腫瘍細胞の増殖による結節性病変が認められ，細胞性栄養膜細胞と合胞体栄養膜細胞の増殖を伴うことが少ない，または軽微である。

5. 類上皮性トロホブラスト腫瘍

中間型栄養膜細胞が腫瘍化した絨毛性疾患に属するが，絨毛膜部の中間型栄養膜細胞に由来する点が，胎盤部トロホブラスト腫瘍とは異なる。組織学的には上皮性腫瘍に類似した増殖形態を特徴とするが，胎盤部トロホブラスト腫瘍や絨毛がんなどとは区別され得る腫瘍である。

6. 存続絨毛症

胞状奇胎や流産をはじめ，あらゆる妊娠の終了後，hCG の測定や画像検査により侵入奇胎，または絨毛がんの続発が臨床的に疑われるが，病巣の組織学的確認が得られないか，得られてもその所見が不明確なものをいう。奇胎後 hCG 存続症，臨床的侵入奇胎，臨床的絨毛がんの 3 つに分類される。病巣が認められる場合には，絨毛がん判定スコア（表 4-13）を用いて，臨床的侵入奇胎あるいは臨床的絨毛がんの判別を行う。

I 子宮の発育・発達の異常

1. 子宮の奇形

- **種類**　胎生期に左右の**ミュラー管**が癒合して管腔を形成し，子宮および腟の大部分を形成するが，癒合が障害されると，その程度により，①重複子宮と重複腟，②双角双頸子宮と不全腟中隔，③双角単頸子宮，④不全中隔子宮が発生する。
　一方，一側のミュラー管の分化・発育が抑制されると，⑤痕跡的副角を有する単角子宮が発生し，発育がまったくないと，⑥単角子宮が発生する（図 4-20）。

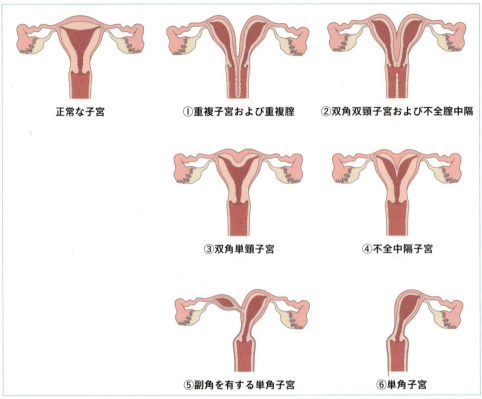

図4-20 ミュラー管の発育異常による子宮の奇形

- ▶ **発生頻度** わが国における報告では0.1〜0.2%の間にあり，**双角子宮**が約半数を占める。
- ▶ **症状・診断** 月経痛，周期的下腹部痛，性交障害，不妊症，習慣流産などを主訴として来院し，発見されるものが多い。診断には，超音波断層法，CT，MRI，子宮卵管造影法などが用いられる。

  受胎率は奇形の程度により異なるが，約60〜70%である。しかし流産・早産の率は高く，満期産を遂げるものは半数以下である。習慣性流産・早産の女性を対象として子宮卵管造影法を行うと，重複子宮を発見する頻度が極めて高い。また，副角子宮の妊娠の予後は特に悪く，間質部妊娠破裂と同様，短時間内に大量の内出血があるので，早期発見が極めて重要である。

- ▶ **治療** 子宮の奇形が不妊症，習慣性流産の原因となっている場合には，子宮鏡下の中隔切除術，ストラスマン（Strassmann）手術*，ジョーンズ・ジョーンズ（Jones & Jones）手術*などが行われる。

---

* **ストラスマン手術**：両側の子宮卵管角間の子宮底に横切開を加え，子宮腔を開き，必要に応じて中隔を切開し，創部が縦方向となるよう横方向に縫合するもの。

* **ジョーンズ・ジョーンズ手術**：左右の子宮接合部をV字型に切除し，縫合する手術。

V 卵巣の疾患

卵巣の疾患には，発生・発育の異常，機能障害，炎症，腫瘍などがあるが，ここでは主として，非新生物性卵巣腫瘤（貯留嚢胞）と卵巣腫瘍について述べる。

A 非新生物性卵巣腫瘤（貯留嚢胞）

卵巣には，時に組織の異常増殖を認めない腫瘤が発生する。子宮内膜症の項で述べたチョコレート嚢胞も卵巣内に血液のたまったもので，これらを**貯留嚢胞**という。貯留嚢胞にはそのほかに，卵胞嚢胞，黄体嚢胞（ルテイン嚢胞）がある。いずれも性腺刺激ホルモン（ゴナドトロピン）の影響で形成されるもので，ホルモンの状態が変わると自然に消失する。

ルテイン嚢胞は特に妊娠初期，胞状奇胎，絨毛がんの場合に認められる。妊娠に合併するルテイン嚢胞はゴナドトロピン分泌の最も盛んな妊娠第 8 週頃に大きくなり，満 12 週以降，ゴナドトロピン分泌の減少とともに縮小し，やがて消失する。

B 卵巣腫瘍（新生物）

Digest

卵巣腫瘍（新生物）

分類	● 起源による：上皮性腫瘍，間葉系腫瘍，性索間質性腫瘍，胚細胞腫瘍，その他に分類される。 ● 悪性度による：良性，境界悪性／低悪性度／悪性度不明，悪性に分類される。
症状	● 腹部膨隆，腹水，圧迫症状（消化管，尿路）など ● 茎捻転，破裂により下腹部痛など，ホルモン分泌腫瘍では，ホルモン作用に応じた症状。
診断	● 確定診断は手術摘出検体の病理診断による。内診所見，超音波断層法，腫瘍マーカー値，CT，MRI 検査により卵巣腫瘍であることおよび悪性度の推定診断を行う。
主な治療	● 良性：手術療法（卵巣腫瘍の核出，付属器切除，単純子宮全摘＋両側付属器切除など） ● 悪性 　● 基本　　：手術療法と抗がん剤による化学療法 　● 手術療法：腹式単純子宮全摘出術＋両側付属器摘出術＋腹腔細胞診＋大網切除術＋骨盤および傍大動脈リンパ節生検または郭清（＋進行例では腹腔内播種や転移病巣の可及的摘出） ● 化学療法：組織型に応じた化学療法。上皮性では主にパクソタキセル，カルボプラチン併用療法など。

表4-14 卵巣腫瘍組織分類（2016）

	良性	境界悪性/低悪性度/悪性度不明	悪性
上皮性腫瘍	漿液性，粘液性，類内膜，明細胞，漿液粘液性 腺腫，腺線維腫（上記各型） 漿液性表在性乳頭腫 ブレンナー腫瘍 子宮内膜症性嚢胞	漿液性，粘液性，類内膜，明細胞，漿液粘液性 境界悪性腫瘍（上記各型） 境界悪性ブレンナー腫瘍 微小乳頭状パターンを伴う漿液性境界悪性腫瘍	低異型度，高異型度漿液性 粘液性，類内膜，明細胞，漿液粘液性　がん（上記各型） 悪性ブレンナー腫瘍 未分化がん
間葉系腫瘍			類内膜間質肉腫
混合型上皮性間葉系腫瘍			腺肉腫 癌肉腫
性索間質性腫瘍	線維腫，莢膜細胞腫 硬化性腹膜炎を伴う黄体化莢膜細胞腫 硬化性間質性腫瘍 印環細胞間質性腫瘍 微小嚢胞間質性腫瘍 ライディッヒ細胞腫 ステロイド細胞腫瘍 セルトリ・ライディッヒ細胞腫（高分化型）	富細胞性線維腫 若年型顆粒膜細胞腫 セルトリ細胞腫，輪状細管を伴う性索腫瘍 セルトリ・ライディッヒ細胞腫（中分化型） そのほかの性索間質性腫瘍 成人型顆粒膜細胞腫	線維肉腫 悪性ステロイド細胞腫瘍 セルトリ・ライディッヒ細胞腫（低分化型）
胚細胞腫瘍	成熟奇形腫 良性卵巣甲状腺腫 脂腺腺腫		未分化胚細胞腫 卵黄嚢腫瘍，胎芽性がん 絨毛がん（非妊娠性） 混合型胚細胞腫瘍 悪性卵巣甲状腺腫（乳頭がん，濾胞がん），脂腺がん がん（扁平上皮がん，その他）
		未熟奇形腫 G1～G3，カルチノイド腫瘍	
胚細胞・性索間質性腫瘍		性腺芽腫，分類不能な混合型胚細胞・性索間質性腫瘍	
その他	卵巣網腺腫	ウォルフ管腫瘍 傍神経節腫 充実性偽乳頭状腫瘍	卵巣網腺がん，小細胞がん ウィルムス腫瘍 悪性リンパ腫 形質細胞腫，骨髄性腫瘍

出典／日本産科婦人科学会，日本病理学会編：卵巣腫瘍・卵管癌・腹膜癌取扱い規約 病理編，金原出版，2016，p.20．改変．

1. 分類

　ヒトの臓器中で，卵巣ほど多種類の腫瘍が発生する臓器はない。多くは嚢胞性腫瘍であるが，約10％は充実性腫瘍である。ちなみに，日本産科婦人科学会の「卵巣腫瘍・卵管癌・腹膜癌取扱い規約 病理編（2016）」による，臨床的取り扱いに基づいた卵巣腫瘍の分類は表4-14のとおりである。

2. 悪性度

　卵巣腫瘍には極めて多種類のものが存在し，その細胞構成も非常に複雑で，良性のもの

から悪性のものまで様々である。卵巣腫瘍の悪性度を知ることは，患者の治療や予後のうえから極めて重要である。統計によると，卵巣腫瘍全体の約10％は悪性のものといわれる。

一般に，腫瘍が囊胞状のものは良性である。しかし，囊胞壁が2次的に悪性化するものもあり，必ずしも囊胞状腫瘍のすべてが良性とはいえない。一方，充実性のものは悪性のものが多い。成熟奇形腫は囊胞性腫瘍であるが，内容が毛髪や歯牙などを含んだ脂肪のため，充実性腫瘍と区別困難な場合も少なくない。

そのほか，腫瘤の発育の速いもの，腹水*を伴うもの，腫瘤の移動性を欠くものなどは，悪性を疑う一つの根拠になる。また，子宮がんなどと異なり，卵巣の悪性腫瘍は，組織型によっては若年者でも発生する可能性があり，十分な注意が必要である。

3. 症状

一般に腫瘤が手拳大以下ではほとんど無症状であり，月経も正順なことが多い。妊娠も障害されないため，妊娠時あるいは妊娠中の診察で偶然発見される場合も少なくない。

1 腹部膨隆

腫瘤が手拳大以上になると，下腹部に触知し得る。さらに発育すれば下腹部が膨隆し，放置すれば腹部全体を満たすほど大きくなることもある。

2 腹水

腹水は悪性腫瘍が進行した場合，大部分にみられる。また，良性腫瘍の線維腫では，腹水や胸水の貯留を認め，悪性と鑑別困難となる場合がある。これをメイグス（Meigs）症候群という。

3 圧迫症状

卵巣腫瘍が大きくなれば，膀胱や直腸の圧迫症状（尿閉や便秘，尿意頻数や便意），尿管の圧迫症状（水腎症），あるいは静脈やリンパ管の圧迫による下肢の浮腫*などが出現し得る。

4 下腹痛

卵巣付着部が茎捻転を起こすと，卵巣の血流がうっ滞し，時に壊死に陥る（図4-21）。その結果，腫瘤の急性増大，強い下腹部痛とともに悪心・嘔吐などの腹膜刺激症状が出現し，時にショック状態となる。卵巣腫瘍が破裂して，内容液が漏れた場合にも，同様に下腹痛や腹膜刺激症状が生じる。

---

* **腹水**：腹腔内に体液が貯留した状態。濾出液と滲出液の場合がある。少量の腹水は正常の状態でも認められるが，多量の場合には悪性が疑われる。

* **浮腫**：細胞内，組織間隙に多量の水分が貯留した状態。皮膚や皮下組織の浮腫は，はれぼったい感じを与え，指で押すとその部分が陥凹し，圧痕が残る。これを顕在性浮腫という。

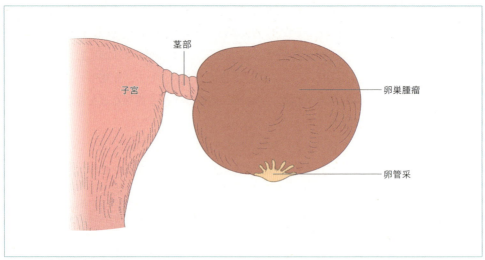

図4-21 卵巣腫瘍の茎捻転

5 ホルモン分泌性腫瘍

性索間質由来の腫瘍の一部には，腫瘍細胞からホルモンを分泌するものがある。

▶ **エストロゲン分泌腫瘍** 卵胞を形成する細胞成分から発生する顆粒膜細胞腫（granulosa cell tumor）および莢膜細胞腫（thecoma）は，エストロゲンを分泌し，月経異常や不正子宮出血を起こす。

▶ **アンドロゲン分泌腫瘍** 卵巣に遺残した胎生期精巣組織から発生する男性化胚細胞腫（arrhenoblastoma）は，アンドロゲン（テストステロン）を分泌する。そのため，無月経，多毛症，陰核肥大，音声の男性化，乳房萎縮などの男性化徴候が出現する。手術的摘除により症状は消失する。

4. 診断・検査

　卵巣腫瘍の診断は上記の諸症状を参考に行うが，初期は，良性，悪性を問わずすべて無症状であるために，早期診断は必ずしも容易ではない。現時点においては，内診所見，超音波断層法（経腹壁，経腟），CA125をはじめとする腫瘍マーカー値などを用いて診断を行うが，悪性度の推測や転移の有無の診断など精密検査目的には，CT検査やMRI検査などが特に有用である。確定診断は，手術で摘出した検体の病理診断による。

　一般に，大きさが10cm以下，囊胞状，境界明瞭なものは良性であるのに対し，不整充実部分や肥厚した中隔の存在，腹水の存在，腸管との癒着所見などは悪性腫瘍を疑わせる所見である。悪性の可能性を推測するため，超音波所見による腫瘍の性状によって卵巣腫瘍を6つに分類する，日本超音波医学会の分類（表4-15）がしばしば用いられる。

　なお，腫瘍マーカーとして，CA125以外に，CA19-9，CEA，SCC，AFP，hCG，生化学検査のLDHなどが上昇する卵巣腫瘍も認められる。

表4-15 卵巣腫瘍の超音波分類

パターン			追記が望ましい項目	解説
I 型		嚢胞性パターン（内部エコーなし）	隔壁の有無（二房性〜多房性）	1〜数個の嚢胞性パターン 隔壁の有無は問わない 隔壁がある場合は薄く平滑 内部は無エコー
II 型		嚢胞性パターン（内部エコーあり）	隔壁の有無（二房性〜多房性） 内部エコーの状態（点状・線状）（一部〜全部）	隔壁の有無は問わない 隔壁がある場合は薄く平滑 内部全体または部分的に点状エコーまたは線状エコーを有する
III 型		混合パターン	嚢胞性部分：隔壁の有無，内部エコーの状態 充実性部分： 　均質性：均質・不均質 　辺縁・輪郭	中心充実エコーないし偏在する辺縁・輪郭平滑な充実エコーを有する 後方エコーの減弱（音響陰影）を有することもある
IV 型		混合パターン（嚢胞性優位）	嚢胞性部分：隔壁の有無，内部エコーの状態 充実性部分： 　均質性：均質・不均質 　辺縁・輪郭	辺縁・輪郭が粗雑で不整形の（腫瘤壁より隆起した）充実エコーまたは厚く不均一な隔壁を有する
V 型		混合パターン（充実性優位）	嚢胞性部分：隔壁の有無，内部エコーの状態 充実性部分： 　均質性：均質・不均質 　辺縁・輪郭	腫瘤内部は充実エコーが優位であるが，一部に嚢胞エコーを認める 充実性部分のエコー強度が不均一な場合と均一な場合がある
VI 型		充実性パターン	内部の均質性： 　均質，不均質 辺縁・輪郭	腫瘤全体が充実性エコーで満たされる 内部エコー強度が均一な場合と不均一な場合とがある
分類不能			上記すべての項目	I 〜 VI 型に分類が困難

注 1）隔壁全体または一部が厚い場合には，充実性部分とみなし，IV 型に入れる。
注 2）エコーパターン（型）ごとに悪性腫瘍・境界悪性腫瘍である可能性は異なる。
I 型・II 型・III 型　　3％以下
IV 型　　　　　　　約 50％
V 型　　　　　　　約 70％
VI 型　　　　　　　約 30％
資料／日本超音波医学会用語診断基準委員会：卵巣腫瘍のエコーパターン分類の公示について，2000．一部改変．

5. 治療方針

1 良性卵巣腫瘍

　良性の卵巣腫瘍においては，手術による摘出が行われる。年齢や結婚の有無，妊孕性温存の希望，閉経の有無などの条件により，選択される術式は異なるが，治療としては卵巣腫瘍の核出（腫瘍部分だけを摘出），子宮付属器切除（腫大した卵巣と卵管を摘出），単純子宮全摘出術＋両側付属器切除（子宮および両側の卵巣，卵管をすべて摘出）などの術式が行われる。良性，悪性，境界悪性の正確な診断は，摘出卵巣腫瘍の病理組織学的診断（永久病理診断）

V 卵巣の疾患

の結果を待たなければならないが，手術中に術式を決定する目的で，施設によっては，術中迅速病理診断＊が行われることがある。

2 悪性卵巣腫瘍

　悪性の卵巣腫瘍（卵巣がん）の治療は，手術療法と抗がん剤による化学療法の組み合わせが基本である。

❶ 手術療法

　手術における標準術式は，腹式単純子宮全摘出術＋両側付属器摘出術＋腹腔細胞診＋大網切除術＋骨盤および傍大動脈リンパ節生検または郭清＋腹腔内播種や転移病巣の可及的摘出である。術中迅速病理診断や術中所見により，良性・悪性や組織型の診断，進行期診断を行い，手術範囲を決定する。

　術後の永久病理診断の結果で最終診断し，追加手術の必要性や追加治療の方針などを確定する。上記のような手術による進行期診断（staging laparotomy）を正確に行うことが必要であり，不十分な手術が行われた場合は，再手術も考慮する。

❷ 化学療法

　術後はⅠA期でグレード1を除き，化学療法が行われる。卵巣がんの60％以上はⅢ/Ⅳ期で，腹腔内や肺，肝，骨，頸部リンパ節，縦隔リンパ節などの遠隔部位に腫瘍が広がっている状態であるので，化学療法により再発予防や残存腫瘍の縮小を図る必要がある。手術による残存腫瘍が大きい場合は，化学療法3〜4コース後に再手術（interval debulking surgery；IDS）を行い，可及的腫瘍切除を行った後に，さらに化学療法を3〜4コース追加することもある。

　摘出困難と考えられる進行がん症例や全身状態不良例では，初回の手術を行わずに術前化学療法（neoadjuvant chemotherapy；NAC）を3〜4コース行った後，IDS＋追加化学療法を行うこともある。妊孕性温存のために子宮や健側卵巣の温存が可能な場合もあるが，若年者に多い胚細胞腫瘍や早期がんの一部に限られる。

　代表的な化学療法として，上皮性卵巣がんに対しては，通常，パクリタキセル（PTX）とカルボプラチン（CBDCA）の併用療法（TC療法）などのタキサン製剤と白金製剤の併用療法が用いられる。胚細胞腫瘍に対しては，ブレオマイシン（BLM），エトポシド（ETP）とシスプラチン（CDDP）の併用療法（BEP療法）が第1選択である。以上の化学療法のほかに，ドセタキセル（DTX），シスプラチン（CDDP），イリノテカン（CPT），ノギテカン（NGT），ドキシル（PLD），ゲムシタビン（GEM），イフォマイド（IFM）などを用いた化学療法など，組織型や再発時の抗がん剤への感受性など種々の臨床状況に応じて薬剤が選択される。

＊ **術中迅速病理診断**：通常の永久病理診断は，摘出標本をホルマリンで固定した後，薄切，染色して診断を行うが，この過程には通常1〜2週間以上を要する。迅速病理診断では，摘出標本の一部を急速冷凍した後に，薄切，染色して診断を行う。診断精度は通常の診断には劣るが，通常30分程度で診断が可能である。

6. 卵巣腫瘍の種類と特徴

主な卵巣腫瘍の種類と特徴を，以下に述べる。

1 良性嚢胞性腫瘍

❶ 卵巣嚢腫

　卵巣嚢腫（ovarian cyst）には，代表的な組織型として，漿液性嚢胞腺腫と粘液性嚢胞腺腫とがある。漿液性嚢胞腺腫は，全卵巣腫瘍の約20％，良性嚢胞性腫瘍の約25％を占める。大きさは手拳大のものが多く，表面は平滑，大部分は単房性である。一方，粘液性嚢胞腺腫は，全卵巣腫瘍の約15％，良性嚢胞性腫瘍の約20％を占める。しばしば巨大な嚢腫を形成し，嚢腫壁が破綻して内容物が腹腔内に播種されることがある。これを腹膜偽粘液腫といい，腫瘍細胞自体は良性や境界悪性であっても慢性腹膜炎となり，予後不良のことがある。

❷ 皮様嚢胞腫

　皮様嚢胞腫（dermoid cyst）は，正式には**成熟奇形腫**（mature teratome）とよばれる腫瘍で，良性嚢胞性腫瘍のなかでも最も多く，全卵巣腫瘍の約40％を占める。20歳代に好発するため妊娠との合併も多く，妊娠合併卵巣腫瘍の約半数が本腫瘍である。茎捻転を起こしやすいことや，高齢者ではがん化の可能性（悪性転化とよぶ）があることが知られている。

2 良性充実性腫瘍

❶ 線維腫

　線維腫（fibroma）は，卵巣の結合織から発生した良性腫瘍で，大部分が片側性に発生する。良性でありながら，胸水や腹水を伴うことが多く，メイグス（Meigs）症候群とよばれている。

❷ ブレンナー腫瘍

　ブレンナー腫瘍（Brenner tumor）は，1907年にブレンナーが最初に報告したもので，尿路の移行上皮に類似した腫瘍細胞からなる。全卵巣腫瘍中1％前後のまれな腫瘍である。灰白色の硬固な腫瘍で，高齢者に比較的多い。

❸ 莢膜細胞腫

　莢膜細胞腫（thecoma）は，内莢膜細胞類似の細胞からなる腫瘍で，エストロゲンを産生する場合（ホルモン産生腫瘍）もある。性器出血，乳房腫大などの症状を認める。

❹ 甲状腺腫

　甲状腺腫（struma ovarii）は，すべてあるいは大部分が甲状腺組織からなる奇形腫である。多くは生殖年齢にみられる。まれに甲状腺機能亢進症状を認める。

3 境界悪性腫瘍

❶ 顆粒膜細胞腫

　顆粒膜細胞腫（granulosa cell tumor）は，莢膜細胞腫と同じくホルモン（エストロゲン）産生腫瘍であり，初経以前の女子では早期の第2次性徴発現を，また閉経期以降では再女性化を呈する。全卵巣腫瘍の約1％にみられる。5％は性成熟期以前に，残りは閉経期以降に発生する。臨床的には境界悪性から悪性の経過をたどる。

❷ セルトリ・ライディッヒ細胞腫

　セルトリ・ライディッヒ細胞腫（Sertoli-Leydig cell tumor）は，全卵巣腫瘍の約0.4％というまれな腫瘍で，主に若年女性にみられる。男性ホルモン（テストステロン）を分泌するため，無月経，乳房や子宮の退縮，声の低音化，多毛，にきび，頭髪の退縮，体型の男性化などがみられるが，腫瘍の摘出により症状は消退する。高分化型は良性，中分化型は境界悪性，低分化型は悪性に分類される。

❸ 奇形腫

　奇形腫（teratoma）＊は，全卵巣腫瘍の約1～2％，充実性腫瘍の5～6％を占め，20歳前後の女性に多い。下腹部腫瘤を主訴とする。前述の皮様嚢胞腫（成熟奇形腫）は良性であるが，未熟奇形腫は分化度によって，境界悪性から悪性に分類される。

4 悪性腫瘍

❶ 未分化胚細胞腫

　未分化胚細胞腫（dysgerminoma）は胚細胞由来の腫瘍で，全卵巣腫瘍の約1％，充実性腫瘍の3～4％にみられ，20～30歳代の女性に多い。胚細胞腫瘍では，表層上皮性・間質性腫瘍と異なり，若年者に多くみられることが知られている。無月経や性器発育不全を伴うことが多く，しばしば腹腔内播種やリンパ行転移を認める。

❷ 上皮性腫瘍，間葉系腫瘍（卵巣がん）

　日本での悪性の卵巣腫瘍（卵巣がん）（ovarian cancer）の発症頻度は急速に増加している。一般に卵巣腫瘍の悪性率は約10％とされているが，特に高齢者の場合にはその率は高く，閉経後女性では約50％と極めて高い。

（1）発生母地からみた卵巣がんの分類

　卵巣がんは，その発生母地から次のように分けることができる。

- **原発性卵巣がん**

　卵巣に原発するがんで，組織学的に漿液性（嚢胞）がん，粘液性（嚢胞）がん，類内膜がん，明細胞がんなどがある。

＊**奇形腫**：正常に分化した（成熟した）表皮，毛髪，皮脂腺，脂肪組織，骨，神経組織など，種々の体細胞組織で構成される腫瘍を**成熟奇形腫**とよぶ。胎芽期の組織に類似する未熟な成分（多くは神経成分）を有する場合を未熟奇形腫とよぶ。

表4-16 卵巣がん・卵管がん・腹膜がんの進行期分類（日産婦2014, FIGO2014）

Ⅰ期：卵巣または卵管内限局発育
ⅠA期：腫瘍が一側の卵巣または卵管に限局し，がん性腹水がなく，被膜表面への浸潤や被膜破綻の認められないもの。
ⅠB期：腫瘍が両側の卵巣または卵管に限局し，がん性腹水がなく，被膜表面への浸潤や被膜破綻の認められないもの。
ⅠC期：腫瘍は一側または両側の卵巣または卵管に限局し下記のいずれかを認める。
ⅠC1：術中被膜破綻。
ⅠC2：術前被膜破綻または被膜表面への浸潤。
ⅠC3：腹水または洗浄液の細胞診にて悪性細胞の認められるもの。

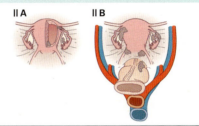

ⅠA　ⅠB　ⅠC
腹水 or 洗浄液
細胞診陽性

Ⅱ期：腫瘍が一側または両側の卵巣または卵管に存在し，さらに骨盤内への進展を認めるものまたは腹膜がん
ⅡA期：後腹膜リンパ節転移（細胞学的または組織学的に確認）。
ⅡB期：他の骨盤内臓器に進展するもの。

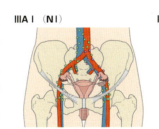

ⅡA　ⅡB

Ⅲ期：腫瘍が一側または両側の卵巣または卵管に存在または腹膜がんで，細胞学的，組織学的に骨盤外腹膜への進展や後腹膜リンパ節転移が確認されたもの
ⅢA1期：子宮漿膜ならびに/あるいは付属器を侵すもの。
（ⅰ）最大径10mm以下。
（ⅱ）最大径10mmを越える。
ⅢA2期：後腹膜リンパ節転移の有無にかかわらず，顕微鏡的骨盤外腹膜への進展。
ⅢB期：後腹膜リンパ節転移の有無にかかわらず，最大径2cm以下の肉眼的骨盤外腹膜への進展。
ⅢC期：後腹膜リンパ節転移の有無にかかわらず，最大径2cmを越える肉眼的骨盤外腹膜への進展（実質浸潤を伴わない肝被膜，脾被膜への進展を含む）。

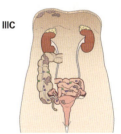

ⅢA1（N1）　ⅢC

Ⅳ期：腹腔内転移を除く遠隔転移
ⅣA期：細胞診陽性の胸水。
ⅣB期：実質転移または腹腔外臓器への転移（鼠径リンパ節と腹腔外リンパ節を含む）。

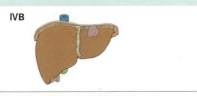

ⅣB

出典／日本産科婦人科学会，日本病理学会編：卵巣腫瘍・卵管癌・腹膜癌取扱い規約 病理編，金原出版，2016, p20.

●転移性卵巣がん

　卵巣への転移はあらゆる他臓器の悪性腫瘍から起こるが，特に消化器や乳房からの転移がんはあたかも卵巣原発のような様相を示し，原発巣の発見以前に卵巣への転移がんが発見されることがたびたびある。このうち，消化器からの転移がんをクルッケンベルグ（Krukenberg）腫瘍とよんでいる。転移がんの大部分の原発巣は胃がん（90％）であり，両側卵巣への発生が多い。転移がんの組織学的所見の特徴として，細胞質内に粘液を認める印環細胞（signet ring cell）の存在が指摘されており，診断根拠の一つとされている。

(2) 進行期分類

　卵巣がん・卵管がん・腹膜がんの進行期分類（日産婦2014，FIGO 2014）を表4-16に示す。日本産科婦人科学会では1998（平成10）年以降卵巣がん症例の登録を行っているが，登録例の進行期分布を図4-22に示す。日本産科婦人科学会の登録では，進行例などで術前化

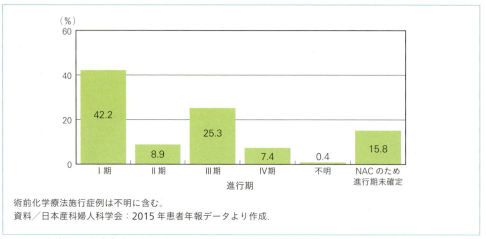

図4-22　卵巣がん治療患者の進行期分布

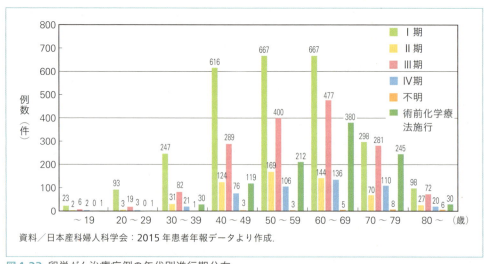

図4-23　卵巣がん治療症例の年代別進行期分布

学療法（NAC）を行った例は進行期不明として登録を行っている。卵巣がんは症状が発現しにくく，有効な検診法も確立していないため，進行例が多く，Ⅲ／Ⅳ期および不明例合わせて約50%を占めていることが特徴である。

(3) 年齢分布

図4-23に年代別の進行期分布を示す。Ⅰ／Ⅱ／Ⅲ／Ⅳ／NAC施行例のピークはいずれも50〜60歳代と，子宮体がんと同様に閉経後年代に多くみられる。日本産科婦人科学会の統計は，旧組織分類の表層上皮性・間質性腫瘍，性索間質性腫瘍，胚細胞性腫瘍を合わせた統計であるが，約85%以上を占める表層上皮性・間質性腫瘍の性質を反映した結果といえる。

(4) 治療方法の分布

卵巣がんの治療方法は，すでに述べたように，手術と化学療法（抗がん剤治療）の組み合わせが基本であるが，ⅠA期の卵巣がんでは，化学療法を行わずに経過観察となる場合もある。2015年治療症例の治療方法の分布を表4-17に示す。全体では約77%が手術と化学療法の組み合わせ，約22%が手術のみの治療となっている。ごく一部にみられる化学療法単独例は，NACを行ったけれども効果が十分ではなく，手術に至らなかった症例が含まれると考えられる。

(5) 治療成績

卵巣がん（表層上皮性・間質性腫瘍）の2010年治療症例の5年生存割合を表4-18に示す。

表4-17 卵巣がん進行期別治療法　　　　　　　　　　　　　　　　　　　　　　（　）内は%

進行期	手術単独	手術＋化学療法[1]	化学療法[1]主体	その他	合計
Ⅰ期	1080（39.9）	1625（60.0）	0（0.0）	5（0.2）	2710（100）
Ⅱ期	89（15.6）	479（84.0）	0（0.0）	2（0.4）	570（100）
Ⅲ期	188（11.6）	1423（87.5）	6（0.4）	9（0.6）	1626（100）
Ⅳ期	52（11.1）	409（87.2）	8（1.7）	0（0.0）	469（100）
不明	8（30.8）	15（57.7）	3（11.5）	0（0.0）	26（100）
NAC[2]	5（0.5）	972（95.5）	36（3.5）	5（0.5）	1018（100）
合計	1422（22.1）	4923（76.6）	53（0.8）	26（0.4）	6424（100）

※1　化学療法には分子標的薬を含む。
※2　NACのため進行期未確定。
資料／日本産科婦人科学会：2015年患者年報データより作成．

表4-18 卵巣がん進行期別5年生存割合

進行期	症例数	5年生存	生死不明
Ⅰ期	1387	85.5%	6.5%
Ⅱ期	295	80.1%	4.1%
Ⅲ期	914	46.3%	4.2%
Ⅳ期	245	36.2%	5.7%
NAC施行例	413	42.0%	4.1%
不明例	4	50.0%	0.0%

資料／日本産科婦人科学会：第58回治療年報（2010年治療症例）データより作成．

Ⅰ期は約86%，Ⅱ期は約80%であるが，全体の約5割を示すⅢ/Ⅳ/NAC施行例では，それぞれ約46%，約36%，42%と低い値を示している。卵巣がんは婦人科悪性腫瘍のなかで，最も予後不良な疾患とされている。

❸ 肉腫
　肉腫（sarcoma）は，中胚葉性の悪性卵巣腫瘍で，全充実性腫瘍の1～2%にみられる。若年者に多く，予後は極めて不良である。

❹ 絨毛がん
　絨毛がん（choriocarcinoma）は，卵巣妊娠あるいは卵巣の奇形腫に続発する悪性腫瘍で，極めてまれである。

Ⅵ　卵管，骨盤腹膜および骨盤結合織の疾患

A　子宮付属器炎

　内性器の炎症では卵管の炎症が最も多いが，多くは卵巣炎も併発し，臨床的に鑑別が不可能なため，卵管と卵巣の炎症を合わせて**子宮付属器炎**（adnexitis）とよぶ。大多数の骨盤内炎症は，上行性感染経路，すなわち，頸管炎→子宮内膜炎→卵管内膜炎および卵管筋層炎，漿膜炎→骨盤腹膜炎および卵巣炎の経過をとる（図4-24）。

　起炎菌としては，溶血性レンサ球菌，ブドウ球菌，グラム陰性桿菌，淋菌，結核菌など

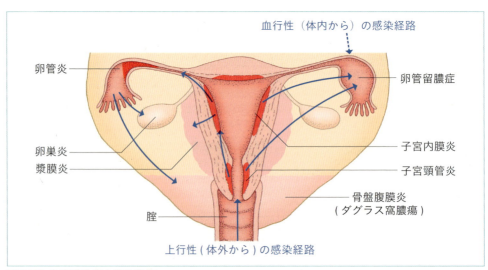

図4-24　内性器炎症の発症機序

がある。このうち，結核菌によるものは肺から血行を介し，あるいは腹膜結核から下行性に付属器に達する。また，性感染症の一つであるクラミジアによる子宮付属器炎にも注意が必要である（本章-Ⅰ-A-4「クラミジア感染症」参照）。子宮付属器炎の自覚症状のある20歳未満の女性では，クラミジア保有率は約20%と高率であり，既婚妊婦においても約5%がクラミジア抗原陽性である。

1. 卵管炎

ほとんどすべての卵管炎（salpingitis）は，子宮内膜から連続的に，あるいは卵管腔を逆流した菌が卵管粘膜に達して発症する。最初は卵管内膜炎，炎症が深部に波及すると筋層炎，さらに進むと漿膜炎を起こし，周囲の骨盤腹膜にも波及して限局性の骨盤腹膜炎を起こし，卵巣周囲炎（perioophoritis）を併発する。これは卵管腔内炎症性滲出液が腹腔端から流出した際にも生じる。炎症が卵巣実質内に及んだものを卵巣炎（oophoritis）といい，時に卵巣膿瘍（ovarian abscess）を形成する。

2. 卵管嚢胞腫

▶ **分類** 卵管炎で卵管の腹腔端が閉鎖すると，これより早く内膜の肥厚によって閉鎖した卵管間質部との間の卵管腔に滲出液が貯留して，卵管嚢胞が形成される。その内容により，表4-19のように分けることができる。

▶ **症状** **急性卵管炎**では38℃以上に発熱することも多く，同時に右寄りか左寄りの下腹部に強い疼痛を感じる。急性虫垂炎や急性腎盂炎などと鑑別を要する。

慢性卵管炎には，淋菌性あるいは化膿菌性の急性卵管炎から移行したものと，結核性のものとがある。これらは激しい症状は示さず，下腹部や腰部に鈍痛を感じる程度のことが多い。結核性の場合には，まったく無症状のことも少なくなく，不妊症の検査で偶然発見される以外は見逃されることが多い。

子宮付属器炎は不妊症と密接な関係がある。これは炎症の治癒後，卵管の閉塞や癒着が残るためである。また，不完全な治療で卵管腔の狭窄が起こると**卵管妊娠**（異所性妊娠）の原因となり得る。

▶ **治療** 急性期には，安静にして抗菌薬の十分量を投与する。大きな腫瘤を形成したもの，再三，急性炎症を繰り返すものなどに対しては，手術的に病巣を摘除する。

表4-19 卵管嚢胞腫の分類

分類	内容
卵管留膿症（pyoosalpinx）	膿
卵管留水症（hydrosalpinx）	漿液
卵管留血症（hematosalpinx）	血液

B 骨盤腹膜炎

▶ **原因，病態** 骨盤腹膜炎（pelvic peritonitis）は，分娩，流産・早産，特に人工妊娠中絶*などの際の不潔な子宮内操作や，手術時の消毒不完全などによる内膜炎や卵管炎，子宮付属器炎に続発する。また，子宮穿孔，虫垂炎から続発して発症し，女性に特有な限局性腹膜炎となる。

　子宮，卵管，卵巣は，炎症により周囲の臓器や骨盤腹膜と癒着を生じる。滲出物が多いときにはダグラス窩にたまり，膿性の際にはダグラス窩膿瘍を形成する。時にはさらに進んで汎発性腹膜炎となる。

▶ **症状** 急性期には高熱を発し，下腹部激痛，悪心・嘔吐，頻脈などの腹膜刺激症状を呈する。慢性期に移行すれば，主として癒着による症状（鈍痛，牽引痛，腰痛）がみられる。

▶ **診断** 腹膜刺激症状が診断の参考となる。骨盤腔内に滲出物がたまると，ダグラス窩に強い抵抗を触れる。後腟円蓋から診査穿刺を行えば，膿汁または漿液性の滲出物を吸引することができる。

▶ **治療** 子宮付属器炎の治療に準じる。ダグラス窩に膿瘍を形成すれば，切開あるいは開腹により排膿し，ダグラス窩にドレーン管を挿入する。

C 骨盤結合織炎

▶ **定義** 骨盤結合織炎（parametritis）は，小骨盤腔内にあって，骨盤壁または骨盤底筋鞘と骨盤腹膜との間で，子宮・膀胱・直腸の周囲の間隙を埋める広汎な結合組織の炎症をいう。その主なものは，子宮頸部周囲の炎症，すなわち**子宮傍（結合）組織炎**であるので，これが骨盤結合織炎と同義に用いられている。

▶ **原因** 原因菌は化膿菌であり，最も多いのが分娩時の感染で，産褥性子宮傍（結合）組織炎という。そのほか，子宮がんの広汎子宮全摘出術後に生じる大きな死腔*に感染して発症する場合も少なくない。

▶ **治療** 抗菌薬による化学療法を強力に行う。化膿して膿瘍の形成が明らかになれば，切開排膿を行う。

＊**人工妊娠中絶**：人工的に妊娠を中絶することをいう。人工流産（妊娠 22 週未満）と人工早産（妊娠 22 週以降から 37 週未満）に区別される。
＊**死腔**：一般的には，呼吸上皮をもたず換気機能のない気道空間をいう。ここでは，臓器摘出術などにより手術後に生じた空間のことをいう。

D 卵管の悪性腫瘍（卵管がん）

　卵管がんは，腹膜がんと共に，胎児期のミュラー管を発生母地とする点で卵巣がんと共通することが知られている。組織型についても，卵管がん・腹膜がんのほとんどが，卵巣がんの半数以上を占める漿液性がんで，化学療法の感受性も卵巣がんと同程度，同じ進行期であれば予後も同程度で，治療も卵巣がんと同様に行われてきた。近年，一部の卵巣がんが卵管原発である可能性が示され，また，腫瘍が進展すると卵巣，卵管，腹膜いずれの原発であるか区別することが困難となることもあって，2015（平成27）年に，卵巣がん，卵管がん，腹膜がんを同じ進行期分類，同じ規準で取り扱う取扱い規約（臨床編）が制定された。

　卵巣・卵管・腹膜のうち複数の臓器にがんが存在する場合には，原則として腫瘍の主座が存在する臓器を原発とすること，病理学的に卵巣・卵管・腹膜いずれが原発か確定できない場合には，原発を卵巣・卵管・腹膜（分類不能）とすることなどが規定された。

VII 不妊症

　生殖年齢の男女が妊娠を希望し，ある一定期間，避妊することなく通常の性交を継続的に行っているにもかかわらず，妊娠の成立をみない場合を不妊という。

　その一定期間については，1年から3年までの諸説があるが，従来は2年が一般的とされてきた。日本産科婦人科学会では，2015（平成27）年に世界保健機構（WHO）などの定義を参考に，それまで2年としていた定義を見直し，1年が一般的とした。

　なお，一般に健康な夫婦では，避妊しない限り1年以内に60〜80％，2年以内に80〜90％，3年以内に85〜90％が妊娠するとされる。

　不妊症のうち，まったく妊娠したことのないものを**原発性不妊**，一度は妊娠または分娩して，その後妊娠しないものを**続発性不妊**といい，両者は検査や治療の面で若干の差がある。

　不妊症の頻度は，地域や病院などにより若干の差はあるが，一般に婦人科外来患者の1〜30％，平均5〜10％に認められ，おおよそ10組のうち1組くらいは不妊であると推定される。また，続発性不妊よりも原発性不妊のほうがはるかに多い。

A 原因

1. 女性側の不妊の原因

1 外性器や子宮の異常

処女膜強靱症，処女膜閉鎖，腟の狭窄，腟の欠損などでは，性交不能ないし不完全で妊娠できない。性器の奇形，特に子宮の奇形では正常に妊娠・分娩するものもあるが，不妊ないし流産・早産が多い。以前，子宮後屈は不妊の原因として指摘されたが，現在ではほとんど問題視されていない。

2 卵管の疎通性の障害

不妊の原因として，卵管の疎通性の障害は最も重要視されるものである。卵管の炎症（ブドウ球菌，レンサ球菌，化膿菌，大腸菌，淋菌，クラミジア，結核菌などの感染性）や人工妊娠中絶後の炎症，あるいは異所性妊娠，卵巣囊腫などの手術，子宮内膜症などにより卵管が閉塞，または疎通性が障害される。かつては淋病や結核によるものが多いとされていたが，近年では，人工妊娠中絶後の炎症による障害やクラミジアなどの性感染症もしくは子宮内膜症による疎通性の障害などが重要視されている。

3 排卵障害

無月経のもの，あるいは月経があっても無排卵性月経のものは妊娠しない。

4 着床障害

黄体機能不全症の際には受精卵の着床が障害される。基礎体温で高温相は短く，子宮内膜日付診検査や尿中ホルモン値も異常を示す。

5 頸管粘液の異常

頸管粘液の性状に異常があると，精子の子宮腔への上昇が障害され，不妊の原因となる。

6 性器の疾患

子宮筋腫，子宮内膜症，卵巣腫瘍などがある場合に，しばしば不妊となる。卵管の閉鎖や子宮内膜の異常，子宮内腔の変形や，狭窄などが原因と思われる。

7 全身の疾患

肥満，やせの人は月経異常になる率が高く，そのため不妊となる。バセドウ病，アジソ

ン病などの内分泌疾患患者も不妊の者が多い。また，糖尿病，麻薬・アルコール依存症患者も，ホルモンや代謝異常のための無月経や，そのほか不明の原因で妊娠が障害される。

＊　　＊　　＊

以上にあげた女性側の不妊原因のなかで，最も多いのが卵管の疎通性の障害によるもので 30 〜 40％，排卵障害が 10 〜 15％，子宮因子が 10％，原因不明が 10 〜 15％ とされている。

2. 男性側の不妊の原因

1 性交障害

性器の奇形のほか，勃起不能，遅漏，早漏などで，精神的・神経的なものが原因となる。ほかに，中枢神経系の疾患，外傷，糖尿病などが考えられる。

2 精子の通過障害

精子は精巣でつくられ，精巣上体を通り精管を経て，精嚢腺・前立腺分泌液に混じて射精により尿道から排泄される。この部分に通過障害があれば不妊となる。これらの障害は結核，ヘルニア手術後遺症，奇形，腫瘍などが原因と考えられる。また，逆行性射精といい，精液が陰茎から放出されず，逆に膀胱へ流入する異常がある。

3 造精能の障害

精子は精巣の細精管内でつくられるが，ここが細菌の感染を受けると造精能が障害される。精液中，精子のまったくないものを**無精子症**，1500 万 /mL 未満を**乏精子症**，精子がいつも死滅しているものを**精子死滅症**という。幼小児時に流行性耳下腺炎に罹患すると，同時に精巣炎を起こすことが多く，それが後に無精子症の原因となることが知られている。

そのほか，感染性の高熱疾患（腸チフス，マラリア，デング熱など），X線照射，精索静脈瘤，ヘルニアや陰嚢水腫による圧迫，精巣の位置異常（停留精巣），外傷（スポーツ事故），全身性疾患（内分泌疾患，栄養失調，中毒）などが原因で精子の形成が障害される。

3. 男女両性の不妊の原因

男性自身の体液あるいは女性の体液に，精子に対して有害作用を及ぼすものが存在する場合があることが知られている。このような場合には，腟内に射精された健康な精子は，頸管粘液の層を突破・進入して上行することができず，凝集ないし死滅する。そのほか血液型不適合などもいわれているが，詳細については不明な点が多い。

4. 機能性不妊

男女とも種々検査を行っても，原因のまったく不明な不妊というのは意外に多いもので

ある。何らかの原因があるに違いないのであるが，今日の医学をもってしても原因を見いだせないものを，**機能性不妊**とよんでいる。

B 検査

不妊症は男性の側に原因のある場合が少なくない。したがって，女性側を検査するだけでは不十分であり，必ず男女両方の検査を必要とする。

1. 女性側の検査

女性側の検査として次のものが行われる。

- 基礎体温の測定：排卵の有無とその時期
- 卵管の疎通性検査：卵管通気法，卵管通水法，卵管通色素法，子宮卵管造影法など
- 頸管粘液検査
- 子宮内膜の組織診（内膜日付診）
- ホルモンの測定
- （必要に応じて）ラパロスコープ
- クラミジア検査（本章-Ⅰ-A-4「クラミジア感染症」参照）

2. 男性側の検査

男性側の検査としては次のものがあげられる。

1 精液検査

3～4日禁欲後，用手採取法により清潔な広口容器に精液を採取する。射精後2時間以内に検査する。

❶ 精液検査の正常値（WHO, 2010）

WHOによる精液検査の正常値は下記のとおりである。

- 精液量：1.5mL以上
- pH：7.2以上
- 精子濃度：1500万/mL以上
- 総精子数：3900万以上
- 精子正常形態率：4%以上
- 精子運動率：総運動精子が40%以上，前進運動精子が32%以上
- 精子生存率：58%以上

❷ 精子異常の所見

上記 WHO による正常値をもとに診断する。

- 正常精液：全項目において基準値を満たす
- 乏精子症：精子数が 1500 万/mL 未満
- 精子無力症：総運動精子が 40％未満，もしくは前進運動精子が 32％未満
- 奇形精子症：正常形態精子率が 4％未満
- 無精子症：射精液中に精子が存在しない

2 精巣の組織診，精路の X 線撮影

精液検査で無精子症や乏精子症を認めた場合には，精巣の組織診により造精機能を検査する。造精機能が良好な場合には精路の通過障害が考えられるので，精路の X 線撮影を行う。

3. 総合的検査

1 性交後試験（ヒューナーテスト）

性交後試験とは，排卵期の検査前夜に性交を行い，その 9〜12 時間後に腟内，外子宮口，子宮頸管内，子宮腔内の内容を採取し，精子の存在を観察するもので，ヒューナー（Hühner's）テストともいう。

頸管内粘液の 1 視野中の全精子数が 10〜20 で，その中に運動精子を認めるときは正常とする。陰性の場合には少なくとも 3 回は反復し，判定を下す。なお，夫婦は検査日の前 2 日間は禁欲とする。

2 精子と頸管粘液の接触試験（ミラー-クルツロックテスト）

精子と頸管粘液の接触試験は，ガラス板の上で精子と頸管粘液を接触させ，頸管粘液との境界面を精子が突破すれば，その精子は頸管粘液の貫通性があると判定するもので，ミラー-クルツロック（Miller-Kurzrok）テストともいう。突破が認められない場合は，精子頸管粘液不適合とする。

C 不妊原因に対する治療

1. 女性側の不妊原因に対する治療

女性側の不妊原因に対する治療は，以下のものがあげられる。
- 無排卵症，無月経：人工的に排卵誘発法を行う。
- 頸管粘液の異常：ホルモン，特に局所作用のあるエストリオールを投与する。

- 黄体機能不全による受精卵の着床障害：エストロゲン，プロゲステロン，または混合剤，あるいはゴナドトロピン製剤を投与して黄体機能の改善を図る．
- 卵管の疎通性障害：通水療法，通気療法，必要があれば卵管形成手術を行う．
- そのほか：不妊の原因となっているものがあれば，それぞれに応じた原因療法を行う．

2. 男性側の不妊原因に対する治療

男性側の不妊原因に対する治療は，以下のものがあげられる．
- 性交障害：その原因に対する治療を行う．
- 精子の通過障害：手術的治療を行う．
- 乏精子症：男性ホルモンやゴナドトロピンの投与を行う．人工授精も適応となる．

D 人工授精

人工授精（artificial insemination）とは，精液を人工的に女性の性管（腟，子宮頸管，子宮腔，卵管）へ注入することをいう．

人工授精は，注入する精液の種類により，夫の精液を用いる**配偶者間人工授精**（artificial insemination with husband；AIH）と，夫以外の提供者の精液を用いる**非配偶者間人工授精**（artificial insemination with donor；AID）の2つに分けられる．

1. 配偶者間人工授精（AIH）の適応

性交障害のある夫婦，夫の精液のやや不良なもの（精子濃度1500万/mL以下，あるいは精子の運動性の悪いもの），ヒューナーテスト陰性のもの，機能性不妊と考えられるものなどを対象とする．成功率は20%前後といわれる．なお，AIHを4～5回行っても妊娠の成立をみない場合，これに固執せず，必要があれば体外受精などほかの生殖補助医療（ART，後述）に切り替えることを考慮する．

2. 非配偶者間人工授精（AID）の適応

精液所見のまったく不良なもの，夫側に遺伝的疾患があり断種が適当と思われるものなどが対象となる．成功率は40%以内である．

3. 人工授精の実施法

排卵期を選んで実施する．腟鏡で腟を伸展して子宮腟部を消毒し，人工授精針を装着した注射筒に精液約0.5mLを採取し，外子宮口から静かに挿入して子宮腔内に精液を注入し，残りの精液は腟腔内に注入する（図4-25）．実施後は，骨盤高位として約1時間安静にしたうえで帰宅を許可する．感染予防に抗菌薬を服用してもらう．なお，精液所見の不良なものに対しては，あらかじめ遠心分離法によって精子を濃縮したり（密度勾配法），精

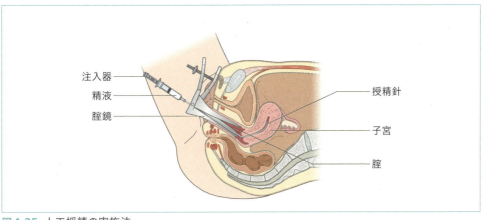

図4-25 人工授精の実施法

子自身の運動による分離（スイムアップ［swim up］法）によって運動精子を選別した後，実施する。

4. 人工授精の問題点

　AIHの場合，出生する子は実子なので問題はないが，AIDの場合は夫からみれば遺伝的な親子の関係がないということになり，宗教的・法律的に様々な問題を含んでいる。宗教的にはカトリックなどのように，AIHを含めたすべての人工授精に反対の立場をとる宗教もあるが，同じキリスト教でもプロテスタントではAIHを認めている。

　日本ではAIDに関する法律はなく，法学者の意見もまだ一定していない。

　日本産科婦人科学会は，AIDに関して，「提供精子を用いた人工授精に関する見解」（2015）を発表し，その実施に際しては，「わが国における倫理的・法的・社会的基盤に十分配慮し，これを実施する」としている。また，適応を厳密に遵守すること，実施にあたって，日本産科婦人科学会に登録，報告すること，としている。

E 生殖補助医療（ART）

　1978年，イギリスのステップトー（Steptoe, P.）およびエドワーズ（Edwards, R.）によって初めて体外受精および胚移植（in vitro fertilization and embryo transfer；IVF-ET）による妊娠・出産が成功して以来，体外受精（IVF）は広く世界で臨床応用されるようになった。**生殖補助医療**（assisted reproductive technology；ART）の進歩は目覚ましく，その技術も広く普及し，今日では不妊症の標準的な一つの治療法にまでなってきた。受精卵を女性に移植する際の卵の発育段階や移植部位によって，次のような方法がある。

VII　不妊症　　425

1. 生殖補助医療の種類

1 体外受精および胚移植法（IVF-ET）

体外受精および胚移植法の概要は以下のとおりである。

排卵間近い卵胞を経腟的（または経腹壁的）に，超音波ガイド（もしくは腹腔鏡）下で穿刺し，卵胞液とともに卵を体外に吸引する。数時間培養し，卵の成熟を待ってから精子を加え（媒精），さらに24〜48時間培養する。卵の受精または分割を確認した後，受精卵を外子宮口から頸管をとおして子宮腔内に注入し，子宮内膜に着床させて妊娠の成立を図る。

従来，この体外受精は主として卵管の疎通性の障害などの女性因子や男性因子あるいは原因不明の不妊などに対して行われてきたが，最近では，その適応は，あらゆる不妊症および不妊症以外の領域にまで拡張しつつある。

2 配偶子卵管内移植法（GIFT）

配偶子卵管内移植法（gamete intra-fallopian transfer：GIFT）は，採取した成熟卵と洗浄精子を，腹腔鏡下で卵管内に挿入したチューブを介して卵管内に入れる方法であるが，正確には体外受精とはいえない。

3 接合子卵管内移植法（ZIFT）

接合子卵管内移植法（zygote intra-fallopian transfer：ZIFT）の概要は以下のとおりである。

排卵誘発後，経腟的に採卵チューブ内に採卵する。採取した卵を1個当たりスイムアップした精子10万〜20万と媒精する。媒精後，雌雄の2前核を確認できたら，分割前あるいは分割胚になった接合子をチューブ内に吸引する。子宮腔内の卵管口からチューブ先端を約2cm挿入し，卵管内に受精卵を移植する。

4 顕微授精法（卵細胞質内精子注入法，ICSI）

顕微授精法（intra-cytoplasmic sperm injection：ICSI）は，高度の乏精子症，極端な精子無力症などの重症男性不妊症や原因不明の受精障害で，IVF-ETやGIFTなどでは受精や妊娠を期待できない症例などが対象となる。400倍顕微鏡下で採取した成熟卵の卵周辺の卵丘細胞をヒアルロニダーゼで除去して卵を裸化する。一方，注入用ピペット内に精子を尾部先端から吸引する。そしてピペットを卵内に深く刺入し，細胞膜が確実に穿破できたことを確認した後，精子を卵細胞質内に注入する。注入後6〜10時間で雌雄前核の形成が観察される。ICSIによる授精も出産率は通常のIVF-ETとほぼ同様とされている。

2. 生殖補助医療の手技（IVF-ET）

生殖補助医療の手技は，次の1〜9の過程を経る。

1 卵巣刺激

　生殖補助医療において，少なくとも1個の良好初期胚を移植するためには最低3個の成熟卵が必要であり，さらに体外受精に要するコストや治療周期当たりの妊娠率を考慮した場合，できれば成熟卵子6個が必要である。ヒトは基本的には単一排卵するように調節されており，複数の成熟卵子を得るためにはLHサージをコントロールする必要がある。そのためGnRH作用薬／拮抗薬とFSH製剤（hMG）を組み合わせた投与が行われる。この卵巣刺激法として月経1日目または3日目からGnRH作用薬を使用しながらhMGを投与する短期投与法（short protocol）と，GnRH作用薬を前周期の黄体期中期から使用しながらhMGを投与する長期投与法（long protocol），さらに治療周期の6〜8日目からGnRH拮抗薬を用いる方法（GnRH antagonist protocol）がある。いずれの卵巣刺激法を行うかは患者の年齢や卵巣の予備能力を評価して決定するが，一般に長期投与法を第1選択とする例が多い。

2 卵胞成熟のモニタリング

　卵の発育状態と採卵のタイミングを決定するうえで卵胞のモニタリングは重要である。長期投与法では，主席卵胞の平均径が18〜20mm以上になると，hMGの投与を中止してhCGに切り替える。これに対し短期投与法では，過成熟（post mature）となって妊娠率が低下するのを防ぐため，長期投与法よりも早いタイミングでhCGを投与する。

3 採卵

　hCG投与32〜36時間後に，局部麻酔下で経腟超音波ガイドのもと，採卵針を用いて卵胞液を吸引ポンプで，100mmHg陰圧下に吸引して採卵する。採取した卵胞液は速やかに培養室で鏡検し，卵を確認する。採卵後，患者はベッド上にて安静とし，2時間後，腹腔内出血などの異常がないことを確認して帰宅を許可する。

4 卵の前培養

　hCG投与後，32〜36時間後に採卵した卵は，通常第2減数分裂中期に当たり，卵の細胞質を完全に成熟させるために，3〜6時間の前培養を必要とする。

5 媒精

　スイムアップ法によって得た運動性良好な精子を培養して受精能を獲得させた後，卵培養液中に添加して媒精する。受精は媒精の2〜3時間後に起こる。

6 受精卵の培養

　媒精6時間後に顆粒膜細胞をはずし，さらに媒精17〜20時間後に受精の確認を行う。

7 分割のチェックと胚移植

　分割の所見など胚の発育状況を観察する。一般的に体外受精（胚移植）では，受精後2～3日目に4～8細胞期に発育した胚を少量の培養液とともに子宮腔内に移植する。初期胚の着床のため，プロゲステロンの補充療法を併用する。

8 胚盤胞培養

　生理的妊娠成立の過程では，受精した卵は卵管内にて，前核期，2～4細胞期胚，6～8細胞期胚，桑実胚へと分割・発育し，約5日目に胚盤胞に成長して子宮腔内へ到達し，6～7日目に着床する。体外受精で初期胚を移植することは，本来はまだ卵管内にとどまっている時期の胚を子宮腔内に移植することになり，これが体外受精の妊娠率が向上しない原因の一つと考えられる。近年，体外で胚を培養する技術の進歩に伴い，胚盤胞まで培養してから移植する胚盤胞移植が行われるようになった。

9 妊娠の成立

　初期胚あるいは胚盤胞の移植後，2週間以降に，妊娠反応ならびに胎嚢の存在によって妊娠を確認する。

3. 生殖補助医療の臨床成績

　日本産科婦人科学会の2015（平成27）年ART登録データによれば，わが国においては，年間42万周期以上（うち顕微授精を用いた治療は15万5000周期以上）の生殖補助医療が実施されている。妊娠率は新鮮胚移植当たり20.8％，凍結胚移植当たり33.2％で，移植周期当たりの生児分娩率は新鮮胚で14.4％，凍結胚で23.0％であった。従来，ARTにおいて多胎妊娠が問題となっていたが，多胎妊娠をできるだけ減らし母児の安全を図るため，日本産科婦人科学会では2008（平成20）年4月より移植胚数を，原則として35歳未満で初回治療症例は1個，35歳以上の症例ならびに2回目以降の治療症例は2個までを許容とするとの勧告を行ったため，単一胚移植率は約80％となっており，多胎妊娠率は，新鮮胚移植で3.1％，凍結胚移植で3.2％であった。また，流産率は自然妊娠時が10％程度であるのに対し，新鮮胚移植で26.8％，凍結胚移植で26.4％と高率である。2015（平成27）年のART出生児は5万1000人であり，この数は総出生児の5.1％に相当する。

4. 生殖補助医療の問題点

　生殖補助医療により成立した妊娠では多胎妊娠の頻度が高く，特に一絨毛膜双胎では双胎間輸血症候群の問題があるので，妊娠成立時の慎重な経過観察が必要である。また，異所性妊娠の頻度が高いことも周知の事実である。
　生殖補助医療は児を望む不妊夫婦に大きな恩恵をもたらしたが，その進歩のなかに今後

の検討課題として，社会問題および倫理的問題がクローズアップされている．夫婦間以外の第三者からの配偶子提供や代理母などのような，生殖補助医療が抱える問題点は少なくない．

VIII 不育症

1 定義

妊娠はするが，流産，早産，子宮内胎児死亡などにより，生児を得られないものを**不育症**（infertility）という．流産，早産などの回数を何回以上反復した場合を不育症とするかは議論のあるところだが，一般には3回以上反復するものを不育症としている．なお，妊娠初期の流産率は約10%であって決して低い数値ではない．生児を得られないという結果に対する病名であるため，その原因や病態は様々であり，原因不明の症例も少なくない．

2 原因

❶ 子宮因子

▶ **子宮の形態異常** 双角子宮や中隔子宮などの先天的子宮奇形，子宮腔癒着や子宮筋腫などの後天的子宮形態異常に分類される．診断は超音波断層法，子宮卵管造影法，CT検査，MRI検査などによる．

▶ **頸管無力症** 妊娠16週以後にみられる反復流産・早産の原因となる．予防的に子宮頸管縫縮術が行われる．

❷ 染色体因子

染色体異常が原因である習慣流産には，夫婦のいずれかが均衡型転座保因者である場合と，夫婦の染色体は正常でありながら胎児染色体異常を起こす場合とがある．

❸ 内分泌因子

母体の甲状腺機能亢進および低下のいずれも流産，死産の率が高くなる．また，妊娠初期の高血糖は，流産や胎児奇形の原因として知られており，コントロール不良の糖尿病性不育症の原因となる．

❹ 免疫因子

不育症の原因として免疫異常が関与することが明らかにされてきた．その一つは抗リン脂質抗体が補体を活性化させ，胎盤組織における炎症と血液凝固を引き起こし，そのため流産に至る場合である．また，ほかの免疫機序として，NK活性の高値により細胞性免疫が亢進し，その結果胎児を拒絶する場合とが考えられている．

❺ 血液凝固因子

抗リン脂質抗体以外に血液凝固因子の低下，特に第XII因子の低下によって子宮内胎児死

亡が起きることが知られている。

❻ 感染因子

梅毒，結核，トキソプラズマ，ヘルペス，クラミジア感染症などが指摘されている。

3 診断と頻度

病歴の詳細な聴取に始まり，不育症の原因とされる諸因子の存在を究明する。子宮の形態検査（超音波検査，子宮卵管造影法，CT 検査，MRI 検査），感染症検査，内分泌検査，自己抗体検査，血液凝固因子，夫婦および流産胎児の染色体検査などを行う。

なお，厚生労働省班研究報告（2010）による本邦の不育症原因別頻度は，不育症 378 名のうち，子宮形態異常 7.1%，甲状腺異常 6.6%，染色体異常 4.8%，抗リン脂質抗体異常 9.3%，凝固因子異常 15.1%，原因不明 64.2% であった。

4 治療

不育症の原因の明らかな症例には原疾患に対する治療を行う。抗リン脂質抗体症候群にはヘパリンと低用量アスピリン併用療法が基本であり，補体の活性化を抑制し，流産や死産を減少させる。NK 活性高値の症例に対しては，非妊娠時に夫のリンパ球免疫療法を行い，細胞性免疫を正常化させる。染色体異常例に対する根本的治療は困難であり，検査結果の説明および遺伝カウンセリングに際しては慎重に対処し，精神的サポートに努めることが重要である。

IX 更年期障害

Digest

更年期障害		
概要	定義	●更年期の自律神経系の失調によると考えられる精神的あるいは肉体的な種々の障害のこと。
	原因	●卵巣機能停止に伴いホルモン状態に大きな断層が生じ，結果として自律神経系の失調が生じ，種々の症状が出現する。
症状		●性器外症状 　精神神経症状，心臓血管症状，内分泌症状など ●性器症状 　月経異常，性器の萎縮，機能性子宮出血，腟炎，瘙痒感，外陰ジストロフィー，膀胱脱，子宮脱，尿意頻数など
主な治療		●精神療法 ●化学療法 ●ホルモン補充療法（HRT）

1 定義

更年期（climacterium）とは，成熟期から閉経期*（menopause）を経て老年期に移行する中間の時期をいう。この時期になると，主として自律神経系の失調によると考えられる精神的あるいは肉体的な種々の障害が出現する。これを更年期障害といい，程度の差こそあれ，ほとんどすべての女性に認められる。

2 原因

女性において卵巣機能が停止する時点を境として，ホルモン状態に大きな断層が生じ，その結果生じたアンバランスを何とか調整しようと種々の臓器，特に自律神経系が中心となってからだの調子を保持しようと努力する。しかし，実際問題としてなかなか円滑にはいかず，そのために自律神経系の失調が生じ，種々の症状，いわゆる更年期障害が出現するものと考えられる。

すなわち，からだの中に生じた変調に対する一種の適応症候群ともみなすことができる。体内の新しい環境になかなか適応できず，いつまでも障害を残す女性がいる一方で，すぐ変調が回復し，ほとんど症状を訴えない女性もいる。つまり，更年期障害の症状やその訴えの持続は，個人によって大きな差があるのが特徴である。

3 症状

更年期障害の症状は極めて多彩であるが，これを大きく分けると，性器外の症状と性器それ自体の症状の2つに分けることができる。

▶ **性器外症状**　精神的因子と内分泌的因子の2つが常にからみ合って出現し，その女性の精神状態や健康状態が複雑であればあるほど更年期障害の程度も重く，かつ症状も複雑多様である（表4-20）。

また，性器外症状の強さや種類は，その女性の体質や体格とも深い関係があるとされており，一般に無力型，細長型の女性は重症で，体重の減少や強いほてり，のぼせ感，発汗，血圧不安定などの血管運動神経症状も著明で，精神状態も不安定である。これに対し，肥満型の女性は比較的軽症のことが多く，また，小児型体格の女性も更年期の生

表4-20 更年期障害の主な性器外症状

因子	症状
精神神経症状	神経質，精神の不安定，不眠，不安感，抑うつ，食欲不振，食欲の異常亢進
心臓血管症状	頭痛，めまい，悪心，失神傾向，狭心症，高血圧，浮腫，知覚異常，うっ血，発汗，冷感，のぼせ感
内分泌症状	疲労しやすい，体重の変化，肩こり，関節痛

＊**閉経期**：月経が閉止することを閉経といい，わが国の女性の閉経平均年齢は50.5歳とされている。

理的変動に影響されにくい。
- **性器症状** 月経の異常，性器の萎縮が主で，機能性子宮出血の頻度もこの時期に高い。卵巣機能の低下とともに腟の自浄作用も低下し，腟炎を起こしやすくなる。また，外陰部に瘙痒感を訴えたり，白色の角化斑（外陰ジストロフィー）を起こしたりすることもある。一方，骨盤内靱帯の萎縮，支持力の低下により，膀胱脱*，子宮脱が起こりやすく，尿意頻数などの膀胱症状を訴える女性も少なくない。

4 経過，予後

更年期障害の性器外症状は，放置しておいても数年が経てば自然に治癒する。この点で予後は良好な疾患といえる。むしろ問題なのは，本症の症状と類似する内科的疾患や精神科領域（神経症，うつ病など）の疾患の症状があることで，これらを区別して見過ごさないようにすることが重要である。

5 治療方針

- **精神療法** 精神療法が極めて重要である。必要により鎮静薬や抗不安薬，あるいはホルモン薬の投与が行われ，比較的確実な効果が期待できる。

  ホルモン薬としては結合型エストロゲン製剤（主にE1：プレマリン®），エストリオール製剤（E3：ホーリン®，エストリール®錠），エストラジオール製剤（E2：プロギノンデポー®，ベラニンデポー®），男女混合ホルモン（T＋E2：プリモジアンデポー®，ダイホルモンデポー®）の注射が用いられている。

  また，自律神経失調型に対しては，γ-オリザノール（ハイゼット®など），トフィソパム（グランダキシン®など）などが，心身症型に対してはジアゼパム（DZP，セルシン®，ホリゾン®など），クロルジアゼポキシド（chlordiazepoxide，コントール®，バランス®など），ニトラゼパム（NZP，ネルボン®，ベンザリン®など），トリアゾラム（triazolam，ハルシオン®など）などが処方される。向精神薬は有害作用の問題があり使用しにくいというイメージがあったが，近年，選択的セロトニン再取り込み阻害薬（selective serotonin reuptake inhibitor：SSRI）のパキシル®，ルボックス®などが登場し使用されている。

  なお，漢方製剤として当帰芍薬散，加味逍遙散，桂枝茯苓丸などが広く用いられている。

- **ホルモン補充療法** ホルモン補充療法（hormone replacement therapy：HRT）は，ほてり，のぼせなどの血管運動神経症状に対して効果がみられるほか，骨粗鬆症，高コレステロール血症，アルツハイマー病の予防にも有効とされている。この際，エストロゲンのみを投与すると子宮体がんの発生率が増加することが明らかにされ，今日ではこれに黄体ホルモンを併用することが推奨されている。経口投与法としては結合型エストロゲン（主

＊**膀胱脱**：膀胱が前腟壁粘膜とともに腟口より脱出した状態をいい，多くは子宮脱に伴って発症する。

にE1, プレマリン® 1日1錠, メドロキシプロゲステロン酢酸エステル (MPA, プロベラ®) 2日に1錠が一般に行われている。なお, 経皮吸収エストロゲン製剤としてE2, エストラーナテープ®の貼布製剤も用いられている。これらの方法は一般に**ホルモン補充療法**とよばれており, 更年期障害に対する治療法としてのみならず, エストロゲンによる骨量増加効果やコレステロール減少作用を期待し, 長期間にわたって行われるようになった。このHRTの長期投与に関しては乳がんのリスクに関係するとの報告が出されており, 乳房の定期的検診が推奨されている（第3章-Ⅲ-B-3「ホルモン補充療法」参照）。

X 骨粗鬆症

1 定義, 分類

▶ **定義** WHOの定義では, 骨粗鬆症（osteoporosis）とは, 低骨量と骨組織の微細構造の異常を特徴とし, 骨の脆弱性が増大し, 骨折の危険性が増大する疾患であるとしている。

▶ **分類** 骨粗鬆症は, その成因から図4-26のように分類される。

```
                         低骨量を呈する疾患
          ┌──────────────────┼──────────────────┐
     原発性骨粗鬆症          続発性骨粗鬆症           その他の疾患
```

	続発性骨粗鬆症	
原発性骨粗鬆症	内分泌性: 副甲状腺機能亢進症／甲状腺機能亢進症／性腺機能不全／クッシング症候群	その他の疾患
閉経後骨粗鬆症	栄養性: 吸収不良症候群, 胃切除後／神経性食欲不振症／ビタミンAまたはD過剰／ビタミンC欠乏症	Ⅰ）各種の骨軟化症 Ⅱ）悪性腫瘍の骨転移 Ⅲ）多発性骨髄腫 Ⅳ）脊椎血管腫 Ⅴ）脊椎カリエス Ⅵ）化膿性脊椎炎 Ⅶ）その他
男性骨粗鬆症	薬物: ステロイド薬／性ホルモン低下療法治療薬／SSRI（選択的セロトニン再取り込み阻害薬）／その他の薬物（ワルファリン, メトトレキサート, ヘパリンなど）	
特発性骨粗鬆症（妊娠後骨粗鬆症など）	不動性: 全身性（臥床安静, 対麻痺, 廃用症候群, 宇宙飛行）／局所性（骨折後など）	
	先天性: 骨形成不全症／マルファン症候群	
	その他: 関節リウマチ／糖尿病／慢性腎臓病（CKD）／肝疾患／アルコール依存症	

出典／骨粗鬆症の予防と治療ガイドライン作成委員会：骨粗鬆症の予防と治療ガイドライン2015, ライフサイエンス出版, 2015, p.19.

図4-26 低骨量を呈する疾患

2　閉経後骨粗鬆症の成因

　女性の一生における骨量の変化をみると，思春期以降，急激に増加し，20 歳にピークとなり，閉経前 45 歳頃まではこの値が保持される。しかし，その後はしだいに減少，閉経後の特に 10 年間は急速に骨量は減少し，その後も加齢に伴い減少を続ける。これは女性ホルモン（エストロゲン）には骨量を維持する重要な働きがあるためであり，閉経後のエストロゲン欠損状態では破骨細胞，骨芽細胞の機能が著明に亢進し，そのために骨の再造形（リモデリング）は高代謝回転となる。しかし，相対的には骨吸収が盛んに行われるようになる。

3　症状

　初期は無症状のことが多いが，やがて腰痛，背部痛，脊椎の変形，身長の短縮などがみられ，さらに脊椎，大腿骨頸部，前腕骨などの骨折が起きる。一般に骨折の頻度は骨量の減少と相関し，女性では男性の 2 倍以上，70 歳以上の高齢者では数倍の頻度である。

4　診断

　骨の評価法として脊椎の X 線写真と腰椎または大腿骨近位部骨密度の測定を行う。検査結果は表 4-21 に示す原発性骨粗鬆症の診断基準（日本骨代謝学会，日本骨粗鬆症学会合同診断基準 2012）に従って分類し，検診後の予防と治療に対応する。

　なお，わが国の骨粗鬆症患者の実態として，骨粗鬆症の予防と治療ガイドライン 2015 年版によれば，大規模住民調査の結果をもとに 2005（平成 17）年の年齢別人口構成に当て

表 4-21　原発性骨粗鬆症の診断基準（2012 年度改訂版）
原発性骨粗鬆症の診断は，低骨量をきたす骨粗鬆症以外の疾患，または続発性骨粗鬆症の原因を認めないことを前提とし下記の診断基準を適用して行う。

I	脆弱性骨折[注1]あり
	1. 椎体骨折[注2]または大腿骨近位部骨折あり
	2. その他の脆弱性骨折[注3]があり，骨密度[注4]が YAM の 80％未満
II	脆弱性骨折なし
	骨密度[注4]が YAM の 70％以下または－2.5SD 以下

YAM：若年成人平均値（腰椎では 20 ～ 44 歳，大腿骨近位部では 20 ～ 29 歳）
注 1：軽微な外力によって発生した非外傷性骨折。軽微な外力とは，立った姿勢からの転倒か，それ以下の外力をさす。
注 2：形態椎体骨折のうち，3 分の 2 は無症候性であることに留意するとともに，鑑別診断の観点からも脊椎 X 線像を確認することが望ましい。
注 3：その他の脆弱性骨折：軽微な外力によって発生した非外傷性骨折で，骨折部位は肋骨，骨盤（恥骨，坐骨，仙骨を含む），上腕骨近位部，橈骨遠位端，下腿骨。
注 4：骨密度は原則として腰椎または大腿骨近位部骨密度とする。また，複数部位で測定した場合にはより低い％または SD 値を採用することとする。腰椎においては L1 ～ L4 または L2 ～ L4 を基準値とする。ただし，高齢者において，脊椎変形などのために腰椎骨密度の測定が困難な場合には大腿骨近位部骨密度とする。大腿骨近位部骨密度には頸部または total hip（total proximal femur）を用いる。これらの測定が困難な場合は橈骨，第二中手骨の骨密度とするが，この場合は％のみ使用する。
付記：骨量減少（骨減少）[low bone mass(osteopenia)]：骨密度が－2.5SD より大きく－1.0SD 未満の場合を骨量減少とする。
出典／宗圓聰ほか：原発性骨粗鬆症の診断基準（2012 年度改訂版），J.Bone Miner Metab（2013）31：247-257, Osteoporosis Jpn 2013；21，p9-21.

はめると，腰椎か大腿骨頸部かで診断されたわが国の骨粗鬆症患者は推定1280万人（男性300万人，女性980万人）とされる。骨粗鬆症の発生率の報告は少ないが，和歌山県の住民の追跡調査結果をもとに2010（平成22）年の年齢別人口構成に当てはめると，わが国の骨粗鬆症の発生数は腰椎で年間50万人，大腿骨近位部では年間105万人となった。

5 予防

骨量は，日常生活の活動や食事とも密接な関係があるので，生活指導は重要である。乳製品の摂取，適度の運動，日光浴などは骨粗鬆症発症の可能性の低下に役立つ。

6 治療

骨粗鬆症にはエストロゲン剤，カルシウム剤，活性型ビタミンD3製剤，ビタミンK2製剤，カルシトニン製剤，イプリフラボン，ビスホスホネート製剤，ラロキシフェン塩酸塩（選択的エストロゲン受容体調整薬，SERM，エビスタ®）などが用いられる。特に閉経後骨粗鬆症に対しては，エストロゲン（結合型エストロゲン，エストリオール，エストラジオール）剤の内服や注射，経皮投与によるホルモン補充療法（HRT）が有効であり，その長期にわたる投与により，骨塩の有意の上昇が期待される。

XI 性分化の異常

 半陰陽

女性性器の形態異常は，外性器，腟，子宮，卵巣などいずれにも認められるが，小児期の奇形として問題になるのは主として外性器の奇形であり，しかも，その大部分は生後直ちに発見されるのが一般的である。腟の欠損や閉鎖なども，時に小児期に見いだされる。

外陰部が男性か女性か，はっきり区別できないものを半陰陽（hermaphroditism）という。原因や程度は様々であり，一般に図4-27のように分類される。

1. 真性半陰陽

真性半陰陽（hermaphroditism verus）は卵巣，精巣の両者を有するもので，外性器の形態は男性的なものも女性的なものもある。極めてまれにしか報告されていない。

2. 仮性半陰陽

仮性半陰陽（pseudohermaphroditism）は男性仮性半陰陽と女性仮性半陰陽に分けられる。染色体の異常をはじめとして種々の原因で起こり，その程度も様々である。生後すぐに発

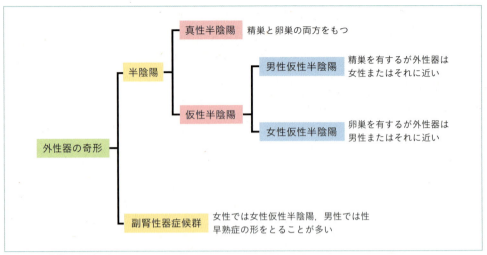

図4-27 外性器の奇形

見される場合もあるが、思春期や成熟期になってから発見されることが多い。

1 男性仮性半陰陽

染色体の組み合わせはXYで、両側性腺は精巣であるのに外陰部は女性型あるいは性別が紛らわしいものをいう。奇形の程度は非常に幅が広い。

最も代表的なものに**精巣（睾丸）性女性化症**がある（第2章-Ⅰ-A「性分化の異常による性機能異常症」参照）。遺伝的にも性腺からも確実に男性であるのに、外陰部はほぼ完全な女性型を示し、腟もよく発達しているが子宮は存在しない。したがって、症例はすべて女性として認知されている。

しかし、大部分の男性仮性半陰陽にあっては、女性としか判定できないほど外陰部が女性型を示すものはむしろ少なく、多くは外尿道口が陰茎の中ほどか、その根本に近く開口しているか、この開口部からやっと腟が見える程度のものが多い。この男性仮性半陰陽の最も軽い形式といえるのが、**単純性尿道下裂**という外陰部の異常である。

2 女性仮性半陰陽

性染色体の組み合わせはXX、性腺は両方とも卵巣、内性器（子宮、卵管）や腟も分化・発育を示しているにもかかわらず、外陰部は性別判定が紛らわしい異常、つまり陰核の陰茎様発育や尿道下裂様の形態を示すものをいう。程度は様々で、左右の大陰唇がほぼ完全に癒合し、外尿道口も腟口も外からはまったく見えないようなものから、腟は大部分がよく見えるが、陰核が陰茎状に肥大しているものなどがある。

原因としては**先天性副腎皮質過形成**による男性ホルモンの分泌過剰により、女性胎児の外陰部の分化・発育が男性化の方向に進行したことによるものが最も多い。そのほか、母体自身の分泌する男性ホルモン（卵巣のセルトリ-ライディッヒ細胞腫など）、あるいは母体に投

与された男性化作用のあるホルモン（ある種の合成プロゲストーゲン）による外陰部の男性化が知られている。

国家試験問題

1 胞状奇胎後に発生しやすいのはどれか。 (98回PM26)

1. 乳癌
2. 絨毛癌
3. 卵巣癌
4. 子宮頸癌

2 Aさん（42歳，女性）は，2週間前から腰痛と坐骨神経痛とを発症し整形外科で処方された鎮痛薬を内服している。帯下が増えて臭いもあるため婦人科を受診し，子宮頸癌 cancer of the uterine cervix と診断された。
　進行期を決めるためにAさんに行われる検査で適切なのはどれか。2つ選べ。

(105回AM88)

1. ヒトパピローマウイルス検査
2. 小腸内視鏡検査
3. 腎盂尿管造影
4. 脊髄造影
5. CT

▶答えは巻末

国家試験問題 解答・解説

腎・泌尿器 1章 1 　　　解答 **3**

×1：腹腔内とは，腹部の体腔内を指すが，腹腔にある腹膜に囲まれた部分を指す語としても使われる（この場合，厳密には腹膜腔内と表現する）。腎臓は腹腔にあるが，腹膜で囲まれた腹膜腔よりも背側にある。そのため，後腹膜器官とよばれている。
×2：右腎は肝臓によって上方から圧迫されるために，左腎より半椎体分ほど（約2cm）下方にある。
○3：正しい。なお，下大静脈は腹大動脈の右側を通り，左腎静脈は腹大動脈をまたぐため，右腎静脈よりも長い。
×4：腎動脈は腹大動脈から分かれる。心拍出量の約20％に相当する毎分1.0Lの血液が，腎動脈をとおって腎臓に注がれている。腹腔動脈（左胃動脈と総肝動脈と脾動脈からなる）は腹大動脈から分かれ，主に肝臓や胃，脾臓へ血液を供給している。

腎・泌尿器 1章 2 　　　解答 **3**

×1：膀胱の後方は骨盤内を覆う腹膜（漿膜）の一部に覆われているが，前方は漿膜を欠き，結合組織のみで骨盤に付着している。
×2：膀胱は男女ともに骨盤の前壁，恥骨結合の後方に位置している。膀胱は，男性では直腸の，女性では子宮の前方に位置している。
○3：粘膜上皮は，膀胱内に貯留する尿量に応じて大きさを変えられるように，伸展しやすい移行上皮で構成されている。尿路のうち，尿管の粘膜も移行上皮で構成されていて，尿の貯留に役立っている。膀胱内は尿管や尿道と同様に粘膜上皮で覆われている。
×4：膀胱壁では平滑筋が発達している。この平滑筋は，内縦走筋と中輪走筋と外縦走筋の3層で構成され，全体として排尿筋の役割を果たしている。

腎・泌尿器 2章 1 　　　解答 **1**

アルカローシスは，呼吸性アルカローシスと代謝性アルカローシスに分けられる。代謝性アルカローシスは，呼吸以外の代謝によって，H^+を喪失した場合などに起こる。

○1：吐物中の胃酸には多くのH^+が含まれている。よって，代謝性アルカローシスになる。
×2：腸液はアルカリ性である。腸液が下痢で大量に失われると大量の塩基も失われる。よって，代謝性アシドーシスとなる。
×3：酸の産生量が正常であっても，腎不全により腎機能が正常に働かない場合には，尿に十分な酸が排出されない。よって，代謝性アシドーシスとなる。
×4：飢餓による摂取エネルギーの不足により，体内の脂肪やたんぱく質を分解してエネルギーとする過程で，酸性物質のケトン体がつくられて蓄積される。よって，代謝性アシドーシスとなる。

腎・泌尿器 2章 2 　　　解答 **1**

○1：1日の尿量が400mL以下の状態を乏尿といい，1日の尿量が100mL以下の状態を無尿という。体内で生産された代謝による老廃物を尿中に排泄するためには，少なくとも1日400mLの尿量が必要とされる。
×2：慢性尿閉では，苦痛は少ないが，尿意は低下または消失していて，多量の残尿が少しずつ漏れ出る現象が生じたり（溢流性尿失禁），両側水腎症をきたしたりしている場合もある。
×3：排尿時痛の多くが尿路病原性細菌の感染によるもので，膀胱炎や尿道炎などで認める。
×4：尿比重が1.005以下または尿浸透圧が300mOsm/kg未満と低くなると，尿中に水が多く排泄される状態（水利尿）となる。これは多尿の原因となる。

腎・泌尿器　3章　1　　　解答 4

×1, 2, 3, 5　○4
1〜5のいずれも透析導入の原疾患であるが，日本透析医学会の「2016年末の慢性透析患者に関する基礎集計」によると，糖尿病性腎症が全体の約43％を占め第1位，次いで慢性糸球体腎炎が約17％で第2位となっている。

腎・泌尿器　3章　2　　　解答 3

×1：膀胱鏡検査は，尿道口から内視鏡を挿入して前立腺や尿道，膀胱を観察する検査である。一般に，外来において日帰りで行われる。
×2：食事制限については，当日の朝食で固形物を摂らないよう指示されることが多いが，前日は特にない。
○3：膀胱鏡検査では，女性は尿道が短いので特に麻酔薬は使用しない。男性は尿道が長いので，尿道よりゼリー状の局所麻酔薬を注入してから施行する。
×4：患者は検査部位の違和感などから，なるべくトイレに行かないように飲水を控えてしまう場合が多いが，検査後は細菌が繁殖しないように，排尿を促すための飲水が必要である。

腎・泌尿器　4章　1　　　解答 3

×1：禁煙はあらゆる疾患に対する治療の基本となるが，設問の状況から尿酸値への直接的な影響は示されていないので，選択肢3を優先する。
×2：高尿酸血症には肥満の合併症が多いが，AさんのBMIは22.6と標準であるので，現状維持としてよい。
○3：過度な運動をすると乳酸が蓄積される。その結果，尿酸の排泄が抑えられ，尿酸値を上昇させるおそれがある。規則正しく同じ動作を繰り返すこと（有酸素運動）で脂肪を燃焼して，尿酸を作り過ぎないことが重要である。
×4：食生活では，総エネルギー量を適正に保つことやプリン体を多く含む食品（ビールや肉食，魚卵，レバー，甲殻類，干物，あんこうの肝など）の過剰摂取を控えるように指導する。

腎・泌尿器　4章　2　　　解答 1

○1：過活動膀胱では，尿意切迫感が必須の症状である。
×2：時に，切迫性尿失禁（強い尿意に伴って尿が漏れる）を伴う。
×3：治療は抗コリン薬の薬物療法が主体となる。過剰な水分摂取やカフェイン摂取を控えるべきだが，尿失禁があるからといって水分制限をすると，尿路感染を招くおそれがある。
×4：高齢になるほど，有病率は高くなる。

女性生殖器 1章 ① 解答 4

図 1-3 に示すように，骨盤内の臓器は腹側から膀胱，内性器（子宮，卵管，卵巣，腟），直腸の順に配置している。したがって，尿道，腟，肛門管の位置関係は 4 が正答となる。

女性生殖器 2章 ① 解答 1

選択肢 1 は誤りである。月経の持続日数が 3 日に満たないものを過短月経というため，選択肢 1 は不正解である。通常，月経出血の持続日数の正常範囲は 3〜7 日とされている。

女性生殖器 3章 ① 解答 3

子宮内膜組織診（内膜搔爬術）の目的は，子宮内膜に子宮体がん，絨毛がんなどの疑いがある場合や子宮内膜の異常，周期性変化，異所性妊娠時の変化，絨毛の残存などを検査する目的で行われるため，不正解である。HPV（ヒトパピローマウイルス）感染の確認については，HPV 検査の目的である。

女性生殖器 4章 ① 解答 2

× 1・3・4：胞状奇胎との関連性は低い。
○ 2：胞状奇胎娩出後の 1 次管理のなかで，全奇胎の 10〜20%，部分奇胎の 2〜4% に侵入奇胎が続発し，2 次管理のなかでは全奇胎の 1〜2% に絨毛がんが発症するとされている。胞状奇胎とは，絨毛における栄養膜細胞の異常増殖と間質の浮腫を特徴とする病変をいう。

女性生殖器 4章 ② 解答 3, 5

検査は，全身理学的所見，視診，双合診，コルポスコピー，組織生検，頸管内搔爬，子宮鏡，肺および骨の X 線検査である。そのほか，膀胱鏡，直腸鏡，排泄性尿路造影（腎盂尿管造影）は必須ではないが使用可能である。リンパ節を除いた遠隔臓器への転移の診断には，CT，MRI 検査も許容される。
○ 3：腎盂尿管造影を行うことで，水腎症や無機能腎の有無を確認することができる。
○ 5：CT 検査では，子宮傍組織への浸潤やリンパ節転移，遠隔転移の有無を確認することができる。

腎・泌尿器　略語一覧

* **略語** ▶ 欧文表記／和文表記

A

- **ACE** ▶ angiotensin converting enzyme／アンギオテンシン変換酵素
- **ADH** ▶ antidiuretic hormone／抗利尿ホルモン
- **AKI** ▶ acute kidney injury／急性腎障害
- **ANCA** ▶ anti-neutrophil cytoplasmic antibody／抗好中球細胞質抗体
- **ARB** ▶ angiotensin Ⅱ receptor blocker／アンギオテンシンⅡ受容体拮抗薬

B

- **BJP** ▶ Bence-Jones protein／ベンス・ジョーンズたんぱく
- **BPH** ▶ benign prostatic hyperplasia／前立腺肥大症
- **BUN** ▶ blood urea nitrogen／血清尿素窒素

C

- **CAPD** ▶ continuous ambulatory peritoneal dialysis／持続的携行型腹膜透析
- **CG** ▶ retrograde cystography／逆行性膀胱造影
- **CHDF** ▶ continuous hemodiafiltration／持続的血液濾過
- **CKD** ▶ chronic kidney disease／慢性腎臓病
- **CRP** ▶ C-reactive protein／C反応性たんぱく質
- **CVA** ▶ costovertebral angle／肋骨脊柱角

D

- **DIP** ▶ drip infusion pyelography／点滴静注腎盂造影
- **DKD** ▶ diabetic kidney disease／糖尿病性腎臓病

E

- **ED** ▶ erectile dysfunction／勃起障害
- **eGFR** ▶ estimated GFR／推算糸球体濾過量
- **ESWL** ▶ extracorporeal shock wave lithotripsy／体外衝撃波結石破砕術

F

- **FF** ▶ filtration fraction／濾過率

G

- **GFR** ▶ glomerular filtration rate／糸球体濾過量

H

- **HD** ▶ hemodialysis／血液透析
- **HDF** ▶ hemodialysis filtration／血液濾過透析
- **HF** ▶ hemofiltration／血液濾過
- **HIV** ▶ human immunodeficiency virus／ヒト免疫不全ウイルス
- **HLA** ▶ human leukocyte antigen／ヒト白血球抗原系
- **HoLEP** ▶ holmium laser enucleation of prostate／ホルミウムレーザー前立腺核出術
- **HUS** ▶ hemolytic uremic syndrome／溶血性尿毒症症候群

I

- **IIEF** ▶ international index of erectile function／国際勃起機能スコア
- **IPD** ▶ intermittent peritoneal dialysis／間欠的腹膜透析
- **IPSS** ▶ international prostate symptom score／国際前立腺症状スコア
- **IVP** ▶ intravenous pyelography／静脈性腎盂造影
- **IVR** ▶ interventional radiology／血管内治療

K

- **KUB** ▶ kidney ureter bladder／腎尿管膀胱部単純撮影

L

- **LH** ▶ luteinzing hormone／黄体形成ホルモン
- **LUTS** ▶ lower urinary tract symptoms／下部尿路症状

M

- **MN** ▶ membranous nephropathy／膜性腎症

N

- **NAG** ▶ N-acetyl-β-D-glucosaminidase／N-アセチル-β-D-グルコサミニダーゼ
- **NDI** ▶ nephrogenic diabetes insipidus／腎性尿崩症
- **NPT** ▶ nocturnal penile tumescence／夜間勃起

O

- **OAB** ▶ overactive bladder／過活動膀胱

P

- **PAH** ▶ para amino hippuric acid／パラアミノ馬尿酸
- **PD** ▶ peritoneal dialysis／腹膜透析
- **PET** ▶ positron emission tomography／ポジトロン(陽電子放射)

PNL ▶ percutaneous nephrolithotripsy／経皮的腎砕石術
PSA ▶ prostate specific antigen／前立腺特異抗原
PSP ▶ phenolsulfonphthalein／フェノールスルホンフタレイン
PTH ▶ parathyroid hormone／副甲状腺ホルモン
PUV ▶ posterior urethrovesical／後部尿道膀胱

R

RA ▶ rheumatoid arthritis／関節リウマチ
RBF ▶ renal blood flow／腎血流量
RP ▶ retrograde pyelography／逆行性腎盂造影
RPF ▶ renal plasma flow／腎血漿流量
RUG ▶ retrograde urethrography／逆行性尿道造影

S

SLE ▶ systemic lupus erythematosus／全身性エリテマトーデス
STI ▶ sexually transmitted infections／性感染症

T

TUEB ▶ transurethral enucleation with bipolar／経尿道的バイポーラ前立腺核出術
TUL ▶ transurethral ureterolithotripsy／経尿道的尿管砕石術
TURBT ▶ transurethral resection of bladder tumor／経尿道的膀胱腫瘍切除術
TURisP ▶ transurethral resection in saline／経尿道的バイポーラ前立腺切除術
TURP ▶ transurethral resection of the prostate／経尿道的前立腺切除術

U

UAB ▶ underactive bladder／低活動膀胱
UDS ▶ urodynamic study／尿流動態検査（ウロダイナミックスタディ）
UPP ▶ urethral pressure profilometry／尿道内圧測定
URS ▶ ureteroscopy／尿管鏡手術
UTI ▶ urinary tract infection／尿路感染症

V

VCG ▶ voiding cystography／排尿時膀胱造影

女性生殖器　略語一覧

＊**略語** ▶ 欧文表記／和文表記

A

AGC ▶ atypical glandular cells／異型腺細胞
AIDS ▶ acquired immunodeficiency syndrome／後天性免疫不全症候群，エイズ
AIS ▶ adenocarcinoma in situ／上皮内腺がん

B

BFP ▶ biological false positive／生物学的偽陽性

C

CCRT ▶ concurrent chemoradiotherapy／同時併用化学放射線療法
CIN ▶ cervical intraepithelial neoplasia／子宮頸部上皮内腫瘍
CRPS ▶ complex regional pain syndrome／複合性局所疼痛症候群

E

EIA ▶ enzyme immunoassay／酵素免疫抗体法

F

FIGO ▶ International Federation of Gynecology and Obstetrics／国際産科婦人科連合
FSH ▶ follicle stimulating hormone／卵胞刺激ホルモン
FUS ▶ focused ultrasound surgery／集束超音波療法

H

HC ▶ hybrid capture／ハイブリッド・キャプチャー
HIV ▶ human immunodeficiency virus／ヒト免疫不全ウイルス
HPV ▶ human papilloma virus／ヒトパピローマウイルス
HRT ▶ hormone replacement therapy／ホルモン補充療法
HSIL ▶ high grade squamous intraepithelial lesion／高度扁平上皮内病変
HSV ▶ herpes simplex virus／単純ヘルペスウイルス

I

IC法 ▶ Immuno-chromatography／イムノクロマトグラフィー法
IMRT ▶ intensity modulated radiation therapy／強度変調放射線治療

L

LBC ▶ liquid-based cytology／液状検体細胞診
LH ▶ luteinizing hormone／黄体化ホルモン
LSIL ▶ Low grade squamous intraepithelial lesion／軽度扁平上皮内病変

N

NAC ▶ neoadjuvant chemotherapy／術前化学療法

P

PID ▶ pelvic inflammatory disease／骨盤内炎症性疾患

S

SCC ▶ squamous cell carcinoma／扁平上皮がん
STI ▶ sexually transmitted infections／性感染症

U

UAE ▶ uterine artery embolization／子宮動脈塞栓術

W

WB ▶ western blot／ウェスタンブロット法

索引

欧文

ACTH…260
ADH…12, 50
AG…40
AID…424
AIDS…356, 360
AIH…424
AKI…155
ANCA…97
ANCA関連血管炎…136
ART…425
BBT…264
BJP…52
BPH…194
BUN…76
B型肝炎ウイルス…139
CAPD…108
CCRT…349
CG…80
chain CG…80, 203
CHDF…109, 161
CHF…161
CKD…30, 37, 76, 162
CKDの重症度分類表…164
CRP…172
CRRT…161
CT…81, 322
CTアンギオ…82
CT血管造影…82
CVA…29, 65
C型肝炎ウイルス…140
C反応性たんぱく質…172
DIP…79
DKD…132
ED…60, 96, 233
eGFR…76, 101, 162
EPS…108
E・Pテスト…330
ESWL…109, 185
FENa…159
FF…77
FGF-23…39
FSH…260
FUS…381
GFR…6, 74, 101, 163

GH…260
GIFT…426
GnRH…219, 260
Guyon法…65
HBV…139
HCV…140
HD…102, 161
HDF…109, 161
HF…109
HIV…140
HIV関連腎症…140
hMG・hCGテスト…330
hMG・hCG療法…336
HoLEP…187, 198
HPV検査…315
HPVワクチン…387
HRT…338
HUS…146
ICSI…426
IgA血管炎…136
IgA腎症…125
IgG4関連疾患…137
IIEF…96
IMRT…349
IPD…108
IPSS…195
IRRT…161
IVF-ET…426
IVP…79, 189
Jostの効果…268
KUB…79
KW…132
LH…20, 260
LH-RHテスト…331
LOH症候群…235
LUTS…43
MRI…82, 322
MSH…258
NDI…146
NPT…96
OAB…45, 200
OABSS…201
PAH…77
PD…106
PET…84, 323
PMS…266
PNL…110, 187
PSA…95, 113
PSAGN…122

PSA監視療法…216
PSP試験…77
PTH…15, 38
PUV…203
Pテスト…329
QOLスコア…195
RALP…113
RAPN…111
RAS…31
RBF…77
RP…80
RPF…74
RTA…148
RUG…80
SIADH…34
SLE…133
SRY遺伝子…269
STD…356
STI…174, 177, 214, 356
TRHテスト…333
TSH…260
TUEB…199
TUL…110
TURBT…112, 211, 212
TURisP…198
TURP…187, 198
UAB…201
UAE…381
UDS…90, 201
UPP…92
URS…186
UTI…168
VCG…80
XY female…277
XY女性…277
ZIFT…426

和文

あ

悪性高血圧…31
悪性腫瘍…367, 412
アシデミア…40
アシドーシス…40
アドレナリン…257
アニオンギャップ…40
アフェレーシス…101

アフターピル…343
アミロイドーシス…137
アミロイド腎症…137
アルカリ血症…40
アルカレミア…40
アルカローシス…40
アルキン化薬…347
アルポート症候群…64, 167
アレルギー…105
アンギオテンシンⅡ…14
アンギオテンシン変換酵素…14
アンダーフィル・メカニズム…28
アンドロゲン…258

い

医原性無月経…287
移行上皮…16
移行領域…21
萎縮腎…172
萎縮性腟炎…248, 366
異所性妊娠…309, 417
1次性糸球体疾患…122
1相性ピル…341
一般細菌検査…314
溢流性(奇異性)尿失禁…46
溢流性尿失禁…202, 296
遺伝性嚢胞性腎疾患…220
遺尿…46
イヌリンクリアランス…75
陰核…245
陰茎…21
陰茎海綿体…22
陰茎がん…66, 214
陰茎絞扼症…226
陰茎腫瘍…214
陰茎折症…226
陰茎切断症…226
陰茎損傷…226
陰茎痛…56
インスリン…257
陰嚢…20, 22
陰嚢水腫…67, 236
陰嚢損傷…226
陰阜…244
陰部神経…18
陰毛…244
陰門…245
陰裂…245

う

ウィルソン病…55
ウィルムス腫瘍…207
ウォルフ管…269
うっ血性心不全…31
ウルツマン法…71
ウロダイナミックスタディ…90
ウロフローメトリー…91

え

エイズ…356, 360
会陰…246
エストロゲン…257
エストロゲン・プロゲステロンテスト…330
エリスロポエチン…15, 41, 163
遠位尿細管…7, 12

お

黄体…253, 262
黄体期…264
黄帯下…292
黄体形成ホルモン…20, 260
黄体ホルモン…258
横紋筋…17
オーバーフロー・メカニズム…27
オキシトシン…259
オギノ式避妊法…324
オギノ説…264
おりもの…291

か

外陰…244
外陰萎縮症…363
外陰炎…363
外陰がん…364
外陰ジストロフィー…363
外陰・腟カンジダ症…360
外陰白斑症…363
外陰部瘙痒感…297
外子宮口…249
外縦走筋…17
外診…304
外性器…244
外尿道括約筋…17, 19
外尿道口…19, 245
外分泌…256
海綿体部尿道…19

カウパー腺…19
カウフマン療法…334
化学療法…99, 343
過活動膀胱…45, 200
過活動膀胱症状質問票…201
核医学検査…84
核磁気共鳴画像…322
隔膜部…19
下行脚…11
加重型妊娠高血圧腎症…151
過少月経…266, 288
下垂体前葉ホルモン…326
下垂体ホルモン…258
仮性性早熟…279, 280
仮性早発月経…281
仮性半陰陽…435
仮性びらん…372
画像検査…319
加速型−悪性高血圧…143
家族性低リン血症性くる病・骨軟化症…148
家族歴…64, 304
下大静脈後尿管…228
過多月経…266, 288
過短月経…266, 287
過長月経…266, 288
活性型ビタミンD_3…15
カテーテル…86
カテーテル関連尿路感染症…168
カテーテル熱…29
下腹神経…18
下腹部痛…56, 294
下腹部膨隆…297
下部尿路…16
下部尿路結石…180, 187
下部尿路症状…43, 194
下部尿路閉塞…194
カリウム代謝異常…35
カリクレイン−キニン系…15
顆粒膜細胞腫…412
カルシウム代謝異常…38
加齢男性性腺機能低下症…235
寛解導入化学療法…348
間欠腎代替療法…161
間欠性疼痛…295
間欠的腹膜透析…108
カンジダ検出法…314
カンジダ症…360
間質液…26

間質部…250
関節リウマチ…135
感染症…106
完全尿閉…194
間脳・下垂体性無月経…284
間葉系腫瘍…412

き

既往歴…64, 302
機械的閉塞…194
奇形腫…412
器質性月経困難症…290
器質性尿失禁…202
偽性高カリウム血症…37
偽性低ナトリウム血症…34
偽性びらん…372
基礎体温…264
基礎体温曲線…264
基礎体温測定…324
基礎体重…103, 105
ギッテルマン症候群…147
亀頭…21
希尿…44
偽妊娠療法…339
機能性月経困難症…290
機能性子宮出血…293, 373
機能性尿失禁…47, 202
機能性不妊…422
機能的閉塞…194
希発月経…266
奇脈…33
逆調節…261
逆流防止機能…16
逆行性腎盂造影…80
逆行性尿道造影…80
逆行性膀胱造影…80
急性外陰潰瘍…363
急性腎炎症候群…122
急性腎障害…155
急性精巣上体炎…59
急性前立腺炎…175
急性単純性膀胱炎…170
急性尿細管間質性腎炎…153
急性尿酸性腎症…142
急性尿閉…49
急性卵管炎…417
急速進行性糸球体腎炎…123
キュレット…313
境界悪性腫瘍…412

狭窄部位…19
橋中心髄鞘崩壊症…200
莢膜細胞腫…411
挙睾筋…22
拒絶反応…116
巨大尿管…229
近位尿細管…7, 11
近位尿道…19
緊急避妊薬…343
筋腫心…379
筋腫分娩…380
筋層内膜腫…378
キンメルスチール・ウイルソン結節…132

く

鎖尿道膀胱造影…80, 203
クスコ式腟鏡…304
クッシング病…285
グッドパスチャー症候群…137
クッパーマン方式によるホルモン負荷試験…329
クボステック徴候…39
グラーフ卵胞…253
クラインフェルター症候群…232
クラミジア…177, 178
クラミジア感染症…358
クラミジア検出法…315
グラム陰性桿菌…171
グラム陽性桿菌…248
クリアランス…74
クリオグロブリン血症…135
クレアチニン…42
クレアチニンクリアランス…42, 70, 75
クロミッド・テスト…331
クロミッド療法…335

け

経会陰的針生検法…95
頸管ポリープ…377
経口避妊薬…339, 341
軽症無月経…330
経腟超音波…320
経直腸的針生検法…95
経尿道的生理食塩水前立腺切除術…190
経尿道的前立腺切除術…187, 198

経尿道的尿管砕石術…110, 186
経尿道的バイポーラ前立腺核出術…199
経尿道的膀胱腫瘍切除術…112, 211
経皮的腎砕石術…110, 187
経皮的腎生検…93
経腹超音波…320
血液浄化…101
血液浄化療法…160
血液透析…102, 161
血液濾過…109
血液濾過透析…109, 161
血管造影…81
月経…262
月経困難症…266, 290
月経周期…265
月経随伴症状…288
月経遷延…294
月経痛…295
月経の異常…280
月経の発来…262
月経前緊張症…266, 289
月経前症候群…266, 289
月経モリミナ…364
血漿…4, 26
血漿膠質浸透圧…26, 42
血精液症…237
血清クレアチニン…75
血性帯下…292
血清尿素窒素…76
結石…180
結節性硬化症…207, 222
血尿…53, 163
限外濾過…11, 103, 109
原子卵胞…251
原発性骨粗鬆症の診断基準…434
原発性不妊…419
原発性卵巣がん…412
原発無月経…282
顕微授精…233
顕微授精法…426
現病歴…64, 302

こ

高位精巣摘除術…220
抗ウイルス薬…344
高カリウム血症…37
抗がん剤…98

睾丸性女性化症…277
抗菌薬…101, 344
高クレアチニン血症…42
後傾後屈…249, 369
高血圧…30, 106
高血圧合併妊娠…151
抗がん性抗生物質…347
抗原虫薬…344
抗好中球細胞質抗体…97
交叉部…16
抗GBM病…137
抗腫瘍療法…346
甲状腺機能亢進症…31
甲状腺刺激ホルモン…260
甲状腺腫…411
甲状腺性無月経…287
甲状腺ホルモン…257
抗真菌薬…344
硬性鏡…88
高速らせんCT…82
叩打痛…29, 55, 65, 68
高窒素血症…42
高張性脱水…28, 34
後天性免疫不全症候群…356, 360
高ナトリウム血症…33
高尿酸血症…141
更年期障害…430
後部尿道…19
後部尿道膀胱角…203
高プロラクチン血症性乳汁漏出性無月経症候群…285
後葉ホルモン…259
抗利尿ホルモン…12, 50, 258
国際前立腺症状スコア…195
国際勃起機能スコア…96
こしけ…291
骨シンチグラフィー…85
骨髄腫腎…138
骨粗鬆症…433
骨盤結合織炎…418
骨盤底…253
骨盤底筋体操…203
骨盤内血管造影検査…324
骨盤内臓神経…18
骨盤腹膜…249
骨盤腹膜炎…418
固定腟鏡…306
ゴナドトロピンテスト…330

ゴナドトロピン放出ホルモン…260
ゴナドトロピン療法…336
コルチゾール…257
コルポスコピー…316
混合型脱水…29
混合性尿失禁…45
混濁度…71
根治的X線外照射…117
根治的腎摘除術…205
根治的前立腺全摘除術…113
根治的膀胱全摘除術…112
コンピューター断層撮影…322

さ

細菌学的検査…314
サイクラー…108
在宅血液透析…104
サイトカイン療法…99
細胞外液…26
細胞診…309
刷子縁…7
三角部…17
酸血症…40
3相性ピル…342
残尿…46
残尿感…48, 195, 296
酸負荷試験…78

し

シーハン症候群…285
シェーグレン症候群…135
磁気共鳴画像診断法…82
色調…71
子宮…248
子宮外妊娠…309
子宮外膜…249
子宮外膜炎…371
子宮下垂…369
子宮鏡検査…317
子宮峡部…249
子宮筋腫…377, 378
子宮筋層炎…371
子宮腔…248, 249
子宮頸管…248, 249
子宮頸がん…385
子宮頸管炎…371
子宮頸部細胞診のクラス分類…311
子宮頸がんに対する細胞診…309

子宮頸管粘液検査…325
子宮頸がんの進行期分類…389
子宮頸部筋腫…378
子宮頸部組織診…313
子宮頸部の生検…313
子宮後傾後屈…367
子宮後転症…367
子宮消息子…308
子宮消息子検査法…308
子宮漿膜…249
子宮性無月経…283, 286, 330
子宮腺筋症…374, 381
子宮ゾンデ…308
糸球体…7, 8
子宮体がん…394
子宮体がんに対する細胞診…310
子宮体がんの進行期分類…395
子宮体部…248
子宮体部筋腫…378
糸球体濾過量…6, 31, 74, 101
子宮脱…369
子宮腟部…249
子宮腟部びらん…371
子宮底…248
子宮底部…248
子宮動脈塞栓術…381
子宮内反症…370
子宮内膜…249
子宮内膜炎…371
子宮内膜がん…394
子宮内膜細胞診の分類…311
子宮内膜症…374
子宮内膜組織診…313
子宮肉腫…398
子宮の奇形…403
子宮の前屈…249
子宮の前傾…249
子宮付属器炎…416
子宮傍結合組織炎…418
子宮傍組織炎…418
子宮卵管造影法…318
止血タンポン…334
試験紙法…71
視床下部性前葉ホルモン放出ホルモン…259
視診…65, 304
シストメトリー…90
持続血液濾過透析…161
持続性尿失禁…46

持続的携行型腹膜透析…108
持続的血液透析濾過…109
持続的腎代替療法…161
持続勃起症…234
漆喰腎…179
自動腹膜灌流装置…108
紫斑病性腎炎…136
ジモン式腟鏡…306
シモンズ病…285
社会歴…64, 304
射精(時)痛…57
射精管…21
射精障害…234
集合管…7, 11, 12
重症無月経…330
集束超音波療法…381
重炭酸負荷試験…78
重複腎盂尿管…228
終末滴下…48
絨毛がん…399, 402
絨毛性疾患…399
主訴…64, 302
出血性メトロパチー…373
術後化学療法…348
術前化学療法…348
術中虹彩緊張低下症…198
腫瘍シンチグラフィー…85
腫瘍性骨軟化症…148
腫瘍マーカー…319
腫瘤…59
小陰唇…19, 245
漿液性嚢胞性腺腫…411
浄化器…103
上行脚…11
上皮小体…38
上皮性腫瘍…412
上部尿路…16
上部尿路がん…207
上部尿路結石…180, 183
漿膜下筋腫…378
静脈性腎盂造影…79, 189
静脈造影法…324
初回化学療法…348
触診…65, 304
植物アルカロイド…347
処女膜…246

処女膜閉鎖…364
除水不良…108
女性仮性半陰陽…436
女性ホルモン…257
自律神経失調…298
腎アミロイドーシス…137
腎移植…114
深陰茎筋膜…22
腎盂…4
腎盂鏡…88, 89
腎盂鏡手術…187
腎盂形成術…189
腎盂腫瘍…208
腎盂腎炎…171
腎盂尿管移行部…16
腎盂尿管移行部狭窄…228
腎芽細胞腫…207
腎がん…205
腎クリーゼ…134
神経因性膀胱…45, 192, 193
神経性食思不振症…285
腎血管筋脂肪腫…207
心血管系合併症…105
腎血管性高血圧…31
腎血管性高血圧症…144
腎血漿流量…74
腎結石…180
腎結石症…183
腎血流量…6, 77
腎硬化症…143
人工授精…424
腎後性腎不全…157, 194
腎後性たんぱく尿…53
腎梗塞…145
腎細胞がん…59, 106, 204, 205
診査穿刺法…309
腎周囲炎…173
腎周囲膿瘍…173
腎静脈…4
腎静脈血栓症…145
腎シンチグラフィー…78
腎生検…125
腎性高血圧…31
腎性腎不全…157
真性性早熟…279
真性瘙痒症…298
腎性たんぱく尿…52
腎性糖尿…148
真性尿失禁…202

腎性尿崩症…146
真性半陰陽…435
真性びらん…371
腎性貧血…163
腎前性腎不全…156
腎前性たんぱく尿…52
腎臓…4
腎損傷…222
腎代替療法…101
心タンポナーデ…33
腎動脈…4
侵入胞状奇胎…401
腎尿管膀胱部単純撮影…79
腎嚢胞…59
腎膿瘍…173
腎杯…4
心不全…32
腎不全性浮腫…27
腎・膀胱結核…178
腎門…4

す

随意筋…17
推算糸球体濾過量…31, 76, 101, 162
髄質…4
髄質海綿腎…222
水腎症…59, 188
水・電解質の異常…33
水様性帯下…292
スキーン腺…19
スタイン-レーベンタール症候群…286
ステロイドパルス療法…97
ストレス性無月経…284
スメア…309

せ

精液瘤…67
生活像…64, 304
精管…21
性感染症…174, 177, 214, 356
性管分化…268
精管膨大部…21
性器結核…179, 362
性器出血…292
性機能異常症…276
性器ヘルペス…359
精丘…19

生検…93
性交後試験…423
精索…21
精索静脈瘤…67, 236
精索水瘤…67
精索捻転症…59, 237
精子…19, 20
精子死滅症…421
成熟奇形腫…412
成熟卵胞…253
正常月経周期…265
生殖補助医療…425
性ステロイド…256
性ステロイドホルモン…256
性腺形成異常症…276
性腺形成不全症…276
性腺刺激ホルモン…260, 263
性染色体…267
性腺分化…268
性腺無形成症…276
精巣…20
精巣炎…177
精巣挙筋…22
性早熟…279
精巣腫瘍…59, 67, 219
精巣上体…20
精巣上体炎…67, 176
精巣上体損傷…226
精巣小葉…20
精巣水瘤…236
精巣性女性化症…277
精巣損傷…226
精巣痛…57
精巣捻転症…67, 237
精巣網…20
精巣輸出管…20
性遅熟…280
成長ホルモン…260
精嚢…21
精嚢造影…81
性の決定…267
性発育異常症…276
性病性リンパ肉芽腫症…358
生理的狭窄部位…16
生理的帯下…291
生理的たんぱく尿…51
接合子卵管内移植法…426
切除鏡…88
接触出血…294

切迫性尿失禁…45, 201, 202
セルトリ・ライディッヒ細胞腫…412
線維芽細胞増殖因子…39
線維腫…411
遷延性排尿…195
蕁延性排尿…195
腺がん…385, 394
尖圭コンジローマ…66, 177, 214, 359
前傾前屈…249, 368
潜在性高プロラクチン血症…285
全身性エリテマトーデス…133
全身性強皮症…134
全身性硬化症…134
選択的バソプレシン受容体阻害薬…101
疝痛…56
蠕動運動…16
前部(遠位)尿道…19
潜伏月経…283
前葉ホルモン…260
前葉ホルモン放出ホルモン…260
前立腺…21
前立腺炎…174
前立腺がん…59, 214
前立腺生検術…113
前立腺痛症…176
前立腺特異抗原…95, 113
前立腺針生検…95
前立腺肥大症…59, 194
前立腺部尿道…19

そ

双角子宮…404
早期梅毒…357
双合診…306
双手診…66
巣状分節性糸球体硬化症…131
総腸骨動静脈…16
早発月経…281
早発思春期…279
早発性毛発生…280
早発乳房肥大…280
続発性不妊…419
続発無月経…282, 284
鼠径リンパ肉芽腫症…358
組織学的検査…313
組織間液…26
組織診…313

存続絨毛症…400, 403

た

ターナー症候群…232, 276
ダイアライザー…103
第1度無月経…330
大陰唇…245
体外受精…426
体外衝撃波結石破砕術…185
体外衝撃波砕石術…109
帯下…291
体質性性早熟…279
代謝拮抗薬…347
代謝性アシドーシス…41
代謝性アルカローシス…41
代謝性無月経…287
体重減少性無月経…284
第2度無月経…330
胎盤部トロホブラスト腫瘍…400, 403
第四性病…358
ダグラス窩…249
ダグラス窩穿刺…309
ダグラス窩膿瘍…309
多剤併用療法…125, 347
打診…68
脱水…28
多尿…34, 44, 45, 50
多嚢腎…222
多嚢胞化萎縮腎…222
多発性骨髄腫…138
段階的ピル…341
単剤療法…347
単純性腎嚢胞…222
男性仮性半陰陽…436
男性性機能検査…96
男性性機能障害…61, 233
男性生殖機能検査…95
男性不妊症…60, 232
男性ホルモン…20, 96, 257
断層法…320
たんぱく尿…51, 163

ち

チール・ネルゼン染色…73
恥丘…244
蓄尿…18
蓄尿検査…70
蓄尿障害…194

蓄尿症状…43
腟…246
腟炎…365
腟円蓋…246
腟拡大鏡検査…316
腟がん…367
腟鏡…304
腟鏡診…304
腟式手術…350
腟錠…333
腟洗…333
腟洗浄法…333
腟前庭…19, 245
腟損傷…366
腟タンポン…334
腟トリコモナス症…362
腟の感染防止機序…248
腟の自浄作用…248, 365
腟の清浄度…248
腟腹壁双合診…306
腟部組織診…313
腟部の生検…313
腟瘻…367
遅発思春期…280
緻密斑…8, 13, 14
中心領域…21
中枢性橋髄融解症…35
中枢性無月経…284
中輪走筋…17
超音波検査…83, 319
聴診…68
直精細管…20
直腸子宮窩…249
直腸診…308
直腸脱…369
直腸腹壁双合診…306
チョコレート囊腫…375
貯留囊胞…405
チロキシン…257

つ

痛風…141
痛風腎…142

て

低アルブミン血症…42
定位放射線療法…116
低活動膀胱…201
低カリウム血症…35

低血圧…106
低張性脱水…28
低ナトリウム血症…34
低用量ピル…341
停留精巣…231
デーデルライン腟桿菌…248
滴定酸…13
出口部・トンネル感染…108
テストステロン…20, 96, 326
転移性卵巣がん…414
点滴静注腎盂造影…79
デント病…149

と

同時併用化学放射線療法…349
透析アミロイド症…105
透析効率不良…108
透析骨症…105
透析困難症…105
透析療法…101
等張性脱水…29
疼痛…55, 294
導尿…48
糖尿病性自律神経障害…233
糖尿病性腎硬化症…132
糖尿病性腎臓病…132
導尿法…118
動脈硬化性腎動脈狭窄症…144
動脈造影法…324
特異性感染症…168
特発性性早熟…279
突発性激痛…295
ドップラー法…320
ドパミン受容体作動薬療法…337
ドライウエイト…105
トリコモナス検出法…314
トリコモナス腟炎…361
トルソー徴候…38
鈍痛…56
トンプソン法…70

な

内視鏡検査…89, 315
内縦走筋…17
内診…306
内性器…246
内尿道括約筋…17
内尿道口…19
内部性器…246

内分泌検査…324
内分泌腺…256
内膜搔爬術…313
ナトリウム代謝異常…33
軟性鏡…88
軟性下疳…358

に

2次性高血圧…31
2相性ピル…342
2杯分尿法…70
乳管…254
乳汁漏出性無月経症候群…285
乳腺…254
乳腺刺激ホルモン…260
乳頭…254
乳び尿…54
乳房…254
乳輪…254
乳輪腺…254
尿…11
尿Na排泄分画…159
尿意…18
尿意切迫感…44, 201
尿管…4, 16
尿管異所開口…229
尿管鏡…88, 89
尿管鏡手術…186
尿管結石…180
尿管結石症…183
尿管腫瘍…208
尿管損傷…224
尿管膀胱移行部…16
尿管瘤…229
尿検査…69
尿細管…7, 11
尿細管間質性腎炎…135, 153
尿細管・糸球体フィードバック機構
　…11, 13
尿細管性アシドーシス…13, 135, 148
尿細管性たんぱく尿…52
尿酸塩性腎症…142
尿酸性化能…13
尿失禁…45, 202, 296
尿勢低下…47
尿線細小…195
尿線散乱…47
尿線途絶…47, 195

尿線分割…47
尿中hCG検出用キット…329
尿沈渣…72
尿定性試験…71
尿糖…55
尿道…19
尿道異物…225
尿道炎…174
尿道外括約筋筋電図…92
尿道外尿失禁…47
尿道海綿体…21
尿道拡張法…118
尿道カルンクル…213
尿道下裂…230
尿道がん…213
尿道球腺…19
尿道球部…19
尿道結石…180
尿道結石症…187
尿道腫瘍…213
尿道上裂…230
尿道振子部…19
尿道造影…80
尿道損傷…225
尿道痛…56
尿道吊り上げ手術…203
尿道内圧測定…92
尿道弁…230
尿道傍腺…19
尿毒症…57
尿毒症性心外膜炎…32
尿毒症肺…32
尿濃縮能…12
尿閉…49, 59, 296
尿崩症…50
尿膜管遺残…230
尿流測定法…91
尿流動態検査…90, 201
尿流量曲線…91
尿路感染症…168
尿路結核…178
尿路結石症…180
尿路上皮がん…208
尿路性器結核…178
尿路変向術…212
妊娠黄体…253
妊娠高血圧…151
妊娠高血圧症候群…150
妊娠高血圧腎症…151

妊娠診断薬…329
妊娠性絨毛がん…402

ね

熱発…299
ネフローゼ症候群…129
ネフローゼ性浮腫…27
ネフロン…7
粘液性嚢胞性腺腫…411
粘膜下筋腫…378
粘膜皮膚眼症候群…363

の

膿腎症…173
膿尿…54
嚢胞性腎疾患…220

は

バーター症候群…36, 147
胚移植法…426
配偶者間人工授精…424
配偶子卵管内移植法…426
肺水腫…32
梅毒…66, 177, 357
排尿…18
排尿改善薬…101
排尿後症状…43, 48
排尿後尿滴下…48
排尿困難…296
排尿時痛…57
排尿時膀胱造影…80
排尿障害…194, 296
排尿症状…43, 47
排尿遅延…48
排尿痛…296
排卵…253
排卵誘発法…334
白銀製剤…347
白体…262
白帯下…292
白膜…20, 22
バスキュラーアクセス…103
バソプレシン…259
バタフライシャドウ…32
破綻出血…373
バック筋膜…22
発熱…299
パパニコロウ分類…73
パラアミノ馬尿酸…77

パラソルモン…257
バルトリン腺…245
バルトリン腺炎…363
バルトリン腺嚢胞…363
半陰陽…435
晩期梅毒…357
半月体形成性糸球体腎炎…124
反射性尿失禁…46, 202
晩発月経…281

ひ

非遺伝性嚢胞性腎疾患…222
皮質ネフロン…10
微小変化型ネフローゼ症候群…130
ヒステロスコピー…317
非特異性感染症…168
非特異性腟炎…366
ヒト絨毛性ゴナドトロピン…328
ヒトパピローマウイルス…385
ヒト免疫不全ウイルス…140
非妊娠性絨毛がん…402
被嚢性硬化性腹膜炎…108
非配偶者間人工授精…424
菲薄糸球体基底膜病…168
ヒューナーテスト…423
病的帯下…291
病的たんぱく尿…51
皮様嚢胞腫…411
びらん…371
非淋菌性尿道炎…178
貧血…41, 105
頻尿…44, 296
頻発月経…266

ふ

ファブリー病…167
ファンコニ症候群…55, 149
フィードバック…261
不育症…429
フィッシュバーグ濃縮試験…77
フォン・ヒッペル−リンダウ病…221
フォン・ヒッペル-リンドウ病…64
不均衡症候群…105
腹圧性尿失禁…45, 202, 296
腹圧排尿…48
腹腔鏡下手術…352
腹腔内化学療法…348
腹腔鏡検査…317

副甲状腺シンチグラフィー…85
副甲状腺ホルモン…15, 38, 257
複合性局所疼痛症候群…387
腹式手術…350
副腎シンチグラフィー…85
副腎髄質ホルモン…257
副腎性器症候群…279
副腎性無月経…287
副腎皮質過形成症…279
副腎皮質刺激ホルモン…260
副腎皮質ステロイド薬…97
副腎皮質ホルモン…257
複数検出器列CT…82
副乳…255
腹膜炎…108
腹膜がんの進行期分類…413
腹膜透析…106
ブジー…86
浮腫…26
不整脈…33
不定愁訴…298
不適切ADH分泌症候群…34
不妊症…419
プラチナ製剤…347
フランク-スターリングの法則…31
ブレンナー腫瘍…411
プロゲステロン…253, 258
プロゲステロンテスト…329
プロスタグランジン…15
ブロモクリプチン療法…337
プロラクチン…260
分子標的薬…100, 347
分腎機能…189
分腎機能検査…74
分泌…21
分泌期内膜剝離不全症…373

へ

平滑筋…17
閉経逃げ込み療法…341
閉塞性腎症…142
ペイロニー病…66, 234
ベーチェット病…363
ヘガール頸管拡張器…313
ベセスダシステム2001…311
ペッサリー…370
ヘノッホ-シェーンライン紫斑病…136
ヘリカルCT…82

辺縁領域…21
ベンス・ジョーンズたんぱく…52, 138, 150
扁平上皮がん…385
ヘンレ係蹄…6, 7, 11

ほ

包茎…231
膀胱…17
膀胱異物…225
膀胱炎…170
膀胱外反症…230
膀胱がん…209
膀胱鏡…88, 89
膀胱鏡検査…89
膀胱憩室…229
膀胱頸部…17
膀胱結石…180
膀胱結石症…187
膀胱三角…17
膀胱子宮窩…249
膀胱腫瘍…209
膀胱穿刺…118
膀胱洗浄…119
膀胱全摘除術…212
膀胱損傷…224
膀胱脱…369
膀胱知覚…47
膀胱痛…56
膀胱内圧曲線…90
膀胱内圧測定法…90
膀胱尿管逆流…190, 228
膀胱尿管逆流防止手術…191
傍糸球体細胞…10, 12
放射線療法…116, 349
胞状奇胎…400
傍髄質部ネフロン…10
乏精子症…421
乏尿…6, 50
ボウマン嚢…7
ポジトロン断層撮影…84, 323
補助化学療法…348
勃起現象…22
勃起障害…60, 96, 233
ホルミウムレーザー前立腺核出術…187, 198
ホルモン…256
ホルモン剤…347
ホルモン測定法…326

ホルモン負荷試験…329
ホルモン補充療法…338, 433
ホルモン療法…99, 340
本態性高血圧…31

ま

膜性腎症…126
膜性増殖性糸球体腎炎…128
マグネシウム代謝異常…39
膜様部…19
末期腎不全…133
末梢内分泌腺…256
マルチスライスCT…82
慢性腎炎症候群…125
慢性腎臓病…30, 37, 76, 162
慢性前立腺炎…175
慢性尿細管間質性腎炎…155
慢性尿閉…49
慢性膀胱炎…171
慢性卵管炎…417

み

見せかけの無月経…283
未分化胚細胞腫…412
ミュラー管…269
ミュラー管抑制因子…270
ミラー-クルツロックテスト…423

む

無菌操作…85
無月経…282
無精子症…421
無尿…6, 48, 50
無排卵性月経…288, 325
ムンプス精巣炎…67, 177

め

メサンギウム…9
メラニン細胞刺激ホルモン…258
免疫チェックポイント阻害薬…100
免疫複合体…133
免疫抑制剤…97

も

問診…302
問診票…302
モントゴメリー腺…254

や

夜間遺尿症…46
夜間多尿…51
夜間頻尿…44
夜間勃起…96
薬物療法…97
薬用タンポン…334
夜尿症…46

ゆ

融合腎…227
有窓鋭匙…313
遊走腎…226
輸出細動脈…8
輸入細動脈…8
輸卵管…250

よ

溶血性尿毒症症候群…146
溶血性レンサ球菌感染後急性糸球体腎炎…122
腰痛…294, 295

ら

ライソゾーム病…167
ラパロスコピー…317
卵管…250
卵管炎…417
卵管がん…419
卵管峡部…250
卵管疎通性検査…318
卵管通気法…318
卵管通色素法…318
卵管通水法…318
卵管妊娠…417
卵管嚢胞腫…417
卵管膨大部…250
卵巣…250, 251
卵巣がんの進行期分類…413
卵巣腫瘍…405
卵巣腫瘍組織分類…406
卵巣ステロイドホルモン…326
卵巣性無月経…286
卵巣ホルモン…257
卵巣門…251
卵胞…251
卵胞刺激ホルモン…260, 262
卵胞ホルモン…257

り

リドル症候群…149
良性充実性腫瘍…411
良性腫瘍…367
良性嚢胞性腫瘍…411
淋菌…177
淋菌感染症…356
淋菌検出法…315
淋菌性尿道炎…177
リン代謝異常…39
淋病…356

る

類上皮性トロホブラスト腫瘍…400, 403
ループス腎炎…133
ルビンテスト…318

れ

レニン…12
レニン-アンギオテンシン系…13
レニン-アンギオテンシン-アルドステロン系…31
レノグラム…78

ろ

瘻孔…367
老人性腟炎…248, 366
漏斗部…250
濾過率…77
肋骨脊柱角…29, 55, 65
ロボット支援下腹腔鏡下根治的前立腺摘除術…113
ロボット支援下腹腔鏡下手術…111

わ

矮小陰茎…230

| 新体系看護学全書

疾病の成り立ちと回復の促進⓬　疾病と治療 9
腎・泌尿器／女性生殖器

2018年11月30日　第1版第1刷発行　　　　　　　　定価（本体3,700円＋税）

編　集 ｜ 代表　奴田原　紀久雄 ©　　　　　　　　　〈検印省略〉
発行者 ｜ 小倉　啓史
発行所 ｜ 株式会社 メヂカルフレンド社

http://www.medical-friend.co.jp
〒102-0073　東京都千代田区九段北3丁目2番4号　麹町郵便局私書箱48号
電話 ｜（03）3264-6611　　振替 ｜ 00100-0-114708

Printed in Japan　落丁・乱丁本はお取り替えいたします
ブックデザイン｜松田行正＋日向麻梨子
印刷｜（株）加藤文明社　製本｜（株）村上製本所
ISBN 978-4-8392-3337-2　C3347　　　　　　　　　　　　　　000698-080

本書の無断複写は、著作権法上での例外を除き、禁じられています。
本書の複写に関する許諾権は、(株)メヂカルフレンド社が保有していますので、
複写される場合はそのつど事前に小社（編集部直通 TEL 03-3264-6615）の許諾を得てください。

新体系看護学全書

専門基礎分野

- 人体の構造と機能❶ 解剖生理学
- 人体の構造と機能❷ 栄養生化学
- 疾病の成り立ちと回復の促進❶ 病理学
- 疾病の成り立ちと回復の促進❷ 微生物学・感染制御学
- 疾病の成り立ちと回復の促進❸ 薬理学
- 疾病の成り立ちと回復の促進❹ 疾病と治療1 呼吸器
- 疾病の成り立ちと回復の促進❺ 疾病と治療2 循環器
- 疾病の成り立ちと回復の促進❻ 疾病と治療3 消化器
- 疾病の成り立ちと回復の促進❼ 疾病と治療4 脳・神経
- 疾病の成り立ちと回復の促進❽ 疾病と治療5 血液・造血器
- 疾病の成り立ちと回復の促進❾ 疾病と治療6 内分泌／栄養・代謝
- 疾病の成り立ちと回復の促進❿ 疾病と治療7 感染症／アレルギー・免疫／膠原病
- 疾病の成り立ちと回復の促進⓫ 疾病と治療8 運動器
- 疾病の成り立ちと回復の促進⓬ 疾病と治療9 腎・泌尿器／女性生殖器
- 疾病の成り立ちと回復の促進⓭ 疾病と治療10 皮膚／眼／耳鼻咽喉／歯・口腔
- 健康支援と社会保障制度❶ 現代医療論
- 健康支援と社会保障制度❷ 公衆衛生学
- 健康支援と社会保障制度❸ 社会福祉
- 健康支援と社会保障制度❹ 関係法規

専門分野Ⅰ

- 基礎看護学❶ 看護学概論
- 基礎看護学❷ 基礎看護技術Ⅰ
- 基礎看護学❸ 基礎看護技術Ⅱ
- 基礎看護学❹ 臨床看護総論

専門分野Ⅱ

- 成人看護学❶ 成人看護学概論／成人保健
- 成人看護学❷ 呼吸器
- 成人看護学❸ 循環器
- 成人看護学❹ 血液・造血器
- 成人看護学❺ 消化器
- 成人看護学❻ 脳・神経
- 成人看護学❼ 腎・泌尿器
- 成人看護学❽ 内分泌／栄養・代謝
- 成人看護学❾ 感染症／アレルギー・免疫／膠原病
- 成人看護学❿ 女性生殖器
- 成人看護学⓫ 運動器
- 成人看護学⓬ 皮膚／眼
- 成人看護学⓭ 耳鼻咽喉／歯・口腔
- 経過別成人看護学❶ 急性期看護：クリティカルケア
- 経過別成人看護学❷ 周術期看護
- 経過別成人看護学❸ 慢性期看護
- 経過別成人看護学❹ 終末期看護：エンド・オブ・ライフ・ケア
- 老年看護学❶ 老年看護学概論／老年保健
- 老年看護学❷ 健康障害をもつ高齢者の看護
- 小児看護学❶ 小児看護学概論／小児保健
- 小児看護学❷ 健康障害をもつ小児の看護
- 母性看護学❶ 母性看護学概論／ウィメンズヘルスと看護
- 母性看護学❷ マタニティサイクルにおける母子の健康と看護
- 精神看護学❶ 精神看護学概論／精神保健
- 精神看護学❷ 精神障害をもつ人の看護

統合分野

- 在宅看護論
- 看護の統合と実践❶ 看護実践マネジメント／医療安全
- 看護の統合と実践❷ 災害看護学
- 看護の統合と実践❸ 国際看護学

別巻

- 臨床外科看護学Ⅰ
- 臨床外科看護学Ⅱ
- 放射線診療と看護
- 臨床検査
- リハビリテーション看護
- 生と死の看護論
- 病態と診療の基礎
- 治療法概説
- 看護管理／看護研究／看護制度
- 看護技術の患者への適用
- ヘルスプロモーション
- 機能障害からみた成人看護学❶ 呼吸機能障害／循環機能障害
- 機能障害からみた成人看護学❷ 消化・吸収機能障害／栄養代謝機能障害
- 機能障害からみた成人看護学❸ 内部環境調節機能障害／身体防御機能障害
- 機能障害からみた成人看護学❹ 脳・神経機能障害／感覚機能障害
- 機能障害からみた成人看護学❺ 運動機能障害／性・生殖機能障害

基礎分野

- 基礎科目 物理学
- 基礎科目 生物学
- 基礎科目 心理学
- 基礎科目 社会学
- 基礎科目 教育学